U0245699

"十四五"时期国家重点出版物出版专项规划项目

"儿科疾病诊疗规范"丛书

儿童保健诊疗规范

中华医学会儿科学分会 组织编写

人民卫生出版社

·北京·

图书在版编目（CIP）数据

儿童保健诊疗规范 / 毛萌，江帆主编 . —北京：
人民卫生出版社，2023.12（2025.3重印）
　ISBN 978-7-117-35916-0

Ⅰ. ①儿… Ⅱ. ①毛… ②江… Ⅲ. ①儿童 – 保健 –
诊疗 – 技术规范 Ⅳ. ①R179-65

中国国家版本馆 CIP 数据核字（2024）第 014019 号

人卫智网　www.ipmph.com　医学教育、学术、考试、健康，
　　　　　　　　　　　　　　购书智慧智能综合服务平台
人卫官网　www.pmph.com　人卫官方资讯发布平台

儿童保健诊疗规范
Ertong Baojian Zhenliao Guifan

主　　编：毛　萌　江　帆
出版发行：人民卫生出版社（中继线 010-59780011）
地　　址：北京市朝阳区潘家园南里 19 号
邮　　编：100021
E - mail：pmph @ pmph.com
购书热线：010-59787592　010-59787584　010-65264830
印　　刷：北京瑞禾彩色印刷有限公司
经　　销：新华书店
开　　本：889×1194　1/32　　印张：18　　插页：1
字　　数：501 千字
版　　次：2023 年 12 月第 1 版
印　　次：2025 年 3 月第 3 次印刷
标准书号：ISBN 978-7-117-35916-0
定　　价：99.00 元
打击盗版举报电话：010-59787491　E-mail：WQ @ pmph.com
质量问题联系电话：010-59787234　E-mail：zhiliang @ pmph.com
数字融合服务电话：4001118166　E-mail：zengzhi @ pmph.com

编写委员会

总 主 编　桂永浩　王天有

副总主编　孙　锟　黄国英　罗小平　母得志　姜玉武

主　　编　毛　萌　江　帆

副 主 编　胡　燕　童梅玲　向　伟　赵正言

编　　者（按姓氏笔画排序）

毛　萌　四川大学华西第二医院

仰曙芬　哈尔滨医科大学

向　伟　海南省妇幼保健院

刘喜红　广州市妇女儿童医疗中心

齐可民　首都医科大学附属北京儿童医院

衣明纪　青岛大学附属医院

江　帆　上海交通大学医学院附属上海儿童医学中心

李南平　中国人民解放军总医院儿科医学部

李晓南　南京医科大学附属儿童医院

杨　凡　四川大学华西第二医院

何晓玲　成都市妇女儿童中心医院

余晓丹　上海交通大学医学院附属上海儿童医学中心

沈理笑　上海交通大学医学院附属新华医院

陈津津　上海交通大学医学院附属上海市儿童医院

序　言

　　第 2 版"儿科疾病诊疗规范"丛书是在深受欢迎的 2016 版基础上,本着高质量、高水平、同质化服务儿科人群的宗旨,由中华医学会儿科学分会率领全国儿科资深专家共同编写。

　　儿童保健和儿科医疗技术的发展日新月异,新理念、新技术、新方法不断涌现,尖端技术和设备不断更新。与此同时,我国有待进一步完善的儿科医疗资源和同质化的医疗质量需要与时俱进、相对统一的行业诊疗规范,并由此规范诊疗行为,缩小和消除不同地域、不同机构和不同医师之间存在的儿科医疗水平和服务效率的差距,提升临床诊治效果和降低诊疗费用。该诊疗规范同时可以作为卫生和健康管理机构培训和评价儿科医师岗位胜任力的宝贵资源。

　　在第 1 版所涉及的儿科临床领域基础上,该版的修订新增了儿童消化系统疾病、神经系统疾病、皮肤病、眼科疾病、罕见病、康复和儿科临床营养支持治疗这 7 个领域的诊疗规范,以及分别扩充了儿童保健和发育行为这两个领域。旨在有利于儿科医师跟踪和应对儿科世界的变化发展、疾病谱的变迁与医疗模式的调整、多维度医疗保健服务模式的建立以及慢性病与慢性病管理等。充分体现了儿科服务对象在行为习惯、社会条件以及环境状况等方面的因素将通过多维度复杂的相互作用对疾病产生影响。该版的修订突出了专业核心能力,并使之与主要实践环节相结合,加入相对成熟的新技术、新方法。在内容丰富的基础上,努力提升系统性、实用性和可读性。为了体现诊治思路且便于快速领会,特别更新突出了诊疗流程图。

使用该套丛书的儿科专业人员,在规范儿科临床服务的同时,可以借此学习儿科以及相关学科国内外新理念、新理论和新技术等新进展。可在一定程度上有助于儿科医疗工作者确定符合客观条件、符合社会需要的日常服务标准及研究方向,有助于选定具有学术意义、学术创新的研究课题,且与国家对儿科临床医学人才的专业素质要求相一致。期待本套丛书成为各级儿科从业人员日常学习和参考的案头工具书,为儿科学科发展起到积极的促进作用!

桂永浩　王天有

2023 年 3 月

前 言

  《儿童保健诊疗规范》是一本旨在为从事儿科学,尤其是从事儿童保健及发育行为学科的专科医师在从事临床工作时提供帮助的实用参考书。医学的发展一日千里,科学进步推动着儿童健康事业的发展。当我们承担这样一本书的编写工作时,深知责任重大,务必全力投入。生物-心理-社会医学模式的发展,使得儿童保健/发育行为儿科以预防为主、防治结合,群体保健和个体保健服务相结合的模式受到进一步的挑战;疾病谱的改变、筛查技术的进步、基因测序的普及、数字医学及人工智能的诞生等,使我们的日常临床诊疗工作面临更加复杂的局面;人类生存环境的变化给儿童早期发展带来的长期影响,激励着儿童保健/发育行为专业医师更要与时俱进,成为正视交叉领域所生成的大数据时代个人健康革命的专业医师。

  本书在儿童保健相关的内容上重点着墨,发育行为相关疾病则以筛查和诊治流程梳理为主。无论是儿童营养以及营养与疾病、生长发育内容及其评价、发育与行为及其相关疾病、环境与疾病,还是本书涉及的其他方面,其诊疗规范都不过是在作者有限的知识和实践中获得的证据及经验的汇总,即使是那些被公认的诊治流程,也只能作为临床工作中的参考,不能完全照搬,因为每一个生命个体的健康问题是不一样的。但无论如何,我们要牢牢记住,儿童保健/发育行为学科的发展,对我国人口素质提高和社会进步的意义重大。而这些,是要靠我们每一位的艰辛努力所带来的每一点微小的变化汇集起来才能实现的。

　　本书出版之际,恳切希望广大读者在阅读过程中不吝赐教,欢迎发送邮件至邮箱 renweifuer@pmph.com,或扫描封底二维码,关注"人卫儿科学",对我们的工作予以批评指正,以期再版修订时进一步完善,更好地为大家服务。

毛　萌　江　帆

2023 年 10 月

目 录

第一章　体格生长异常

第一节　体重异常

一、低体重

(一) 定义

低体重(underweight)指体重低于同年龄、同性别儿童体重正常参照值的均值减两个标准差($<-2SD$)或低于第 3 百分位数以下($<P_3$)。

(二) 病因

1. **营养不良**　儿童均是发生营养不良的高危人群,3 岁以下婴幼儿有更高的风险。由于摄取食物不能满足机体需要,或机体消耗增加,食物消化、吸收、利用障碍,以致不能维持正常代谢,消耗自身组织,多伴体重不增或减低及生长迟缓。

2. **身材矮小**　一般儿童体重与身高发育平行,因此,身材矮小儿童,体重也可能偏低。

3. **精神因素**　儿童的精神长期处于高度紧张,受压抑及受虐待等状态,可导致食欲不振,影响体重增长。青春期女孩因神经性厌食、过分节食、拒食,造成体重下降。

4. **环境因素**　儿童生存环境恶劣,长期缺乏关爱,致体重不增或下降。

5. **疾病因素**　内分泌或代谢性疾病,如慢性肾上腺皮质功能减退、糖尿病,或恶性肿瘤,如白血病、淋巴瘤等晚期可有消瘦。一些慢性消耗性疾病,包括慢性肝炎、结核病、肠寄生虫病、反复呼吸道感染等,因影响消化吸收功能,增加蛋白质及能量消耗,也可致体重下降。

(三) 诊断

当体重低于同年龄、同性别儿童体重正常参照值的均值减两个标准差($<-2SD$)或低于第 3 百分位数以下($<P_3$)时,即可诊断低体重。

低体重的儿童需要查明原因,积极干预和治疗。

二、体重过重

(一) 定义

体重过重(overweight)指体重大于同年龄、同性别儿童体重正常参照值的均值加两个标准差($>2SD$)或大于第 97 百分位数以上($>P_{97}$)。

体重过重又根据程度分为"超重"和肥胖。2 岁以上的儿童,"超重"和肥胖的参考值以 BMI 作为肥胖的评价指标。

当体重超过同年龄、同性别儿童体重正常参照值体重指数(body mass index,BMI)的均值两个标准差($>+2SD$)时,为"超重"。当体重超过同年龄、同性别儿童体重正常参照值 BMI 均值三个标准差($>+3SD$)时,为肥胖。5~19 岁儿童,以 BMI$>+1SD$ 为"超重",$>+2SD$ 为"肥胖"。

(二) 病因

1. 高身材　儿童体重与身高多为平行发育,因此,身材高的儿童,体重亦偏高。

2. 营养失衡　能量摄入过多而导致体内脂肪积聚过多造成体重过度增长,如儿童超重、肥胖等相关性疾病。

3. 精神因素　各种精神因素刺激进食中枢兴奋,可使食欲亢进,进而出现体重增加。

4. 疾病因素　严重的心脏、肾脏疾病可导致水肿,出现病理性的体重增加;某些综合征,如库欣综合征、Prader-Willi 综合征、Alstrom 综合征和 Laurence-moon-Biedlz 综合征等。

(陈津津)

参考文献

1. 郭怀珠,郑瑞茂.神经性厌食症发病机制与治疗进展.生理科学进展,2020,51(06):401-407.
2. 王欣,曲书强.Prader-Willi综合征的治疗进展.中国儿童保健杂志,2020,28(07):752-755.
3. 黎海芪.实用儿童保健学.北京:人民卫生出版社,2016.

第二节 身高(长)异常

身高(长)(height/length)是头部、脊柱和下肢长度的总和,是反映长期营养状况和骨骼发育的指标。3岁以下小儿测量时采用仰卧位为身长(length);3岁以上采用站立位测量,称为身高(height)。身高(长)的增长在婴儿期和青春期出现2个生长高峰。儿童的身高(长)与遗传、性别、营养、内分泌、宫内发育水平等因素密切相关,短期的疾病与营养波动对身高(长)的影响不大。

身高(长)异常分为身材矮小和身材高大。

一、身材矮小

身材矮小(short stature)是指身高(长)低于同种族、同性别、同年龄儿童正常参照值的均值两个标准差(<-2SD)及以上或位于第3百分位数以下。

(一)病因

导致身材矮小的因素较多,包括遗传因素、营养因素、疾病因素和社会心理因素等。

1. 遗传因素 儿童的生长受遗传的调控,遗传因素约占79%,同时受内、外环境因素的影响。儿童期的生长被认为是"身高基因"和"生长模式基因"共同作用的结果。

2. 营养因素 如严重营养不良(malnutrition),体重和身高均低,骨龄可以落后。

3

3. **内分泌疾病** 甲状腺功能减退症(hypothyroidism)和生长激素-胰岛素样生长因子轴功能的异常,包括生长激素缺乏(growth hormone deficiency,GHD)或部分缺乏、生长激素受体缺陷(Laron 综合征)、生长激素释放激素缺陷和胰岛素样生长因子 I(IGF-I)缺陷等。

4. **染色体疾病** 如 Turner 综合征、21-三体综合征和 Prader-Willi 综合征等。

5. **遗传代谢病** 如黏多糖病、糖原贮积病(glycogen storage disease,GSD)、低血磷性佝偻病(hypophosphatemic rickets,HR)等。

6. **骨骼发育异常性疾病** 软骨发育不全、成骨不全症(osteogenesis imperfecta,OI)及脊柱骨骺发育不良(spondyloepiphyseal dysplasia,SED)等。

7. **颅脑损伤** 下丘脑、垂体或其他颅内肿瘤、感染、脑浸润病变和放射线损伤、外伤等。

8. **精神心理因素所致矮小** 精神心理创伤导致生长激素暂时分泌不足,可表现为生长迟缓、骨龄发育落后、第二性征发育延迟,伴有行为、情绪及睡眠等问题。去除生活中的不利因素,精神心理恢复正常后可正常生长。

9. **其他** 先天性心脏病、肾小管酸中毒等慢性心、肝和肾脏的疾病也可伴有身材矮小。

(二)临床表现

共同的临床表现有身材矮小,不同原因所致的身材矮小还可伴随有基础疾病的其他表现,简述如下:

1. **生长激素缺乏症** 出生时身高和体重均正常,大多在 1 岁以后出现生长速度减慢,面容幼稚,脸圆胖,匀称性矮小,骨龄发育显著延迟,智能发育正常。

2. **甲状腺功能减退症(hypothyroidism)** 生长缓慢,身体比例不正常,四肢短躯干长,黏液性水肿面容,眼距宽、鼻梁宽平、舌大而宽、表情淡漠,皮肤粗糙,骨龄发育严重延迟,智力低下。

3. **特发性矮小(idiopathic short stature,ISS)** 病因不明的身材矮小,是儿童期身材矮小的最常见原因,包括家族性矮小和体质性发育延迟。

4. 家族性矮小（familial short stature，FSS）　出生时身长体重正常，身高增长速度近似正常儿童或稍缓，常在第 3 百分位数左右。家族中父母身高均矮或有一人矮（父亲身高≤156cm；母亲身高≤146cm），骨龄与年龄相称，智力和性发育正常。

5. Turner 综合征（Turner syndrome，TS）　又称先天性卵巢发育不全，是最常见的性染色体畸变疾病，是女童矮小的最常见原因之一。主要表现是身材矮小，性发育呈幼稚状态及原发性闭经。体检可发现：颈蹼、肘外翻、后发际低、盾状胸、乳头间距增宽、无第二性征；大部分 TS 儿童智力正常。染色体检查可以确诊。

6. 小于胎龄儿（small for gestational age，SGA）　小于胎龄儿是指出生时体重和/或身长低于同性别、同胎龄第 10 百分位数。大部分 SGA 生后可实现追赶生长，约 10%~15% 仍生长缓慢，在第 3 百分位数以下。临床上多数 SGA 表现为匀称性矮小，体重、身长和头围成比例减少，不伴畸形。少数 SGA 为 Russell Silver 综合征：除出生体重低、三角形脸和身材矮小外，还表现为肢体不对称，如头部、躯干与四肢骨骼的左右不对称，其中以四肢最明显，伴有精神发育迟滞和多发畸形，其中 7%~10% 的患者与第 7 号染色体为母源性单亲二体 UPD 有关，38% 以上为染色体 11p15 印记区缺陷或结构异常。故 SGA 需要排除因疾病因素导致的矮小或体重不增。

7. Prader-Willi 综合征　是由于染色体 15q11.2-q13 区印记基因的功能缺陷所致。主要表现为特殊面容、矮小、肥胖、性功能不全和智力发育障碍，特殊面容包括长颅、窄前额、杏仁眼、小嘴、嘴角下斜、高腭弓和低耳位等。

8. 黏多糖病　是一种以黏多糖代谢障碍为特点的遗传代谢病，按黏多糖代谢产物和临床表现共分为 8 型，其中Ⅰ型最典型，其特点为身材矮小、头大、面容丑陋、两眼间距增宽、塌鼻梁、唇外翻、舌伸出、表情迟钝、角膜混浊、腹膨隆、肝脾大、脊柱后突、智力低下等。

（三）实验室检查

在身材矮小的实验室检查中，应包括生长激素-胰岛素样生长因子轴功能的评估。其中生长激素（growth hormone，GH）激发试验是常选用的检查之一。GH 的分泌呈脉冲式,且主要的分泌高峰出现在夜间,因此白天随机测量血中的 GH 临床意义不大。通常采用药物激发试验,不同的药物作用机制不同。常用的药物有胰岛素、精氨酸、可乐定和左旋多巴。单一药物激发的假阳性约 15%,通常选用不同作用机制的两种药物联合激发来提高诊断的准确性。无论采用何种激发试验,都存在一定的假阳性率和假阴性率。因此在诊断 GHD 时应结合生长水平、生长速率、IGF-1、骨龄、垂体磁共振成像等综合评判,单纯按生长激素激发试验结果诊断 GHD 容易造成过度诊断及后期过度治疗。

如疑诊其他原因导致的身材矮小,应选择相应的实验室检查以鉴别诊断。

(四) 诊断

身材矮小是一个症状诊断,只要测量值满足诊断的界值点即可诊断。但身材矮小的诊断需要包括生长发育的水平、速度、匀称度、成熟度在内的全面评估作为基础,对于符合诊断标准的患儿应积极寻找病因。全面排查其具体病因。

(五) 治疗

临床上生长激素可用于多种原因所致的矮小,如生长激素缺乏症、特发性矮小、SGA 矮小、Turner 综合征、Prader-Willi 综合征和 Noonan 综合征等。治疗的剂量和疗程因适应证的不同略有差异,但总的原则是严格掌握临床适应证,采用个体化治疗方案,根据生长情况以及生化检测结果等适时进行剂量调整,以改善身高为目的的治疗时间不宜过短。

(六) 预防

全面均衡的营养、良好的睡眠习惯和坚持体格锻炼是儿童正常生长的基础。应对儿童的生长发育进行定期的监测以便及时发现生长异常和进行早期干预。

二、身材高大

身材高大(tall stature)指身高(长)大于同民族同年龄、同性别儿童正常参照人群均值加 2 个标准差(>+2SD)或超过第 97 百分位数以上（$>P_{97}$）者。

（一）病因

身材高大的儿童多受遗传因素的影响，其父母的身高一般也较高。但临床上需与以下可导致身材高大的疾病相鉴别。

1. 性早熟（precocious puberty）　是指女童在 8 岁以前，男童在 9 岁以前出现第二性征发育。此时往往伴有体格生长的加速，身高生长提前，多见于女孩。

2. Klinefelter 综合征（先天性睾丸发育不全症）　除表现为身材高大，还可见四肢长、第二性征发育差等。有女性化表现如乳房发育，部分患儿有智力低下或精神异常，睾丸小而质硬，97% 患儿不育。

3. 马方综合征（Marfan 综合征）　该病是以管状骨细长、蜘蛛样指/趾、眼晶状体移位及先天性心脏病为特征的一组综合征。肢体细长，手和膝过度伸展，智力正常。本病系常染色体显性遗传性结缔组织疾病，与原纤维蛋白基因（fibrillin-1，FBN1）异常有关。

4. 巨人症（gigantism）和肢端肥大症（acromegaly）　由于垂体生长激素（GH）分泌过多所致。青少年因骨骺未闭形成巨人症；青春期后骨骺已融合则形成肢端肥大症；该病与芳基烃交互蛋白质基因（AIP）异常有关。

5. Beckwith-Wiedemann 综合征　是一种影响身体多部位的过度生长综合征。出生时可为巨大儿，儿童时期往往比同龄人高。伴有巨舌、脐膨出、面中部发育不良和耳轮畸形等。患儿罹患某些肿瘤的风险增加，如肾母细胞瘤、肾上腺癌和肝母细胞瘤。

（二）治疗

多无特殊治疗。如为病理状态下的高身材，需经仔细评估后对症或对因治疗。

（杨　凡）

参考文献

1. 王卫平. 儿科学. 8 版. 北京：人民卫生出版社，2013.

2. 罗小平.儿科内分泌与遗传代谢性疾病诊疗规范.北京:人民卫生出版社, 2016.

第三节 头围/前囟异常

一、头围小

(一) 定义

头围小(microcephaly)是指头围小于同年龄、同性别儿童头围正常参照值的均值减两个标准差($<-2SD$)或低于第3百分位数以下者($<P_3$)。

(二) 病因

引起头围小的原因有很多,临床需仔细鉴别:

1. 正常遗传变异 此类儿童头围虽小,但无其他异常情况,其体格生长与智力发育水平均在正常范围内,多有家族遗传性。

2. 非遗传性小头畸形 此为最常见的病因,考虑主要与感染或环境因素相关,如母亲孕期酒精摄入过量、病毒感染、新生儿缺氧缺血性脑病、颅内出血、早产等。头部常表现为前额低平、尖颅、颅缝宽、囟门早闭等典型改变,临床上多伴有认知发育异常、运动发育落后、社会适应能力低下等。TORCH病毒抗体检查可为阳性,头颅CT或磁共振检查可发现脑组织形态异常。

3. 遗传性疾病

(1) 染色体异常:染色体异常为小头畸形的常见病因,儿童常呈特殊面容,多伴有出生体重低,生长迟缓及精神发育迟滞,如Wolf-Hirschorn综合征、常染色体部分三体综合征和环状染色体综合征等。

(2) 基因异常:基因异常可伴发小头畸形,如Cornelia De Lange综合征与*NIPBL*、*SMC3*、*SMCIA*、*HDAC8*与*RAD21*基因突变有关,患儿特征可有小头、连眉、眉毛浓、耳小、耳位低、多毛、外生殖器发育不良、隐睾、生长迟缓和精神发育迟滞等(图1-1),多为常染色体显性遗传。

二、头围大

(一) 定义

头围大(macrocephaly)是指头围大于同年龄、同性别儿童头围正常参照值的均值加两个标准差($>+2SD$)或大于第97百分位数以上($>P_{97}$)者。

(二) 病因

1. 家族遗传性 头围大,但其他发育指标均正常,可与父母亲的头围大有关,为家族性的头大。

2. 非遗传性因素 非遗传性头围大是最常见的病因,多与颅脑疾病相关。

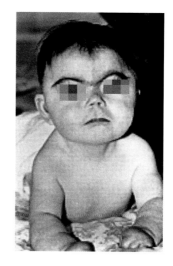

图 1-1 Cornelia De Lange 综合征

(1)颅脑肿瘤:颅内肿瘤的婴儿可出现头围增大,可伴有前囟饱满或张力高,颅缝增宽。婴儿时期囟门未闭,颅缝未完全融合,颅内可有缓冲余地,因此颅内压增高的表现如头痛、抽搐、呕吐等症状不明显,主要表现就是头围增大。临床通过头颅磁共振检查可帮助诊断颅内肿瘤。

(2)脑积水:脑积水多与先天畸形、颅内感染及出血有关,主要表现为婴儿出生后数周或数月头颅进行性、快速性增大,体检可见前囟明显扩大、饱满或张力高,伴有颅缝增宽,严重可见眼球下半部常落到下眼睑下方,称之为“落日征”,是先天性脑积水的特有体征。定期监测头围可帮助早期发现脑积水,头部 CT 和头颅超声检查可帮助诊断脑积水。

3. 遗传性疾病

(1)软骨发育不全:软骨发育不全是一种常染色体显性遗传病,致病基因是位于 4 号染色体短臂末端(4p16.3)的成纤维细胞生长因子受体 3(*FGFR3*)跨膜区基因第 1 138 位核苷酸的突变所导致软骨内骨化缺陷的先天性发育异常，主要影响长骨。本病是侏儒的最常见原因，临床表现为头大、前额宽大、躯干长、四肢短、生长发育迟缓；儿童智力发育正常。

(2) 黏多糖病Ⅰ型：黏多糖病（mucopolysaccharidosis，MPS）是一组由溶酶体异常引起的遗传性黏多糖代谢障碍，系酶的活性缺陷使不完全分解的氨基葡萄糖贮积而引起的先天性风湿病，以Ⅰ型 MPS 最多见。患儿初生时外表尚正常，但以后可很快表现出运动和智力发育落后，临床典型表现多在 1~2 岁后逐渐明显，有头围大，眼距宽、鼻梁宽而平、眉毛粗、唇厚、身材矮小等特征。

(3) 儿童巨脑综合征：又称 Sotos 综合征，本病大多为常染色体显性遗传病，是一种以儿童期过度生长现象为特征的遗传病，约有70%~90% 的患儿可以检测出 *NSD1* 基因的异常，包括 *NSD1* 基因缺失或基因突变。临床主要表现为巨头畸形、下颌凸起、发际线高、头发稀疏、脸形细长、下颌尖长、前额凸起、眼裂下斜、鼻梁平坦、眼距过宽、骨龄提前，以及不同程度的智力发育迟缓。

三、前囟异常

前囟大小有个体化差异，出生时平均约 1.5~2.5cm（1~4cm），生后2~3 月龄前囟较出生时大，6 个月之后逐渐骨化而缩小闭合。儿童前囟闭合时间也有较大差别，一般正常儿童可在 4~26 月龄闭合，有 1% 的婴儿在 3 月龄时前囟闭合，38% 的婴儿于 12 月龄闭合，在 24 月龄时 96% 的儿童前囟都会闭合。3 岁后前囟闭合为前囟闭合延迟。正常儿童中约有 1%~3% 存在前囟小/闭合早或前囟大/闭合晚，单一的前囟大小和前囟闭合早晚并无诊断价值，临床上需结合头围、神经行为发育等其他系统的表现。

(一) 前囟小或早闭

前囟小或早闭尚无明确的定义，临床上有 1% 的正常 3 月龄婴儿为前囟小或早闭，因此，对小于 3 月龄的婴儿，其前囟如指尖大小，则可视为前囟小或早闭。一般来说，前囟小或早闭的婴儿神经行为发育无异常，则考虑前囟小或早闭无临床意义。但需要警惕一些病理情况,如前囟小或早闭,并伴有头围小、发育迟缓的婴儿,要考虑是否与颅缝早闭或脑发育不全等疾病有关。

(二)前囟大或闭合延迟

前囟大亦无明确定义。根据流行病学的资料,一般将前囟大于4cm 称为前囟大。3 岁后前囟闭合视为前囟闭合延迟。前囟大常伴有前囟闭合延迟,如儿童神经系统发育正常,则单一的前囟大或闭合延迟无任何临床意义。但同样应排除与前囟大或闭合延迟相关的疾病,如软骨发育不全、先天性甲状腺功能减退症、21-三体综合征、脑积水和家族性巨头症等。

(陈津津)

参考文献

1. 施玉婷,巩纯秀. 软骨发育不全的诊治研究进展. 世界临床药物,2020,41(09):733-741.
2. 赵敏. Sotos 综合征的临床表型及遗传学分析. 中国当代儿科杂志,2018,20(06):481-484.

第四节　生殖系统异常

生殖系统是儿童各器官系统中发育最晚的系统。常见的生殖系统异常包括性早熟、青春期发育延迟和性发育障碍。

一、性早熟

通常是指女孩 8 岁、男孩 9 岁以前呈现第二性征的发育异常性疾病。根据下丘脑-垂体-性腺(hypothalamus-pituitary-gonad,HPG)轴的情况,可分为中枢性性早熟、外周性性早熟和不完全性性早熟。

中枢性性早熟(central precocious puberty,CPP)又称真性性早熟,是缘于下丘脑提前增加了促性腺激素释放激素(gonadotropin releasing hormone,GnRH)的分泌和释放量,提前激活性腺轴功能,导致性腺发育和分泌性激素,使内、外生殖器发育和第二性征呈现。其过程呈进行性发展,直至生殖系统发育成熟。发病女孩多于男孩。

【病因】

1. **特发性中枢性性早熟**　未发现有中枢器质性病变。女孩的CPP中多为特发性的。

2. **下丘脑垂体病变**　如错构瘤、神经母细胞瘤、松果体病等,感染、外伤以及头颅化疗、放疗等。

3. **先天畸形**　脑积水、蛛网膜囊肿、中隔-视中隔发育不全、鞍上囊肿等。

4. **其他**　原发性甲状腺功能减退症、肿瘤(分泌 LH 的腺瘤、星形细胞瘤、胶质瘤等)。

【临床表现】

1. **第二性征提前出现**　女孩 8 岁前,男孩 9 岁前出现第二性征发育。女孩以出现乳腺硬结,男孩以睾丸体积增大为首发表现。通常男孩的起病比较隐匿。CPP 的性发育遵循正常的青春期发育的顺序,即女孩:卵巢小滤泡—乳房发育—阴毛、外生殖器发育—初潮、腋毛;男孩:睾丸增大—阴囊变大—阴茎增长、增粗,阴毛—遗精、腋毛。

2. **线性生长加速**　年生长速率高于正常同龄儿童。体重和身高都出现青春期时的生长突增。

【实验室检查】

1. **下丘脑-垂体-性腺轴功能评估**　促性腺激素基础值有筛查意义,基础促黄体生成激素(luteinizing hormone,LH)<0.1IU/L 提示青春期未发育;基础 LH>3.0IU/L,可确诊其性腺轴已发动,不需要再做激发试验。如果基础值不能判定时,需要做激发试验。常用化学发光法,LH 峰值 >5.0IU/L,同时 LH/FSH(follicle-stimulating hormone,促卵泡激素)>0.6,可诊断为 CPP。

2. **骨龄检查**　骨龄超过实际年龄 1 岁或 1 岁以上。

3. **性腺发育检查**　盆腔 B 超检查显示女孩子宫卵巢体积增大,且卵巢内可见多个直径 >4mm 的卵泡;男孩睾丸容积≥4ml。

4. **颅脑MRI检查**　有助于发现器质性病变。对于所有男性患儿、

6 岁以下女性患儿以及临床病程进展快或有中枢神经系统症状的患者均需做 MRI 检查,重点在鞍区。

【诊断】

女孩 8 岁前,男孩 9 岁前出现第二性征发育,并有性腺的发育、促性腺激素达青春期水平。单纯依据骨龄提前和/或性激素水平升高不能作为 CPP 诊断依据,因为其不能鉴别中枢性和外周性性早熟(图 1-2)。

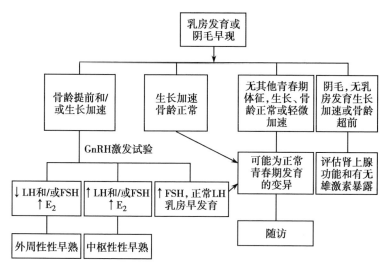

图 1-2　女童性早熟的诊断流程

【治疗】

包括针对病因或原发病的治疗和促性腺激素释放激素激动剂(gonadotropin releasing hormone agonist,GnRH-a)治疗。并非所有的 CPP 均需要 GnRH-a 治疗。治疗的目的在于抑制过快过早的性发育和由此所致的心理行为异常,改善终身高。

GnRH-a 首剂 3.75mg,每 4 周注射 1 次。在治疗过程中定期随访,根据性腺轴抑制的情况强调个体化。足够的剂量、足够的疗程。为改善成年身高的治疗时间一般不短于 2 年。一般建议在年龄 11 岁或骨龄 12 岁时停药。

二、青春期发育延迟

青春期发育延迟(delayed puberty)是指女孩 13 岁,男孩 14 岁尚无青春发育。如果有青春发育期的性征表现但发育进程缓慢或停滞(如女孩从乳房开始发育经过 5 年还未月经初潮或男孩睾丸开始增大后 5 年内不能发育成熟达正常成年男性水平)也需要进行评估。

(一)病因

病因可分为体质性青春期发育延迟、由慢性疾病或营养不良导致的继发性或功能性低促性腺激素性性腺功能减退症,以及原发性低促性腺激素性性腺功能减退症和高促性腺激素性性腺功能减退症。

(二)临床表现

1. **体质性青春期发育延迟(constitutional delay of growth and puberty,CDGP)** 男孩多于女孩。其青春期的启动在晚于平均发育年龄的时间自发性发生并可发展成为正常的青春期。青春期时,CDGP 的儿童因缺乏生长突增,身高较同龄儿童的差距加大,但其落后的身高与落后的骨龄和第二性征发育程度一致。

2. **功能性低促性腺激素性性腺功能减退症(hypogonadotropic hypogonadism,HH)** 此类患儿童多患有基础的慢性疾病,如营养不良、反复感染、心脏疾病、肾脏疾病、慢性贫血、精神性疾病等。因此,除青春期延迟的表现外,多伴有基础疾病的相应临床表现。

3. **原发性低促性腺激素性性腺功能减退症** 因病因的不同,其临床表现也有差异。因 GnRH 神经元和嗅觉神经元移行障碍所致的 Kallmann 综合征有性腺功能减退症和嗅觉丧失。由 *NROB1* 基因突变所致先天性肾上腺皮质发育不全(adrenal hypoplasia congenita,AHC),除有性腺功能减退症外,在婴儿期和儿童期可出现原发性肾上腺皮质危象的表现。某些遗传综合征如 Prader-Willi 综合征、Laurence-Moon-Biedl 综合征、CHARGE 综合征等,除有性腺功能减退的表现外,还有特殊面容、肥胖等基础疾病的表现。

4. **高促性腺激素性性腺功能减退症(hypergonadotropichypo-**

gonadism） 男性最常见的高促性腺激素性性腺功能减退症即Klinefelter综合征。最常见的染色体核型为46,XXY,变异型者X染色体的数目各不相同。男童可有尿道下裂、小阴茎或隐睾;可有男性乳房发育、体脂多、体毛少。女性最常见的高促性腺激素性性腺功能减退症是特纳综合征(Turner syndrome,TS),发病率在活产女婴中为1/2 000~1/2 500,身材矮小和性发育延迟是最主要的表型特征,可有颈蹼、盾状胸、肘外翻、后发际低、乳房发育不良,闭经等;部分患儿可合并心脏、肾脏畸形等。

（三）实验室检查

实验室检查应包括血性激素水平[必要时可行人绒毛膜促性腺激素(human chorionic gonadotropin,HCG)激发试验]、促性腺激素水平(必要时可行GnRH激发试验)、甲状腺功能,血糖等;头部MRI。

（四）诊断

结合病史及家族史、体格检查、实验室检查及临床表现作出初步诊断,对不能明确的需要进一步评估。

（五）治疗

不同的病因所采取的治疗手段不一样。对于CDGP的青春期男孩,使用睾酮一直存在争议。可能会导致骨骺愈合和降低终身高。如果患儿明显身材矮小和发育低下导致心理困惑,可使用庚酸睾酮,用量为每次50~100mg,肌内注射每4周一次。

功能性低促性腺激素性性腺功能减退症的治疗是针对原发病的治疗。如果基础疾病的治疗不成功,可以使用性激素替代治疗。

对于性腺功能减退症,都是采用性激素替代治疗。应在儿童的骨龄接近青春期的年龄(骨龄女孩10~12岁,男孩12~14岁)时开始。男孩的治疗是逐步使用睾酮,模拟正常的生理状态。女孩的治疗使用雌激素、孕激素建立人工周期。以上均需要在生殖内分泌医生指导下使用。

三、性发育障碍

性发育障碍(disorders of sex development,DSD)是指染色体核型

与性腺的解剖结构不一致的一类先天性疾病。

(一) 病因

DSD 的病因及分类见表 1-1。

表 1-1 DSD 的病因及分类

性染色体 DSD	46,XY DSD	46,XX DSD
45,X (特氏综合征 & 变异型)	性腺发育不良相关疾病 性腺发育不良(CGD)、部分 性腺发育不良(PGD)卵睾 型 DSD 睾丸退缩综合征	性腺发育不良相关疾病 性腺发育不良 卵睾型 DSD 睾丸 DSD
47,XXY (克氏综合征 & 变异型)	睾酮合成 & 功能障碍 1. 雄激素合成障碍 LH 受体缺陷 StAR 缺乏症 17β-HSD,3β-HSD,21- OHD 基因缺陷 2. 雄激素作用缺陷 雄激素不敏感综合征 药物和环境内分泌干扰物	雄激素过量 1. 胎儿期 3β-HSD,17-OIID,POR, 11β-HSD 基因缺陷 糖皮质激素受体基因 缺陷 2. 胎儿胎盘 CYP19,POR 缺乏症 3. 母体 产生雄激素肿瘤 外源性摄入
混合型性腺发 育不良 45,X/46,XY 46,XX/46,XY	其他 男性性发育相关综合征 米勒管永存综合征(PMDS) Vanishing 睾丸综合征 单纯性尿道下裂 先天性低 Gn 性腺发育不良 隐睾 环境因素	其他 相关综合征 米勒管发育缺陷 子宫异常 阴道粘连 阴唇融合

(二) 实验室检查

包括染色体核型检查、性激素水平、垂体促性腺激素水平(有必要的时候还需要做 GnRH 激发试验、HCG 激发试验和 ACTH 激发试验)、影像学检查(性腺的超声、内镜检查,必要时可做性腺活检)、分子遗传学检查(候选基因包括 *SRY*、*SOX9*、*SF1*、*WT1*、*DAX-1*、*AR*、*CYP21A2* 等)。

(三) 诊断

诊断要结合详细的病史、临床表现、体格检查和辅助检查。病史应包括家族史(是否有近亲结婚、家族成员是否有类似性发育异常史)、母孕史(包括既往流产、死产史和孕期药物暴露史等)、生长发育史(是否有神经运动发育落后、智力落后等)和性发育史。临床表现因疾病的不同表现差异较大,参见相应专业书籍。体格检查除一般体检外,要重点检查外生殖器。

(四) 治疗

DSD 患儿的治疗极具挑战性,包括性别的选择、手术治疗、激素治疗和心理行为治疗等。需要多学科(儿内科、儿外科、妇产科、临床遗传学、精神卫生、医学伦理和社会工作者等)的协作。

(五) 预防

DSD 重在预防。有 DSD 家族史的应该做产前遗传咨询;孕前体检;孕期保健包括避免使用性激素类药物等。对于高危的情况可以做胎儿的基因检测。

(杨　凡)

参考文献

1. 王卫平. 儿科学. 8 版. 北京:人民卫生出版社,2013.

2. 罗小平. 儿科内分泌与遗传代谢性疾病诊疗规范. 北京:人民卫生出版社,2016.

3. KAPPY MS. Pediatric Practice-Endocrinology. New York:McGrawHill Medical,2011.

第二章　常见喂养问题

第一节　母乳喂养常见问题及处理

一、母乳不足

(一) 母乳不足的原因

1. 母亲停止母乳喂养的最常见原因之一是自感泌乳不足(哺乳信心不足)。自感泌乳不足是指母亲自认为泌乳量无法满足婴儿需要,但实际并没有客观证据提示泌乳量是否正常或偏低。自感泌乳不足的原因众多,如不了解乳汁产生的机制和过程,没有掌握促进乳汁分泌的方法;认为最初几天没有母乳,而需要给新生儿加奶粉;乳房小的产妇认为自己不能分泌出足够的乳汁;孕期曾受周围人工喂养产妇给予的负面影响;接受奶粉厂商的不正确宣传;缺乏相应的社会和家庭的支持等。

2. 由于过早应用了奶瓶或添加了配方奶,尤其在母亲乳头有问题的情况下,婴儿出生后的最初几天,干扰了婴儿对乳房的频繁吸吮,影响了乳汁的早期分泌。

3. 母亲未能实施按需哺乳,婴儿吸吮不够或者没有进行有效的吸吮,影响了乳汁的分泌。

4. 在婴儿出生后的两周和一个月以后,婴儿生长发育对乳汁的需求量增加,可以出现暂时性的母乳分泌不足。

5. 母婴分离,导致母乳分泌不足。

6. 母婴罹患疾病或服用药物。

表 2-1 中概括了婴儿没有得到足够母乳的原因。其中母乳喂养因素和母亲心理因素是常见原因,母亲生理状况和婴儿健康状况是

不常见的原因。

表 2-1　婴儿没有吃到足够母乳的原因

母乳喂养因素	母亲心理因素	母乳生理状况	婴儿健康状况
• 开奶延迟 • 固定喂养时间和频次 • 母乳喂养次数不够 • 夜间不喂母乳 • 母乳喂养时间短 • 姿势及含接不正确 • 用奶瓶或奶嘴 • 过早喂辅食 • 喂水、饮料等其他液体	• 信心不足 • 忧虑、紧张 • 不愿意母乳喂养 • 疲劳	• 任何类型的慢性疾病 • 妊娠 • 产后出血 • 严重营养不良 • 饮酒、吸烟 • 乳房发育不良 • 乳房手术 • 垂体功能减退 • 药物	• 过敏 • 舌系带过短 • 胃肠道感染 • 微量营养素缺乏 • 神经功能紊乱 • 口腔运动功能障碍 • 出生缺陷性疾病 • 先天性疾病 • 早产

(二) 处理原则

1. 首先要使用客观指征进行评估,明确婴儿是否吃到了足够的母乳。母亲能分泌多少乳汁不是评估的重点,重要的是评估婴儿是否进行了充分和有效的吸吮、是否吃到了足够母乳(表 2-2)。如果婴儿

表 2-2　婴儿没有吃到足够母乳的客观指征和可能征象

客观指征	可能征象
• 体重增长不良:出生 6 个月内的婴儿,平均每月体重增长至少应达到 500g。如果婴儿的平均每月体重增长不足 500g,就属于体重增长不良 • 尿量少且浓:纯母乳喂养的婴儿 24 小时平均排尿 6~8 次。但是,如果给婴儿喂母乳的同时又喂了其他液体,例如水,即使婴儿排了较多尿,也不能确定婴儿是否得到了足够的母乳	• 婴儿在喂奶后表现不满足 • 婴儿经常哭闹 • 频繁喂奶 • 喂奶持续时间过长 • 婴儿大便干、硬,或发绿 • 婴儿不经常排便或排便量少 • 母亲挤奶时挤不出奶 • 怀孕期间乳房不增大 • 产后不下奶

吃到了足够的母乳,而母亲认为婴儿没有吃够,需要分析母亲为什么怀疑自己的乳汁不够,采取有针对性的措施帮助母亲树立信心。

(1) 评估喂养是否充分的可靠方法是喂食前后在相同条件下称重婴儿的衣服,然后将喂食后的体重减去喂食前的体重。据估计,1g的体重增加相当于 1ml 的牛奶摄入量。出生 1 周内的生理性体重下降如超过 10% 应警惕可能为母乳摄入不足导致。婴儿体格增长速率可以用来衡量母乳摄入情况,评价方法可参考"中国儿童体格生长评价建议"。

(2) 新生儿胎粪转黄时间和尿量可以间接用于评估母乳喂养的有效性。足月健康新生儿粪便转黄时间为 3~15 天,如胎粪转黄延迟提示母乳量不足。新生儿如尿量不足 [<0.5~1.0ml/(kg·h)],尿呈深黄色,提示奶量不足。中文版《母乳喂养自我效能量表》可以用于早期发现需要哺乳支持的母亲。

提示框 1:新生儿生理性体重下降

- 新生儿出生后 2~3 天,由于胎粪的排出、胎脂的吸收及丧失水分较多,加之新生儿吸吮能力较弱、母乳摄入较少,可以出现暂时性的体重下降,低于出生时的体重,临床上称"生理性体重下降"。
- 到出生第 3~4 天,体重减轻可达出生体重的 6%~9%。
- 随着吃奶量的增多,机体对外界环境的适应性逐步调整,体重会逐渐恢复到出生时体重。正常情况下,约 75% 的新生儿出生后 7 天能恢复到出生体重,90% 的新生儿出生后 14 天能恢复到出生体重。
- 若出生后前 3 天体重下降超过出生体重的 10%,或生后 2 周仍未恢复到出生体重,应该查找原因,考虑喂养不当、奶量不足、罹患疾病。

2. 如果经过评估婴儿没有得到足够的母乳,需要全面询问喂养史,观察母乳喂养姿势和含接是否正确,了解亲子关系、母婴疾病或身体不适等情况,分析母乳不足的原因,给出相应建议。

(1) 最重要的建议是让婴儿频繁、有效地吸吮乳房,以刺激乳房增加泌乳。24 小时内喂奶 8~10 次以上。

(2) 指导母亲正确的哺乳姿势和含接方法。

（3）保证母亲有足够的营养摄入。但不建议母亲多吃、多喝，这样反而导致母亲体重的过度增加。

（4）让婴儿与母亲在一起，给予充分的皮肤接触，以及母婴情感交流。夜间乳汁分泌比白天多，鼓励母亲夜间与婴儿在一起，并根据婴儿的需求哺喂。

（5）评估婴儿罹患疾病对母乳喂养的影响，采取针对性的治疗和干预措施。目前关于母亲罹患各种疾病对泌乳量影响的研究相当有限，需要对每个案例进行个体化的评估和治疗。

提示框2：良好的哺乳姿势的4个要点

（以最常用的"摇篮式"母乳喂养姿势为例）

- 婴儿的身体呈一条直线
- 婴儿面向母亲的乳房
- 婴儿应该紧贴母亲
- 母亲应该支撑婴儿的整个身体，而不仅仅用手和前臂支撑婴儿的脖子和肩膀（图2-1）

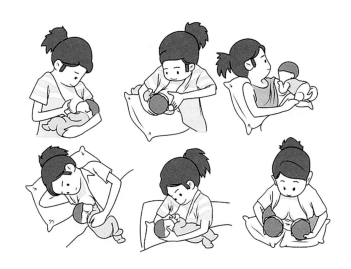

图2-1 常用的母乳喂养姿势

提示框 3　含接良好的 4 个特征

- 婴儿的嘴张得很大
- 婴儿的下唇往外翻
- 婴儿的下颌接触乳房
- 婴儿口上方露出的乳晕比下方多(图 2-2)

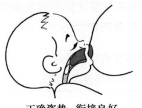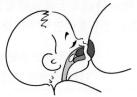

正确姿势:衔接良好　　　　　不正确姿势:衔接差

图 2-2　常用的母乳喂养姿势

二、常见乳房问题

(一) 乳头内陷

【原因】

1. 乳头内陷可分为两种类型

(1) 回缩/脐形,即乳头可以拉出。

(2) 内陷/真性内陷,即乳头不能突出或很难拉出。

2. 国外学者将乳头内陷划分为 3 个等级

(1) 1 级,即回缩/脐形的乳头,乳头容易拉出,并在无牵引力时仍保持突出。

(2) 2 级,也可以手动拉出,但不像 1 级那样容易,并且往往会缩回。

(3) 3 级,乳头严重内陷和回缩,很难突出,突出后迅速缩回。

3. 乳头内陷的原因可能是由于乳头之下的间充质不能增殖,使乳头无法逐渐突出,或因为乳头短小、乳导管不完善或伴随胶原纤维抵抗等。

4. 从妊娠开始到分娩,回缩型乳头内陷有时会自行改善。大多数情况下,内陷的程度不会影响婴儿含住乳晕组织并将乳头吸入口腔,但可能需要更长的时间。

5. 临床上发现有些女性在哺喂第一个婴儿时,哺乳间歇中乳头会回缩内陷,但在随后的第二胎、第三胎等哺喂时,不再出现回缩。

【处理原则】

1. 大多数情况下,乳头内陷的母亲将婴儿放在乳晕边上,能让婴儿把整个乳头含的足够深,就可以实现母乳喂养。在哺乳期间,乳头会伸长至其静止长度的两倍。乳头在婴儿吸吮作用后外形会有改变,因此在婴儿频繁哺乳数周或者数月后,乳头内陷的程度大多会有所改善。

2. 不建议在孕期通过拉扯乳头纠正乳头扁平和内陷。因为此时期刺激乳头,有可能引起宫缩反应。

3. 产后可在哺乳前按摩乳房,并轻柔牵拉乳头,帮助改善回缩、内陷或偏平乳头。对于扁平未内陷的乳头,按摩乳头或使用冷毛巾刺激可以帮助乳头突出。对于内陷的乳头,可以指导妈妈帮助乳头塑型,将大拇指和其他手指相对放在乳头后 3~5cm 左右,并向胸腔方向挤压,母亲保持侧卧位时效果更佳。

4. 哺乳前也可以用任何吸乳器拉出乳头。可以在家庭中通过改造注射器给乳头"塑型",帮助乳头内陷的母亲哺乳(图 2-3)。

5. 严重乳头内陷,或内陷 3 级,可行外科手术矫正。国外有报道使用微创渐进牵引技术或乳管镜手术矫正后成功母乳喂养的案例,但手术需注意减少对乳导管的损伤问题。

提示框 4　改造注射器改善乳头内陷

- 按照图中演示,将注射器(10ml 或 20ml)的末端切断,然后把活塞推杆从切口插入,给乳头"塑型"。注意,注射器接触皮肤的地方不可以有锐利处,避免划伤皮肤。
- 这个方法只用于乳头内陷使婴儿无法良好含接的情况。

- 没有必要在孕期使用这个方法纠正乳头内陷。
- 这个方法不适用于挤奶,因为注射器的吸力只施压在乳头,而不是乳晕。
- 任何时候都不要用手拉扯母亲的乳头,这样做只会损伤乳头和乳腺组织。

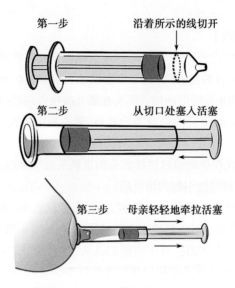

图 2-3 改造注射器给乳头 "塑型"

(二)乳头疼痛和乳头皲裂
【原因与临床表现】

1. 乳头疼痛最常见的原因是含接不良。婴儿含接不良时,吸吮时就会来回拉扯乳头,用嘴唇摩擦乳房的皮肤,导致乳头疼痛。

2. 多数情况下乳头疼痛只是暂时性问题,不会妨碍母乳喂养的成功率。

3. 乳头皲裂引起的疼痛常见于第 1 周的磨合阶段,不会造成长期的疼痛或不适。导致乳头皲裂的最常见原因是不正确的含接姿势,也与喂奶前用肥皂水清洗乳头、导致乳头过于干燥等有关。

4. 母乳哺乳一直没有不适,但突然迅速出现乳头持续和剧烈的疼痛、灼热或瘙痒、放射性疼痛或刺痛,而且疼痛向胸壁放射,应排除感染,尤其是念珠菌感染。

5. 在某些情况下,臂丛神经受压迫也会导致乳房疼痛。明确造成压迫的原因(如文胸过紧或婴儿背带过紧)可以减轻疼痛。

6. 也有哺乳母亲发生较强的喷乳反射时,会有针刺样感觉,这种情况最有可能发生在母乳喂养最初的 1 个月内。喷乳反射消退时,疼痛通常也会消失。

【处理原则】

1. 乳头疼痛不伴有皲裂时,通过改善含接姿势就会减轻疼痛。

2. 乳头皲裂轻者可继续哺乳,哺乳前热敷乳头 3~5 分钟,再挤出少量乳汁使乳晕变软,哺乳时先吸吮皲裂轻的一侧。严重者用吸奶器将乳汁吸出喂新生儿,保证母乳喂养,乳头也可得到休息有利于愈合。

3. 每次喂奶时变换婴儿的姿势,尽可能将乳房暴露在空气中。

4. 每次哺乳后挤出几滴乳汁,涂抹在乳头上并自然风干。天气干燥时可以擦一些提纯的低敏绵羊油。不要用肥皂、酒精擦洗乳头,防止乳头干燥造成皲裂。

5. 不要佩戴塑料保护膜或带有塑料层的防溢乳垫。

6. 怀疑乳头有念珠菌感染时,应尽早进行临床诊断和治疗。

7. 当母亲主诉喷乳反射时有剧烈疼痛,可以在哺乳前轻轻按摩乳房,以便在婴儿吸吮引发喷乳反射之前流出一些乳汁。当乳汁开始自由滴出,然后逐渐减少时,随后的吸吮一般不会再导致剧烈疼痛。到第 1 个月结束时,即使发生喷乳反射也通常不再出现疼痛。

(三)乳房肿胀

【原因与临床表现】

1. 乳胀是产后早期的主要问题,因为乳房在激素变化的作用下,产后 36~96 小时内泌乳量急剧增加。血管扩张、血流增加和水肿导致孕晚期孕妇体内体液聚集,同时产程中也常静脉输入大量液体。这些都是导致乳胀的原因,从而导致产后早期断奶。

2. 对于大多数产妇,产后 3~5 天乳胀达最大程度,之后逐渐缓解,但有些产妇可能持续 2 周。这是乳汁生成的过渡阶段,会随着母乳喂养次数的增多,自身根据婴儿的需要调节到适宜的程度。

3. 生理性乳胀,也称乳房充盈,乳房虽硬但还有一定柔软度,有可被挤压的空间,乳汁流畅,婴儿能够舒适的含接,有效吸吮,吃奶时不会损伤乳房或乳头组织,母亲此时不会出现发热。

4. 严重的乳胀,也称乳房肿胀,是一种病理状态,会伴有疼痛、发红、发热、乳房表明皮肤绷紧、水肿等,通常是处理不当导致的。这些原因包括:

(1) 给婴儿添加母乳之外的食物。

(2) 母乳喂养开始时间延迟。

(3) 喂养频率不足。

(4) 限制喂养时间。

(5) 每次喂养没有做到吸空一侧乳房再吃另一侧。

(6) 乳房植入物、乳房手术。

5. 产后第 1 周出现不明原因的发热可能提示乳房肿胀,有时因乳房肿胀导致的发热可高达 38℃以上。

提示框 5　乳房充盈和乳房肿胀的区别

乳房充盈	乳房肿胀
乳房皮肤温热	乳房疼痛
乳房沉	水肿
硬,但有一定柔软度	绷紧,特别是乳头部分发亮,可能发红
乳汁流畅,有时溢奶	乳汁流出不畅
不发热	可能发热 24 小时

【处理原则】

1. 鼓励妈妈勤于排空乳房,防止出现乳胀。增加喂奶次数,每天不少于 8~10 次。如果妈妈不能增加喂奶次数,则可以借助手挤或者吸乳器排空乳房。

2. 不哺乳的时间可以进行乳房冷敷,以减少肿胀;哺乳之前可以进行乳房温敷,促进乳汁排出。

3. 可以进行非常轻柔的按摩乳房,并用手轻柔的挤出少量乳汁,至乳头乳晕区松软后便于婴儿含接。

(四) 乳管堵塞和乳腺炎

【临床表现】

1. 泌乳量充足且不能充分排空乳房的妈妈较容易发生乳管堵塞。研究显示,导致乳导管堵塞的乳房内部的病理变化通常是乳汁淤积、乳汁堵塞或脱落细胞积聚,即当乳汁不能由乳房中排出时,乳房的部分乳腺管就会被浓稠的乳汁淤积堵塞。

2. 乳房胀痛会影响产妇的手臂活动,造成哺乳困难。同时,因乳房胀硬,乳头相对变短,造成新生儿吮吸困难,新生儿因此不愿吸吮母乳。

3. 乳导管堵塞的症状可能包括乳房局部区域疼痛、发热、发红;如果乳管堵塞靠近皮肤,可触摸到明显边界,没有全身发热症状。有时可以在乳管开口处看到微小的白色乳汁栓子,即白色坚硬的小颗粒,位于乳管在皮肤表面的开口下方。

4. 乳管堵塞如果不及时纠正,可能导致乳腺炎。乳腺炎分为两种,一种是感染性乳腺炎,一种是非感染性乳腺炎。非感染性乳腺炎主要是乳管堵塞后,乳房压力变大,乳汁从乳腺导管向乳腺周围组织渗透导致。如果纠正过晚或者没有纠正,就会引起感染性乳腺炎。

5. 一般感染性乳腺炎会有发热、脉搏过快、乳房局部红肿热痛,并伴随疲劳、头痛和肌肉痛。如果母乳喂养母婴自述有"流感"样症状,首先需排除是否出现感染性乳腺炎。

6. 全球范围内,研究显示哺乳期乳腺炎的发病率为 4%~27%。乳腺炎在分娩后的最初几周发生的概率较高,乳腺炎的症状持续 2~5天,乳房疼痛和发红在第 2 天和第 3 天达到高峰,第 5 天恢复正常,疲劳症状消退最慢。

【处理原则】

见表 2-3。

表 2-3　影响母乳喂养的常见乳房问题、处理原则和预防措施

原因及临床表现	处理原则	预防措施
乳头内陷 • 回缩/畸形内陷,乳头可以拉出 • 真性内陷,乳头不能突出或很难突出	• 婴儿频繁哺乳数周后,乳头内陷的程度大多会有所改善 • 按摩乳头或使用冷毛巾刺激可以帮助乳头突出 • 通过改造注射器给乳头"塑型" • 严重乳头内陷或内陷3级,可行外科手术矫正	• 帮助母亲建立母乳喂养信心 • 出生后立即进行母婴皮肤接触和尽早母乳喂养 • 婴儿频繁吸吮 • 良好的含接和正确的母乳喂养姿势
乳房肿胀 • 肿胀、压痛、发红、发热、疼痛 • 低热、跳动 • 乳房表明皮肤绷紧 • 通常在分娩后第3~5天开始	• 乳房冷敷,减少肿胀;乳房温敷,促进乳汁排出 • 更频繁或更长的母乳喂养 • 改善含接和母乳喂养姿势 • 按摩乳房,但要非常轻柔,不能引起疼痛 • 用手轻柔的挤出少量乳汁,至乳头乳晕区松软后便于婴儿含接	• 良好的含接和正确的母乳喂养姿势 • 出生后立即进行母婴皮肤接触和尽早母乳喂养 • 按需哺乳,每天不少于8~10次 • 让宝宝吃空一侧乳房后,再换到另一侧乳房吸吮

续表

原因及临床表现	处理原则	预防措施
乳头皲裂和疼痛 ● 乳房、乳头疼痛 ● 乳头皲裂 ● 偶尔出血 ● 乳头变红	● 改善含接和母乳喂养姿势 ● 将一些母乳涂在乳头上，让其自然风干形成一层薄保护膜 ● 先从疼痛较轻的一侧乳房开始母乳喂养 ● 不要等到乳房特别充盈后再母乳喂养。如果乳涨得厉害，先挤出一些乳汁	● 良好的含接和正确的母乳喂养姿势 ● 不要给婴儿使用奶瓶、人工奶嘴或安抚奶嘴 ● 不要使用肥皂或乳膏涂抹乳头

乳管堵塞和乳腺炎
● 单纯乳管堵塞：
  ✓ 乳房出现肿块、压痛，局部发红
  ✓ 母亲感觉尚好，没有发热
● 合并乳腺炎时：
  ✓ 乳房出现发硬的肿块
  ✓ 部位固定的剧烈疼痛
  ✓ 疼痛区域变红
  ✓ 通常母亲感觉不适
  ✓ 有时发热
	● 调整母乳喂养姿势，哺乳前用温敷乳房
	● 哺乳前母亲自己轻轻触摸乳房
	● 母亲适当多喝水，增加液体摄入量
	● 母亲多休息
	● 增加哺乳次数
	● 及时就医：如果患感染性乳腺炎，可能需要抗生素治疗
		● 获得家庭支持，母亲多休息
		● 确保良好含接
		● 按需母乳喂养
		● 避免使用"剪刀手"夹住乳房
		● 避免婴儿压在母亲乳房上引起疼痛
		● 母亲避免穿紧身上衣
		● 变换母乳喂养姿势转换乳房受压点

三、母亲感染性疾病与母乳喂养

(一) 乙型肝炎病毒感染
【概述】

1. 孕产妇乙型肝炎表面抗原(hepatitis B surface antigen,HBsAg)阳性,即可诊断乙型肝炎病毒(hepatitis B virus,HBV)感染,其新生儿均接受免费联合免疫预防,生后 12 小时内尽早注射 100IU 乙型肝炎免疫球蛋白(hepatitis B immunoglobulin,HBIG),并按 0、1 和 6 月方案接种乙肝疫苗。

2. 预防后乙型肝炎 e 抗原(hepatitis B e antigen,HBeAg)阴性母亲的子女几乎无感染(< 0.1%),HBeAg 阳性母亲的子女感染率约为 5%。

3. 尽管乳汁中可以检测到少量的 HBsAg,但 HBV 的母婴传播几乎均发生于分娩过程中,即病毒不是因为通过母乳喂养进入婴儿体内而引起的母婴传播。

4. 虽然 HBV 感染母亲的乳汁中存在病毒,乳头皲裂、血性乳汁等可能增加婴儿接触病毒的机会,但研究已经证明母乳喂养不增加母婴传播风险,原因可能是母乳中的乳铁蛋白能与 HBV 结合,可能抑制病毒的感染性,同时,新生儿联合免疫预防后,对 HBV 具有免疫力。

【处理原则】

1. 我国目前已经广泛开展了乙肝携带母亲出生的新生儿实施乙肝免疫球蛋白和乙肝疫苗的双重免疫,因此,接受规范免疫预防的母婴可以进行母乳喂养。

2. 新生儿出生后,可以即刻与母亲皮肤接触,并吸吮乳头,尽早开奶,无须等待免疫预防接种后才开始。

3. 如果新生儿/婴儿口腔存在溃疡或其他损伤,因母乳具有抑制 HBV 感染的能力,且接受乙肝疫苗和 HBIG 联合免疫的新生儿也已经具有免疫力,故无须停止母乳喂养。

4. 建议高病毒载量(HBV DNA>2×10^5IU/ml)或 HBeAg 阳性孕妇从孕晚期(孕 28~32 周)开始服用抗病毒药物,以进一步减少母婴传播。替诺福韦酯因不易耐药,建议首选;如孕妇存在肾损害或骨质疏松时可选用替比夫定或拉米夫定。其他抗病毒药中,干扰素 α 在孕期禁用;恩替卡韦、阿德福韦酯和恩曲他滨因可能存在生殖毒性,对胎儿/婴儿有不良影响,不建议孕期使用。分娩当日停药,则新生儿可正常母乳喂养。

5. 如果产后母亲必须继续服药,也可母乳喂养,而不应放弃母乳喂养。因为研究发现,婴儿经母乳吸收的替诺福韦和拉米夫定的血药浓度仅为母体浓度的 2%~27%,远低于宫内暴露浓度,即这些药物经乳汁分泌的量很少。但此种情况下,在母乳喂养的同时,应密切随访其子代,观察是否存在不良事件。

(二)丙型肝炎病毒感染

【概述】

1. 诊断丙型肝炎病毒(hepatitis C virus,HCV)感染的主要依据是检测血清抗-HCV 抗体。该抗体阳性者中,90% 以上为慢性感染,需进一步检测 HCV RNA。如果 HCV RNA 阳性,即确认感染;如果低于检测下限,则每 6 个月复查 1 次,如持续 2~3 年均为阴性,提示既往感染。

2. 目前大部分 HCV 感染可以治愈,所用抗病毒药物对胎儿有严重不良影响,治疗期间需避孕。

3. HCV 母婴传播率为 3%~10%,母婴传播率高低与母体病毒载量有关。抗-HCV 阳性,HCV RNA 阴性或低于检测下限时,通常不发生母婴传播。

【处理原则】

HCV 母婴传播与分娩方式或喂养方式无关。HCV 感染母亲的乳汁中可检测到 HCV RNA,因此,理论上母乳喂养存在传播风险。但大样本、多中心研究显示,母乳喂养和人工喂养儿童的 HCV 感染率相似,证明母乳喂养不增加子女感染 HCV 风险,其机制与母乳中多种生物活性物质有关。因此,应鼓励 HCV 感染母亲母乳喂养。如果乳头损伤,有明显出血,因新生儿无免疫预防能力,建议病损乳房暂停哺乳,健康乳房继续哺乳,或将病损乳房的乳汁消毒后再喂养。

(三)巨细胞病毒感染

【概述】

1. 巨细胞病毒(cytomegalovirus,CMV)属于疱疹病毒属,CMV的原发性感染通常临床症状不明显,病毒在宿主体内可以终身潜伏,可伴随无症状的间歇性病毒复活化,并通过体液进行分泌和传播。

2. CMV 病毒的感染年龄因地域不同而不同:在高收入国家,大约 5%~30% 的儿童至 5~6 岁时呈现 CMV 血清学反应阳性,而中低收入国家(LMIC)这一比例为 85%~95%。在某些 LMIC,婴儿期感染 CMV 的现象非常普遍,冈比亚的一项研究发现,85% 的婴儿在 12 个月龄时已感染 CMV。在全球范围内,育龄期妇女 CMV 阳性率范围为 40%~100%,

3. 目前我国育龄妇女 CMV 潜伏感染率 >95%,表现为 CMV IgG 抗体阳性,其中 95% 孕妇产后 CMV 在乳房再激活感染,产后第 1 周乳汁即可存在病毒,4~8 周达到高峰,随后逐渐下降,12 周左右消失。CMV 阳性的孕产妇产道、唾液和尿液中也含有病毒,因此有时难以确定早期 CMV 传播的确切途径。

4. CMV 病毒由乳腺上皮细胞排出,可在母乳乳清和细胞(如白细胞)中检测到,而母乳乳清中的游离病毒具有较高的垂直传播风险。母亲分泌传染性病毒的时间越早、母乳 CMV 病毒载量越高、分泌时间越长,发生母婴传播的风险越高。

【处理原则】

1. 母乳喂养能引起婴儿感染,但对足月儿或出生胎龄≥32 周和/或出生体重≥1 500g 的早产儿,感染后无症状或仅有一过性轻微临床表现,不引起明显病理损害,也不影响生长发育,因此建议母乳喂养。

2. 对出生体重 <1 500g 或出生胎龄 <32 周的早产儿,直接母乳喂养引起 CMV 感染后是否导致严重不良后果,现有研究结果不一。因此,是直接母乳喂养,还是乳汁经消毒后再喂养,有不同推荐意见,但均不建议放弃母乳喂养。

3. 乳汁经消毒后能灭活或部分灭活 CMV,但也破坏母乳中的各种生物活性成分,不同的消毒方法对母乳生物活性成分的破坏程度不同。

4. 研究显示,出生体重 <1 000g 早产儿如生后感染 CMV,存在发生败血症综合征或远期发育障碍的风险,因此建议乳汁经消毒后再喂养,可采取冻融消毒或巴氏消毒,待新生儿体重≥1 500g,或矫正胎龄≥32 周,可直接哺乳。

5. 对已经确诊感染 CMV 的婴儿,母乳喂养的利大于弊,因此仍建议母乳喂养,可以直接哺乳,也可以将乳汁消毒后哺乳。

(四)人类免疫缺陷病毒感染

【概述】

1. 母乳喂养能增加人类免疫缺陷病毒(human immunodeficiency virus,HIV)母婴传播。如果未采取任何干预措施,HIV 母婴传播率高达 30%~40%,HIV 通过母乳喂养进行传播的概率估计值为每月 0.74%,占所有母婴传播途径的 1/3。

2. 母乳中的病毒载量是传播的决定因素,其他危险因素包括:母乳喂养持续时间、母亲免疫缺陷严重程度、母亲对 HIV 的免疫反应、乳腺的炎症反应(充血、乳腺炎和乳房脓肿),以及早期引入非母乳喂养(混合喂养)。研究证实,HIV 感染母亲的子代,完全人工喂养时感染率最低;纯母乳喂养 6 个月以上时感染率较低;混合喂养时感染率最高。因此,HIV 感染母亲的子代应避免混合喂养。

3. 随着孕期 HIV 抗病毒治疗的有效开展,在干预地区的母婴传播率已经低于 1%。然而如果母亲在母乳喂养期间感染 HIV,则产后母婴传播的风险极高(接近 30%),且母亲的高病毒载量和婴儿胃肠道发育不完善均会增加传播的易感性。

4. 为保护母亲,并预防 HIV 母婴传播,HIV 感染母亲孕期需要抗病毒治疗,通常采取剖宫产分娩,子代出生后也需进行抗病毒治疗。

【处理原则】

1. 无论母亲是否接受抗病毒治疗,完全人工喂养可最大限度地减少 HIV 母婴传播。

2. 世界卫生组织指南建议,有条件者进行完全人工喂养;但在不能提供足够营养配方奶的地区,因人工喂养导致的其他传染病和营养不良是婴幼儿死亡的重要原因,因此,完全采取人工喂养可能不切实际。选择完全人工喂养还是纯母乳喂养,还应取决于家庭经济条件、人员结构以及当地的医疗条件,权衡利弊后再做决定。

3. 我国艾滋病母婴阻断相关指南要求,HIV 感染的母亲,无论母婴是否接受正规的抗病毒治疗,均建议进行完全人工喂养。

(五)梅毒螺旋体感染

【概述】

1. 妊娠期现症梅毒螺旋体感染,即梅毒特异性抗体和非特异性抗体均阳性,梅毒螺旋体可经胎盘传给胎儿,发生宫内感染,尤其当梅毒非特异性抗体高滴度($\geq 1:8$)阳性时,更易发生宫内感染。

2. 对孕妇使用苄星青霉素或普鲁卡因青霉素进行规范驱梅治疗能预防梅毒宫内传播,丈夫或性伴侣亦需筛查,如确诊梅毒感染需同时治疗。

【处理原则】

1. 分娩前已完成规范驱梅治疗者,产后均可以母乳喂养。

2. 如果分娩前未规范治疗,或临分娩前 1~2 周才确诊者,暂缓直接母乳喂养,因为母乳喂养可引起婴儿感染,但乳汁经巴氏消毒后可哺乳,同时尽快开始治疗,疗程结束后,可直接母乳喂养。

3. 妊娠期确诊梅毒但未经正规治疗者,其新生儿也需要驱梅治疗。

4. 哺乳期发生现症梅毒感染者,应暂停哺乳,尽快开始治疗,规范驱梅治疗几乎 100% 有效,疗程结束后可直接哺乳;治疗期间,乳汁经巴氏消毒后可哺乳。

上述为主要的母亲感染性疾病临床表现与母乳喂养建议,其他情况的母亲感染与母乳喂养建议见表 2-4。

表2-4 其他母亲常见感染与母乳喂养建议

感染种类	传播途径	母乳喂养建议
甲肝和戊肝	病毒经消化道传播，均为急性自限性肝炎	1. 妊娠早期或中期的感染如在分娩时已恢复，母乳喂养不会引起母婴传播； 2. 分娩前2~3周内或哺乳期发生感染，随乳汁中可检测到病毒 RNA，但母乳喂养不引起新生儿甲型肝炎
单纯疱疹病毒	病毒经皮肤或黏膜直接接触传播	1. 如果乳房无疱疹，可直接哺乳，但应避免婴儿与疱疹处接触； 2. 如果乳房出现疱疹，需避免直接哺乳，可挤出乳汁消毒后间接哺乳
水痘病毒	病毒经呼吸道和直接接触传播，在潜伏期的后期至水疱完全结痂前，均具有传染性	1. 孕期感染水痘病毒，如果分娩前所有水疱已完全结痂脱落，产后可直接哺乳； 2. 分娩时水痘尚未结痂或哺乳期感染水痘病毒，母婴需暂时分室隔离，有条件时新生儿可注射普通人免疫球蛋白或水痘特异性免疫球蛋白； 3. 水痘常出现在母体胸部，直接哺乳可导致接触传播，故需避免直接哺乳；乳房无疱疹时，乳汁吸出或挤出后无须消毒，可通过奶瓶由他人喂养；如果乳房有疱疹，建议将乳汁消毒后再哺乳
流感病毒	是呼吸道传染病，几乎不引起宫内传播，也不通过乳汁传播	1. 发病最初的2~3天传染性强，应暂时避免母婴同室，将乳汁吸出或挤出，由他人通过奶瓶哺乳，乳汁无须特别处理； 2. 流感后期无明显喷嚏、咳嗽时，母亲哺乳前进行洗手、洗脸、戴口罩等措施后，可以直接哺乳
钩端螺旋体	乳汁中可检出病原体	1. 临分娩或哺乳期确诊钩端螺旋体感染者，需立即使用抗生素治疗，治疗期间应暂停直接哺乳，但乳汁经巴氏消毒后可哺乳； 2. 抗生素治疗5~7天后，可直接哺乳

续表

感染种类	传播途径	母乳喂养建议
弓形虫	经消化道传播的动物源性传染病,诊断常根据特异性抗体检测,因检测特异性 IgM 抗体容易出现假阳性,需同时检测弓形虫 IgM 和 IgG 抗体方可诊断	1. 确诊弓形虫感染、分娩前已经正规治疗的孕妇,能直接哺乳; 2. 未经正规治疗,或者疗程未结束,或哺乳期确诊感染,不建议直接哺乳,乳汁经巴氏消毒后可喂养; 3. 正规治疗疗程结束后,可直接哺乳

四、婴儿疾病与母乳喂养

(一)母乳相关性黄疸

【概述】

1. 母乳相关性黄疸指发生在纯母乳喂养儿中的以未结合胆红素升高为主的高胆红素血症,发病机制尚不完全清楚,可能与新生儿胆红素肠肝循环增加和尿苷二磷酸葡糖醛酸转移酶(UDPGT)活性异常等有关。

2. 根据血清胆红素峰值出现的早晚,分为早发型母乳性黄疸和迟发型母乳性黄疸两种类型(表 2-5)。

表 2-5　早发型母乳性黄疸和迟发型母乳性黄疸的区别

项目	早发型母乳性黄疸	迟发型母乳性黄疸
出现时间	出现时间在生后 2~3 天,高峰常在生后 4~5 天	生后 7~14 天出现,持续 2~3 周甚至 2~3 个月才消退
母乳喂养	母乳喂养不足	母乳喂养正常
临床表现	体重增长不足,胎便排泄延迟	尿、便正常,体重增长满意
处理原则	尽早开奶,加强母乳喂养	继续母乳喂养,根据胆红素标准光疗

（1）早发型母乳性黄疸，出现时间在生后 2~3 天，高峰常在生后 4~5 天，与生理性黄疸症状相似，但血清胆红素峰值较高，可大于 20mg/dl。因生后早期新生儿血脑屏障发育不成熟，有引起胆红素脑病的风险。与母乳摄入不足有关，故又称"母乳喂养不足性黄疸"常见于母亲缺乏哺喂知识、乳头问题、乳汁分泌不足、过早喂糖水而对母乳需求减少、新生儿无效吸吮。由于摄入不足，新生儿肠蠕动减少，影响肠道正常菌群建立，使胎粪排出延迟，胆红素排泄减少，肠肝循环增加，造成高胆红素血症。对于出生早期黄疸伴有喂养不足史和母乳摄入不足的证据，如新生儿体重下降较多、排尿及排便少，应考虑早发型母乳性黄疸的风险，但需除外溶血因素、感染、缺氧酸中毒、头皮血肿、红细胞增多症，以及其他疾病引起的黄疸。

（2）迟发型母乳性黄疸，常在生后 7~14 天出现，可在生理性黄疸之后发生，或在生理性黄疸减轻后又加重。黄疸持续 2~3 周，甚至 2~3 个月才消退。血清胆红素在 12~20mg/dl，重者可达 25mg/dl，主要为未结合胆红素。婴儿除黄疸外健康，吃奶好，尿、便正常，体重增长满意。停母乳 24~72 小时，胆红素迅速下降约 50%，重新哺乳胆红素可再度升高，但不会达到原来的水平。由于迟发型母乳性黄疸患儿胆红素高峰时间一般在生后 2~4 周，此时新生儿血脑屏障功能已较完善，游离胆红素难以进入脑组织，故一般不会引起胆红素脑病，预后良好。迟发性母乳性黄疸的发生机制尚不清楚，可能与某些母乳成分、肠道菌群和遗传因素有关。诊断时注意与感染、肝脏疾病、某些良性遗传性疾病相鉴别。

【处理原则】

1. 产后尽早开奶，应在出生后 60 分钟内完成第一次母乳喂养，可预防母乳喂养不足导致的黄疸。

2. 早发型母乳性黄疸，指导母亲正确的母乳喂养技术，按需哺乳（频率≥8 次/24h）。通过增加哺乳次数，使肠蠕动增加，肠道对胆红素的再吸收减少，黄疸可以自行消退。

3. 迟发型母乳性黄疸，若血清胆红素 <257μmol/L（15mg/dl）时不需要停母乳，>257μmol/L（15mg/dl）时可暂停母乳 3 天，改人工喂养。

血清胆红素 >342μmol/L（20mg/dl）时加用光疗，可参考《新生儿高胆红素血症诊断和治疗专家共识》中光疗参考曲线抉择。使用光疗治疗的婴儿可以在间歇期母乳喂养。

4. 母乳相关性黄疸，若婴儿一般情况良好，没有其他并发症，则不影响常规预防接种。

（二）新生儿低血糖

【概述】

1. 新生儿出生 24 小时内血糖水平应持续 >2.5mmol/L，出生 >24 小时血糖水平应持续 >2.8mmol/L，低于上述水平则为低血糖。新生儿低血糖发生率为 3%~11%，在部分高危因素的新生儿中，其发生率高达 25%~33%。

2. 临床研究表明，新生儿低血糖的临床表现可包括反应差、少哭少动、食欲不振、嗜睡、低体温、喂养困难、呼吸暂停、苍白、发绀、多汗、易惊、烦躁、震颤等，顽固性低血糖者可引起较严重的神经系统发育受损，甚至引起新生儿死亡。因其临床表现也常可见于其他疾病，缺乏特异性，在血糖水平恢复正常后消失，故新生儿低血糖较难通过临床症状进行诊断。因此，基于危险因素对高危新生儿与出生后 2 小时内进行血糖监测可及早发现新生儿低血糖，及时干预纠正，可降低低血糖并发症发生率，改善患儿预后。

3. 研究表明，足量的脂肪贮备及摄入是维持新生儿血糖稳态的关键。早产儿、低出生体重新生儿及宫内生长受限新生儿因脂肪储备不足，发生新生儿低血糖的风险明显增高。此外，早产儿因肝糖原储备绝对不足及血糖调节功能不全，糖异生及糖分解相关酶系统功能尚未成熟，如糖异生的限速酶磷酸烯醇丙酮酸羧激酶发育延迟等，造成其糖异生率明显低于足月儿，代谢类激素及三酰甘油水平偏低，其血糖稳态难以维持，易发生低血糖。

【处理原则】

1. 早吮吸和早接触可以降低新生儿低血糖的发生风险。

2. 高危儿应在出生 1 小时内监测血糖，之后每隔 1~2 小时复查，直至血糖浓度稳定。高危儿是指：

（1）1 型糖尿病或妊娠糖尿病母亲的新生儿。

（2）出生体重 >4kg 或 <2kg 的新生儿。

（3）大于胎龄儿（出生胎龄别体重 > 第 90 百分位数）、小于胎龄儿（出生胎龄别体重 < 第 10 百分位数）或宫内生长受限新生儿。

（4）胎龄 <37 周的新生儿。

（5）应用平喘药特布他林或 β 受体拮抗剂母亲的新生儿。

（6）具有肝大、头小畸形、面部及中枢神经系统前中线畸形、巨体、巨舌或偏侧肢体肥大等体征的新生儿。

（7）疑患先天性代谢性疾病新生儿。

3. 无症状低血糖新生儿可以继续母乳喂养（每次间隔 1~2 小时）或按 1~3ml/kg（最高不超过 5ml/kg）喂养挤出的母乳或捐赠人乳。如喂养后血糖水平仍然很低，应立即进行葡萄糖静脉输注治疗，在此期间仍可继续进行母乳喂养。

4. 有临床症状或血糖 <2.6mmol/L 时，可以静脉输注葡萄糖。起始量按 10% 葡萄糖 2ml/kg，以 1ml/min 静脉推注，而后以 6~8ml/（kg·min）静脉滴注维持，并于 20~30 分钟后复测血糖，之后每小时复测 1 次直至血糖稳定。治疗期间不应中断母婴联系和母乳喂养。

（三）其他婴儿喂养相关问题

【婴儿哭闹】

1. 哭闹的原因 婴儿哭闹是母亲停止母乳喂养的一个常见原因。许多母亲认为母乳不足婴儿才饿得哭闹，因为婴儿哭闹得太多开始给婴儿添加不必要的辅食。婴儿哭闹的常见原因有：

（1）不舒适：室温过冷或过热、衣着不适、便后没有及时清理更换尿布等都会引起婴儿哭闹。生活节律被打乱，例如来访者太多，或者活动过多使婴儿感到疲乏，环境变换引起的不适等。婴儿生病或者疼痛时，哭声与平时不同，会伴有一些疾病的表现，例如呕吐、腹泻、发热、反应差等。

（2）生长太快引起的饥饿：有时婴儿在几天里显得特别饥饿，可能是因为生长太快了。婴儿频繁要求吃奶，特别是在婴儿 2 周、6 周和 3 个月左右时。

（3）母亲的食物：母亲吃了某种食物，特别是辛辣刺激的食物，或者咖啡、浓茶等，婴儿会表现烦躁。

（4）肠绞痛：有些婴儿表现为一种规律性的哭闹，每天在某一相对固定的时间连续哭闹不止，多在晚上。哭闹时婴儿绷直双腿，似乎表现有腹痛，有时表现要吃奶，但喂奶后哭闹仍不停止。此时可考虑肠绞痛，可能是因为肠蠕动增快、肠道有气体。有肠绞痛的婴儿通常生长良好，3个月后哭闹会逐渐减少。

（5）高需求的婴儿：有些婴儿总是需要人抱着或者有人陪伴，在人多的时候哭闹较少，独处时哭闹较多，属于"高需求"的婴儿。

2. 处理原则 首先应找出婴儿哭闹的原因。全面询问母亲喂养史，观察母亲喂养的姿势与含接。明确婴儿是否有疾病或疼痛，观察家庭的养育环境，检查婴儿的生长发育监测图，了解生长状况。对于有肠绞痛的婴儿，可以采取不同的抱法。通过紧密接触、轻轻抚摸和按摩腹部常能缓解疼痛。可以尝试以下方法：

（1）顺着母亲的前臂抱住婴儿，用另一只手轻压在婴儿背上，轻轻地前后移动。

（2）取坐位，抱着婴儿让其坐在母亲膝上，婴儿的背靠在母亲胸前，搂住婴儿的腹部，轻轻按压腹部。

（3）父亲抱住婴儿，直立位，婴儿靠在父亲胸前，头正好贴在父亲颈前喉头处，父亲轻轻发出哼声让婴儿听到。

【拒绝母乳】

1. 婴儿拒绝母乳的表现形式

（1）婴儿含着乳头，但不吸吮或者吞咽，或吸吮很弱。

（2）当母亲尝试喂奶时，婴儿哭闹和抗拒。

（3）婴儿吃奶时间很短就放开乳头呛咳或哭闹，可能在一次喂奶过程中发生好几次。

（4）婴儿只吃一侧乳房，拒吃另一侧。

2. 婴儿拒绝母乳的原因

婴儿拒吃母乳的原因可能包括：疾病、疼痛或服用药物，母乳喂养方法不正确，环境改变引起不适，以及表面上拒乳而不是真正的拒绝。具体原因见表2-6。

表2-6　婴儿拒绝母乳的常见原因

分类	具体原因
疾病、疼痛或服用药物	• 感染 • 脑损伤 • 挫伤疼痛（如吸引器、产钳） • 鼻塞 • 口腔疼痛（鹅口疮、长牙）
母乳喂养方法不正确	• 奶瓶喂养、安慰奶嘴 • 含接不好 • 姿势不正确 • 不按需哺乳
环境改变引起不适	• 母婴分离 • 看护人变化 • 家庭作息、居住环境改变 • 母亲生病 • 母亲气味变化
表面上拒乳	• 新生儿期，寻找乳房时摆动头部，母亲误认为拒乳 • 4~8月龄，婴儿吃奶时分心，注意力不集中 • 1岁以上，幼儿逐渐自然断乳

3. 处理原则　如果婴儿拒绝母乳喂养，应对照上表寻找原因，采取针对性的措施，帮助母婴重新建立母乳喂养。通常去除原因和改善母乳喂养技巧后，重新开始母乳喂养仍存在困难，需要帮助母亲建立信心，并给予实际的支持。

（1）疾病、疼痛或服用药物：及时治疗婴儿疾病；针对有产伤的婴儿，帮助母亲选择适宜的哺乳姿势（如环抱式、交叉式等），避免触碰婴儿产伤部位；如果婴儿不能吸吮，采用杯子或滴管等辅助喂养技术。

（2）母乳喂养方法不正确：帮助母亲掌握正确的喂奶姿势和含接姿势，做到按需哺乳、频繁哺乳。

（3）环境改变引起不适：建议母亲尽量减少母婴分离，不经常把婴儿留给其他人照料；和婴儿在一起时，可经常皮肤接触，给婴儿安全感和舒适感；母亲母乳喂养期间注意个人卫生，尽量不要更换沐浴露、香水等日常用品。

（4）表面上拒乳：如果婴儿吃奶时摆动头部寻找乳房，母亲可抱紧婴儿使其紧贴乳房，易于含接；如果婴儿吃奶时注意力不集中，建议选择安静的房间喂奶；1 岁以上自然断乳时，母亲不必过分担忧，顺其自然。

【溢奶和吐奶】

参见第五章第三节功能性胃肠道疾病。

【鹅口疮】

1. 新生儿或婴儿期鹅口疮为白色念珠菌感染引起。所有人的体内都有这种细菌，它是消化系统内正常存在的，通常细菌会处在静止状态，但当偶尔有机会生长和扩散时，就会引起感染。感染途径分为内源性和外源性。外源性主要是通过产道感染及乳具污染所致。另外，长期大量使用抗生素、激素、机械通气等也可以使菌群失调，引起鹅口疮。患鹅口疮的婴儿常因口腔疼痛影响吸吮，因此不愿意吃奶、体重不增。

2. 常使用制霉菌素粉 5 万 U 与甘油 10ml 混合配制成制霉菌素甘油，每次用棉签蘸取少许涂抹在口腔黏膜上，一日数次，局部用药可以在两次喂奶期间，同时要继续母乳喂养。如果婴儿口腔或母亲乳头疼痛，也可以挤出母乳用勺喂奶。平时禁用纱布等擦拭婴儿口腔黏膜，母亲每次喂奶前要洗净双手、擦净乳头，尽可能保持乳头干燥。

【唇腭裂】

1. 正常情况下，乳汁是通过口腔的吸吮以及乳房的喷乳反射喷入婴儿的口腔内。而唇腭裂的婴儿吸吮对口腔内负压不够、吸吮力不强，有时乳汁可误入气道或者鼻腔，甚至发生窒息。喂哺时应让婴儿垂直坐在母亲的腿上，母亲可用手挤压乳房促进喷乳反射。如为唇裂，患儿母亲可用手指压住唇裂处，增加婴儿的吸吮力。

2. 由于唇腭裂患儿吸吮力的低下，每次吃进的乳汁可能相对较少，因此需要增加喂哺次数。可在每次哺乳后挤空乳房中的乳汁，再用小勺或滴管喂给婴儿，或用特殊辅助奶瓶喂养。由于这种婴儿有反复呼吸道感染的潜在风险，而母乳中又含有多种免疫活性物质，可增加婴儿的抵抗力，因此，对于唇腭裂的婴儿，更应采取母乳喂养。向家长说明唇腭裂的有关知识，择期外科手术进行修复。

【舌系带短】

舌系带是连接舌头和口腔底部的一层系膜。婴儿出现舌系带过短，可能会造成母乳喂养问题。婴儿为了有效吸吮乳汁，需要用舌头和口唇含接乳头和乳晕，并将它顶到上颚部，使乳汁释放出来。如果婴儿的舌系带过短，使其舌头的活动度受限，如果婴儿不能完成这个动作，就得不到足够的乳汁。由于不能有效的吸吮得到充足的乳汁，婴儿每次吃奶的时间很长，而且频繁的要吃奶。由于婴儿含接姿势不正确，会咬乳头引起乳头疼痛、皲裂，严重时会引起乳腺管堵塞或者乳腺炎。婴儿出生后 24 小时内进行常规体检时，就能发现舌系带过短。

【安慰奶嘴的使用问题】

1. 研究显示，婴幼儿睡眠时使用安慰奶嘴可以降低婴儿猝死综合征的发生风险，但其中的机制尚不清楚。

2. 生后 4 周时使用安慰奶嘴的婴儿，其纯母乳喂养率比不使用安慰奶嘴的婴儿低。由于乳汁产量和频繁有效的吸吮有关，如果使用安慰奶嘴，婴儿总的哺乳时间减少，会使纯母乳喂养时间变短、量变少。

3. 研究者通过红外线照相机研究了 1~5 月龄婴儿夜间的非营养性吸吮，发现与母亲同睡的婴儿会吸吮妈妈乳房、自己的手指；如果婴儿独睡，则会吸吮自己的手指或安慰奶嘴。常规使用安慰奶嘴的婴儿很少吸吮自己的手指。婴儿吸吮手指可加强触觉、嗅觉、味觉的刺激，促进神经功能发育，而安慰奶嘴可能抑制此作用。

综合现有研究证据并权衡利弊，可在婴幼儿睡眠时使用安抚奶嘴，以预防婴儿猝死综合征的发生，但前提是母婴已经建立了稳定的母乳喂养模式，且安慰奶嘴的使用时间不早于出生后 4 周。

（徐　韬　余晓丹）

参考文献

1. 胡燕,姚强,韩树萍,等.母乳喂养促进策略指南(2018版).中华儿科杂志,2018,56(04):261-266.

2. 张巍,侯新琳.新生儿黄疸管理流程共识.中国优生与遗传杂志,2021,29(03):297-299.

3. BERGMANN RL, BERGMANN KE, VON WEIZSÄCKER K, et al. Breastfeeding is natural but not always easy: intervention for common medical problems of breastfeeding mothers-a review of the scientific evidence. J Perinat Med, 2014, 42(1):9-18.

4. 中华医学会围产医学分会.母亲常见感染与母乳喂养指导的专家共识.中华围产医学杂志,2021,24(07):481-489.

5. 高雪莲,孙瑜,张美华.母乳喂养与人类泌乳学.北京:人民卫生出版社,2021.

6. MOON RY, CARLIN RF, HAND I. AAP Task Force on Sudden Infant Death Syndrome; AAP Committee on Fetus and Newborn. Sleep-Related Infant Deaths: Updated, 2022.

7. Recommendations for Reducing Infant Deaths in the Sleep Environment. Pediatrics, 2022, 150(1):e2022057990.

8. 黎海芪.实用儿童保健学.2版.北京:人民卫生出版社,2022.

第二节 早产儿、小于胎龄儿喂养问题及处理

一、基本概念

(一)早产儿定义及分类
早产儿是指出生胎龄<37周、存活的婴儿。

1. 按照出生体重分类

(1)正常出生体重儿(normal birth weight, NBW):出生体重2 500~4 000g。

(2)低出生体重儿(low birth weight, LBW):出生体重1 500~2 499g。

（3）极低出生体重儿（very low birth weight，VLBW）：出生体重 1 000~ 1 499g。

（4）超低出生体重儿（extremely low birth weight，ELBW）：出生体重 <1 000g。

2. 按照胎龄分类

（1）超早产儿（extremely preterm birth）：出生胎龄 <28 周。

（2）极早早产儿（very preterm birth）：出生胎龄 28~31^{+6} 周。

（3）中期早产儿（moderate preterm birth）：出生胎龄 32~33^{+6} 周。

（4）晚期早产儿（1ate preterm birth）：出生胎龄 34~36^{+6} 周。

3. 按胎龄与出生体重将早产儿分为不同宫内生长状态

（1）适于胎龄儿（appropriate for gestational age，AGA）：出生时生长指标（如体重、身长、头围）在同胎龄、同性别的第 10~90 百分位数。

（2）小于胎龄儿（small for gestational age，SGA）：出生时生长发育指标（如体重、身长、头围）低于同胎龄、同性别的第 10 百分位数或 −2 个标准差。

（3）大于胎龄儿（large for gestational age，LGA）：出生时生长指标（如体重、身长、头围）大于同胎龄、同性别的第 90 百分位数或 +2 个标准差。

（二）早产儿出院后营养风险程度分类

根据早产儿出生体重、胎龄、疾病状况、住院情况以及出院时情况将早产儿进行营养风险程度分类，见表 2-7。

表 2-7 早产儿出院后营养风险程度分类

项目	低危	中危	高危
胎龄（周）	>34	32~34	<32
出生体重（g）	>2 000	1 500~2 000	<1 500
宫内生长迟缓	无	无	有
经口喂养	顺利	顺利	欠协调
奶量［ml/（kg·d）］	>150	>150	<150
体重增长（g/d）	>25	>25	<25

续表

项目	低危	中危	高危
宫外生长发育迟缓	无	无	有
并发症*	无	无	有

注:* 并发症包括慢性肺部疾患或支气管肺发育不良、坏死性小肠结肠炎、消化道结构或功能异常、代谢性骨病、贫血、严重神经系统损伤、青紫型先天性心脏病、慢性肾功能不全等任一条

(三) 宫内生长发育迟缓

宫内生长发育迟缓(intrauterine growth restriction,IUGR)指胎儿出生体重低于同胎龄、同性别平均体重的第 10 百分位数或-2 个标准差。可能因为母体因素(如孕母的年龄、体重、孕次、营养状态、基础疾病或妊娠并发症、吸烟、酗酒、滥用药物等不良嗜好等)、胎儿因素(如遗传性疾病或染色体病、细菌或病毒等病原微生物感染、多胎等),以及胎盘和脐带因素(如胎盘梗死、炎症、功能不全,脐带过长、过细、打结、扭曲等)等导致胎儿在宫内不能获得预期的生长速度。

(四) 宫外生长发育迟缓

宫外生长发育迟缓(extrauterine growth restriction,EUGR)指出院时存活的早产儿生长指标(体重、身长、头围)低于相同校正胎龄、相同性别胎儿正常生长曲线的第 10 百分位数(P_{10}),若低于 P_3 则为严重生长受限。近年来越来越多的研究推荐采用 Z 评分来评价早产儿宫外生长状况,其意义和百分位数法相似,将 Z 评分 <-1.28 定义为小于胎龄或 EUGR。评价时间通常选择出院时,也可选择生后 28 天、纠正胎龄 36 周、40 周或出院后 3 天。

(五) 日历年龄或实际年龄

日历年龄(chronological age,CH)或实际年龄(actual age)按实际出生时期计算而得的年龄(生后多少周、月、岁)。

(六) 纠正年龄

纠正年龄(corrected age,CA)也称为校正年龄(adjusted age),早产儿在校正至足月(40 周)前,可以使用校正胎龄多少周,其后则使用校正年龄多少个月或多少岁。

校正年龄的计算方法:出生后月龄-(40-出生时孕周)/4,实际上校正月龄最简单方法就是从预产期开始计算得出的年龄(周、月、岁)。

评价早产儿的生长、营养需求,喂养以及神经行为应使用校正年龄至2岁,某些超低出生体重儿(ELBW)或严重疾病的早产儿建议至校正年龄3岁。

(七) 追赶生长

生理情况下,儿童应在遗传以及环境因素如营养、运动等多因素调控的、特定的轨道上生长。在生长发育过程中,如果受到某些病理因素如营养不良、疾病等影响,导致生长迟缓,偏离了正常的轨迹,一旦解除阻碍因素,个体的生长可出现加速,并迅速靠近或回到原来的生长轨道上,这种加速的过程或现象称追赶生长(catch-up growth)。影响早产儿追赶性生长的因素包括胎龄、出生体重、疾病程度、住院期间的营养和出院前的生长状况以及住院天数、出院后营养等。追赶生长不仅仅见于早产儿,还可见于其他疾病后的儿童。

二、早产儿出院后乳类选择

(一) 母乳

母乳是婴儿最好的粮食/食品,无论是对足月儿还是早产儿。母乳在营养、胃肠、免疫、发育和心理方面都有好处,且影响早产儿的长期健康和发育。

1. 母乳营养成分的新认识 母乳的最新研究集中在母乳的生物活性成分,尤其是所含有的细胞群以及以益生菌为代表的有益菌群。母乳中不仅含有母体来源的白细胞、上皮细胞,同时还存在乳腺干细胞(mammary stem cell,MaSC)。乳汁里有益菌群包括葡萄球菌、链球菌、棒状菌、乳酸杆菌、肠球菌和双歧杆菌等,某些菌株将成为婴儿体内益生菌的有效组成成分。母乳其他的生物活性成分还包括激素类、酶活性物质、多种生长因子等,对婴幼儿生长发育起着极其重要的调节与促进作用。其次,母乳中的抗炎及免疫调节成分可以预防生命后期某些免疫相关性疾病的发生,如1型糖尿病、晚发性肥胖、乳糜泻、炎症性肠病及癌症等。

2. **早产儿首选母乳喂养** 欧洲儿科肝病、消化道疾病与营养学会（The Committee on Nutrition of the European Society for Pediatric Gastroenterology, Hepatology and Nutrition, ESPGHAN）2010 年颁布文件指出：母乳或人乳可以有效促进早产儿肠内营养、尽快达到全消化道喂养、减少静脉营养，并明显降低早产儿坏死性小肠结肠炎（NEC）、感染性疾病（包括晚发型败血症）以及生命后期心血管疾病等的发生。母乳对于早产儿仍然是出院后首选，特别是出生体重 >2 000g、无营养不良高危因素的低危早产儿，建议选择纯母乳喂养。

3. **促进早产儿母乳喂养，并提高母乳的质与量** 因各种原因，早产儿母乳喂养率较足月儿母乳喂养率低，故应多学科合作共同促进和保证早产儿的母乳喂养，包括产前准备、乳头保健、早接触、按需哺乳、促进乳房分泌、掌握正确的喂哺技巧等。同时，新生儿科医护人员重视早期营养和母乳喂养的重要性，做到早开奶、首选亲母乳、其次选择人乳库捐赠人乳、最后才选择相应的配方粉。对于住院时间长，已习惯奶瓶喂养的早产儿，出院后需要个体化指导和训练，尽早过渡到自行吸吮，必要时才使用吸奶器。

母乳的成分和质量受很多因素的影响，如母亲的健康状况、饮食、睡眠和心情。在指导早产儿母乳喂养时，应该加以指出和强调。

4. **母乳的储存、解冻和加热**

（1）母乳储存：母乳储存条件与时限见表 2-8。

表 2-8 母乳储存条件与时限

储存条件	时限
室温（19~22℃）	4~6 小时
室温（>25℃）	不合适保存
冰包（配冰袋的保温包）	24 小时
冰箱（4℃）	
新鲜母乳（未冰冻）	不超过 72 小时
解冻母乳（曾经冰冻）	24 小时

续表

储存条件	时限
冷冻室（-15℃左右）	
单门冰箱（冷冻室在冰箱内）	2周
双门冰箱（独立冷冻室）	3月
深冻冰柜（-18℃以下）	3~6个月

（2）母乳的解冻和加热：①将冰冻奶放冰箱里解冻一夜；②将冷冻奶放在流动的温水下加热，或将其放在装有温水的容器中；③不要把母乳放在微波炉里加热；④解冻后的母乳24小时内使用完，不要反复冷冻解冻；⑤母亲的饮食不同，母乳的颜色、稠度和气味会有所不同，这很正常。

（二）母乳＋母乳强化剂

因早产儿摄入量的限制和母乳中蛋白质和主要营养素含量随泌乳时间延长而逐渐减少，使早产儿难以达到理想的生长状态，特别是极/超低出生体重儿。未经强化喂养的早产儿可能出现增长速度缓慢、骨矿化不足而增加骨质减少的风险、某些营养素的缺乏（包括蛋白质、钙、磷、镁、钠、铜、锌，以及维生素 B_2、B_6、维生素 C、维生素 D、维生素 E、维生素 K 和叶酸等）。因此，对于胎龄 <34 周、出生体重 <2 000g、接受 >4 周的全肠外营养的早产儿，建议采用母乳强化剂（human milk fortifier，HMF）加入早产母乳或捐赠人乳，以增加母乳中蛋白质、能量、矿物质和维生素含量，保证其营养需求。

1. HMF 分类 HMF 按照制备原料不同分为人乳来源、牛乳来源或其他哺乳动物乳来源；按照剂型不同分为粉状和液态；按照蛋白质特性分为水解蛋白和非水解蛋白，还包括在某些特殊情况下使用的蛋白质补充剂。人乳来源的 HMF 在改善胃肠道耐受性、减少坏死性小肠结肠炎发生等临床效应及安全性方面存在明显优势，但由于来源有限且成本较高，主要用于胎龄和体重很小的早产儿。液态HMF 的蛋白质含量比粉状 HMF 高，对早产儿的身长、体重增长更有利。

2. HMF 的使用对象 出生体重 <1 800g 的早产儿;EUGR 早产儿、尚未完成追赶生长的小于胎龄早产儿、因疾病状况限制液体入量的早产儿、出院后早期生长落后的早产儿。通过个体化评估体格生长或生化指标,在医务人员指导及监测下使用 HMF。

3. HMF 的使用方法

(1) HMF 必须加入母乳中使用。

(2) 添加 HMF 会使母乳渗透压增高,并呈剂量效应关系。为保证 HMF 使用的安全性,常规添加时按 HMF 使用说明进行。

(3) HMF 用量需遵医嘱,添加剂量要准确,使用前需充分溶解、混匀。

(4) 医院内添加 HMF 需按无菌操作原则在配奶间进行;家庭中添加 HMF 需遵循清洁操作原则。

(5) 母乳渗透压升高主要发生在添加 HMF 后 2 小时内,建议使用 HMF 时现配现用。

4. HMF 的用量

(1) 母乳强化从半量强化开始。

(2) 如早产儿耐受半量强化,3~5 天内应达到标准的足量强化;如早产儿对 HMF 耐受性差,可适当延长达到足量强化的时间。

(3) 早产儿出院后营养强化强度及时间需根据生长状况决定及调整。

按产品标示标准强化母乳后,每 100ml 母乳可增加能量 13~18kcal、蛋白质 1.0~1.45g、钙 75~117mg、磷 43.8~67mg、铁 0.35~1.8mg,即每 100ml 母乳强化后能量密度可达 80~85kcal、蛋白质 2.5~3.0g、钙 100~130mg、磷 50~80mg、铁 0.44~1.89mg,其他成分如多不饱和脂肪酸、各种矿物质、微量元素和维生素也有相应强化及补充。添加 HMF 使母乳能量密度达 80~85kcal/100ml 为足量强化,HMF 用量减半、母乳能量密度 72~74kcal/100ml 为半量强化。

5. 个体化母乳强化 为实现早产儿适宜的生长速率及体成分构成的目标,在早产儿营养支持策略上特别强调蛋白/能量比(protein/energy,P/E)。WHO 提出蛋白/能量比为 8.9%~11%,即当 P/E 为

3.2~4.1g/100kcal 且摄入能量 >100kcal/(kg·d) 时,可使体成分接近正常胎儿宫内参照值。如果蛋白质摄入量 <3~3.5g/(kg·d),但摄入能量较高,尽管能保持类似于宫内生长的体重增长速率,但往往是脂肪过度堆积。对母乳标准强化喂养过程中生长状况不理想的早产儿,可通过监测早产儿体格生长速率、生长水平、母乳成分、早产儿营养代谢指标进行个体化强化。

6. HMF 使用过程中的监测 母乳强化的目的是保证低出生体重早产儿适度健康成长,强化不足会导致早产儿生长受限,尤其是影响神经系统发育;而过度强化则会导致早产儿生长过快,部分早产儿可能有脂肪堆积,增加成年后发生肥胖、心血管疾病和代谢性疾病的风险。为保证早产儿适度健康的成长,需要在母乳强化过程中进行监测,包括体格生长监测及血生化监测。

7. 停用 HMF 总体原则为根据体格生长状况决定,停用母乳强化的标准通常为体重、身长及头围达到相同校正月龄、同性别婴儿参考值的第 25~50 百分位数;考虑个体生长指标增长速率,注意避免身长的体重(体重/身长)> 第 90 百分位数;小于胎龄早产儿各指标达到第 10 百分位数即可,继续追赶生长在后期逐渐完成。HMF 减停期间需监测早产儿的生长状况和血生化指标,如生长速率和各项指标的百分位数出现下降或血生化指标异常等,可酌情恢复部分母乳强化。

(三)早产儿配方

早产儿配方(premature formulas,PF)是专为早产儿营养需求而设计的,其共同特点是:①蛋白质含量高,大约 2.7~3.0g/100kcal,这种蛋白/能量比值(P:E)有利于早产儿的体重增长和体质结构接近于其宫内生长发育的情况。乳清蛋白与酪蛋白比例为 60:40 或 70:30。②足量、易吸收的脂肪可提供必需脂肪酸,有助于满足生长所需的高热量,同时辅助其他重要营养成分如钙、脂溶性维生素的吸收。中链脂肪酸(MCT)占 40%,易于消化吸收。必需脂肪酸包括亚油酸和亚麻酸的含量和比例适宜,有些配方强化了长链多不饱和脂肪酸,使其达到母乳含量,利于早产儿神经系统的生长发育。③PF 通常包括 40%~50% 乳糖和 50%~60% 多聚葡萄糖组成的碳水化合物混合体,供给所需要热量,而不增加血渗透压。④强化了多种维生素和钙、磷、铁、钠、铜、硒等矿物质,以满足其快速生长和骨骼矿化的需要。PF 适用于胎龄 <34 周、出生体重 <2 000g、母乳不足的早产儿在住院期间应用。

(四)早产儿过渡配方

早产儿过渡配方(premature transition formulas,PTF),或早产儿出院后配方(postdischarge formulas,PDF),蛋白质含量在 2.6g/100kcal,较足月儿出院后配方粉的 2.1g/100kcal 高,更符合早产/低体重儿营养需求;同时,还强化了维生素 A、维生素 D、铁、钙、磷、铜、多不饱和脂肪酸(DHA,AA)等。PTF 宏观和微量营养素含量低于 PF,但高于足月婴儿配方,对于胎龄 >34 周、出院时体重不佳的早产儿或出院后早产儿,建议使用,以满足早产儿继续追赶生长的营养需要,可以持续至校正年龄的 40~52 周或 6 个月。

(五)足月婴儿配方

即普通婴儿配方,可作为母乳的替代品,其成分以营养状况良好的、健康妇女所分泌的乳汁成分做指导标准,以满足婴儿的营养要求并能促进婴儿正常的生长发育。足月婴儿配方用于不能或无法获得母乳喂养的婴儿(表 2-9)。

表 2-9　三种配方营养素含量比较(单位:100ml)

营养素	足月婴儿配方	PTF	PF
蛋白质(g)	1.45~1.69	1.85~1.90	2.20~2.40
能量(kcal)	67.2~68	72.0~74.0	80.0~81.0
蛋白/能量比(g/100kcal)	2.2	2.5	2.8
脂肪(g)	3.5~3.6	3.4~4.1	4.1~4.3
碳水化合物(g)	7.3~7.6	7.7~8.0	8.6~9.0
钙(mg)	51~53	77~90	134~146
磷(mg)	28~36	46~49	67~73
铁(mg)	1.0~1.2	1.3~1.4	1.2~1.4

续表

营养素	足月婴儿配方	PTF	PF
钠（mmol）	0.71~1.17	1.0~1.1	1.3~1.5
钾（mmol）	1.74~1.89	1.9~2.2	2.1~2.7
氯（mmol）	1.13~1.44	1.5~1.7	1.9~2.0
维生素 A（IU）	200~204	330~340	250~1 000
维生素 D（IU）	40.5~41.0	52~59	70.0~192.0
维生素 E（IU）	1.35~1.36	2.6~3.0	3.2~5.0
维生素 K（μg）	5.4~5.5	5.9~8.0	6.5~9.7

（六）其他特殊医学用途配方

包括高能量配方、无乳糖配方、水解蛋白配方、氨基酸配方等。如早产儿存在某些疾病，不能使用母乳或整蛋白配方，则根据临床诊断选择特殊医学用途配方（表 2-10）。

表 2-10 1 岁以内婴儿特殊医学用途配方

制剂	适应证/用途	注意事项
早产儿配方	胎龄 <34 周或体重 <2kg 早产/低出生体重儿	根据需要可推荐母乳或母乳 + 母乳强化剂
早产儿过渡配方	胎龄 >34 周或出院后的早产儿	根据需要可推荐母乳或母乳 + 母乳强化剂
高能量配方	营养不良、生长迟缓、营养需求大但限制液体量的患儿	牛奶蛋白过敏禁用；定期监测体格生长指标
基于牛乳的无乳糖配方	腹泻导致的乳糖酶缺乏或乳糖不耐受及肠道功能不全的患儿	牛奶蛋白不耐受；半乳糖血症禁用
基于牛乳的高MCT 配方	严重脂肪吸收障碍；乳糜胸、乳糜腹和乳糜泻	长期使用应监测有无必需脂肪酸缺乏
水解蛋白配方	牛奶蛋白过敏；肠道功能不全（如短肠和肠造瘘）	严重牛乳蛋白过敏者，可能对乳清蛋白水解配方奶有反应

制剂	适应证/用途	注意事项
氨基酸配方	严重牛奶蛋白过敏;吸收障碍（胃肠道或肝脏疾病）	
特殊氨基酸配方粉	先天代谢性疾病（如苯丙酮尿症、枫糖尿病等特殊代谢病患儿）	营养不均衡,必须在医生指导下使用

三、早产儿出院后并发症及喂养问题

(一) 早产儿出院后并发症

大多数早产儿在出院时存在生长发育迟缓,美国对 124 个 NICU 中胎龄 23~34 周的 24 371 例早产儿的研究发现,在出院时分别有 28%、34%、16% 的早产儿其体重、身高、头围低于第 10 百分位数。

(二) 早产儿出院后的喂养问题

早产儿出院后喂养困惑/问题包括以下三个方面(表 2-11)。

表 2-11　早产儿出院后的喂养问题

三类喂养困惑	具体问题
常见喂养问题	(1) 状态不稳定(如难以从睡眠状态过渡到清醒状态) (2) 生理状况不稳定(如呼吸暂停) (3) 吮吸-吞咽-呼吸协调能力差 (4) 吞咽功能不成熟 (5) 口腔运动控制、协调能力差
家长对营养喂养的担忧	(1) 体格增长预期 (2) 是否需要特殊配方和/或母乳强化剂 (3) 喂养成本 (4) 奶量少、吃奶慢 (5) 有反流、呕吐等不适 (6) 厌食或对食物缺乏兴趣

续表

三类喂养困惑	具体问题
营养/喂养的危险信号	(1) 体重下降、不增或增加过快
	(2) 持续腹胀，呕吐或反流
	(3) 便秘：3 天肠蠕动弱，大便干结、弹丸状，排便困难
	(4) 腹泻，伴或不伴呕吐及脱水
	(5) 灰色、白色或浅色的大便
	(6) 喂养时长每次 >30 分钟，喂养每天 <6 次
	(7) 喂养量随月龄增加而减少
	(8) 嗜睡，进食时觉醒降低
	(9) 婴儿拒食或进食困难，进食时经常呕吐、咳嗽或窒息
	(10) 婴儿进食时出现烦躁、哭闹、呼吸困难等不适
	(11) 配方粉不适当的稀释或浓缩
	(12) 喂养对养育者或婴儿来说存在压力
	(13) 校正月龄 >6 个月，尚未开始尝试用汤匙喂养
	(14) 没有实现顺应式喂养

四、早产儿出院后个体化喂养策略

早产儿出院后喂养方案要考虑早产儿出院时的营养风险程度分类，同时又要根据随访中监测的早产儿生长速率和水平、摄入奶量、营养/喂养的危险信号以及疾病等综合因素进行调整，使早产儿达到理想的、适宜的生长状态。

一般早产儿出院后强化营养可以应用至校正年龄 3 月龄至 1 岁，但早产儿的追赶生长取决于胎龄、出生体重、疾病程度、住院期间的营养和出院前的生长状况等多种因素，个体之间的差异很大。因此临床医生要根据早产儿出院后定期随访中的营养状况及其体格生长监测指标包括体重、身长、头围的生长曲线是否正常等进行判断，制定个体化的营养管理策略。

(一) 早产儿出院后营养喂养方案制定前需考虑的问题

1. 早期限定性因素　宫内营养发育状况、院内营养喂养补充状况以及院内治疗方法和用药情况。这两个阶段的营养-喂养投入以及药物治疗方式对早产儿的生理成熟度和生长速率有不同的影响,使出院后喂养方案的制定(营养源、营养密度、营养谱)和实施也有不同的考虑与选择。

2. 宫内营养发育 早产儿由于孕期时间的短缺和/或营养积累不足致使胎儿生理成熟度严重低下,出生后不具备足够的宫外生存能力,通过营养计算,可以较准确了解早产儿与正常婴儿之间营养-生长债(nutrition-growth debt),即宫内营养债(intrauterine nutrition debt)。

3. 院内营养喂养 早产儿住院后在转变-适应期和稳定-生长期的营养喂养方式和实际达到的水平,对出院后衔接喂养方案选择有很大的影响。制定出院后喂养计划时,应计算每个具体病例的院内营养债。

4. 院内治疗措施和用药 院内治疗时用药情况也对早产儿的营养状况产生影响,从而影响出院后喂养方案的制定和出院后生长曲线的走向。例如利尿药可造成钙流失,在出院后的喂养中应加强膳食钙和磷的补充。

(二) 早产儿出院后家长关心的营养喂养相关问题

由于大部分早产儿出生后因为生理成熟度不够、生后各种并发症住院,住院时间长短不一,出院后家长面临各种困惑,关心的相关问题较多(见本节"早产儿出院后喂养及常见问题")。

(三) 出院后营养喂养规划

对每一位出院的早产儿要制定单独的出院后营养-喂养规划,并要严格执行。同时,根据个体的生长速率比照纵向生长速率参照值进行计算,随时加以调整。制定规划前必备的数据包括:①出生胎龄以及出生体重;②出院时体重;③住院天数、住院时的治疗方案:包括药物治疗、抢救措施、营养治疗方案(如静脉营养时间、开奶时间、喂养方式、奶类、达到全消化道喂养时间等);④其他数据:恢复到出生体重的时间、生长指标(体重、身长、头围)监测频率,以及必要的生化检查结果。

(四) 个体化营养喂养指导方案

1. 三类早产儿奶类喂养推荐(表 2-12)

表 2-12 早产儿个体化喂养方案

分级	母乳喂养	部分母乳喂养	配方喂养
高危	足量强化母乳喂养(334~335kJ/100ml)至校正胎龄38~40周后，母乳强化调整为半量强化(305kJ/100ml)；鼓励部分直接哺乳，为将来停止强化、直接哺乳做准备 根据早产儿生长和血生化情况，一般需应用至校正6月龄左右	①母乳量≥50%，则足量强化母乳+早产儿配方至校正胎龄38~40周，之后转换为半量强化母乳+早产儿过渡配方 ②母乳量<50%，或缺乏人乳强化剂，鼓励直接哺乳+早产儿配方(补授法)至校正胎龄38~40周，之后转换为直接哺乳+早产儿过渡配方(补授法) 在医生指导下补充维生素A、维生素D和铁剂	应用早产儿产儿配方至校正胎龄38~40周后转换为早产儿过渡配方
中危	足量强化母乳喂养(334~335kJ/100ml)至校正胎龄38~40周后，母乳强化调整为半量强化(305kJ/100ml)；鼓励部分直接哺乳，为将来停止强化、直接哺乳做准备 根据早产儿生长和血生化情况，一般需应用至校正3月龄左右	①母乳量≥50%，则足量强化母乳+早产儿配方至校正胎龄38~40周，之后转换为半量强化母乳+早产儿过渡配方 ②母乳量<50%，或缺乏人乳强化剂，鼓励直接哺乳+早产儿配方(补授法)至校正胎龄38~40周，之后转换为直接哺乳+早产儿过渡配方(补授法) 在医生指导下补充维生素A、维生素D和铁剂	应用早产儿产儿配方至校正胎龄38~40周后转换为早产儿过渡配方
低危	直接哺乳。给予母亲饮食指导和泌乳支持。按需哺乳，最初喂养间隔<3小时，包括夜间，特别注意补充维生素A、维生素D和铁剂 如生长缓慢<25g/d或血碱性磷酸酶升高，血磷降低，可适当应用人乳强化剂，直至生长满意及血生化正常	直接哺乳+普通婴儿配方(补授法)，促进泌乳量 如生长缓慢<25g/d或奶量摄入<150ml/(kg·d)，可适当采用部分早产儿过渡配方，直至生长满意	采用普通婴儿配方 如生长缓慢<25g/d或奶量摄入<150ml/(kg·d)，可适当采用部分早产儿过渡配方，直至生长满意

注:1kcal=4.18kJ

（1）低危早产儿

1）母乳喂养推荐：按需母乳喂养；母乳不足，且生长缓慢，建议母乳喂养指导或泌乳支持或适当添加足月儿配方粉。

2）普通婴儿配方喂养推荐：如体重增加缓慢（<25g/d）、奶量摄入差［<150ml/（kg·d）］，可能需要增加能量密度（73~80kcal/100ml）的PDF或PF。

（2）中危早产儿

1）母乳喂养推荐：讨论并设立母乳喂养目标，支持母乳喂养，维持婴儿生长及实验室指标等正常，至婴儿能自行吸吮并维持正常的生长前添加母乳强化剂。

2）配方粉喂养推荐：可以使用PDF至校正年龄3~6个月；如果体重增加速度过快，建议改为足月儿配方粉；如出现配方粉不耐受，则根据情况改为特殊医学用途配方粉。

（3）高危早产儿

1）母乳喂养推荐：开展家庭母乳喂养目标讨论，支持母乳喂养，锻炼自行吸吮。母乳＋母乳强化剂喂养至能保持并维持正常生长速度及实验室指标。

2）配方粉喂养推荐：大部分高危早产儿需要应用PDF至纠正年龄6~12个月；如体重增加缓慢，可考虑用能量密度高的PF；如体重增加过快，则考虑降低能量密度改足月儿配方粉；如出现配方粉不耐受，则根据情况改为特殊医学用途配方粉。

2. 及时转换为普通配方喂养　早产儿出院后随访体格发育指标至少达到纠正年龄的第25~50百分位数，则可以考虑转换到足月儿配方粉喂养。超长使用早产儿专用配方粉会产生日后超重、肥胖，以及其他营养不均衡等不良预后。使用足月儿配方粉时，继续监测骨矿物化及生长曲线。

3. 个体化能量和蛋白质需要计算方法

（1）绘制身长和体重生长曲线：校正年龄在40周前可以选择Intergrowth-21st标准，校正年龄40周后可以选择2006 WHO儿童生长标准或2005中国九市标准。

（2）身长的年龄：判断现有的身长处于第50百分位数的年龄。

（3）理想身长的体重（kg）：位于同年龄身长第50百分位数的体重。

（4）应用年龄的身长及每天推荐量（daily reference intakes，DRIs）表（表2-13），计算预期的能量和蛋白质需要。

表2-13 DRIs能量和蛋白质

年龄	能量（kcal/kg）	蛋白质（g/kg）
0~6个月	108	1.52
6~12个月	98	1.2
1~3岁	102	1.05

（5）结合理想身长的体重综合判断每kg体重的能量和蛋白质需要量；

（6）以上计算值再除实际体重。

追赶生长能量需要计算公式：[身长的年龄DRIs能量 × 理想体重（kg）]/实际体重（kg）。

追赶生长蛋白质需要计算公式：[身长的年龄DRIs蛋白质量 × 理想的身长别体重（kg）]/实际体重（kg）。

举例：

7月龄的婴儿，体重5.8kg，身长62cm，应用WHO生长曲线，该婴儿的身长处于4个月婴儿的第50百分位数，那么其身长的年龄为4个月。4个月婴儿第50百分位数的体重是6.4kg，这即是她身长的年龄的理想体重。

A. 能量需要量：

[4个月的RDA（108）× 身长的年龄理想体重6.4（kg）]/实际体重（5.8kg）=119kcal/kg。

B. 蛋白质需要量：

[4个月的RDA蛋白质（1.52g/kg）× 身长的年龄理想体重6.4（kg）]/实际体重（5.8kg）=1.6g/kg。

4. 半固体食物和固体食物引入 早产、低出生体重儿引入半固体食物的月龄有个体差异,与其发育成熟水平有关。引入方法与足月婴儿食物转换相同,注意观察对各种食物的耐受程度,循序渐进地添加。进食技能的培养是逐步的过程,要根据早产儿发育成熟度,适时锻炼咀嚼功能和口腔运动能力。

(1) 时机:一般为校正月龄 4~6 个月,胎龄小的早产儿发育成熟较差,引入时间相对延迟。引入半固体食物过早会影响摄入奶量,或导致消化不良;引入过晚会影响多种营养素的吸收或造成进食技能发育不良。

(2) 原则和方法

1) 原则:由少到多;由稀到稠;由细到粗;由软到硬;由一种到多种。

2) 方法:a. 刚开始多选择植物性食物,包括强化铁的婴儿米糊、根茎类或瓜豆类的蔬菜泥、果泥等。b. 新食物宜单一引入,让婴儿反复尝试,持续约一周,或直至婴儿可接受为止,再增加另一种。c. 随着月龄增加,逐渐添加末状、碎状、指状或条状软食,包括水果、蔬菜、鱼肉类、蛋类和豆类食物。d. 引入其他食物的过程也是婴儿学习进食技能的过程。因此,食物宜易于咀嚼且易于婴儿用手拿,如指状食物包括熟通心面,面条、小面包、小块水果、蔬菜以及饼干等。e. 10~12 月龄婴儿可在餐桌上与成人同食,手抓食物进餐。如家庭条件允许,婴儿进餐时可坐婴儿餐椅或加高椅,便于婴儿与成人同餐学习进食技能,增加进食兴趣,又有利于眼手动作协调和培养独立。

食物转换一方面满足婴儿不断增长的营养需求,另一方面让婴儿逐渐适应不同的食物,促进其味觉发育,锻炼咀嚼、吞咽、消化功能,有利于培养儿童良好的饮食习惯,避免偏食;随着年龄的增长,适时引入多样化的食物能帮助婴儿顺利实现从哺乳到家常饮食的过渡。促进小儿精细动作和协调能力的发育,还有利于亲子关系的建立和孩子情感、认知、语言和交流能力的发育。

5. 其他营养素补充

(1) 长链多不饱和脂肪酸(LC-PUFA):LC-PUFA 对早产儿视觉、认知以及免疫功能的发育有重要作用,尤其二十二碳六烯酸(DHA)

和花生四烯酸（ARA）。母乳喂养是获得 LC-PUFA 的最佳途径,早产母乳中 DHA 高于足月母乳,但受母亲膳食影响较大,应进行哺乳期妇女的营养指导。

对早产儿的推荐量:DHA 55~60mg/(kg·d),ARA 35~45mg/(kg·d),直至胎龄 40 周。

（2）维生素 A:建议补充量从 700IU/(kg·d)增加到 1 500IU/(kg·d)［1 332~3 300IU/(kg·d)］。

（3）维生素 D:根据我国维生素 D 缺乏性佝偻病防治建议,早产/低出生体重儿出生后即应补充维生素 D 800~1 000IU/d,校正月龄3 月龄后改为 400IU/d,直至 2 岁。该补充量包括食物、日光照射、维生素 D 制剂中的维生素 D 含量。

对于维生素 D 缺乏的母亲,其早产儿应当摄入 800~1 500IU 的维生素 D 才能保证其循环 25-OH-D 水平在 75nmol/L。

（4）钙和磷:出院后,随着早产儿特别是 VLBW 儿的快速生长,对钙磷的需求增加。推荐的钙摄入量为 120~140mg/(kg·d)（110~130mg/100kcal）和磷 60~90mg/(kg·d)（55~80mg/100kcal）。

（5）铁:铁是脑发育的基本营养素。推荐摄入量为 2~3mg/(kg·d)或 1.8~2.7mg/100kcal,该补充量包括强化铁配方奶、母乳强化剂、食物和铁制剂中的铁元素含量。同时,需注意过度补铁的害处:增加感染的危险、生长迟滞、干扰其他营养素的吸收和代谢。此外,铁还是一个强有力的促氧化剂,非蛋白质结合铁可诱发产生自由基,增加早产儿视网膜损伤。在输血或红细胞生成素治疗时使用大剂量铁,此种危险大大增加。

（6）益生元和益生菌:目前已经有临床试验发现某些益生菌菌株对预防早产儿坏死性小肠结肠炎有作用,但尚无足够的证据支持早产儿使用益生元和益生菌是完全安全的(表 2-14)。

（五）特别影响早产儿大脑发育的营养素

所有营养素对大脑发育都很重要,但某些营养素可以影响早产儿的神经发生、神经元分化、髓鞘形成和突触形成,因而起着特别重要的作用。

表 2-14 早产儿宏量和微量营养需求表

营养素	需求量（kg/d）	需求量（/100kcal）
能量（kcal）	110~135	
蛋白质（g）：<1kg	4.0~4.5	3.6~4.1
蛋白质（g）：1~1.8kg	3.5~4.0	3.2~3.6
脂肪（g）：MCT<40%	4.8~6.6	4.4~6.0
亚油酸（mg）	385~1 540	350~1 400
α-亚麻酸（mg）	>55（脂肪酸的 0.9%）	> 50
DHA（mg）	12~30	11~27
AA（mg）	1~42	16~39
碳水化合物（g）	11.6~13.2	10.5~12
钠（mg）	69~115	63~105
钾（mg）	66~132	60~120
氯（mg）	105~177	95~161
钙盐（mg）	120~140	110~130
磷（mg）	60~90	55~80
镁（mg）	8~15	7.5~13.6
铁（mg）	2~3	1.8~2.7
锌（mg）	1.1~2.0	1.0~1.8
铜（μg）	100~132	90~120
硒（μg）	5~10	4.5~9
锰（μg）	≤ 27.5	6.3~25
氟（μg）	1.5~60	1.4~55
碘（μg）	11~55	10~50
铬（ng）	30~1 230	27~1 120
钼（μg）	0.3~5	0.27~4.5
硫胺（μg）	140~300	125~275
核黄素（μg）	200~400	180~365

续表

营养素	需求量(kg/d)	需求量(/100kcal)
尼克酸(µg)	380~5 500	345~5 000
泛酸(mg)	0.32~2.1	0.3~1.9
维生素 B₆(µg)	45~300	41~273
钴胺(µg)	0.1~0.77	0.08~0.7
叶酸(µg)	35~100	32~90
L-抗坏血酸(mg)	11~46	10~42
生物素(µg)	1.7~16.5	1.5~15
维生素 A(U/d)	400~1 000	360~740
维生素 D(U/d)	800~1 000	
维生素 E(mg)	2.2~11	2~10
维生素 K₁(µg)	4.4~28	4~25
胆碱(mg)	8~55	7~50
肌醇(mg)	4.4~5.3	4~48

1. 宏量营养素　蛋白质、特定脂肪(如长链多不饱和脂肪酸 LC-PUFAs)、葡萄糖。

2. 微量元素　包括铁、锌、铜、碘(甲状腺)。

3. 维生素　包括叶酸、胆碱、维生素 A、维生素 B₆、维生素 B₁₂。

当然,营养素并不能单独刺激大脑发育,而是与生长因子协同作用,而生长因子又依赖于充足的营养状态(如蛋白质、锌)和生理状态。另外,许多营养素呈现出 U 型风险曲线,过度补充可能会对正在发育的系统造成损害。

(六)早产儿营养喂养流程

早产儿营养喂养流程图见图 2-4。

早产儿出院后营养管理的目的是防止营养不足,并支持生长和发育,而所有营养策略基础是保证适量必需营养素;并达到以下营养管理的目标:①保持正常的体重、身长、头围生长需求;②促进各组织器官的成熟;③保持营养均衡,预防营养缺乏和过剩;④预防疾病的发生;⑤保证神经系统的发育;⑥有利于远期健康。

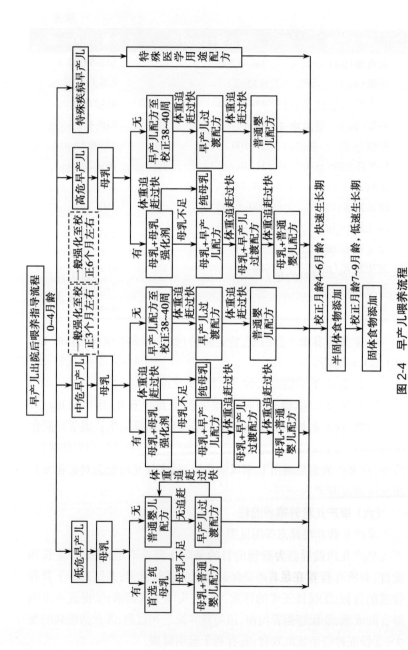

图 2-4　早产儿喂养流程

五、SGA 营养与喂养

SGA 按胎龄定义,包括早产 SGA 和足月 SGA。大部分 SGA 与母亲、胎盘和胎儿本身因素有关,致宫内生长受限,也是围产期发病率、病死率和成年期代谢综合征的高风险人群。SGA 婴儿追赶性生长和神经发育的结果取决于宫内生长迟缓的程度和胎龄,宫内生长越慢,胎龄越小,结果预后越差。SGA 生后的营养支持与预后密切相关,如延续宫内的营养不良状态,则追赶生长不足,可致体格生长和神经系统发育落后;如果营养过剩,追赶生长过快,则增加成年期慢性疾病发生的风险。故 SGA 的喂养策略与 AGA 早产儿不同,更需要权衡利弊,既要促进适度生长,尤其线性生长,以保证良好的神经系统结局;又要避免过度喂养,减少脂肪储积,降低远期代谢综合征的风险。不能将出生体重相似的足月低体重儿和早产儿相提并论,因为他们的成熟度、生长轨迹和营养需求有很大差异,不推荐在足月低体重儿使用早产儿配方来促进生长。

(一)根据胎龄制定喂养策略

2006 年世界卫生组织在发展中国家和发达国家的研究证实 SGA 与同胎龄 AGA 营养需求相似。因此 SGA 的喂养策略应主要根据胎龄而不是出生体重,既要促进适度生长,尤其线性生长,以保证良好的神经系统结局,同时又要避免过度喂养,以降低远期代谢综合征的风险。早产 SGA 的喂养要考虑到不同胎龄的成熟度来选择其喂养方式,胎龄 <34 周 SGA 早产儿属于高危或中危早产儿,出院后也需采用强化人乳或早产儿过渡配方喂养至体格生长适度均衡,尽可能使各项指标达校正年龄的第 10 百分位数以上,尤其是头围和身长。另外,对出生体重相似的足月 SGA 和早产儿来说,其成熟度、生长轨迹和营养需求有很大差异。为避免短期过快的体重增长增加后期代谢综合征的风险,不推荐在足月 SGA 出院后常规使用早产儿配方或早产儿过渡配方促进生长。

(二)首选母乳喂养

无论住院期间和出院以后,母乳喂养对 SGA 均非常重要。母乳喂养可以减少 SGA 喂养不耐受、坏死性小肠结肠炎和医院感染等,也对降低今后糖尿病、肥胖、高血压、高血脂、哮喘和某些肿瘤的发病风险具有重要意义。有研究显示,未追赶生长的 SGA 更容易出现神经系统不良结局,而母乳喂养是重要的保护因素之一。要对 SGA 母亲进行泌乳支持和科学的喂养指导,尽可能母乳喂养至 1 岁以上。同时,积极防治早期并发症,如低血糖、喂养不耐受、感染及坏死性小肠结肠炎。另外,需适当补充铁和其他微量元素。

(三) 促进合理的追赶生长

多数 SGA 通过合理适宜的喂养可出现不同程度的追赶生长,在 2~3 年内达到正常水平。部分严重宫内生长受限($<P_3$)的 SGA 早产儿出院后尽管按个体化强化营养方案,仍出现生长缓慢,应除外某些遗传因素或内分泌代谢病等,并及时转诊治疗。一般发生在妊娠早期的严重宫内生长受限多与遗传和胚胎发育本身的因素有关,强化营养并不能完全改变生长低下状况。当 SGA 线性生长速率正常,即使未达到同月龄的追赶目标,也不宜延长强化喂养时间。

六、早产儿及 SGA 出院后营养评估及监测

国际上尚未对早产儿理想的生长模式达成共识,目前建议校正胎龄 40~50 周采用 Fenton 生长曲线,之后按照校正月龄、参照正常婴儿的生长标准进行评估,可采用世界卫生组织(2006 年)的儿童生长曲线或 2005 年我国儿童生长曲线。

(一) 专业的营养评估

1. 人体测量学(anthropometry) 即体格指标评估。常用指标包括体重、身长、头围、上臂围以及人体成分。要求测量工具、方法和标准要统一、准确。

2. 生化指标(biochemistry) 包括葡萄糖、脂肪、蛋白质代谢,骨矿化指标,电解质、维生素和微量元素等。如 CRP、血清铁蛋白、前白蛋白、尿素氮(BUN)、血氨基酸浓度;血钙、血磷、25(OH)-D、碱性磷酸酶(ALP);血钠、血钾、锌、铜、硒、维生素 A、维生素 B、维生素 E 等。

3. 临床表现(clinical assessment) 如皮肤颜色、毛发、脱水/水

肿、疾病表现等。

4. 膳食评估（dietary assessment） 包括奶量、奶类、能量、蛋白质、维生素摄入等。

（二）体格指标评估

基本指标包括体重、身长和头围。由于目前尚无我国早产儿的生长标准，因此在早产儿2岁以内，应将其月（年）龄经过校正后，再与足月儿的生长标准进行比较来确定其实际生长水平。早产儿的三大指标在校正年龄2岁内用校正年龄评估，极早产儿、超早产儿、极低体重早产儿校正月龄可以至3岁。

1. 监测早产儿生长 可以选择以下几种生长曲线（表2-15）：

表2-15 早产儿生长监测标准评估表

参考标准	中国不同出生胎龄新生儿标准	Intergrowth-21st 标准	2016 WHO 儿童生长标准	2005 中国九市标准
特点	22~50 周、横向、性别	3~64 周、纵向	40 周后、性别、年龄	性别、年龄
监测与评估频率	至校正年龄 1 岁：建议每个月 1 次 1~2 岁：2~3 个月 1 次 2~3 岁：3 个月 1 次 >3 岁：半年 1 次			

注：体格发育指标可采用百分位数法、标准差或 Z 值法。Z 分 = 体格测量值−同年龄同性别中位数/标准差

（1）出生至 40~50 周可使用 Fenton 2013 曲线或中国不同出生胎龄新生儿标准。推荐使用 Fenton 曲线。

（2）校正年龄 37~64 周可使用 Intergrowth-21st 标准。

（3）校正年龄 40 周后可使用 2006 WHO 儿童生长标准或 2005 中国九市城郊儿童标准。

2. 判断追赶生长 追赶生长的含义是生长速率超过同年龄、同性别的正常生长速率。一般认为，最终的体格指标（体重、身长、头围）达到目标范围，其追赶生长才是完全的或者说是完成追赶生长。除 10%~15% 的早产儿外，其余基本上在 1 岁内能赶上正常健康足月

儿。追赶生长出现时间、维持长短、是否完全等与社会经济因素有关,如发达国家或地区早产儿出院后追赶生长出现相对比较早。因此,判断是否追赶生长,必须准确、细致、定期监测生长速率及生长指标。

判断早产儿是否出现追赶生长以及追赶生长是否合理,可以通过以下方法:

(1) 绘制体重、身长和头围生长曲线:采用相应的生长曲线图,按照监测频率绘制生长曲线,如果各指标的生长曲线呈现上升趋势,即百分位数有增加的趋势,意味着存在追赶生长,直至同校正月龄标准的第 25~50 百分位数。如果为 SGA 早产儿,达到第 10 百分位数即可。

(2) 监测纵向生长速率:早产儿纵向生长速率超过同年龄足月儿的生长速率意味着存在追赶生长。

(3) 有研究认为 6 个月内的早产儿生长速率如表 2-16 所示。

表 2-16　早产儿生长参数

生长参数	足月至 3 个月	3~6 个月
体重增加	~170~226g/周	~113g/周
身长增加	~1cm/周	~0.5cm/周
头围增加	~0.5cm/周	~0.2cm/周

(三) 人体成分评估

宫内与宫外是两个截然不同的生存环境,早产儿在宫外需要相对多的能量来维持体温,营养供应从连续模式转变为间歇模式。摄入的营养成分不同,体重变化可以相同,但体成分会不同。早产儿在追赶生长过程可能增加腹部脂肪沉积,导致体成分异常。故早产儿营养评估不仅仅只监测体重、身长、头围等,还要评估早产儿的体成分,并预测早产儿短期和长期的结局。

1. 皮褶厚度(skinfold thickness,SFT)　与双能 X 线有很好的一致性和相关性。使用 Holtain 钳或 Harpenden 钳,常选择肱三头肌、肱二头肌、肩胛下肌部位测量,但皮褶卡钳使用时要避免损伤早产儿皮肤。

2. 身体指数　身长的体重、BMI[体重(kg)/身长(m)^2]和 Ponderal指数[体重(kg)/身长(m)^3]比较常用。

3. 双能 X 线吸收法(dual-energy X-ray absorptiometry,DEXA) 被认为是人体成分分析的金标准,具快速、安全和无损伤的优点。

另外,还有排气量体积描记法(air displacement plethysmography,ADP)、生物电阻抗(bioelectric impedance analysis,BIA)、Dauncey 人体模型、磁共振(MR)或同位素稀释等,但目前并没有一种完美的方法来测量早产儿的体成分。

(四)生化及骨矿物质评估

1. 评价指标　常用的指标包括血红蛋白、生化离子、肾功能、肝功能、血糖、血脂;尿素氮、总蛋白、血清白蛋白、前白蛋白、视黄醇结合蛋白(RBP);碱性磷酸酶、钙、磷等。

2. 监测频率　建议早产住院期间每 2 周 1 次,如出院时生化异常,则出院后 1 个月复查。当出现生长迟缓或准备转换为纯母乳或标准配方奶喂养时需要重新复查进行评价。

(五)喂养评估

喂养情况包括早产儿的进食需求及状态转换、喂养方式(乳类)、每天奶量、有无呕吐、腹胀等、排尿和排便的次数和性状。出院后首次评估时尤其要注意哺乳过程中生命体征的变化、吸吮吞咽与呼吸的协调、每次喂奶所需时间、体重增长情况和住院期间并发症的治疗与转归等。母乳喂养还应评估:每天哺乳次数(包括夜间)、每次哺乳持续时间、每次哺乳时有吞咽动作的时间、单侧或双侧喂哺、直接哺乳或泵出母乳奶瓶喂哺、有无添加人乳强化剂及添加量、尿量、睡眠、体重增长、母亲对自己奶量的估计、饮食习惯和身体情况等。对开始引入半固体食物的婴儿应了解食物种类、添加次数、接受程度和进食技能等,避免过多引入半固体食物影响乳量摄入。

(六)吞咽功能评估

早产儿必须熟练地协调吸吮、吞咽和呼吸的运动方式,以避免窒息、误吸、缺氧、心动过缓或呼吸暂停等不良事件的发生,但经口喂养障碍在早产儿中很常见。

1. 早产儿准备经口喂养评估　早产儿准备经口喂养评估量表,由 5 个主要类别、共 18 个条目组成,包括:校正胎龄(≤32 周、32~34 周和≥34 周)、行为(是否处于觉醒状态、全身姿势和全身肌紧张程度)、口腔姿势(唇型和舌型)、口腔反射(觅食反射、吸吮反射、咬合反射和呕吐反射)和非营养性吸吮(舌头运动、舌包裹、下颌运动、吸吮力度、吸吮和暂停、维持吸吮/暂停的能力、维持清醒状态和压力征象)。每个项目打分区间为 0~2 分,最高分 36 分。该量表作为一种标准化评估工具,帮助医务人员(尤其是早产儿相关工作人员)尽可能准确、全面判断早产儿是否具备从非经口喂养过渡到经口喂养、甚至是母乳喂养的能力。

2. 新生儿口腔运动评估量表　共 28 个条目,分别对下颌开闭速率、节律、一致性以及舌运动方向、范围和速率 6 个方面进行评估,将其划分为正常(10 个条目)、紊乱(8 个条目)和障碍(10 个条目)3 种情况。正常情况总分 20 分,吸吮功能与得分成正比;失调情况总分 8 分,障碍情况总分 10 分,吸吮功能与得分成反比。

3. 纤维喉镜吞咽功能评估　很少用。

4. 新型无线多参数监测系统　尚未普及。

如果早产儿出现吞咽功能障碍,建议及时进行康复治疗。

(刘喜红　毛　萌)

参考文献

1.《中华儿科杂志》编辑委员会,中华医学会儿科学分会儿童保健学组,中华医学会儿科学分会新生儿学组.早产、低出生体重儿出院后喂养建议.中华儿科杂志,2016,54(1):6-12.

2. 早产儿母乳强化剂使用专家共识工作组,《中华新生儿科杂志》编辑委员会.早产儿母乳强化剂使用专家共识.中华新生儿科杂志,2019,34(5):321-328.

3. 裴亚,杨朝辉,王双,等.早产儿吞咽功能障碍评估及治疗研究现状.中华物理医学与康复杂志,2020,42(1):86-89.

4. MCCORMICK K,KING C,CLARKE S,et al. The role of breast milk fortifier in the post-discharge nutrition of preterm infants. Br J Hosp Med(Lond),2021,82(3):42-48.

5. SCHANLER RJ. Post-discharge nutrition for the preterm infant.Acta Paediatr Suppl,2005,94(449):68-73.

6. DUTTA S,SINGH B,CHESSELL L,et al. Guidelines for feeding very low weight birth weight infants. Nutrients,2015,7:423-442.

7. 王丹华.关注早产儿的营养与健康——国际早产儿喂养共识解读.中国当代儿科杂志,16,(7):664-669.

8. 毛萌.儿科专科医师规范性培训教材-儿童保健学分册.北京:人民卫生出版社,2017.

9. 首都儿科研究所,九市儿童体格发育调查协作组.中国不同出生胎龄新生儿出生体重、身长和头围的生长参照标准及曲线.中华儿科杂志,2020,58(09):738-746.

10. 九市儿童体格发育调查协作组. 2015年中国九市七岁以下儿童体格发育调查.中华儿科杂志,2018,56(3):192-199.

第三节 喂养困难

一、概述

1. 定义与分类 儿童喂养困难目前缺乏统一定义。多数学者认为喂养困难是指食物在口腔处理阶段发生异常,包括感觉厌恶、咀嚼吞咽困难、挑食偏食、进食时的哭闹情绪、食欲低下及拒食等。表现出的症状及体征多样,通常出现在儿童食物过渡期,对儿童的生长发育、社会情感、认知功能等多个方面造成影响。

喂养困难是影响儿童的常见问题。其中大多数为轻度的喂养困难,只有1%~5%的幼儿可能存在喂养障碍(表2-17)。国内的流行病学调查显示,发育正常儿童喂养困难发生率为 25%~45%,而发育迟缓儿童中喂养困难发生率则高达 80%。

表 2-17　喂养困难和喂养障碍定义

分类	定义	其他描述
喂养困难	包括喂养者与儿童互动不良(家长错误认知,儿童挑食、厌食等),对体格生长影响较小,症状轻	多为母亲认为有问题
喂养障碍	6 岁以前,有潜在器质性疾病、营养素缺乏显著或心理社会功能受损,长期进食不足导致的体重不增或下降,不能以其他精神障碍或食物缺乏解释	DSM-5 的回避/限制性摄食障碍;ICD-10 婴幼儿和童年喂养困难

2. 影响因素　喂养困难发生的相关影响因素涉及婴幼儿、食物喂养者及其行为和喂养环境等(表 2-18)。这些因素相互联系,交互影响,分别或共同参与了喂养困难的发生过程。

表 2-18　喂养困难的影响因素

因素	表现
食物	食物来源、品种、制作不当(色、香、味、质地)
喂养环境	过多刺激,分散注意力(看电视、玩玩具) 餐椅与餐桌摆放不当,无家庭进餐气氛 餐具与儿童发育水平不符合
儿童本身特点	气质:难养型气质儿童,孤独症 进食技能发育迟缓:食物转换或半固体食物添加过晚 不良进食经历:恐惧进食 器质性疾病:发育迟缓、消化道先天畸形、神经肌肉疾病等
喂养者及其行为	错误理解:婴幼儿进食量,掌握择食意愿 与儿童互动不良:强迫儿童进食,过多干预,不重视 家长行为:哄骗、责骂、体罚 自身不良进食行为:偏食、挑食、边吃边看电视 母亲焦虑:过度紧张儿童进食问题,担心小儿生长不良

二、诊断

因儿童喂养困难缺乏规范定义,故目前尚无统一的诊断标准。对喂养困难严重的儿童,需要多学科的专业人员参与评估与病因诊断(图2-5)临床评估主要通过病史(喂养史)采集、临床表现和体征、观察进食过程以及评价膳食和饮食行为,结合实验室检查排除器质性疾病。

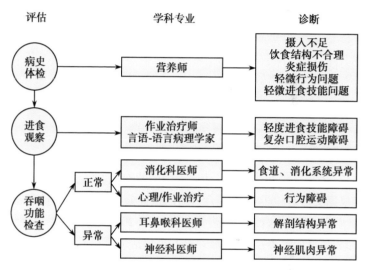

图 2-5 喂养障碍的多学科评估流程

1. 病史询问(表2-19)

表 2-19 病史采集问题示例

关键问题	关于喂养史	关于进食情况
儿童有与喂养有关的问题吗?	儿童什么时候吃?哪里?和谁一起?	儿童吃什么?多久吃一次?
儿童有怎样的进食问题?	儿童怎么吃?自己吃食欲好吗?	食物和/或配方奶的量是多少?
是否有影响食物摄入的潜在疾病?	吃饭时小儿的姿势如何?	如何为儿童准备食物和/或配方奶?

续表

关键问题	关于喂养史	关于进食情况
儿童的生长发育是否受到阻碍?	进餐环境是否有干扰注意力的情况,例如电视、游戏和玩具?	是否有过量的饮料摄入,例如果汁、饮料等?
进餐期间小儿对食物的反应如何?以及您与孩子之间的互动如何?	儿童和养护人是否有喂养争吵?	儿童不吃哪些口味、质地、气味或外观的食物?
儿童拒绝进食时您一般如何处理?	儿童有挑食/偏食的倾向吗?	儿童在两餐间吃零食吗?吃什么零食?多久吃一次?
家庭中是否有任何重大的压力因素影响儿童的食物摄入量?	用餐期间儿童是否对喂养有害怕或情绪低落的情况?	

2. 临床表现和体征 儿童喂养困难的临床表现主要根据家长描述,根据父母对孩子喂养/进食行为的担忧分为食欲缺乏、挑食、不良进食习惯、恐惧进食对孩子进行分类(表 2-20),因为喂养是由孩子的行为和父母的喂养技术共同影响的,也包括了家长不良的喂养方式,有可能对每个喂养问题产生消极的影响。体格测评可以判断患儿生长状况,同时结合发育筛查排除认知行为发育的迟缓。

3. 评估 可采用调查法、临床观察法或儿童或照护者喂养行为量表对儿童和家长喂养行为进行评估(表 2-21)。

4. 实验室检查 根据病史、临床表现和行为特征,选择适宜的实验室检查。如口腔运动评估(表 2-22)、胃肠镜、B 超、遗传代谢等检查(表 2-23)排除器质性疾病。

三、鉴别诊断

喂养困难有多因素所致,儿童可以基本正常仅家长错误理解,也可表现为器质性病变和严重的行为问题,临床要甄别这些不同的危险信号(表 2-24),并鉴别不同的器质性疾病(表 2-25)。

表 2-20　儿童喂养困难的临床表现

喂养问题	临床表现
食欲缺乏	错误理解:父母不恰当的期望认为"食欲低下",父母认为儿童吃得太少,但事实上,儿童的进食量是适当的,生长是正常的。 精力旺盛:儿童活跃且好奇,极少表现出饥饿感或对食物的兴趣,对玩耍和谈话的兴趣要比进食高,进食过程中很容易分心。 缺乏兴趣,食欲低下、淡漠,表现为易退缩,儿童与照养人之间言语和非言语的交流很有限(例如:微笑、发声、眼神接触),可能有忽视和/或虐待的体征,长期存在叮导致体重不增或增加不足。 器质性疾病:由于严重的器质性疾病导致儿童食欲低下或拒绝进食,如先天性消化器官畸形、食管炎症和食管反流、肠炎、腹腔疾病及肝脏病变等;发育异常包括脑瘫和孤独症、内分泌异常等,常伴有生长迟缓
挑食	摄食过于挑剔,因质地、口味、气味或外观而拒绝某些特定的食物,出现焦虑且厌恶的反应,从愁眉苦脸、压抑到呕吐,拒绝新食物,同时出现其他感官问题,例如因为吵闹声而烦躁不安,对脚下的沙子或草,以及亮光等非常敏感
不良进食习惯	进食时看电视、玩玩具、讲故事、大人追逐进食,进食时间过长,超过半小时
恐惧进食	看到食物、瓶子或高椅子就哭,用哭吵、蜷身或闭嘴来拒绝进食,往往在噎塞、呕吐、插管或强迫进食后出现,插胃管的患者过渡到喂食时经常发生,体格生长正常或长期致增长不足
互动不良	家长行为 ● 放任型喂养:完全依赖儿童的个性和食欲进行喂养,放任儿童的进餐行为 ● 忽视型喂养:对孩子漠然、拒绝,缺乏言语、肢体交流和情感需求 ● 强制型喂养:过分关注,强迫或限制进食

表 2-21 儿童或照护者喂养行为量表

儿童进食行为量表	适用年龄
• 儿童饮食行为问题筛查评估问卷（IMFeD）	1~6 岁
• 蒙特利尔喂养困难评分量表（MCH-FS）	0~2 岁
• 儿童饮食行为问卷（CEBQ）	2~9 岁
• 儿童饮食行为清单（CEBI）	2~11 岁
• 学龄前儿童饮食行为量表（PEBS）	3~6 岁
• 行为儿科学喂养评估量表（BPFAS）	
照护者喂养行为量表	
• 儿童喂养问卷（CFQ）	
• 学龄前儿童喂养问卷（PFQ）	
• 照护者喂养方式问卷（CFSQ）	
• 父母对儿童喂养控制问卷（PCOCF）	
• NCAST 照护者/父母-儿童互动量表喂养情境	

表 2-22 口腔运动评估和治疗

- 吞咽功能和安全性评估
- 临床评估：评估头颈部位置、舌和颌运动、牙龄、气道声音、语言和坐姿评估
- 改良钡餐检查：评估口腔、咽和上食管吞咽功能
- 质地评估：非营养性口腔刺激，口腔超敏反应

表 2-23 喂养障碍患者器质性疾病的诊断方法

详细询问病史及体格检查
上消化道造影：食管摄影，小肠追踪
视频透视吞咽试验：胃排空试验，pH 值监测
食管-胃十二指肠镜活检

续表

食管十二指肠压力测定
吞咽的纤维内镜评估
全血计数检测
遗传代谢检测
甲状腺功能检测
食物过敏的 RAST 分析
食物过敏皮肤试验
B 超检查

表 2-24　喂养困难的鉴别

可能提示的症状/标志	行为的危险信号	器质性病变的危险信号
进餐时间长(>30 分钟) 拒食时间持续 >1 个月 就餐烦躁、焦虑 缺乏适当的独立喂养 幼儿夜间进食 就餐时注意力分散 母乳或人工喂养时间延长 不吃质地较硬的食物	食物固定(选择性、食谱狭窄) 喂养不当(如强迫喂养) 进食突然中断 提前捂住嘴巴 呛咳窒息 中度生长迟缓	吞咽困难 误吸 进食时明显疼痛 呕吐、腹泻、过敏 发育延迟 慢性循环-呼吸症状 重度生长迟缓

表 2-25　喂养障碍相关的器质性疾病

病因	疾病
解剖病变	唇裂或腭裂、皮罗综合征、鼻后孔闭锁、喉裂巨舌、CHARGE 联合征
获得性结构异常	龋齿、扁桃体肥大、病毒性/炎症性口炎、咽喉肿块、念珠菌性口炎
心肺影响	慢性肺病、复杂先天性心脏病、反应性气道疾病、呼吸急促
神经肌肉疾病	脑瘫、假性球麻痹、颅内占位、肌肉营养不良疾病

续表

病因	疾病
食管先天异常	气管食管瘘、食管肿物、食管狭窄、食管环、血管环/血管异常、异物
消化道疾病	消化性食管炎、念珠菌性食管炎、炎症性肠病、白塞综合征
胃动力障碍	贲门失弛缓症、弥漫性食管痉挛、慢性肠梗阻、系统性红斑狼疮
遗传性疾病	Prader-Willi 综合征、Cornelia de Lange 综合征、Rett 综合征
代谢性疾病	尿素循环异常、遗传性果糖不耐受、甲状腺功能减退征
其他	胃食管反流、食物过敏、便秘、肠胀气综合、感觉丧失、倾倒综合征

综上，喂养困难的筛查和评估流程如图 2-6。

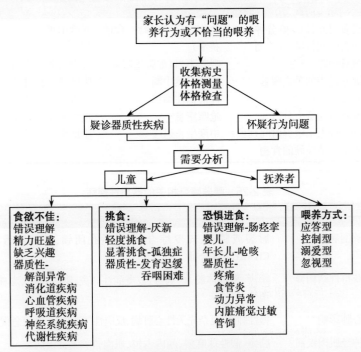

图 2-6　喂养困难临床评估流程

四、喂养困难的处理

儿科医生应根据喂养困难的原因、诊断分类和严重程度进行个体化干预和随访。可设立喂养困难管理的短期和长期目标,循序渐进,逐步建立良好的进食行为,并定期监测,促进喂养困难儿童的健康生长。

1. 教育家长了解儿童进食的基本规则,包括进食环境、时间和儿童进食技能(表 2-26)。

表 2-26　儿童喂养的基本规则

吃饭时避免用电视、手机、玩具等分散儿童注意力
用餐过程中保持愉快的平和态度:保持笑容,避免焦虑、生气或兴奋
促进食欲的喂养方式
限制用餐时间(20~30 分钟)
每天 4~6 餐(包括零食),期间给予少量水
提供适合年龄的食物种类及质地
系统性引入新食物(尝试 8~15 次)
鼓励较大婴幼儿自主进食(抓食、进食)
允许与儿童年龄相符合的狼藉

2. 调整父母的喂养方式,鼓励应答式喂养模式,遵循责任划分的概念:父母决定孩子在哪里、什么时候、吃什么;孩子决定吃多少。可提供家长相关指导的书籍、文章和网站。

3. 对食欲缺乏、挑食和恐惧进食儿童进行进食行为的训练(表 2-27)。

4. 喂养困难的儿童出现生长缓慢时,需要提供与儿童年龄相适应的营养咨询和营养支持,增加能量、蛋白质及其他各种营养素摄入,并定期监测儿童营养状况。

5. 器质性疾病导致的喂养困难处理通常是复杂的,需要多学科团队合作。干预原则:治疗器质性喂养障碍的原发疾病,通过药物、手术干预或改变喂养途径,使用营养补充剂以支持生长发育的需要。同时关注进食和吞咽的心理行为因素,让患儿最终获得自我进食能力。

表 2-27 儿童饮食行为的干预

行为问题	管理方法
食欲缺乏	• 鼓励父母接受孩子自己对饥饿和饱足的理解,减少对儿童不适当进餐行为的过度关注和哄骗; • 制定喂养计划,设立饥饿与饱足的良性循环; • 父母必须树立健康饮食的榜样,坚持喂养计划,设定限制; • 对哭闹、拒绝进食的儿童采取暂时隔离法,如移开食物、不理睬; • 停止夜间进食; • 鼓励自主进食
挑食偏食	• 把不喜欢食物按 1∶1、2∶1 或更多加入喜欢的食物中; • 准备孩子喜欢的餐具,把食物摆放成孩子喜欢的图案; • 多次尝试,有时需要 15 次,尤其是新引入的食物; • 让孩子参与食物的准备; • 提供机会向进食好的孩子学习; • 重度挑食的孩子:用一种相似的食物替代; • 口腔发育迟缓的儿童,需要口腔科医生的治疗
恐惧进食	• 减少与进食相关的焦虑,并消除孩子的恐惧; • 降低孩子对喂食恐惧的敏感,在幼儿处于半睡半醒的放松状态时喂食,在幼儿醒了看见食物就紧张时应避免喂食; • 改变喂养环境和用品,以提高食物的接受度,如用带吸嘴的杯子或调羹替代奶瓶; • 不要吓唬或强迫喂食; • 建议父亲承担一些喂养和护理的工作; • 医生要查找引起哭闹的原因并提出解决方法(例如食物过敏)

(李晓南)

参考文献

1. KERZNER B,MILANO K,MACLEAN WC,et al. Chatoor(2015). A practical

approach to classifying and managing feeding difficulties. Pediatrics,2015,135 (2):344-353.

2. YANG HR. How to approach feeding difficulties in young children.Korean J Pediatr,2017,60(12):379-384.

3. BOROWITZ KC,BOROWITZ SM. Feeding Problems in Infants and Children Assessment and Etiology Pediatr Clin N Am,2018,65:59-72.

4. IBAÑEZ VF,PETERSON KM,CROWLEY JG,et al. Piazza. Pediatric Prevention Feeding Disorders. Pediatr Clin N Am,2018,67:451-467.

5. 毛萌,江帆. 儿童保健学. 4 版. 北京:人民卫生出版社,2020.

第三章　食物过敏与食物不耐受

对食物的不良反应(adverse reaction to food)在 2 000 多年前已被报道,指由食物或食物添加剂引起的所有临床异常反应,包括食物过敏、食物不耐受和食物中毒,前两者合称为食物的非毒性反应(图3-1)。

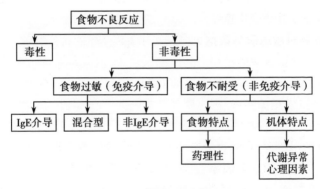

图 3-1　食物不良反应分类

食物过敏(food allergy,FA)指免疫学机制介导的食物不良反应,即食物蛋白引起的异常免疫反应,可由 IgE、非 IgE 介导及两者混合介导。表现为一组疾病群,症状累及皮肤、呼吸、消化、心血管等系统,甚至可发生严重过敏反应危及生命。

食物不耐受(food intolerance,FI)为非免疫介导的食物不良反应,主要与食物及机体特点有关,包括机体本身代谢异常(如乳糖酶缺乏)、对某些食物中含有的化学成分(如酪胺)的易感性增高,甚至是心理因素所致。

第一节　食　物　过　敏

全球食物过敏的患病率大约在 1%~10% 之间,其中牛奶蛋白过敏约 2.5%,鸡蛋过敏约 1.5%,花生过敏约 1%。婴幼儿为食物过敏高发人群,并随年龄增长患病率下降。但由于不同地区的遗传和环境/饮食不同,食物过敏发生率报道存在较大差异。2010 年我国重庆、珠海及杭州三市流行病学调查结果显示,0~2 岁儿童食物过敏检出率为 5.6%~7.3%,首位食物过敏原为鸡蛋,其次为牛奶。同时,与西方发达国家相似,我国食物过敏的患病率也呈上升趋势,重庆地区报道儿童食物过敏患病率从 1999 年到 2009 年上升了 1.2 倍,2009 年至 2019 年间虽然食物过敏患病率上升 44%,但未见统计学差异,提示食物过敏的患病率变化趋势由快速上升继而逐渐趋于稳定。

食物过敏患病率数据更多来源于 IgE 介导的食物过敏,而对非 IgE 介导食物过敏的确切患病率报道较少,但有研究表明在牛奶蛋白过敏患者中,60% 的患者为非 IgE 介导食物过敏。对于非 IgE 介导食物过敏相关疾病,国内资料相对缺乏,国外报道显示嗜酸性粒细胞性食管炎(eosinophilic esophagitis,EoE)患病率约为 56.7/10 万,其中 90% 病例与食物过敏有关;嗜酸性粒细胞性胃肠炎(eosinophili gastroenteritis,EG)患病率约为 28/10 万,且儿童患者多于成人;婴幼儿期食物蛋白诱发的小肠结肠炎综合征(food protien-induced enterocolitis syndrome,FPIES)患病率在 0.34%~0.7% 之间。

一、食物过敏原及自然病程

尽管每种食物均含有可能引起过敏的蛋白,但婴幼儿时期,90% 的食物过敏与牛奶、鸡蛋、大豆、小麦、花生、鱼、甲壳类动物、坚果类(腰果、胡桃、榛果)等 8 种食物有关。临床上,通常将能引起 IgE 介导食物过敏的食物称为 I 型食物过敏原,它们能通过胃肠道屏障引起致敏,常见为鸡蛋、牛奶、花生、坚果、鱼、大豆和小麦。而将与植物花粉部分同源的食物过敏原称为 II 型过敏原,主要是蔬菜、水果或坚果类,它们容易通过呼吸道黏膜,引发过敏症状。如季节性过敏性鼻炎患者可能对桦树、草等花粉过敏,同时在进食某些未煮熟的蔬菜或水果时即可发生口腔过敏综合征(oral allergy syndrome,OAS)。

近期对过敏原结构和功能的生物信息学分析表明,食物过敏原来源于有限的蛋白家族。60%或更多的植物源性食物过敏原来源于4个蛋白质家族:醇溶谷蛋白(prolamin superfamily)、Bet v1相关蛋白(Bet v1 related protein)、cupin蛋白家族(cupin protein families)、抑制蛋白(profilin superfamily);而动物性食物过敏原则属于3个蛋白家族:原肌球蛋白(tropomyosins)、细小白蛋白(parvoalbumin)和酪蛋白(caseins)。食物蛋白质的三维结构在加热、酸、水解或酶的作用下可发生变化。抗原表位的结构变化可降低其与IgE结合能力,导致其诱发过敏反应能力减弱,称为低致敏性。

相近种类的食物常因存在同源蛋白质可发生交叉反应(表3-1)。这种交叉反应的发生率因食物而异,鱼类和甲壳类动物交叉反应的发生率可>50%,谷类却<20%,而鳍鱼类和甲壳类之间无明显交叉反应。然而,在临床工作中,不能因患者对一种食物过敏而推测其对相似种类食物也过敏,除非由病史或食物激发试验所证实。

表3-1　常见食物过敏的自然病程和交叉反应

食物	过敏发生年龄	交叉反应	耐受年龄
鸡蛋白	0~1岁	其他禽蛋	7岁(75%)
牛奶	0~1岁	山羊奶,绵羊奶,水牛奶	5岁(76%)
花生	1~2岁	其他豆荚类,豌豆,扁豆,与其他坚果可发生交叉反应	持续(20%缓解)
坚果	1~2岁,成人,桦树花粉过敏后	其他坚果,与花生可发生交叉反应	持续(9%缓解)
鱼	儿童后期和成人	其他鱼类(与金枪鱼和箭鱼发生过敏反应少)	持续
甲壳类	成人(60%)	其他甲壳类	持续

续表

食物	过敏发生年龄	交叉反应	耐受年龄
小麦	6~24 月龄	其他含有麸质的谷类（燕麦、大麦）	5 岁（80%）
大豆	6~24 月龄	其他豆荚类	2 岁（67%）
猕猴桃	任何年龄	香蕉，牛油果，橡胶	不清
苹果、胡萝卜、桃子	儿童后期和成人	桦树花粉，其他水果，坚果	不清

大多数（约 85%）患儿在 3~10 岁内对很多食物的敏感性（鸡蛋、牛奶、小麦、大豆）会消失，大约 50% 的牛奶、鸡蛋过敏在学龄期获得耐受；而 80%~90% 的花生、坚果类或海鲜过敏儿童则可持续数年，甚至成年后。非 IgE 介导的食物过敏更易获得耐受。

二、发病机制

食物进入人体后正常的免疫反应是产生口服耐受，包括产生食物蛋白特异性 IgG 抗体。相反，对食物蛋白异常的免疫应答则可导致食物过敏，主要包括三种类型的免疫反应，即 IgE 介导、非 IgE 介导和混合介导。

IgE 介导的速发型变态反应大多在进食后 2 小时内出现症状，食物特异性的 IgE 抗体与组织的肥大细胞和嗜碱性粒细胞上的高亲和力 IgE 受体结合，形成致敏状态。当再次暴露于相同的食物蛋白时，食物蛋白通过与致敏肥大细胞或嗜碱性粒细胞表面抗原特异性 IgE 抗体交叉结合，激活信号转导系统导致炎症介质释放，如组胺等。而这些介质作用于效应组织或器官产生症状，可累及皮肤、胃肠道、呼吸道、心血管系统。

非 IgE 介导的食物过敏主要累及胃肠道，如食物蛋白诱导的肠病和小肠结肠炎，主要由 T 淋巴细胞而非 IgE 介导，多为亚急性或慢性。

混合型食物过敏常表现为特应性皮炎和嗜酸性粒细胞胃肠疾病，其 IgE 抗体水平多变（IgE 介导/细胞介导的疾病）。

三、影响因素

(一)遗传

与其他过敏性疾病相同,遗传因素仍然是食物过敏的易患因素。目前确认的高危人群为特应性疾病家族史阳性者(至少一位一级亲属患过敏性疾病),如哮喘、过敏性鼻炎、特应性皮炎等。

(二)环境

流行病学调查发现西方国家过敏性疾病的发病趋势的增加与西方国家公共健康设施改善、环境卫生改进和生活质量提高、家庭小型化、低感染率呈正相关,这些均与机体微生物改变有关。"生物多样性假说"认为儿童生长环境中微生物暴露不足,可影响机体正常微生物群形成,导致免疫失衡。在易感人群中,任何引起生命早期微生物改变的因素均可影响过敏性疾病发生,包括母亲孕期及婴幼儿生活环境、母亲用药(产前、产后)、母亲分娩方式、婴幼儿喂养方式、固体引入等(表 3-2)。这些环境因素的改变可通过调控发生过敏性疾病的基因表达与否而造成表观突变(epimutation),从而诱发过敏性疾病。此外,空气污染对过敏性疾病的影响也越来越受到重视。

表 3-2 环境因素对食物过敏影响的假说或报道

理论	关键点	评价(风险与预防)
微生物暴露学说(卫生学假说)	微生物暴露不足阻碍免疫调节反应	1. 微生物和食物致敏:证据有限 2. 补充益生菌/元:证据有限,不能降低食物过敏 3. 分娩方式:有限证据表明剖宫产是食物过敏的危险因素 4. 抗生素暴露是危险因素的证据有限 5. 宠物暴露是保护因素的证据有限
过敏原回避	基于生命早期回避可能预防致敏/过敏的假说	1. 妊娠期/哺乳期饮食回避:在高风险儿童中实行的支持或反对均证据有限 2. 低敏配方:深度/部分水解配方预防食物过敏证据有限;在推荐前需要高质量临床试验证实

理论	关键点	评价(风险与预防)
双暴露假说	经皮肤暴露致敏超过经口暴露耐受	1. 在高风险儿童中有很强证据显示早期引入花生是保护因素 2. 高风险儿童延迟引入过敏食物的有效性证据有限
营养素免疫调节假说	膳食中免疫调节成分可能有效	1. 有限证据显示在关键时点维生素D低可能增加危险 2. 目前证据不支持母亲摄入 ω-3 与儿童食物过敏发生有关 3. 与叶酸关系缺少证据 4. 与其他抗氧化营养素关系缺少证据
其他(如肥胖、加工食品、食品添加剂、转基因食品)	肥胖可能是一种炎性状态,添加剂对免疫功能有损害,修饰后的食物可能含有新的过敏原等	推测很多,但缺少证据

四、临床表现

食物过敏的症状因免疫机制及其作用的靶器官不同而表现多样且常不具特异性(表 3-3),为一组疾病群(表 3-4);突发急性症状,如荨

表 3-3　食物过敏症状

器官	症状
皮肤	红斑、荨麻疹、血管性水肿、瘙痒、湿疹
黏膜	结膜充血水肿、瘙痒、流泪、睑水肿 流涕、鼻塞、打喷嚏 口、咽、唇、舌不适或肿胀
呼吸道	咽部不适、痒感或发紧,声嘶,吞咽困难,咳嗽,喘息,三凹征,胸闷,呼吸困难,发绀
消化道	恶心、呕吐、腹痛、腹泻、便血
神经系统	头痛、乏力、不安、意识受损、失禁
循环系统	低血压、心律失常、心动过缓、心动过速、肢冷、苍白(外周循环衰竭)

表3-4 食物过敏相关疾病特点

类型	患病率	年龄	常见过敏原	症状	诊断	治疗
IgE介导						
口腔过敏综合征、荨麻疹;血管性水肿,严重过敏反应	0.4%~10%	儿童多于成人	牛奶、鸡蛋、小麦、大豆、花生、坚果、甲壳类及鱼	荨麻疹、血管性水肿,呕吐,腹痛,低血压等	SPT, sIgE, OFC	标准:食物回避和急救 研究:免疫治疗,奥马珠单抗
混合介导						
食物过敏相关特应性皮炎	27%~37%患者发生特应性皮炎;14%~27%患者自述发生特应性皮炎	儿童多于成人	牛奶、鸡蛋、小麦、大豆、花生、坚果、甲壳类及鱼	过敏食物摄入后皮肤疾病恶化(典型IgE介导食物过敏症状的补充)	SPT, sIgE, OFC	标准:食物回避和急救 研究:免疫治疗,奥马珠单抗
EoE	>0~50/10万	儿童和成人(男:女为3:1)	牛奶、小麦、鸡蛋、大豆、牛肉、鸡肉	呕吐,生长障碍,吞咽困难	食管活检示质子泵抑制剂使用后2~3月仍有嗜酸性粒细胞浸润,以排除胃食管反流病	标准:类固醇激素或食物回避
其他嗜酸性粒细胞胃肠炎	罕见	EC:婴儿 EG:成人多于儿童 EGE:成人	EC:牛奶和大豆 EG:可能为牛奶、鸡蛋、小麦、大豆、坚果、海鲜和红肉	因累及胃肠道部位不同而表现多样	胃肠道活检示嗜酸性粒细胞增加;浆膜受累可在腹水中检出嗜酸性粒细胞;排除嗜酸性粒细胞增多症	标准:EC和EG采用类固醇激素;回避特定食物

续表

类型	患病率	年龄	常见过敏原	症状	诊断	治疗
			非 IgE 介导			
FPIES	资料缺乏：有资料显示牛奶蛋白过敏中有0.34%婴儿表现为FPIES	婴儿和儿童	牛奶，大豆，大米，燕麦，鸡蛋	间断暴露于过敏原：严重呕吐；慢性过敏原暴露：腹泻和生长障碍	过敏食物回避与激发	标准：食物过敏原回避
FPIAP	资料缺乏，1项研究显示过敏牛奶蛋白的婴儿中发生FPIAP约为0.16%	婴儿	牛奶，大豆，小麦，鸡蛋	直肠出血	过敏食物回避与激发	标准：食物过敏原回避
FPE	资料缺乏	婴幼儿	牛奶，大豆，小麦，鸡蛋	吸收不良致脂肪泻，腹泻及生长障碍	过敏食物回避与激发，同时空肠活检显示绒毛萎缩和腺窝增生	标准：食物过敏原回避

注：SPT（皮肤点刺试验）；sIgE（特异性IgE）；OFC（口服食物激发试验）；EoE（嗜酸粒细胞性食管炎）；EC（嗜酸粒细胞性结肠炎）；EG（嗜酸粒细胞性胃炎）；EGE（嗜酸粒细胞性胃肠炎）；FPIES（食物蛋白诱发的小肠结肠炎综合征）；FPIAP（食物蛋白诱发的过敏性直肠结肠炎）；FPE（食物蛋白诱发的肠病）

麻疹、呼吸道的损害;或慢性化症状,如特应性皮炎的恶化;或表现为可提示为食物过敏的慢性疾病,如食物蛋白诱导的小肠结肠炎等。需要注意的是,神经系统症状常为主观描述,在婴幼儿食物过敏中出现较少;而由食物蛋白诱发的胃肠道疾病常为非 IgE 介导的迟发型反应,表现多样,需仔细鉴别(表 3-5)。此外,食物过敏诱发的严重过敏反应并不罕见,常见的过敏原是鸡蛋、牛奶、花生和其他豆科植物、坚果等,须早期识别并急救处理(表 3-6)。

表 3-5　食物蛋白诱发的胃肠综合征

项目	小肠结肠炎(FPIES)	肠病(FPE)	直肠结肠炎(FPIAP)	嗜酸粒细胞性胃肠炎(EGE)
发病时间	1 天至 1 岁	取决于抗原暴露的年龄,如牛奶和大豆可在 2 岁内发病	1 天至 6 月龄	婴儿至成人
常见过敏食物	牛奶、大豆	牛奶、大豆	牛奶、大豆	牛奶、大豆、鸡蛋白、小麦、花生
多食物过敏	>50% 牛奶和大豆	罕见	40% 牛奶和大豆	常见
发病时喂养方式	配方奶喂养	配方奶喂养	>50% 纯母乳喂养	配方奶喂养
自然病程	2 岁耐受概率:牛奶为 60%、大豆为 25%	多数 2~3 岁耐受	9~12 月龄耐受	持续、反复发生
临床特征				
呕吐	持续	间断	无	间断
腹泻	重度	中度	无	中度
血便	重度	罕见	中度	中度
水肿	急性、重度	中度	无	中度
休克	15%	无	无	无
生长障碍	中度	中度	无	中度

表 3-6 严重过敏反应危险信号

累及系统	症状	症状出现概率
消化	痉挛性腹痛、呕吐、腹泻等	25%~30%
皮肤及黏膜	突发全身性荨麻疹、瘙痒、脸红、唇-舌-悬雍垂肿胀等	85%~90%
呼吸	喘鸣、哮喘、呼吸费力、持续剧烈咳嗽、发绀等	45%~50%
心血管	低血压*、心律失常、晕厥等	30%~35%

* 低血压标准(收缩压):新生儿 <60mmHg;婴儿 <70mmHg;1~10 岁 <{70+ [2× 年龄(岁)]} mmHg;>10 岁 <90mmHg

五、诊断

(一)诊断方法

临床上对疑诊食物过敏的儿童应仔细采集病史、全面的体格检查,并合理选择和解释筛查或诊断性试验结果,以区分食物过敏与食物不耐受、IgE 介导或非 IgE 介导过敏等。若症状提示为 IgE 介导食物过敏,可通过皮肤点刺试验(skin prick test,SPT)或血清过敏原特异性 IgE(specific IgE,sIgE)筛查,阳性者以口服食物激发试验(oral food challenge,OFC)明确诊断;若症状提示是非免疫性介导,则可直接进行激发试验。若病史提示症状与食物摄入密切相关而食物回避症状改善不明显时,可行消化道内镜检查。内镜检查可获取消化道黏膜标本,若黏膜下嗜酸细胞每高倍视野 >15~20 个,即可诊断为嗜酸细胞浸润。

(二)诊断标准

由免疫机制介导的且 OFC 阳性者即可确诊为食物过敏。由食物蛋白诱导的胃肠道疾病诊断较困难,临床亦有相应诊断标准(表3-7)。

表 3-7　食物蛋白诱导的胃肠道疾病诊断标准

急性食物蛋白诱导小肠结肠炎综合征(FPIES)	
主要标准(同时存在)	次要标准(≥3 项)
1. 可疑食物摄入后 1~4 小时呕吐； 2. 缺少 IgE 介导过敏的症状	1. 由同样食物引起症状≥2 次 2. 不同的食物引起发作 1 次 3. 倦怠 4. 苍白 5. 需要急诊处理 6. 需要静脉液体支持 7. 24 小时内腹泻(通常 5~10 小时内) 8. 低血压 9. 体温不升

慢性 FPIES	
症状和严重度	标准
轻度(低剂量间断摄入)： 1. 间断呕吐和/或腹泻 2. FTT 3. 无脱水或代谢性酸中毒 严重(高剂量慢性摄入)： 1. 间断但进展性呕吐或腹泻(偶可带血) 2. 可能发生脱水或代谢性酸中毒	1. 回避过敏食物后数天症状缓解 2. 再摄入致急性复发，呕吐在摄入 1~4 小时内，腹泻在摄入后 24 小时内(多在 5~10 小时内)发生 3. 由 OFC 证实，或不能进行 OFC 时假定诊断

食物蛋白诱发的肠病(FPE)
1. 诊断年龄常 <9 月龄，但也可发生于年长儿 2. 反复暴露于过敏食物发生症状(常为呕吐和生长障碍)，没有其他替代原因 3. 有症状的儿童小肠组织学表现为绒毛受损、隐窝增生、炎症 4. 回避后临床的组织学改善 除外其他原因

食物蛋白诱发的过敏性直肠结肠炎(FPIAP)
1. 健康婴儿发生轻度直肠出血 2. 回避过敏食物后症状缓解(若为纯母乳喂养,母亲饮食回避后症状缓解) 3. 回加食物后症状重新出现 排除其他直肠出血原因

（三）鉴别诊断

与食物相关迟发性或慢性症状,尤其是皮肤及消化道症状,由于摄入食物多种多样、症状时好时坏,临床常难以辨别是否为食物过敏及可疑食物,需要结合病史、体检及进一步的检查方法进行鉴别(表 3-8)。

表 3-8　食物蛋白诱发的胃肠病鉴别诊断

疾病	急性 FPIES	慢性 FPIES	FPE	FPIAP
过敏性疾病	严重过敏反应 嗜酸性粒细胞胃肠炎	FPIAP FPE 嗜酸性粒细胞胃肠炎	乳糜泻 慢性 FPIES 嗜酸性粒细胞胃肠炎	FPIAP FPE 嗜酸性粒细胞胃肠炎
感染性疾病	败血症 病毒/细菌/寄生虫胃肠炎	病毒/细菌/寄生虫胃肠炎	病毒/细菌/寄生虫胃肠炎	病毒/细菌/寄生虫胃肠炎
胃肠道疾病	巨结肠 幽门梗阻 肠套叠 肠扭转 NEC	胃食管反流病 巨结肠 幽门梗阻 超早发生的炎性肠病 囊性纤维化	超早发生的炎性肠病 囊性纤维化	肛裂 吞入母体的血液 NEC 肠套叠 肠扭转 肠重复畸形 梅克尔憩室 婴儿息肉 超早发生的炎性肠病
代谢性疾病	遗传代谢病 1 型糖尿病	遗传代谢病 1 型糖尿病	遗传代谢病 1 型糖尿病 先天性双糖酶缺陷	—
血液系统疾病	先天性高铁血红蛋白血症	先天性高铁血红蛋白血症	—	凝固缺陷的血小板减少症
神经系统疾病	周期性呕吐 颅内肿瘤	周期性呕吐 颅内肿瘤	—	—

续表

疾病	急性 FPIES	慢性 FPIES	FPE	FPIAP
心血管疾病	先天性心脏病 心肌病 心律失常	先天性心脏病 心肌病	—	血管畸形
内分泌疾病	先天性肾上腺皮质发育不良	先天性肾上腺皮质发育不良	先天性肾上腺皮质发育不良	—
	—	原发免疫缺陷 自身免疫性肠病	原发免疫缺陷 自身免疫性肠病	
心理疾病	厌食	厌食	厌食 忽视	—

六、管理及治疗

虽然食物过敏常会随年龄增长而出现临床耐受,但早期治疗对于改善预后具有重要意义。治疗原则包括:通过回避致敏食物而阻止症状的产生;通过药物使已出现的过敏症状得以缓解,积极治疗因意外摄入导致的严重过敏反应;通过宣教使患者或患儿家长坚持治疗并定期监测。由于中国尚缺少过敏疾病专科医生,故食物过敏治疗常需要多科协作,如全科、儿童保健科、皮肤科、呼吸科、消化科医生及营养师参与(图 3-2)。

(一)营养管理

1. 营养评估

(1)饮食回避前的营养评估:对于食物过敏患者的营养评估应包括详细的病史及饮食史采集,并进行体格生长及临床评估,必要时通过实验室检查了解营养素缺乏情况。目前尚无针对食物过敏患者单独的营养需要量标准,因此各国仍推荐参照正常人群营养素参考摄入量对患者进行膳食评估,了解过敏患者膳食摄入情况是否合理。

(2)饮食回避过程中的营养评估:连续测量可早期发现生长不良,通过生长曲线了解生长速度比单次测量更重要。医生及营养师在

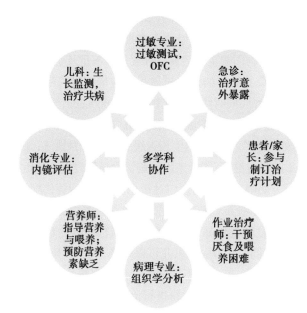

图 3-2 食物过敏管理中的多学科协作

饮食回避过程中应密切随访、及时调整膳食结构和补充微量营养素。

2. 饮食管理

（1）回避过敏食物：回避过敏食物是目前治疗食物过敏唯一有效的方法。所有引起症状的食物均应从饮食中完全排除。

单一的鸡蛋、大豆、花生、坚果及海产品过敏者，因其并非营养素的主要来源，且许多其他食物可提供类似的营养成分，故回避不会影响患者营养状况。对多食物过敏的幼儿，可选用低过敏原饮食配方，如谷类、羊肉、黄瓜、菜花、梨、香蕉、菜籽油等，仅以盐及糖作为调味品；同时应密切观察摄食后的反应，以减少罕见食物过敏的发生。

尽管通常建议严格回避过敏原，但在某些情况下并不必要。大约 70% 对奶制品和鸡蛋过敏的患者能够耐受经加热处理后的食物，如蛋糕或面包。推测加热这些特定的食物可能导致蛋白质构象的改变，使摄入的人仅产生较轻微的过敏，这可能是一种更容易缓解的过敏表型。然而，此方法仅适用于轻度过敏患者，一些儿童可对加热处理后的产品发生严重过敏反应,因此临床应用需谨慎。

(2) 食物替代品:牛奶过敏是儿童期最常见的食物过敏之一,牛奶回避比其他食物回避更易造成营养素摄入不足及生长不良。

对于母乳喂养的牛奶蛋白过敏患儿应继续母乳喂养,但母亲应回避牛奶及其制品,同时注意补充钙 800~1 000mg/d;当母亲饮食回避后仍出现下列问题时,可考虑更换低敏配方喂养或转专科诊治:①患儿症状无改善且严重;②患儿生长迟缓和其他营养缺乏;③母亲多种食物回避影响自身健康;④母亲因回避饮食导致较重心理负担。

对于配方奶喂养的牛奶蛋白过敏患儿,可采用替代配方(深度水解或氨基酸配方)喂养。氨基酸配方不含牛奶蛋白,理论上是牛奶过敏婴儿的理想食物替代品。因深度水解蛋白配方粉口感较好,价格易被家长接受,同时 >90% 的患儿可以耐受,故一般建议首先选用深度水解蛋白配方粉;若患儿不能耐受深度水解蛋白配方粉或为多食物过敏时,可改用氨基酸配方粉进行治疗;对于过敏症状严重者、食物蛋白介导的肠病等出现生长障碍者建议首选氨基酸配方粉(要素饮食)。

由于大豆与牛奶间存在交叉过敏反应和营养成分不足,一般不建议选用豆蛋白配方进行治疗;当考虑经济原因,患儿≥6 月龄,且无豆蛋白过敏者可选用豆蛋白配方进行替代治疗。其他植物饮品如大米、杏仁和土豆"奶"蛋白和脂肪含量非常低,不适合作为牛奶替代品。亦不建议采用羊奶、驴奶进行替代。

2 岁后若牛奶蛋白过敏仍然存在,可进行无奶饮食,并通过膳食评估和喂养指导以保证必需宏量和微量营养素充足。

(3) 婴儿期固体食物的引入:回避所有已明确引起过敏症状的食物及其制品后,可按正常辅食引入顺序逐渐引入其他食物,从单一品种引入,每种食物引入后持续 1 周左右时间,观察症状反应性。膳食尽量多样化,已经明确不过敏的食物建议常规每天摄入;注意膳食均衡搭配,弥补因回避过敏食物造成的特定营养素不足。

(二) 对症治疗

在回避食物蛋白同时,皮肤科、呼吸科、耳鼻咽喉科及消化科医生应对食物过敏患儿进行对症治疗,常用的药物包括肾上腺素、糖皮质激素、白三烯受体拮抗剂、肥大细胞膜稳定剂、抗组胺药以及白介素-5抗体等。所有药物以控制症状为主,故主张短期使用。对于食物蛋白诱发的严重过敏反应因可危及生命,迅速处理十分重要。肾上腺素是治疗严重过敏反应的首要药物。一旦发生严重过敏反应需立即使用1‰肾上腺素0.01~0.3mg(或按体重7.5~25.0kg用0.15mg,体重≥25.0kg用0.3mg)肌内注射,必要时可15分钟后重复一次。治疗关键是维持呼吸道通畅和保持有效血液循环,其他治疗药物包括糖皮质激素、抗组胺药物及β受体拮抗剂等。

(三)特异性免疫疗法

食物过敏的免疫治疗方法包括皮下免疫疗法、表皮免疫疗法、口服免疫疗法及舌下免疫疗法,其中多数研究集中于口服免疫疗法及舌下免疫疗法。口服免疫疗法及舌下免疫疗法治疗食物过敏有效,但也会导致不良反应,通常不会危及生命。与皮下免疫疗法治疗吸入性过敏疾病相同,免疫治疗食物过敏也需维持数年。适宜的治疗对象、个体化治疗方案是保证免疫治疗食物过敏成功的关键。然而,虽然口服免疫疗法和舌下免疫疗法治疗食物过敏展现出良好的应用前景,但因存在潜在的风险,故目前仅限于研究阶段,尚未在临床开展。国外建议对于4~5岁以上过敏症状持续的儿童可在有严格医疗监测的医院进行。

(四)患者教育及随访

1. 避免无意摄入　在饮食回避过程中应由医生及营养师共同对患者的体格及营养进行监测,制定最佳饮食方案;同时教育患者及家长如何阅读商品上的饮食成分表,避免不必要的意外摄入造成严重后果;餐厅里交叉污染(如共用煎锅、共享的碗和砧板等)可能诱发过敏,外出就餐时应及时告知餐厅人员自己的过敏史非常必要;对于过敏的学龄儿童,由于饮食共享、学校统一的食品安排等使管理很困难,需要学生及学校共同努力。

2. 救助卡片　食物过敏患者,尤其是曾发生过严重全身过敏反应者,应随身携带包含过敏食物、处理方法及联系人等信息的救助卡片,便于及时处理。

3. 免疫接种　罹患过敏性疾病、特应性体质及有过敏家族史的儿童,只要患儿本身既往不对疫苗或其成分过敏、所患过敏性疾病与疫苗成分无关,均可按计划常规行疫苗接种,即接种普通疫苗原液,且无须留观。接种时机一般选择过敏缓解期或恢复期。罹患与疫苗成分有关的过敏性疾病儿童的疫苗接种需谨慎。如鸡蛋过敏儿童可以正常接种麻疹、风疹和部分狂犬病疫苗;亦可接种流感疫苗,但在接种后观察至少 60 分钟。

4. 生活质量　与食物过敏患者生活需要付出的情感代价不能忽视。多项研究表明食物过敏会增加焦虑感,严重影响生活质量;且食物过敏患儿常受到欺负。因此,应将心理社会因素纳入治疗范畴,确保家庭得到正确对待,而不过于孤立自己;同时治疗过程中考虑到精神健康也非常重要。

5. 定期监测　由于食物过敏有随年龄增长而自愈的可能,故应定期进行监测,通常主张每 3~6 个月进行重新评估以调整回避性饮食治疗方案及时间;但对于有过敏性休克家族史或严重症状的患者,饮食回避的时间应适当延长。

七、早期预防策略

虽然多数食物过敏可随年龄增长而自愈,但婴幼儿期发生食物过敏可能增加儿童后期呼吸道变态反应性疾病的危险性。因此,预防食物过敏的发生有助于阻断过敏进程,从而减少生命后期过敏性疾病的发生。目前预防食物过敏的建议如表 3-9。

表 3-9　近期预防食物过敏建议

策略	效果
妊娠期或哺乳期母亲饮食回避	可能对母亲及婴儿营养带来不利影响,故不推荐
纯母乳喂养	尽管纯母乳喂养对母亲及婴儿具有很多健康益处,但在预防过敏性疾病方面尚缺少证据

续表

策略	效果
配方奶喂养	水解配方在预防食物过敏方面的证据不足
辅食引入时间	4~6 月龄引入,不推荐延迟引入
早期保温润肤	尽管 30%~50% 婴儿经保湿润肤可预防特应性皮炎,但其预防食物过敏证据不足
益生菌/益生元	尽管有报道显示妊娠期和哺乳期使用益生菌可减少婴儿湿疹,但预防食物过敏证据不足

第二节　食物不耐受

　　食物不耐受常用于描述通过病史或激发试验证实的症状是由食物引起,但尚无证据表明有免疫因素参与的食物不良反应。目前认为食物不耐受主要包括酶缺陷、对食物中化学成分或添加剂不耐受及对食物的非特异性反应三种(图 3-3)。乳糖酶缺乏(lactase deficiency,LD)导致的乳糖不耐受是最多见的食物不耐受,然而,其他原因引起的食物不耐受并不少见。据报道,人群中约 20% 的食物不耐受与食物成分中的药理作用相关。食物中含有的某些天然组成成分,如酒和甲壳类动物中含有的生物胺(biogenic amines),可诱发出某些个体的临床症状。此外,一些在摄入食物或食物添加剂后出现的反应也可被归入心因性或是心理躯体症状。

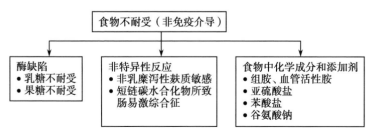

图 3-3　食物不耐受分类

一、流行病学

由于食物不耐受的机制尚未完全明确,因此对于其患病率并不清楚。基于访谈或问卷获得的流行病学资料通常很难将食物不耐受与食物过敏区分开,因此结果并不可靠。然而,一些数据显示食物不耐受的患病率可能高于食物过敏,约为 15%~20%。多数食物不耐受患者表现为胃肠道症状;而功能性胃肠病患者,如肠易激综合征中亦有 50%~80% 与食物不耐受有关。

二、临床表现及发病机制

食物不耐受的症状可能与食物过敏的症状相似,也可累及胃肠道、呼吸道及皮肤等各器官系统。常见临床表现包括肠易激、头痛、偏头痛、倦怠、行为问题及荨麻疹。某些患者甚至会出现哮喘,偶可见过敏性休克样反应。食物不耐受的症状通常是剂量依赖性的且迟发出现(数小时至数天),因此在临床上寻找可疑食物及化学成分较为困难。在临床上可能会发现对某种化学物不耐受的家族史。

(一)酶缺陷型食物不耐受

"酶缺陷型食物不耐受"是指由于机体中某种酶的缺陷,导致在摄入某类食物或添加剂后出现临床症状。最常见的酶缺陷型食物不耐受为乳糖酶缺乏,此类患者由于肠道缺少消化乳糖的酶而造成在进食乳糖后出现腹痛、腹泻等症状。本病可能为遗传缺陷,也可能是肠道感染后暂时性问题。其他的酶缺陷型食物不耐受非常罕见。

(二)对食物中化学成分或添加剂不耐受

1. **食物中化学成分所致食物不耐受** 天然食物中所含的组胺、血管活性胺直接作用可引起食物不耐受症状。含有大量组胺和酪胺的食物通常为发酵食物,如奶酪、酒精饮料、鱼罐头、泡菜和金枪鱼等(表 3-10)。组胺不耐受可致非特异性胃肠道症状和肠外症状,主要发生于进食肉类时或其后短时间内,症状可孤立或共存(表 3-11)。酪胺在偏头痛和慢性荨麻疹的发生中有重要作用,尤其是在应用抗抑郁药单胺氧化酶抑制剂后。患儿通常对血管活性胺,如组胺、酪胺、苯乙胺和 5-羟色胺具有较低的反应阈值,故在进食含有一种或多种胺类成分的少量食物后即可出现症状。需要注意的是,食物不耐受患者可能同时对多种化学物发生反应,而这些化学物又可能在很多食物中存在,这给诊断带来一定困难。

表 3-10　含有组胺的食物

食物种类	食物名称
肉类	各种香肠、意式腊肠、风干肉、火腿等
鱼类	干的或腌制鱼,如鲱鱼、金枪鱼、鲭鱼、沙丁鱼、凤尾鱼,海鲜,鱼酱
奶酪	各种硬、软和加工奶酪
蔬菜	茄子、牛油果、酸菜,菠菜、西红柿(汁)
饮料	米酒或各种酒,主要是红酒、啤酒、香槟、威士忌、白兰地 通常酒精可减少组胺的降解,增加肠道渗透性,因此可使组胺不耐受症状恶化

表 3-11　组胺不耐受症状及诊断标准

症状类型	
皮肤	瘙痒,面部和/或身体皮肤发红,荨麻疹罕见,非荨麻疹样血管性水肿,其他皮疹
消化系统	恶心、呕吐、腹泻、腹痛
循环系统	心动过速,血压下降,头晕
呼吸系统	慢性流涕,打喷嚏
神经系统	头痛、偏头痛
妇科	痛经
诊断标准(三者同时存在)	

1. ≥2 典型上述两个症状
2. 采用不含组胺饮食症状显著改善
3. 抗组胺药物治疗有效

2. 食物添加剂所致食物不耐受 某些个体对食物添加剂,如食用色素、偶氮染料(如柠檬黄)和非偶氮染料(如樱桃红)、调味品(如阿斯巴甜、谷氨酸钠等)、防腐剂(如硫化物、苯甲酸酯、苯甲酸和山梨酸)、抗氧化剂(丁基羟基茴香醚、二丁基羟基甲苯)等可以发生不良反应。如亚硫酸盐常被加于食物中以起到抗氧化和防止细菌生长的作用,当个体对其不耐受时可导致慢性荨麻疹,血管性水肿,鼻炎甚至严重过敏反应。对非甾体抗炎药(NSAID)不耐受者可能亦会对某些食物添加剂产生症状,如苯甲酸衍生物、偶氮或非偶氮染料、硫化物。

(三) 非特异性食物不耐受

1. 非乳糜泻性麸质敏感 某些个体对麸质敏感,但并不表现为乳糜泻和 IgE 介导的小麦过敏。症状包括头痛、非特异性腹部和骨骼肌不适及行为异常,可以被双盲安慰剂对照食物激发试验证实。

2. 短链碳水化合物所致 很多食物中含有可以被酵解的低聚糖、双糖、单糖和多元醇(fermentable oligo-di-mono-saccharides and polyols,FODMAPs),如牛奶中的乳糖、蜂蜜和苹果等中的果糖、小麦和洋葱中的果聚糖、豆类和坚果中的半乳糖、牛油果和梨中的山梨醇及甘露糖醇等。FODMAPs 的主要特征为:含 1~10 个糖的小分子短链碳水化合物;在人体胃肠道不能完全被吸收,易使肠道内渗透压升高;易被结肠内的细菌酵解,导致肠道产气增加,刺激肠壁引发内脏高敏感性。FODMAPs 已被证实可触发功能性胃肠道症状,如肠易激综合征;而低 FODMAPs 饮食可明显缓解某些个体的腹痛、腹胀及排便习惯。

三、诊断

对于在反复摄入某种食物后出现相同症状者,诊断食物不良反应很容易,但要区分是食物过敏或是食物不耐受时则会相对困难(表3-12)。因为很多症状可能存在一些潜在的原因。相同的食物在不同个体可能出现不同症状;而不同食物可能在同一个体也会产生不同的症状;即使是同一个体的症状表现也可能随时间变化而改变。因此,咨询过敏专科医生对于诊断食物不良反应及类型很重要。

表 3-12 食物不耐受与食物过敏

食物不耐受		食物过敏		
个体因素	食物因素	IgE 介导	混合介导	非 IgE 介导
酶缺陷——原发/继发乳糖不耐受,果糖不耐受(发育不成熟)	微生物感染——大肠杆菌,金黄色葡萄球菌,梭状芽孢杆菌	皮肤——荨麻疹,血管性水肿,红斑,风团,接触性荨麻疹	皮肤——特应性皮炎,接触性皮炎	皮肤——接触性皮炎,疱疹样皮炎
胃肠道异常——炎性肠病,肠易激综合征	中毒——组胺(鲭亚目鱼中毒),贝类毒素	胃肠道——口腔过敏综合征,胃肠道严重过敏反应	胃肠道——过敏性嗜酸细胞增多性食管炎,胃肠炎	胃肠道——食物蛋白诱发的小肠结肠炎,直肠结肠炎及肠病、乳糜泻
特发性反应——软饮料中的咖啡因	药理反应——咖啡因,可可碱(巧克力,茶)、色胺(西红柿)、酪胺(奶酪)	呼吸系统——急性鼻结膜炎,支气管痉挛	呼吸系统——哮喘	呼吸系统——Heiner 综合征
心理因素——食物恐惧	污染——重金属,杀虫剂,抗生素	全身性——过敏性休克,运动诱发的严重过敏反应		
偏头痛(罕见)				

对于食物不耐受目前尚缺少可靠的诊断方法。症状、化学促发剂及耐受量对于每个个体都可能不同,故其诊断需要个体化。由于免疫系统未参与,皮肤及血液试验不能帮助诊断;症状和家族史的采集非常重要,因为患儿的家族中可能存在类似对食物或是化学物不耐受的症状。因此,食物不耐受的确诊更侧重于病史及饮食史采集,而后将可疑食物或是化学成分从饮食中排除,当症状改善且通过激发试验再次诱发出症状即可确诊。双盲安慰剂对照食物激发试验(double-blind placebo-controlled food challenges,DBPCFC)仍然是诊断食物不耐受的重要手段。

乳糖不耐受是因小肠黏膜乳糖酶缺乏导致的最常见的食物不耐受。目前,诊断乳糖酶缺乏的实验室检查包括氢呼气试验、粪还原糖测定、血或尿半乳糖测定法、乳糖耐量试验、空肠活检与酶测定等。临床上,即使实验室检查结果阳性,仍需限制乳糖摄入后观察症状好转情况加以证实。

当怀疑化学成分是导致食物不耐受的主要因素,在回避试验过程中,还应注意避免水杨酸酯、胺类、谷氨酸、调味品、防腐剂及食用色素。若回避后症状明显改善,可以将其加入普通食物中或是将其包装入胶囊中通过 DBPCFC 进行确诊。以组胺不耐受为例,由于缺少明确的诊断标准和生物标记物,主要依赖除外其他疾病(如胃肠道疾病、IgE 介导的食物过敏、肥大细胞增多症等)并结合临床标准进行。若临床疑诊组胺不耐受,仍需进行激发试验(图 3-4)。

食物特异性 IgG 抗体在食物不耐受的诊断中存在较大争议。因食物特异性 IgG 抗体测定与临床症状吻合性差、缺乏具有诊断价值的对照试验、重复性差,故目前各国指南均不推荐将其作为食物不耐受诊断的依据。

四、治疗

与食物过敏相同,目前尚无针对食物不耐受的特殊治疗方法,饮食回避是唯一有效的措施。对于乳糖不耐受患者治疗原则是限制饮食中乳糖含量以改善临床症状,并以适当替代食物保证营养。但是对

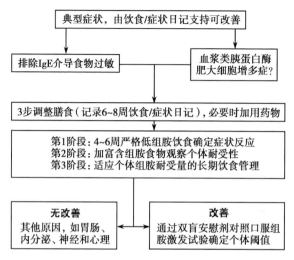

图 3-4 组胺不耐受诊断流程

于化学成分的不耐受常常具有剂量依赖性,因此可以在专业医生的监测下采用低化学成分饮食,然后逐渐增加可疑化学成分的量,以寻找患者可以耐受的阈值。如组胺不耐受患者可采用低组胺饮食,部分患者可使用抗组胺制剂缓解症状;而由 FODMAPs 所致的症状亦可通过低 FODMAPs 饮食改善。值得关注的是,患者应在营养师的指导下获取充足而均衡的营养以支持正常生长发育。

(胡 燕)

参考文献

1. 黎海芪.实用儿童保健学.北京:人民卫生出版社,2016.

2. 毛萌,李廷玉.儿童保健学.3版.北京:人民卫生出版社,2014.

3. KLIEGMAN R,JOSEPH G. Nelson Textbook of Pediatrics. 21st ed. Publisher Elsevier,2019.

4. LABROSSE R,GRAHAM F,JEAN-CHRISTOPH C.Non-IgE-Mediated Gastrointestinal Food Allergies in Children:An Update. Nutrients,2020,12:2086.

5. EBISAWAA M,ITOB K,FUJISAWA T,et al.Japanese guidelines for food allergy. Allergol Int,2020.

6. LOMER MCE.Review article:the aetiology,diagnosis,mechanisms and clinical evidence for food intolerance.Aliment Pharmacol Ther, 2015,41(3):262-275.

7. CAROLINE JT,BIESIEKIERSKI JR,SCHMID-GRENDELMEIER P,et al.Food Intolerances.Nutrients,2019,11(7):1684.

第四章　营养相关性疾病

第一节　蛋白质-能量营养不良

一、概述

合理营养是满足小儿正常生理需要、保证小儿健康成长的重要因素。营养素分为八大类:能量、蛋白质、脂类、碳水化合物、矿物质、维生素、水和膳食纤维。任何一种营养素过多或不足均可引起营养过剩或营养不良。蛋白质-能量营养不良(protein-energy malnutrition,PEM)是由于缺乏能量和/或蛋白质所致的一种营养缺乏症,主要见于3岁以下婴幼儿。临床上以体重明显减轻、皮下脂肪减少和皮下水肿为特征,常伴有各器官系统的功能紊乱。急性发病者常伴有水、电解质紊乱,慢性者常有多种营养素缺乏。临床常见三种类型:能量供应不足为主的消瘦型,以蛋白质供应不足为主的水肿型,以及介于两者之间的消瘦-水肿型。研究显示,微量营养素缺乏,如铁缺乏导致的缺铁性贫血常常同时伴有能量、蛋白质摄入不足,故能量不足时的微营养素缺乏称为"能量-微营养素缺乏营养不良"(energy-micronutrients malnutrition)。PEM常伴多种微量营养素缺乏,可能导致儿童生长障碍、免疫力下降、智力发育迟缓、学习能力下降等后果,对其成年后的健康和发展也可产生长远的不利影响。

二、病因

(一)摄入不足

1. 喂养不当　儿童处于生长发育的阶段,对营养素尤其是蛋白质的需要相对较多,喂养不当是导致营养不良的重要原因,如乳类摄入量不足、未适时或适当地添加富含蛋白质的食物、偏食和挑食、喂养困难等。

2. 不良饮食习惯 较大儿童的营养不良多为婴儿期营养不良的继续,或因不良的饮食习惯如偏食、挑食、吃零食过多、不吃早餐等引起。

(二) 消化吸收不良

消化吸收障碍,如消化系统解剖或功能上的异常如唇裂、腭裂、幽门梗阻、迁延性腹泻、过敏性肠炎、肠吸收不良综合征等均可影响食物的消化和吸收。

(三) 需要量增加

1. 急慢性疾病 急、慢性传染病(如麻疹、伤寒、肝炎、结核)的恢复期,生长发育快速阶段等,均可因需要量增多而造成营养相对缺乏;糖尿病、大量蛋白尿、发热性疾病、甲状腺功能亢进、恶性肿瘤等均可使营养素的消耗量增多而导致营养不足。

2. 先天不足 先天不足和生理功能低下如早产、双胎因追赶生长而需要量增加摄入不够可引起营养不良。

三、诊断

蛋白质-能量营养不良的诊断需结合病史、临床表现、实验室检查。根据小儿年龄及喂养史,有体重下降、皮下脂肪减少、全身各系统功能紊乱及其他营养素缺乏的临床症状和体征,典型病例的诊断并不困难。轻度患儿易被忽略,需通过定期生长监测、随访才能发现。确诊后还需详细询问病史和进一步检查,以确定病因,并对营养不良进行分型和分度。

1. 病史 出生史、喂养史、生长发育史和疾病史对于全面正确评价个体的营养状况非常重要。应掌握小儿的膳食摄入情况、习惯,进行膳食调查以评价蛋白质和热能的摄入情况,有无影响消化、吸收的急性或慢性消耗性疾病等。

2. 临床表现 生长指标的测量是进行评价的基础。体重不增是营养不良的早期表现。随营养失调日久加重,体重逐渐下降,患儿主要表现为消瘦,皮下脂肪逐渐减少以至消失,皮肤干燥、苍白、皮肤逐渐失去弹性、额部出现皱纹如老人状、肌张力逐渐降低、肌肉松弛、肌肉萎缩呈"皮包骨"时,四肢可有挛缩。皮下脂肪层消耗的顺序首先是腹部,其次为躯干、臀部、四肢,最后为面颊。皮下脂肪层厚度是判断营养不良程度的重要指标之一。营养不良发生初期,对身高(长)并无影响,但随着病情加重,骨骼生长减慢,身高亦低于正常。轻度营养不良,精神状态正常,但中重度可有精神萎靡,反应差,体温偏低,脉细无力,无食欲,腹泻、便秘交替。合并血浆白蛋白明显下降时,可有凹陷性水肿、皮肤发亮,严重时可破溃、感染形成慢性溃疡。重度营养不良可有重要脏器功能损害,如心脏功能下降,可有心音低钝、血压偏低、脉搏变缓、呼吸浅表等。

常见的并发症有营养性贫血,以小细胞低色素性贫血最为常见,贫血与缺乏铁、叶酸、维生素 B_{12}、蛋白质等造血原料有关。营养不良可有多种维生素缺乏,尤以脂溶性维生素 A、维生素 D 缺乏常见。在营养不良时,维生素 D 缺乏的症状不明显,在恢复期生长发育加快时症状比较突出。约有 3/4 的患儿伴有锌缺乏,由于免疫功能低下,故易患各种感染,如反复呼吸道感染、鹅口疮、肺炎、结核病、中耳炎、尿路感染等;婴儿腹泻常迁延不愈加重营养不良,形成恶性循环。

营养不良可并发自发性低血糖,患儿可突然表现为面色灰白、神志不清、脉搏减慢、呼吸暂停、体温不升但无抽搐,若不及时诊治,可致死亡。

近年来,我国营养不良发生率下降,重度营养不良已不多见。应重视对轻中度营养不良的管理。

3. 实验室检查

(1)血清蛋白:血清白蛋白浓度降低是最为特征性改变,但由于其半衰期较长(19~21 天),轻-中度营养不良变化不大,故不够灵敏。视黄醇结合蛋白(半衰期 10 小时)、转甲状腺素(半衰期 12 小时)、前白蛋白(半衰期 1.9 天)、甲状腺素结合前白蛋白(半衰期 2 天)和转铁蛋白(半衰期 8 天)等代谢周期较短的血浆蛋白质水平降低具有早期诊断价值。胰岛素样生长因子 I(IGF-I)水平反应灵敏,且不受肝功能的影响,是 PEM 早期诊断的灵敏可靠指标。

(2)血清氨基酸:血清必需氨基酸与非必需氨基酸之间比值降低,血清牛磺酸、支链氨基酸水平明显降低。重度 PEM 患儿,尿羟脯氨酸排泄减少,其排出量与生长速度有关,故通过计算尿羟脯氨酸指数可评价儿童的蛋白质能量营养状态。尿羟脯氨酸指数 = 尿羟脯氨酸浓度(mmol/L)/尿肌酐浓度(mmol/L)× kg(体重),正常学龄前儿童为 2.0~5.0,生长缓慢者 <2.0。

(3)其他:血清淀粉酶、脂肪酶、胆碱酯酶、转氨酶、碱性磷酸酶、胰酶和黄嘌呤氧化酶等活性均下降,甚至丧失,经治疗后可迅速恢复至正常。血脂、血胆固醇、微量元素及电解质水平均有不同程度的下降,血糖水平减低,但糖耐量曲线与糖尿病患儿相同。

要对影响到患儿一般情况的实验室指标予以确认。如,血常规、尿常规、便常规,可以明确患儿是否已经发生贫血以及贫血程度和类型;肝肾功能是否正常,有无电解质失衡;有无微量营养素的缺乏,如维生素 A、维生素 D、锌、铁、钙等的情况,这对于治疗有重要指导意义。

4. 营养不良体格测量评价 体格测量是评价营养不良的最可靠指标,目前国际上通常采用小儿身高和体重所派生出来的三个指标,即年龄的身高(height for age)、年龄的体重(weight for age)和身高的体重(weight for height)进行衡量。

5 岁以下儿童营养不良的分型和分度如下。

(1)体重低下:其体重低于同年龄、同性别参照人群均值的-2SD 为体重低下,如低于同年龄、同性别参照人群均值的-2SD~-3SD 为中度;低于-3SD 为重度。该项指标主要反映急性或慢性营养不良。

(2)生长迟缓:其身长低于同种族、同年龄、同性别参照人群均值的-2SD 为生长迟缓,如低于同年龄、同性别参照人群均值的-2SD~-3SD 为中度;低于-3SD 为重度。此指标主要反映慢性长期营养不良。

（3）消瘦：其体重低于同性别、同身高参照人群均值的−2SD，如低于同性别、同身高参照人群均值的−2SD~−3SD 为中度；低于−3SD 为重度。此项指标主要反映近期、急性营养不良。

临床常综合应用以上指标来判断患儿营养不良的类型和严重程度。以上三项判断营养不良的指标可以同时存在，也可仅符合其中一项。符合一项即可进行营养不良的诊断。

值得注意的是，单独使用三个指标中的任何一个都不能准确地评价一个个体的营养状况。在临床工作中要三个指标结合使用。

在对学龄前儿童群体营养状况进行评价时，也常常采用标准差比值法（standard deviation score-Z score）即 Z 评分法。Z 评分 =（实测值−参考值中位数）/参考值标准差，评价标准为：

低体重：年龄别体重 Z 值（Z-score for weight for age，WAZ）小于−2

生长迟缓：年龄别身高 Z 值（Z-score for height for age，HAZ）小于−2。

消瘦：身高别体重 Z 值（Z-score for weight for height，WHZ）小于−2。

基层单位亦采用腹壁皮褶厚度进行衡量。腹壁皮褶厚度小于0.8cm 轻度，小于 0.4cm 中度，基本消失为重度。臂围也是方便使用的测量方法，仅作为诊断的参考补充（表 4-1）。

表 4-1　营养不良分型与分度

分型	分度	
	中度	重度
低体重	≤−2SD~−3SD	<−3SD
发育迟缓	≤−2SD~−3SD	<−3SD
消瘦	≤−2SD~−3SD	<−3SD

四、鉴别诊断

1. 婴儿期营养不良的诊断，需要排除一些器官系统的器质性原发性病变引起的进食困难或消耗过多而致的消瘦和水肿型营养不良。疾病对婴幼儿体重和营养状况的影响较大,1岁以下的婴儿特别是新生儿有明显营养不良者,多为疾病所致。婴幼儿发生严重反复腹泻而导致的继发性营养不良,可以根据疾病史诊断;3个月内小婴儿因各种消化道畸形,进食少而发生的体重降低和营养不良;肿瘤性疾病;各种慢性消耗性疾病。另外,口腔畸形如唇腭裂也可能影响进食而导致体重不增。

2. 婴幼儿、儿童期除诊断原发病以外,如果伴有低体重和/或生长迟缓也应做出相应的诊断,并应按照相应的处理原则进行治疗和康复。

五、治疗

营养不良的治疗原则是积极处理各种危及生命的合并症、祛除病因、调整饮食量和结构、促进消化功能。

1. 处理危及生命的并发症 严重营养不良虽然已不多见,但一旦诊断,须及时处理。严重营养不良常发生危及生命的并发症,如腹泻时的严重脱水和电解质紊乱、酸中毒、休克、肾衰竭、自发性低血糖、继发感染及维生素A缺乏所致的眼部损害等。营养不良的患儿多伴随有感染,最常见的是胃肠道、呼吸道和皮肤感染,脓毒症也很常见。均需要用适当的抗生素治疗。有真菌感染的患儿,除积极给予支持治疗外,要及时进行抗真菌治疗及其他相应的处理。严重贫血可输血,一般为10ml/kg,水肿型除因贫血出现虚脱或心衰外,一般不输血。输血速度应慢。轻、中度贫血可用铁剂治疗,2~6mg/(kg·d),疗程3个月。

2. 祛除病因 在查明病因的基础上,积极治疗原发病,如纠正消化道畸形,控制感染性疾病;治疗腹泻和消耗性疾病如结核和心、肝、肾疾病;改进喂养方法,向家长宣传科学喂养知识,鼓励母乳喂养,适当添加辅食。改变不良饮食习惯,如挑食、偏食等。

3. 调整饮食 营养不良患儿的消化道因长期摄入过少,已适应低营养的摄入,过快增加摄食量易出现消化不良、腹泻,故饮食调整的量和内容应个体化,根据实际的消化能力和病情逐步增加,切忌操之过急。在计算能量和蛋白质需要量时应按相应年龄的平均体重,而不是小儿的实际体重,但应逐渐增加至需要量。轻度营养不良可从每天 250~330kJ/kg(60~80kcal/kg)开始,中、重度可参考原来的饮食情况,从每天 165~230kJ/kg(40~55kcal/kg)开始,逐步少量增加;若消化吸收能力较好,可逐渐加到每天 500~711kJ/kg(120~170kcal/kg),体重恢复到接近正常时可根据生理需要量计算。蛋白质从 1.5~2.0g/(kg·d)开始逐渐增加至 3.0~4.5g/(kg·d)。母乳喂养儿按需哺乳;人工喂养儿从稀释奶开始逐渐过渡到正常浓度。除乳制品外,可添加蛋类、肝泥、肉末、鱼粉等高蛋白食物,必要时可使用酪蛋白水解物,氨基酸混合液或要素饮食。食物中应含有丰富的维生素和微量元素。体重开始增加后,应补充维生素 D、维生素 A 以及根据是否贫血补充铁剂,轻、中度贫血可用铁剂治疗,2~6mg/(kg·d),疗程 3 个月。重度营养不良应警惕因维生素 A 缺乏造成的角膜和视神经损伤,及时补充。

4. 促进消化功能,改善代谢

(1)药物:可给予 B 族维生素和胃蛋白酶、胰酶等以助消化。在足够的能量和蛋白质供应下,适当使用蛋白同化类固醇制剂如苯丙酸诺龙,每次肌内注射 0.5~1mg/kg,每周 1~2 次,连续 2~3 周,可促进机体蛋白质合成,增进食欲。对食欲差患儿可给予胰岛素。2~3U/d,皮下注射,2~3 周为一疗程。为避免发生低血糖,注射前可先口服葡萄糖 20~30g。锌剂能提高味觉敏感度,促进食欲,可口服元素锌 0.5~1mg/(kg·d)。

(2)中医治疗:中药参苓白术散能调整脾胃功能,改善食欲;针灸、推拿、抚触、捏脊等也有一定疗效。

5. 其他　病情严重、伴明显低蛋白血症或严重贫血者,可考虑成分输血。静脉滴注高能量脂肪乳剂、多种氨基酸、葡萄糖等也可酌情选用。此外,充足的睡眠、适当的户外活动、纠正不良的饮食习惯和良好的护理亦极为重要。

6. 应用生长曲线评估患儿是否实现追赶生长　在患儿的生长曲线达到同年龄、同性别的第 25~50 百分位数之间时,将饮食调整至正常进食的量,并随访 3 个月直至稳定。如在治疗期间体重不增,症状无明显改善,应及时转诊。

六、预防

预后取决于营养不良的发生年龄、持续时间及其程度,其中尤以发病年龄最为重要,年龄愈小,其远期影响愈大,尤其是认知能力和抽象思维能力易发生缺陷。本病的预防应采取综合措施。应随访到儿童体格生长达到正常范围,即在第 25~50 百分位数后,再按照正常儿童随访的间隔期随访。

1. 合理喂养 大力提倡母乳喂养,对母乳不足或不宜母乳喂养者应及时给予指导,采用混合喂养或人工喂养并及时添加辅助食品;纠正偏食、挑食、吃零食的不良习惯,小学生早餐要吃饱,午餐应保证供给足够的能量和蛋白质。

2. 合理安排生活作息制度 合理安排膳食:根据儿童年龄特点,通过米面搭配等方式,在保证主食的基础上,增加蛋白质含量丰富的食品摄入。坚持户外活动,保证充足睡眠,纠正不良的卫生习惯。

3. 防治传染病和先天畸形 按时进行预防接种;对患有唇裂、腭裂及幽门狭窄等先天畸形者应及时手术治疗。

4. 推广应用生长发育监测图 定期测量体重,并将体重指标在生长发育监测图上,如发现体重增长缓慢或不增,应尽快查明原因,及时予以纠正。

营养不良诊断流程见图 4-1。

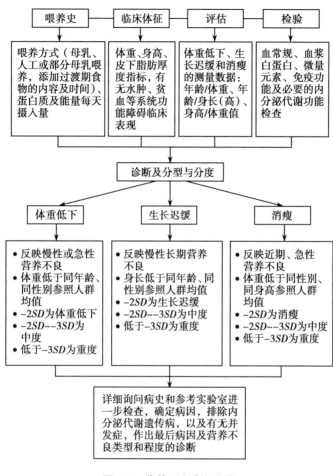

图 4-1　营养不良诊断流程

（毛　萌）

参考文献

1. MARTIN BLOEM M. The 2006 WHO child growth standards.BMJ,2007,334（7596）:705-706.

2. 沈晓明,王卫平.儿科学.7 版.北京:人民卫生出版社,2008.

3. 薛辛东. 儿科学. 北京:人民卫生出版社,2010.

4. 黎海芪,毛萌. 儿童保健学. 北京:人民卫生出版社,2009.

5. 毛萌,桂永浩. 尼尔逊儿科学. 19 版. 北京:世界图书出版社,2017.

第二节 营养性铁缺乏及缺铁性贫血

一、概述

铁是人体必需微量元素中含量最多的一种,膳食中可利用铁长期不足,可导致铁缺乏(iron deficiency,ID)。铁缺乏症是指机体总铁含量(total body iron,TBI)降低的状态,包括从铁减少期(iron depletion)逐渐发展至红细胞生成缺铁期(iron deficient erythropoiesis,IDE)和缺铁性贫血期(iron deficiency anemia,IDA)。这是三个密切相关的发展阶段,各自具有不同的铁代谢特点。营养性缺铁性贫血(nutritional iron deficiency anemia,NIDA)是由于营养不足所致体内铁缺乏,最终导致血红蛋白合成减少的一类贫血,红细胞呈小细胞低色素性改变,具有血清铁蛋白(serum ferritin,SF)、血清铁(serum iron,SI)和转铁蛋白饱和度(transferrin saturation,TS)降低、总铁结合力增高(total iron binding capacity,TIBC)等铁代谢异常的特点,是 ID 发展最为严重的阶段。

ID 是世界四大营养缺乏病之一,是最常见的营养素缺乏症和全球性健康问题,孕妇和婴幼儿是最大的受害群体,6 个月~2 岁为高发年龄。ID 及 IDA 引起健康状况低下和严重的功能损害,影响婴幼儿和儿童的生长发育。WHO 将铁缺乏列为与死亡有关的十大危险因素之一。推算全球约有 21.5 亿居民存在不同程度的铁缺乏。发展中国家 5 岁以下和 5~14 岁儿童贫血患病率分别为 39% 及 48%,其中半数以上为 IDA,而 ID 患病率至少为 IDA 患病率的 2 倍。我国儿童 ID 总患病率为 40.3%,其中婴儿 ID 高达 65.2%,且 IDA 达到 20.5%。

二、病因

1. 先天储铁不足 胎儿时期铁来自母体,尤以妊娠最后 3 个月最多,因此早产、双胎或多胎、胎儿失血和孕母严重缺铁均可导致胎儿储铁减少。

2. **铁摄入量不足**　最主要原因。婴幼儿以乳类食品为主,含铁量低,未及时添加富含铁的食物容易发生,年长儿偏食、不良进食习惯均可导致贫血发生。

3. **铁需要量增加**　婴儿和青春期儿童生长发育快,对铁的需求量大,如未及时添加富铁食物,易于发生缺铁。早产、双胎、低出生体重儿生后追赶生长,各营养素需要量增加,更是铁缺乏的高危人群。

4. **铁吸收减少或消耗增加**　不合理的饮食搭配可影响铁的吸收,消化道疾病(如慢性腹泻)或反复感染不仅减少铁的吸收,而且可致铁消耗量增加。

5. **铁丢失过多**　正常婴儿每天排泄铁量相对较成人多。每 1ml 血含铁 0.5mg,长期慢性失血,导致铁丢失更多,如肠道寄生虫病、肠息肉、梅克尔憩室等,食物过敏特别是用不加热的鲜牛奶喂养的婴儿可因为对牛奶过敏而导致肠道出血。青春期女童经期失血过多也可造成丢失过多。

影响婴儿铁营养状况相关因素生理模型见图 4-2。

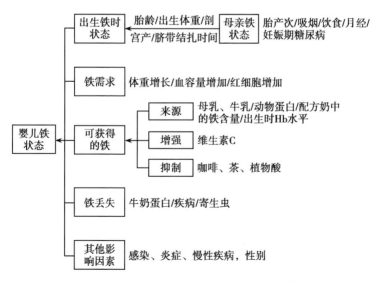

图 4-2　影响婴儿铁营养状况相关因素生理模型

117

三、发病机制

铁缺乏与缺铁性贫血发病机制及对健康的影响见下图4-3。缺铁不仅影响血红蛋白、肌红蛋白合成,而且影响众多与生物氧化、组织呼吸、神经递质合成与分解有关含铁酶(如细胞色素 C、单胺氧化酶、核糖核苷酸还原酶、琥珀酸脱氢酶等)的活性,因此在发生贫血以前,ID 就已经对机体多项功能造成危害。处于快速成长的胎儿及婴儿,对 ID 的承受和应变能力非常脆弱。铁缺乏对智能的妨碍和潜在的远期智能危害非常显著,影响心理活动、认知、学习能力和行为发育,且常是不可逆转的终身性损害。IDA 的儿童其智商较正常儿童平均低 9 个点。

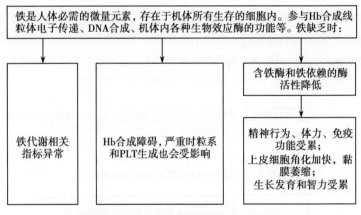

图 4-3 铁缺乏与缺铁性贫血的发病机制

四、临床表现

铁缺乏症及缺铁性贫血一般起病缓慢。铁缺乏一般临床表现无特征性,因此其诊断主要依赖于实验室检查。缺铁性贫血的临床表现根据贫血的程度轻重不一。

1. 一般表现 皮肤黏膜逐渐苍白,以口唇、口腔黏膜及甲床比较明显,孩子容易疲乏,不爱活动。年龄大些的儿童会说头晕、眼前发黑、耳鸣。

2. 髓外造血表现 由于髓外造血,肝、脾可轻度肿大;年龄越小,病程越长,贫血越重,肝脾大越明显。可以通过腹部查体和彩超检查来判断肝脾大小。

3. 消化系统表现 食欲减退,不思饮食,少数有异食癖,伴有呕吐、腹泻,同时会出现口腔炎、舌炎或舌乳头萎缩等现象,严重者可出现萎缩性胃炎或吸收不良综合征。

4. 神经系统表现 烦躁不安,萎靡不振,精神不集中,记忆力减退。

5. 心血管系统表现 重度贫血的儿童心率增快,严重者心脏变大,甚至发生心力衰竭。

6. 感染 因细胞免疫功能降低,常合并感染。

【实验室检查】

铁营养状况指标见表 4-2。

表 4-2 铁营养状况的指标 *

指标	界值	解释
血红蛋白	<11g/dl	铁贮备消耗 促红细胞生成素减少(迟)
血细胞比容	<32%	铁贮备消耗 促红细胞生成素减少(迟)
红血球:血红蛋白过少、红细胞异形、红细胞大小不等	—	铁贮备消耗 促红细胞生成素减少(迟)
平均血球体积	<70fl	铁贮备消耗 促红细胞生成素减少(迟)
红细胞原卟啉	>3µg/g,血红蛋白(>100µg/L)	铁贮备消耗 促红细胞生成素减少(早)
转铁蛋白饱和度	<10%	铁贮备消耗 促红细胞生成素减少(迟)
血清铁蛋白	<10ng/ml	铁贮备消耗 促红细胞生成素正常
转铁蛋白受体	↑**	细胞的铁需要量增加
试验正常	—	正常铁营养状态

* 年龄为 6 个月至 2 岁;** 未建立好 6 个月至 2 岁年龄组的界值

五、诊断

根据病史特别是喂养史、临床表现和血常规检查结果,一般可作出初步诊断,进一步进行有关铁代谢的生化检查有确诊意义,用铁剂治疗有效可证实诊断。骨髓穿刺涂片和铁染色为侵入性检查,不作为IDA常规诊断手段,在诊断困难和治疗无效情况时可考虑进行。

(一) 铁缺乏分期诊断

1. 第一阶段:铁减少期(ID期)

(1) 缺铁的高危人群,具有导致缺铁的危险因素,如:喂养不当、生长发育过快、胃肠疾病和慢性失血等。

(2) 血清SF<15g/L,伴或不伴血清转铁蛋白饱和度降低(<15%)。

(3) 除外感染、炎症或肿瘤等病理情况。建议同时检测血清C反应蛋白(CRP)。CRP应<10mg/L,以排除感染、炎症等对SF水平的影响。

(4) Hb正常,且外周血成熟红细胞形态正常。

血清SF检测是诊断铁缺乏的重要指标,但受感染和进食等因素影响。

2. 第二阶段:红细胞生成缺铁期(IDE期) ID期的各项指标,增加以下指标检测。

(1) 红细胞内游离原卟啉(FEP)增加超过500μg/L(全血),或血液锌原卟啉>600μg/L(全血)、FEP/Hb>4.5(μg/g血红蛋白),后者较可靠。

(2) SI<10.7μmol/L(60μg/dl)、TIBC>62.7μmol/L(350μg/dl)、TS<15%。

(3) 可伴有MCV<80fl,MCH<27pg,MCHC<310g/L。

符合以上2项即可诊断。

3. 第三阶段:缺铁性贫血期(IDA期) 实验室检查,除以上两期指标阳性外,此期血红蛋白及红细胞计数下降。

(1) Hb降低。WHO儿童贫血诊断标准:6个月~6岁<110g/L,6~14岁<120g/L。由于海拔高度对Hb值的影响,海拔每升高1 000m,Hb上升约4%。

（2）外周血红细胞呈小细胞低色素性改变：MCV<80fl，MCH<27pg，MCHC<310g/L。

（3）具有明确的缺铁原因：如铁供给不足、吸收障碍、需求增多或慢性失血等。

（4）铁剂治疗有效：铁剂治疗4周后Hb应至少上升10~20g/L以上。

（5）铁代谢检查指标符合IDA诊断标准：上述4项中至少满足两项，但应注意血清铁和转铁蛋白饱和度易受感染和进食等因素影响，并存在一定程度的昼夜变化。

（6）骨髓穿刺涂片和铁染色：骨髓可染色铁显著减少，甚至消失；骨髓细胞外铁明显减少（0~±）（正常值+~+++）；铁粒幼细胞比例<15%。骨髓穿刺仍被认为是诊断IDA的"金标准"，但由于为侵入性检查，一般情况下不需要进行该项检查。对于诊断困难，或诊断后铁剂治疗效果不理想的患儿，有条件的单位可以考虑进行，以明确或鉴别诊断。

（7）排除其他小细胞低色素性贫血：尤其应与轻型地中海贫血鉴别，注意鉴别慢性病贫血、肺含铁血黄素沉着症等。

（二）诊断性治疗

为方便广大基层医院的儿科医生使用，提出应强调该防治建议的实用性和可操作性，对于缺乏检测铁代谢指标的基层医院，可考虑诊断性治疗（图4-4）。

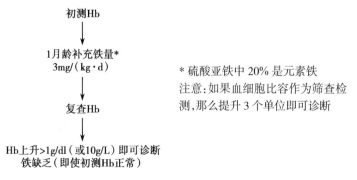

图 4-4　铁缺乏诊断性治疗流程

六、鉴别诊断

本病需与 α-地中海贫血和 β-地中海贫血、慢性疾病和感染性贫血、铁粒幼细胞性贫血、铅中毒等疾病鉴别(表 4-3)。

表 4-3　不同类型贫血的鉴别诊断

分类	缺铁性贫血	地中海贫血	慢性疾病	铁粒幼细胞贫血
血清铁蛋白	↓	↑	正常或↑	正常或↑
红细胞分布宽度	↑	正常或↑	正常	↑
血清铁	↓	正常或↑	正常或↓	正常或↑
总铁结合力	↑	正常	轻微↓	正常或↑
转铁蛋白饱和度	↓	正常或↑	正常或轻微↓	

注:建议根据血常规 MCV 和红细胞数计算 Mentzer 指数(MCV/红细胞计数)。Mentzer 指数 <13 提示为地中海贫血,>13 则提示为缺铁性贫血

本病还需与特发性肺含铁血黄素沉着症、铅中毒等鉴别。特发性肺含铁血黄素沉着症铁代谢检查同缺铁性贫血,但可有咳痰、咯血等呼吸系统症状,X 线胸片可见肺部斑点状、粟粒状或网状阴影,痰或胃液中可见含铁血黄素细胞。铅中毒和缺铁性贫血两者都表现为红细胞原卟啉浓度升高,红细胞形态相似,但铅中毒时常有明显的红细胞嗜碱性点彩,并有血铅、尿粪卟啉水平升高等。

七、治疗

1. 一般治疗　加强护理,避免感染,合理喂养,给予富含铁和维生素 C 的食物,注意休息。对重症患儿应注意保护心脏功能。

2. 病因治疗　尽可能查找导致缺铁的原因和基础疾病,并采取相应措施去除病因。如纠正偏食等不良进食习惯、及时添加富含铁的食物、胃肠道失血者及时止血或手术、钩虫感染者驱虫治疗、食物过敏致胃肠道慢性失血者回避过敏原等。

3. 铁剂治疗 对于缺铁而尚未发生 IDA 者一般饮食治疗和病因治疗是主要治疗手段,同时应给予铁剂补充。对于 IDA 应予以铁剂治疗。

(1) 口服铁剂:采用亚铁制剂以利于铁的吸收,按元素铁计算补铁剂量,每天补充元素铁 2~6mg/kg,餐间服用,每天 2~3 次;同时口服维生素 C 促进铁吸收。在血红蛋白恢复正常后继续补铁 2 个月,恢复机体储存铁水平。必要时可同时补充其他微量营养素,如叶酸和维生素 B_{12}、维生素 A 等。对于单纯缺铁而无贫血者可予小剂量补铁,元素铁 1mg/kg,每天 1 次。循证医学资料表明,间断补充元素铁每次 1~2mg/kg,每周 1~2 次或每天 1 次亦可达到补铁的效果,疗程 2~3 个月,因此可在口服较困难的儿童采用间断补铁的方式口服补铁。

(2) 注射铁剂:注射铁剂较容易发生不良反应,应慎用,其适应证包括:①诊断肯定但口服铁剂后无治疗反应者;②口服铁剂后胃肠反应严重,虽改变制剂种类、剂量、给药方法仍无改善者;③由于胃肠疾病胃肠手术后不能应用口服铁剂或口服铁剂吸收不良者;④铁难治性缺铁性贫血(iron refractory iron deficiency anemia,IRIDA)。常用注射铁剂有山梨醇枸橼酸铁复合物、右旋糖酐铁复合物。

铁剂治疗 12~24 小时后细胞内含铁酶开始恢复,烦躁等症状减轻,食欲增加,网织红细胞于用药 2~3 天后开始上升,5~7 天达高峰,2~3 周后下降至正常。治疗 1~2 周后血红蛋白逐渐上升,4 周后应上升 20g/L 以上。补铁后如未出现预期的治疗效果,应考虑诊断是否正确、患儿是否按医嘱服药、剂量是否足够、是否存在影响铁吸收或导致铁继续丢失的原因,进行进一步检查。

4. 其他 治疗严重贫血并发心功能不全或明显感染者可输注浓缩红细胞或输血。贫血越严重,每次输注量应越少。血红蛋白在 30g/L 以下者,应采用等量换血方法;血红蛋白在 30~60g/L 者,每次可输注浓缩红细胞 4~6ml/kg。

八、预防

WHO 认为如人群中贫血发生率高于 5%,则可被认为是一个公众健康问题。因此我们必须重视铁缺乏症的防治。

除要进一步消除贫困以外,预防铁缺乏的三大策略包括普及健康教育、饮食调整及多样化和改善铁摄入和生物利用度,补充铁和/或食物强化铁。三大策略单独或联合应用,以控制铁缺乏症的流行。

1. 健康教育,指导合理喂养和饮食搭配

食物的铁含量:教育家长了解食物中铁的含量与吸收率,有利儿童食物的选择。

饮食调整和/或多样化是最可行预防方法,但改变饮食习惯和个人爱好有困难。

提倡纯母乳喂养至足 6 个月,不能母乳喂养的婴儿应采用强化铁的配方喂养。多数婴儿期喂养的流行病学调查结果显示,婴儿期转换食物的质与量影响婴儿后期,甚至幼儿期铁营养状况,如过早增加谷类食物而减少乳量(人乳或配方)影响铁的摄入。4~6 月龄婴儿引入的第一个半固体食物(或泥状、糊状食物)应是强化铁的谷类,并逐渐引入富含铁的瘦肉等动物性食物。

2. 孕期预防 妊娠期母亲铁缺乏状况影响胎儿体内铁的贮存,研究证实即使母亲为轻度 ID 仍可致婴儿早期贫血。

3. 加强营养,摄入富铁食物

我国妊娠妇女贫血患病率较高(约 50%),WHO 建议在贫血患病率较高地区(>40%),从妊娠第 3 个月开始,按元素铁 60mg/d 口服补铁,必要时可延续至产后;同时补充小剂量叶酸(400g/d)及其他维生素和矿物质。

2014 年中华医学会围产医学分会发表《妊娠期铁缺乏和缺铁性贫血诊治指南》建议妊娠母亲铁缺乏和轻、中度贫血者以口服铁剂治疗为主,并改善饮食,进食富含铁的食物。重度贫血者治疗至血红蛋白恢复正常后继续口服铁剂 3~6 个月或至产后 3 个月。

因分娩时脐带结扎时间与婴儿早期贫血发生有关。如延迟 3 分钟结扎脐带,新生儿多获得 20~30ml/kg 的血液灌注,相当于获得 30~35mg 铁。因此,分娩时延迟脐带结扎的措施可明显改善婴儿铁营养状况,并不增加高胆红素血症和红细胞增多症发生。

4. 儿童青少年预防

(1) 早产儿和低出生体重儿:提倡母乳喂养。纯母乳喂养者应从

2~4 周龄开始补铁,剂量 2mg/(kg·d) 元素铁,直至 1 周岁。人工喂养者应采用铁强化配方乳,一般无须额外补铁。鲜牛乳含铁量和吸收率低,1 岁以内不建议采用鲜牛乳喂养。

(2) 足月儿:母乳中铁生物利用度高,应尽量母乳喂养至足 6 个月;此后如继续纯母乳喂养,应及时添加富铁辅食;必要时可按每天剂量 1mg/kg 元素铁补铁。未采用母乳喂养、或母乳喂养后改为混合喂养或人工喂养者,应采用铁强化配方乳,并及时添加富铁辅食。1 岁以内应尽量避免鲜牛乳喂养。

(3) 幼儿、学龄前期、学龄期儿童:注意食物的均衡和营养,纠正厌食和偏食等不良习惯;鼓励进食蔬菜和水果,促进肠道铁吸收。

2011 年 WHO 建议在贫血流行地区(>20%),学龄前及学龄儿童可采用间断补铁方法改善儿童铁营养状况。

(4) 青春期儿童:青少年,尤其是女孩往往由于偏食厌食和月经增多等原因易于发生缺铁甚至 IDA;应注重青春期心理健康和咨询,加强营养,合理搭配饮食;鼓励进食蔬菜水果等,促进铁的吸收。一般无须额外补充铁剂,对拟诊为缺铁或 IDA 的青春期女孩,可口服补充铁剂,剂量 30~60mg/d 元素铁。

(5) 筛查:IDA 是婴幼儿最常见的贫血类型,因此 Hb 测定是筛查儿童 IDA 最简单易行的指标,并被广泛采用。结合 Hb 检测和 ID 高危因素评估可早期发现 ID 及 IDA。各国筛查方案的差别与儿童贫血患病率有关。美国 AAP 建议所有儿童 9~12 月龄首次筛查血红蛋白,在 15~18 月龄再次筛查血红蛋白。

根据我国现阶段的社会经济现状,建议仅对缺铁的高危儿童进行筛查,包括:早产儿、低出生体重儿,生后 4~6 个月仍纯母乳喂养而未添加富铁辅食、或未采用铁强化配方乳补授或人工喂养婴儿,以及单纯牛乳喂养婴儿。早产儿和低出生体重儿建议在生后 3~6 个月进行 Hb 检测,其他儿童可在 9~12 个月时检查 Hb。具有缺铁高危因素的幼儿,建议每年检查 Hb 一次。青春期儿童,尤其是女孩应常规定期进行 Hb 检测。

(向　伟)

缺铁性贫血的诊治流程见图 4-5。

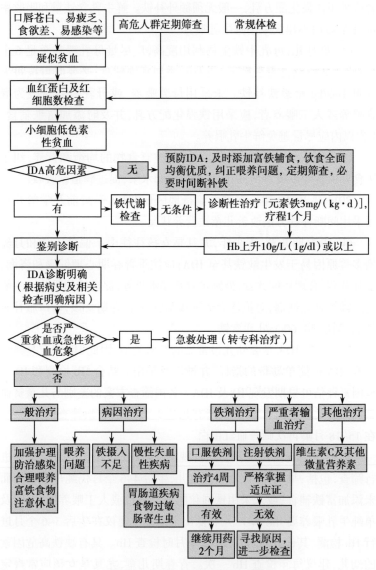

图 4-5　缺铁性贫血的诊治流程

参考文献

1. PAN XP, WANG L.A Pan Epidemiology and determinants of obesity in China. Lancet Diabetes Endocrinal, 2021, 9 (6) : 373-392.

2. 中国肥胖预防和控制蓝皮书. 中国营养学会. 北京:北京大学医学出版社, 2019.

3. 中国营养学会. 中国居民膳食指南 (2016). 北京:人民卫生出版社, 2016.

4. 赵莉, 王卓, 冯黎维. 儿童肥胖的预防与控制. 成都:四川大学出版社, 2021.

5. Mary Catherine Mullen and Iodie Shield. Academy of nutrition and Dietetics Packet Guide to Pediatric weight management. 2nd ed. Chicago, IL, 2018.

6. 黎海芪. 实用儿童保健学. 2 版. 北京:人民卫生出版社, 2022.

第三节　维生素 D 缺乏性佝偻病

一、概述

维生素 D(vitamin D, VitD)是一组脂溶性类固醇衍生物, 主要为维生素 D_3(胆骨化醇)和维生素 D_2(麦角骨化醇), 皮肤中的 7-脱氢胆固醇经紫外线照射激发后可转变成维生素 D_3。阳光照射产生的维生素 D 与来自食物的维生素 D 均与血液中的维生素 D 结合蛋白结合而转运到肝脏, 并羟化成 25-(OH)D, 25-(OH)D 是维生素 D 在血液循环中的主要形式, 可在肾脏以及其他组织中, 再次羟化为 $1,25\text{-}(OH)_2D$。$1,25\text{-}(OH)_2D$ 是维生素 D 的活性形式。

维生素 D 的主要功能是维持人体内钙的代谢平衡以及骨骼形成。此外, 由于维生素 D 受体广泛分布于人体各组织系统, 维生素 D 活性形式 $1,25\text{-}(OH)_2D$ 具有激素样作用。维生素 D 具有广泛的生理作用, 是维持人体健康、细胞生长和发育必不可少的物质, 如影响免疫、神经、生殖、内分泌、上皮及毛发生长等。

维生素缺乏性佝偻病(简称佝偻病)为缺乏维生素 D 引起体内钙磷代谢异常, 导致生长期的骨组织矿化不全, 产生以骨骼病变为特征的与生活方式密切相关的全身性慢性营养性疾病, 是维生素 D 缺乏发展最为严重的阶段。

据估计,全世界大约 30%~50% 的儿童和成人的血清 25-(OH)D<50nmol/L(20ng/ml)。我国目前尚缺少较大样本的人群血清 25-(OH)D 水平的调查资料。

二、病因

1. 阳光照射 缺乏日光照射是造成儿童维生素 D 缺乏的最主要高危因素。日光中的紫外线分为 UVA、UVB、UVC,皮肤只有在接受日光中 UVB 的照射时才能合成机体所需维生素 D。但是 UVB 通过玻璃的剂量非常小,因此隔着玻璃晒太阳无法合成维生素 D。短时间暴露在阳光下有利于维生素 D 的产生,而长时间暴露可能会使儿童受到紫外线晒伤和 DNA 损伤。但是,有许多其他因素会影响维生素 D 的皮肤光合作用,如年龄较小的婴幼儿室外活动少;高大建筑物阻挡日光照射,大气污染(如烟雾、尘埃);季节(如冬季户外活动时间短)、纬度因素、肤色、衣物遮盖、涂抹防晒霜等。

2. 摄入不足 维生素 D 缺乏与饮食也有重要关系,乳类(包括人乳、牛乳、羊乳等)、禽蛋黄、肉类等含量较少;鱼类仅有部分海鱼(如鲨鱼)的肝脏维生素 D 含量较丰富;谷类、蔬菜、水果中几乎不含维生素 D。强调单纯母乳喂养儿,由于母乳维生素 D 含量低,纯母乳喂养较强化维生素 D 配方奶喂养婴儿更容易出现维生素 D 缺乏。

3. 胎儿期贮存不足 胎儿通过胎盘从母体获得维生素 D 贮存于体内,满足生后一段时间需要,母孕期维生素 D 缺乏的婴儿、早产/低出生体重、双胎/多胎是造成胎儿维生素 D 储存不足,致使婴儿出生早期维生素 D 缺乏或不足的重要因素。

4. 疾病 胃肠功能异常或吸收不良,如乳糜泻、囊性纤维化、胆道阻塞等使维生素 D 吸收不良,而慢性肝脏疾病以及利福平、异烟肼、抗癫痫等药物,则使 25-(OH)D 合成减少而降解增加,也是造成血清 25-(OH)D 水平下降的重要因素。

5. 遗传因素 在遗传因素中,维生素 D 缺乏与维生素 D 受体基因（VDR）、维生素 D 结合蛋白基因（DBP）、细胞色素系列基因（CYP）均在维生素 D 缺乏及维生素 D 缺乏性佝偻病的发病中发挥着重要作用。

2016 年营养性佝偻病防治全球共识中提出营养性佝偻病是由于儿童维生素 D 缺乏和/或钙摄入量过低共同导致的疾病，强调了钙摄入过低也是佝偻病的重要原因。

三、诊断

维生素 D 缺乏及维生素 D 缺乏性佝偻病根据病因（危险因素）、体格查体、临床表现、实验室检查和影像学检查明确诊断。

1. 临床表现　维生素 D 不足、轻度维生素 D 缺乏及佝偻病早期，可无特异性临床表现，但也可出现低钙抽搐、生长损害、昏睡、易激惹，少数患儿可能表现为骨折风险增加、肌肉疼痛等。根据病变程度分为早期、活动期、恢复期和后遗症期。

（1）早期：多为 2~3 月龄婴儿。可有多汗、易激惹、睡眠不安等非特异性神经精神症状。此期常无骨骼病变。血钙、血磷正常或稍低，碱性磷酸酶（ALP）正常或稍高，血 25-(OH)D 降低，$1,25(OH)_2D$ 正常或稍高。骨 X 线片长骨干骺端无异常或见临时钙化带模糊变薄、干骺端稍增宽。

提示：佝偻病的非特异性症状如多汗、易激惹、睡眠不安等，很难同生理现象区别，仅作为早期诊断的参考依据，不能作为诊断的主要依据。枕秃目前认为是小月龄儿童正常的生理性脱发，已不再作为诊断的主要依据。

（2）活动期：骨骼体征：<6 个月龄婴儿，可见颅骨软化体征（乒乓感）；>6 个月龄婴儿，可见方颅、手（足）镯、肋串珠、肋软骨沟、O 型腿、X 形腿等体征。血钙正常低值或降低，血磷明显下降，血碱性磷酸酶（ALP）增高。血清 25-(OH)D 显著降低。骨 X 线片长骨干骺端临时钙化带消失，干骺端增宽，呈毛刷状或杯口状，骨骺软骨盘加宽 >2mm。

提示：乳牙萌出延迟（12~13 个月龄后）、前囟闭合延迟（24 个月龄后)不是佝偻病的特异体征,部分体征如方颅、鸡胸有一定主观性,漏斗胸等更多见于先天骨骼畸形而非维生素 D 缺乏造成。生理性 O 型腿、X 型腿和佝偻病 O 型腿、X 型腿应进行鉴别。

生理性 O 型腿是指婴儿从出生到 1.5~2 岁期间,一般股骨和胫骨之间会有生理性弯曲,但通常双侧下肢对称,身高正常,走路很稳,不会出现跛行。若出生到超过 2 岁后身材矮小,O 型腿逐渐加重并且出现跛行、双侧膝内翻不对称、走路时膝关节外突等表现,再结合病史、查体(膝盖向上平卧双腿并拢时膝盖内侧距离超过 6cm)、骨 X 线片与血生化等资料可诊断佝偻病性 O 型腿。生理性 X 型腿一般出现在 2~7 岁左右,随着婴幼儿生长发育,尤其在 4 岁左右,下肢会出现一系列长轴旋转和关节成角的生理性变化出现生理性 X 型腿。若婴儿期年龄小于 2 岁或大于 7 岁出现 X 型腿,身材矮小低于第 3 百分位数以下,单侧 X 型腿,7 岁以后 X 型腿加重无好转,走路膝盖有"内滑"表现,结合病史、查体(膝盖向上平卧双腿并拢时脚踝内侧间距超过 8cm)及骨 X 线片和血生化等辅助检查可诊断佝偻病性 X 型腿。

(3) 恢复期:早期或活动期患儿经日光照射或治疗后症状消失,体征逐渐减轻或恢复。血钙、血磷、AKP、25-(OH)D 逐渐恢复正常。骨 X 线片长骨干骺端临时钙化带重现、增宽、密度增加,骨骺软骨盘 <2mm。

(4) 后遗症期:因婴幼儿期严重佝偻病,残留不同程度的骨骼畸形。无任何临床症状,骨 X 线及血生化检查正常。

2. 辅助检查

(1) 实验室诊断:参照我国 2015 年维生素 D 缺乏及维生素 D 缺乏性佝偻病防治建议、2016 年全球营养性佝偻病管理共识,以及中国儿童维生素 D 营养相关临床问题实践指南提出的儿童维生素 D 营养状况的判定标准。即血清 25-(OH)D<30nmol/L 为维生素 D 缺乏;30~50nmol/L 为维生素 D 不足,50~250nmol/L 为维生素 D 适宜,>250nmol/L 为维生素 D 中毒。

血清钙、磷、碱性磷酸酶(ALP)的活性受多种因素影响,儿童血 ALP 水平较成年人高;机体缺锌、缺铁时血 ALP 下降,肝胆疾病时血

ALP 升高,佝偻病早期多伴有缺锌和缺铁,致血 ALP 下降;而软骨钙化障碍并继续增殖致 ALP 增多。因此,血清钙、磷、ALP 测定对早期佝偻病的诊断价值不大。

（2）影像学检查:长骨骨骺端佝偻病的 X 线改变对于佝偻病的诊断有重要意义,但是骨骼钙丢失 30% 以上才能在 X 线片有所表现。我国儿童佝偻病患病率逐年降低,临床表现大多处于早期,症状体征并不十分典型,其病理变化主要在软骨基质钙化不足和骨样组织不能钙化,X 线多不能反映佝偻病的早期状态。

四、鉴别诊断

1. 佝偻病容易与抗维生素 D 佝偻病、脑瘫、发育落后等混淆,需引起临床重视。而且应用维生素 D 治疗无效时应考虑其他疾病的可能,切忌盲目加大维生素 D 用量。维生素 D 缺乏性佝偻病需与其他非维生素 D 缺乏性佝偻病（如肾性骨营养障碍、肾小管性酸中毒、低血磷抗维生素 D 性佝偻病、范可尼综合征等）,内分泌、骨代谢性疾病（如甲状腺功能减退、软骨发育不全、黏多糖病）等鉴别。

2. 儿童患慢性腹泻或肝胆、胰腺疾病或服用抗癫痫药物可影响维生素 D 在体内的吸收、代谢、羟化,导致继发性维生素 D 缺乏,亦需鉴别。

五、治疗

1. **维生素 D 缺乏的治疗**　儿童轻度维生素 D 缺乏及不足时,可给予双倍剂量的维生素 D 补充剂,即 800IU/d,持续治疗 3~4 个月,然后恢复 400IU/d 的常规补充剂量。

2. **维生素 D 缺乏性佝偻病的治疗**　治疗目的为防止骨骼畸形,治疗原则以口服为主。口服法比肌内注射法能更快提高血清 25-(OH)D 水平。维生素 D 制剂选择,剂量大小、疗程长短、单次或多次、途径（口服或肌内注射）应根据患儿具体情况而定,强调个体化。剂量为 2 000IU/d（50μg/d）为最小剂量,疗程至少 3 个月（表 4-4）。

表 4-4 维生素 D 缺乏性佝偻病的维生素 D 治疗量(IU)

年龄(月)	每天剂量	单次剂量	每天维持剂量
<3	2 000	不宜采用	400
3~	2 000	5 万 U	400
12~	3 000~6 000	15 万 U	600
144~	6 000	30 万 U	600

注:治疗 3 个月后,评估治疗反应,确定是否需要进一步治疗;确保钙最低摄入量为 500mg/d

推荐"每天维生素 D 口服法";当依从性差时,可采取"间断大剂量维生素 D 口服法";当口服困难或胃肠道疾病时,建议肌内注射补充维生素 D。可采用大剂量突击疗法,维生素 D 15 万~30 万 IU 或者每次 3.75~7.50mg 肌内注射,停用其他维生素 D 制剂,1 个月后随访,检测血 25OHD 水平,如症状、体征、实验室检查均无改善时应考虑其他疾病,同时也应避免高钙血症、高钙尿症及维生素 D 过量。任何一种疗法之后都需要持续补充预防剂量的维生素 D。

提示:肌内注射给药方法不宜应用于新生儿和小婴儿,因其没有足够的脂肪储存维生素 D,而且肌层薄、血管多,维生素 D 油剂注射于局部后,由于吸收差,可导致局部肌纤维损伤出血。

3. 补钙 补钙方式可通过膳食获取或额外口服补充钙剂,每天推荐剂量为 500mg。早产儿、低出生体重儿、巨大儿、户外日照少,以及生长过快的儿童在使用维生素 D 制剂治疗同时,联合补钙更为合理。自然界含钙食物丰富,提倡儿童调整膳食结果,增加天然食物补钙,含钙丰富的辅食添加不晚于足 6 个月,乳品是最主要的钙源,当乳类摄入不足或营养欠佳时适当补充钙剂。

4. 增加户外活动 日光照射可以增加皮肤合成维生素 D,夏秋季多户外活动,每天至少户外活动每天 1~2 小时,这是防治佝偻病的简便有效措施。

5. 外科手术 严重的骨骼畸形影响机体功能可外科手术治疗。

六、预防

维生素 D 缺乏及维生素 D 缺乏性佝偻病的发生与不良的生活方式密切相关。因此,只要作好科学育儿和卫生保健知识宣传,开展系统保健管理,采取综合防治措施,维生素 D 缺乏及维生素 D 缺乏性佝偻病是完全可以预防和控制的。维生素 D 缺乏及佝偻病的预防应从围生期开始,以婴幼儿为重点对象,并应系统管理持续到青春期。做到"因时、因地、因人而异"。

1. 综合防治措施 特别强调维生素 D 缺乏儿童父母及看护人参与的重要性。利用各种宣传形式,向群众、学校广泛宣传科学育儿和佝偻病防治卫生知识,克服不良育儿习惯,指导家长参与自我保健。系统管理,通过妇幼保健网对孕妇、新生儿、婴幼儿开展保健管理,定期访视并按计划进行维生素 D 缺乏及维生素 D 缺乏性佝偻病防治监测。加强护理,指导家长做好儿童生活和卫生护理,定期进行预防接种,积极预防上呼吸道感染、肺炎、腹泻、贫血等急慢性疾病。合理喂养、平衡膳食、改变偏食等不良习惯对于预防维生素 D 缺乏及维生素 D 缺乏性佝偻病也是非常重要的。

2. 母亲孕期预防 孕妇应经常户外活动,进食富含钙、磷和蛋白质等食物。可于妊娠后 3 个月补充维生素 D800~1 000IU/d,同时补钙。如有条件,孕妇在妊娠后 3 个月应监测血清 25-(OH)D 浓度,存在明显维生素 D 缺乏,应给予维生素 D 制剂治疗,维持血清 25-(OH)D 水平达正常范围。同时防治妊娠并发症,对患有低钙血症和骨软化症的孕妇应积极治疗。

3. 0~18 岁儿童预防

(1) 户外活动:户外活动应考虑到不同季节、不同地区、不同气候特点进行。指导家长带婴儿尽早户外活动,时间逐渐增多,平均户外活动时间每天至少 1~2 小时,接受阳光照射的皮肤面积逐渐增加,如头面部(避免阳光直接晒到眼睛)、手臂、腿、臀部等。不主张日光浴及人工紫外线疗法,以防皮肤损伤,特别是 6 个月以下婴儿。

(2) 维生素 D 补充:婴儿(包括纯母乳喂养儿)出生数天后应尽早

开始给予 400~800IU/d 的维生素 D 补充剂,并推荐长期补充,直至青春期。维生素 D 补充量应包括食物、日光照射、维生素 D 制剂、维生素 D 强化食品中的维生素 D 含量,如婴儿每天摄入 500ml 配方奶,可获得维生素 D 约 200IU(5μg),加之适当的户外活动至少 1 小时,可不必另外补充维生素 D 制剂。但由于户外活动时间难以保证或因天气、空气原因,建议每天补充维生素 D 400IU 的预防量。

(3) 高危儿童补充:早产儿、低出生体重儿、双胎儿生后即应补充维生素 D 800~1 000IU/d,3 个月后改 400IU/d。反复呼吸道感染、缺铁性贫血、腹泻、营养不良等慢性疾病的儿童可补充维生素 D 400~800IU/d。

维生素 D 缺乏性佝偻病的诊治流程见图 4-6。

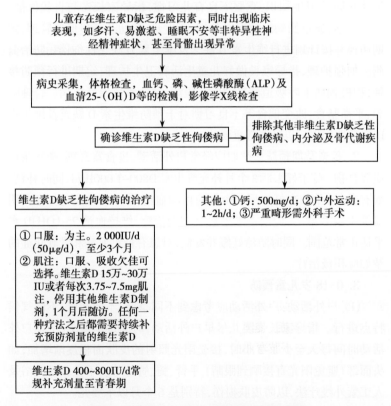

图 4-6 维生素 D 缺乏性佝偻病的诊治流程

附:维生素 D 缺乏性手足搐搦症

维生素 D 缺乏性手足搐搦症是维生素 D 缺乏性佝偻病的伴发症状之一,多见于 6 个月以内婴儿。维生素 D 缺乏时,血钙下降而甲状旁腺不能代偿性分泌增加;血钙继续下降,当总血钙或离子钙低于正常值时引起神经-肌肉兴奋性增高,出现搐搦。

一、诊断

1. 隐匿型 血清钙多在 1.75~1.88mmol/L,没有典型发作的症状,但可通过刺激神经和肌肉而引起面神经征、腓反射、陶瑟征。

2. 典型发作 血清钙低于 1.75mmol/L 时可出现无热惊厥、喉痉挛和手足搐搦。手足搐搦可见于较大婴幼儿,突然手足痉挛呈弓状,双手呈腕部屈曲状,手指伸直,拇指内收掌心,强直痉挛;足部踝关节伸直,足趾同时向下弯曲。

二、鉴别诊断

无热性惊厥应与低血糖症、低镁血症、婴儿痉挛症、原发性甲状旁腺功能减退等鉴别诊断。如有感染症状需与中枢神经系统感染鉴别。

1. 低血糖 常发生于清晨空腹时,有进食不足或者腹泻病史,重症病例惊厥后可转变为昏迷状态,一般口服或静脉注射葡萄糖后可恢复,血糖常低于 2.2mmol/L。

2. 低镁血症 常见于新生儿或年幼婴儿,有触觉或听觉过敏,引起肌肉颤动,甚至发生惊厥或手足搐搦。

3. 婴儿痉挛症 起始于 1 岁以内,呈突然发作,头及躯干、上肢均屈曲,手握拳,下肢弯曲至腹部,呈点头哈腰状搐搦,同时伴有意识障碍,发作可以非常短暂,数秒至数十秒,可自行缓解,每天发作次数几次到几十次不等,伴有智力异常,脑电图出现有特征性的高幅异常节律波有助于鉴别诊断。

4. 原发性甲状旁腺功能减退 表现为间歇性惊厥或手足搐搦,间隔几天或数周发作 1 次,血磷升高 >3.2mmol/L,血钙降至 1.75mmol/L以下,碱性磷酸酶正常或稍低,颅骨 X 线可见基底核钙化灶。

5. 中枢神经系统感染 脑炎、脑膜炎、脑脓肿等伴有发热、精神萎靡、食欲减退、抽搐等症状,多有颅内压增高体征及脑脊液改变。

三、治疗

1. 急救处理 惊厥期应立即给予吸氧,喉痉挛者须立即将舌头拉出口外,并进行口对口呼吸或加压给氧,必要时做气管插管以保证呼吸道通畅。

2. 控制惊厥或喉痉挛

(1) 可用 10% 水合氯醛保留灌肠,每次 0.4~0.5ml/kg;或地西泮每次 0.1~0.3mg/kg 肌内或者缓慢静脉注射。

(2) 尽快给予 10% 葡萄糖酸钙 5~10ml 加入 5%~10% 葡萄糖液 5~20ml 中,缓慢静脉注射或滴注,惊厥停止后可给予口服钙剂,皮下或肌内注射钙剂可造成局部皮肤坏死应慎重。

(3) 惊厥情况控制后,按维生素 D 缺乏性佝偻病治疗。

婴幼儿维生素 D 缺乏性手足搐搦症的诊治流程见图 4-7。

附:钙缺乏

一、概述

钙(calcium)是人体内含量最丰富的矿物元素,足量钙摄入对维持儿童、青少年正常的骨矿物含量、骨密度,达到高骨量峰值,减少骨折和老年期骨质疏松风险至关重要。此外,钙离子还参与人体内多种生理功能,如血液凝固,维持心脏、肌肉、神经正常兴奋性,信号转导,以及膜的通透性等。人体钙缺乏增加各种慢性代谢性疾病的风险,如骨质疏松症、高血压、肿瘤、糖尿病等。

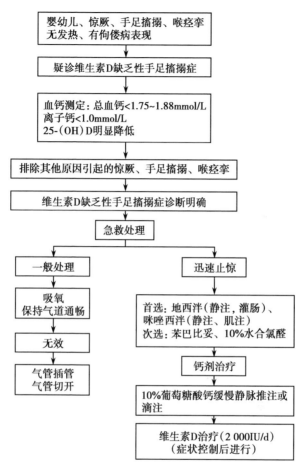

图 4-7　婴幼儿维生素 D 缺乏性手足搐搦症的诊治流程

　　我国居民膳食钙摄入普遍偏低,其中 11~13 岁青少年膳食钙摄入达到中国居民膳食营养素参考摄入量中钙适宜摄入量(AI)的比例最低。而美国的调查数据也显示,人群膳食钙摄入达到 AI 的比例也以 8~19 岁儿童青少年最低。

二、诊断

　　可依据高危因素、临床表现、实验室检查以及骨矿物质检测结果等综合判断。其中,骨矿物质检测是比较客观准确的指标,但在儿童中实施困难。

1. 高危因素 长期膳食钙摄入不足以及维生素 D 不足或缺乏致使肠道钙吸收不良,是导致钙缺乏的主要原因。2 岁以下婴幼儿、青春期少年,因生长快速,骨量迅速增加,对钙的需要量相对较高,是钙缺乏的高危人群。其中,婴儿期是一生中骨钙沉积比例相对最高的时期;而在 3~4 年的青春快速生长期间,青春期少年共获得约 40% 的其成人期的骨量。女孩在 12.5 岁、男孩在 14.0 岁时,骨骼钙的沉积速率达到峰值。

母乳钙磷比例合适,吸收率高,但母乳中维生素 D 含量低。母乳喂养而未足量补充维生素 D,则因维生素 D 缺乏而间接造成婴儿钙缺乏。母亲妊娠期钙和/或维生素 D 摄入不足、早产/低出生体重、双胎/多胎等,致使胎儿期钙储存不足,造成婴儿出生早期钙缺乏。母乳不足及离断母乳后未用配方奶或其他奶制品替代,儿童、青少年膳食中缺乏奶类等高钙食物,则是导致儿童钙缺乏的重要因素。大量果汁及碳酸饮料因挤占奶类摄入而影响钙摄入。患腹泻、胃肠道疾病时,肠道钙吸收利用不良,亦易引起钙缺乏。维生素 D 不足或缺乏,以及患肝脏、肾脏疾病而影响维生素 D 活性,也是造成钙缺乏的重要因素。

2. 临床表现 儿童钙缺乏常无明显的临床症状与体征。少数患儿可出现关节痛、心悸、失眠等非特异症状。严重钙缺乏导致骨矿化障碍,出现佝偻病临床表现。新生儿期可因暂时性甲状旁腺功能不足和钙缺乏而导致低钙血症,致使神经肌肉兴奋性增高,出现手足搐搦、喉痉挛,甚至全身性惊厥。

3. 实验室检查 血钙水平不能用于判断人体钙营养状况。正常情况下,人体血钙水平受到严格调控,只有在极度钙缺乏或短期大量摄入钙时,血钙水平才略有下降或上升。低钙血症是由甲状旁腺功能减退或异常、维生素 D 严重缺乏等引起的钙代谢异常。

4. 骨矿物质检测 双能 X 线吸收法测定骨矿物质含量和骨密度,具有快速、准确、放射性低以及高度可重复等优点,被认为是评估人体骨矿物质含量而间接反映人体钙营养状况的最理想指标,但该检测价格昂贵,而且尚缺少儿童的正常参考数据。定量超声骨强度检测具有价廉、便携、无放射性等优点,在临床应用逐渐增加,但其结果同时也受骨骼弹性、结构等影响,其临床价值有待证实。

三、预防

鼓励母乳喂养,并强调预防性补充维生素 D。母乳是婴儿钙的优质来源。当维生素 D 水平适宜时,母乳及配方奶中的钙足以满足正常足月婴儿的需要,不必额外补充。

早产/低出生体重、双胎/多胎婴儿需额外补充钙,可根据个体特点采用母乳强化剂、特殊早产儿配方奶、早产儿过渡配方,或额外增加维生素 D 与钙补充剂。

当维生素 D 水平保持适宜时,青春期前儿童需每天摄入 600~800mg 钙,每天摄入 500ml 牛奶或相当量的奶制品,加上肉类等大致可满足其钙的需要。而青春期少年则需要每天摄入 1 000~1 200mg 钙,需摄入 750ml 牛奶,并膳食合理搭配,才能满足其快速生长对钙的需要。大豆及制品、绿色蔬菜以及钙强化的食品可作为钙的补充来源。

当存在维生素 D 缺乏高危因素时,强调预防性补充维生素 D 以预防钙缺乏(详见第四章第三节"维生素 D 缺乏性佝偻病")。

四、治疗

调整膳食,增加膳食钙的摄入。积极查找导致钙缺乏的高危因素及基础疾病,并采取有效干预措施。钙补充剂量以补足食物摄入不足部分为宜。只有在无法从食物中摄入足量钙时,才适量使用钙补充剂。

儿童钙缺乏并伴有维生素 D 缺乏高危因素时,应同时补充维生素 D。此外,儿童钙缺乏还常与其他微量营养素,如镁、磷及维生素 A、维生素 C、维生素 K 缺乏等并存,在补充钙的同时应注意补充其他相关微量营养素。

(仰曙芬)

参考文献

1. Vitamin D deficiency and rickets：consensus at last. Archives of Disease in Childhood, 2016, 101 (4)：408.

2. BOUILLON R. Nutritional rickets：calcium or vitamin D deficiency? . The American Journal of Clinical Nutrition, 2021, 114 (1)：3-4.

3. BOUILLON R. Comparative analysis of nutritional guidelines for vitamin D. Nature Reviews Endocrinology, 2017, 13 (8)：466-479.

4. ZEROFSKY M, RYDER M, BHATIA S, et al. Effects of early vitamin D deficiency rickets on bone and dental health, growth and immunity. Maternal & Child Nutrition, 2016, 12 (4)：898-907.

5. 仰曙芬, 吴光驰. 维生素 D 缺乏及维生素 D 缺乏性佝偻病防治建议. 中国儿童保健杂志, 2015, 23 (07)：781-782.

6. MUNNS CF, SHAW N, KIELY M, et al. Global Consensus Recommendations on Prevention and Management of Nutritional Rickets. Hormone research in paediatrics, 2016, 85 (2)：83-106.

7. 阎雪, 韩笑, 张会丰. 2016 版"营养性佝偻病防治全球共识"解读. 中华儿科杂志, 2016, 54 (12)：891-895.

8. 中华预防医学会儿童保健分会. 中国儿童维生素 A、维生素 D 临床应用专家共识. 中国儿童保健杂志, 2021, 29 (01)：110-116.

9. THANDRAYEN K, PETTIFOR JM. The roles of vitamin D and dietary calcium in nutritional rickets. Bone Reports, 2018, 8：81-89.

10. CHIBUZOR MT, GRAHAM-KALIO D, OSAJI JO, et al. Vitamin D, calcium or a combination of vitamin D and calcium for the treatment of nutritional rickets in children. The Cochrane database of systematic reviews, 2020, 4：CD012581.

11. BOUILLON R, MARCOCCI C, CARMELIET G, et al. Skeletal and Extraskeletal Actions of Vitamin D：Current Evidence and Outstanding Questions. Endocrine reviews, 2019, 40 (4)：1109-1151.

12. 中华医学会儿科学分会儿童保健学组,《中华儿科杂志》编辑委员会. 中国儿童维生素 D 营养相关临床问题实践指南. 中华儿科杂志, 2022, 60 (5)：387-394.

第四节 维生素 A 缺乏症

一、概述

维生素 A 是指具有全反式视黄醇生物活性的一组类视黄醇物质，包括视黄醇（retinol）、视黄醛（retinal）、视黄酯（retinylester）及视黄酸（retinoic acid, RA），视黄酸是维生素 A 在体内发生多种生理作用的重要活性形式。维生素 A 具有重要的生理功能，如促进视觉功能发育（预防夜盲症、干眼症），维持上皮细胞结构的完整性，促进生长发育，提高特异性免疫功能，促进免疫球蛋白的分泌，促进铁的吸收、贮存和转运，增加造血系统功能，促进骨骼的发育和健康。研究表明维生素 A 也是一种类固醇激素。

维生素 A 缺乏症（vitamin A deficiency, VAD）是指体内所有形式和任何程度的维生素 A 不足导致一系列病理生理改变，可引起毛囊角化等皮肤黏膜改变，以及角膜软化、夜盲等眼部症状，长期缺乏可导致发育迟缓，易患贫血、传染性疾病等。包括临床型 VAD、亚临床型 VAD 及可疑亚临床型 VAD（或边缘型 VAD）。临床型 VAD 表现为经典的皮肤角化过度和眼干燥症；边缘型和亚临床型 VAD 均无特异临床表现，主要与反复呼吸道感染、腹泻和贫血等有关，是婴幼儿疾病发病率和死亡率增加的原因之一。

VAD 是全球范围内最普遍存在的公共卫生营养问题之一。在发展中国家，维生素 A 缺乏仍然是威胁儿童健康和生存的主要因素之一，经济发达国家膳食维生素 A 供给量也处于边缘不足状况。2009年 WHO 发布：全球范围仍有 1.9 亿学龄前儿童和 1 900 万孕妇 VAD，需要说明的是：这部分数据只包括了血清视黄醇浓度小于 0.70μmol/L 的人群，未包括血清视黄醇浓度处于 0.70~1.05μmol/L 之间的这部分可疑缺乏人群，实际上存在维生素 A 缺乏风险的人数更多。

我国为轻中度亚临床维生素 A 缺乏国家。2000 年 14 省 0~6 岁调查数据显示，维生素 A 缺乏及可疑缺乏的比例超过 50%，2012 年全国中小城市 41 个监测点和 2013 年全国 24 省农村地区 6~12 岁调查数据显示:维生素 A 缺乏及可疑缺乏的比例均超过 30%,尤其是边远地区和北方地区。最近有人研究发现健康儿童亚临床缺乏在婴幼儿、学龄前儿童、学龄儿童、青少年儿童各组分别为 16.6%、13.8%、9.1% 及 3.5%,可疑亚临床缺乏分别为 37.4%、42.7%、31.8% 及 19.4%。

二、病因

维生素 A 主要有两大来源,一类是动物性食物的视黄酯,如在乳类、蛋类和动物内脏中含量丰富;另一类是植物类食物,如维生素 A 原的类胡萝卜素,其中 β-胡萝卜素具有的维生素 A 活性最高,在深色蔬菜和水果中含量丰富。

1. 母亲维生素 A 缺乏 胎儿通过胎盘从母体获得维生素 A,若母亲长期亚临床维生素 A 缺乏或明显维生素 A 营养低下,会导致胎儿及新生儿维生素 A 不足或缺乏。早产儿、双胎、低出生体重儿维生素 A 贮存不足,是发生维生素 A 缺乏的高危人群。同时维生素 A 和胡萝卜素都很难通过胎盘进入胎儿体内,因此新生儿血清和肝脏中的维生素 A 水平明显低于母体,如在出生后不能得到充足的维生素 A 补充则极易出现维生素 A 缺乏症。

2. 母乳缺乏维生素 A 婴儿维生素 A 的主要来源是母乳,母乳喂养的婴儿很少发生维生素 A 缺乏。但在维生素 A 缺乏发生率高的地区,如维生素 A 缺乏的母亲乳汁中视黄醇含量低,婴儿有早期发生维生素 A 缺乏的风险。一项世界多个国家产后 15 天到 3 个月的母乳样本检测结果显示,母乳中维生素 A 的平均浓度为 297~825μg/L,荟萃分析浓度平均值(444.0 ± 114.6)μg/L,其中中国母乳样本的维生素 A 含量最低,仅为 297μg/L,而国内报道的母乳中维生素 A 的含量则更低。这一结果可能与我国妇女孕前、孕期及哺乳期维生素 A 营养水平有关。

3. 摄入不足或吸收障碍 维生素 A 为脂溶性维生素,小肠维生素 A 的消化吸收需胆盐和脂肪参与。膳食中脂肪含量过低,胰腺炎或胆石症引起胆汁和胰酶分泌减少,消化道疾病如慢性肠炎、肠结核、脂肪泻等造成胃肠功能紊乱都可影响维生素 A 和胡萝卜素的消化吸收。肝脏疾病如慢性肝炎、先天性胆道梗阻可影响维生素 A 和胡萝卜素的吸收与转化。甲状腺功能减退和糖尿病使胡萝卜素转变成视黄醇障碍导致维生素 A 缺乏。维生素 A 的理化性质不稳定,在光照(紫外线)下易被氧化,脂肪酸败时易被破坏。

必须注意植物来源的维生素 A 转化吸收率低,维生素 A 原类食物吸收转化率低(β-胡萝卜素转化为维生素 A 的比例为 1:12,其他维生素 A 原类胡萝卜素的转化比例为 1:24)。动物来源的维生素 A 含量高且容易吸收,肝脏含有大量的胆固醇动物来源的维生素 A,但肝脏是解毒的器官,较易富集毒素、药物和重金属,存在安全隐患。

膳食中缺乏动物性食物,只能依赖于植物来源的胡萝卜素,是造成贫困地区和素食儿童维生素 A 缺乏的重要因素,尤其是在新鲜蔬菜供应不足时,更容易出现维生素 A 缺乏。

4. 利用与排出增加 腹泻、发热等疾病时维生素 A 需要量增加、吸收减少,同时维生素 A 排泄增加,加重维生素 A 缺乏的程度。严重营养不良时,视黄醇结合蛋白合成减少,不能与肝脏内维生素 A 结合释放入血。其他微量营养素缺乏,如锌和铁缺乏影响贮存的视黄醇利用与转运。

感染状况下,维生素 A 利用率下降而随尿液排泄增加,致使体内维生素 A 水平下降,也是造成缺乏的重要因素。

维生素 A 缺乏则又使人体免疫功能下降,进一步加重感染或导致反复感染,形成恶性循环。

患腹泻、肝胆疾病时,肠道维生素 A 吸收利用不良,亦易引起维生素 A 缺乏。

最近有人利用反相高效液相色谱荧光检测法(RP-HPLC)测定反复呼吸道感染儿童维生素 A 水平,发现反复呼吸道感染儿童各年龄组维生素 A 水平明显低于健康儿童($P<0.01$)。反复呼吸道感染儿童亚临床缺乏在婴幼儿、学龄前儿童、学龄儿童、青少年儿童各组分别为 22.1%、20.8%、16.4%、8.2%,可疑亚临床缺乏分别 41.2%、35.1%、43.3%、33.1%。表明反复呼吸道感染儿童维生素 A 水平明显低于健康儿童,维生素 A 与反复呼吸道感染存在相关性。

三、发病机制

维生素 A 肠道吸收、代谢的分子机制及维生素 A 缺乏发病机制见图 4-8,维生素 A 与健康的关系见图 4-9。

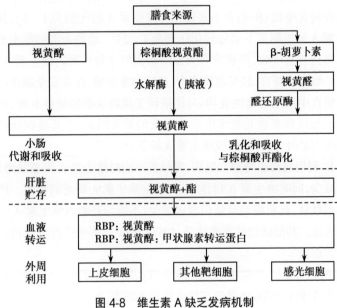

图 4-8　维生素 A 缺乏发病机制

四、临床表现

1. 眼部表现　眼部的症状和体征是维生素 A 缺乏症经典的或最早被认识到的表现。暗适应能力下降是最早的可靠症状,如夜盲或暗光中视物不清,但婴幼儿不易发现,可用暗适应计和视网膜电流图来测定最早出现的暗适应能力下降。持续数周后,开始出现眼干燥症的表现,外观眼结膜、角膜干燥,黏蛋白产生减少,失去光泽,眼泪不能湿润结膜,加上脱落的上皮细胞将泪管堵塞,使眼更干燥,泪减少,自觉痒感,以致患儿常有眨眼和畏光。眼部检查可见结膜近角膜边缘处角化上皮形成的三角形灰白色泡沫样斑块,干燥起皱褶,角化上皮堆

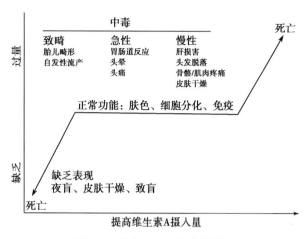

图 4-9 维生素 A 与健康的关系

积形成泡沫状白斑,称结膜干燥斑或毕脱斑(Bitot's spots)。最后为角膜干燥,表面失去光泽;角膜间质水肿、坏死和液化,发生角膜混浊,软化和溃疡,自觉畏光、眼痛,常用手揉搓眼部易继发感染导致前房积脓,治愈后可遗留白翳;严重者可发生角膜穿孔,眼内容物脱出,导致视力严重障碍,甚至完全失明,但由于两眼损害常程度不一,经及时治疗,有时还可以保存一部分视力。这些表现多见于小年龄儿童罹患消耗性感染性疾病如麻疹、疟疾等之后,多数为双侧同时发病。

2. **皮肤表现** 开始时仅感皮肤干燥、易脱屑,有痒感,渐致上皮角化增生,汗液减少,角化物充塞毛囊形成毛囊丘疹。检查触摸皮肤时有粗砂样感觉,以四肢伸面、肩部为多,可发展至颈背部甚至面部。毛囊角化引起毛发干燥,失去光泽,易脱落,指/趾甲变脆易折、多纹等。

3. **生长发育障碍** 成长中的儿童严重缺乏时可发生生长迟滞,长骨增长慢,表现为身高落后,牙齿釉质易剥脱,失去光泽,易发生龋齿。由于颅骨、脊椎骨发育受阻而神经系统发育照常,使两者不相称,可使脑和脊髓受压,发育受影响,可出现颅压增高和脊神经萎缩。

4. **感染易感性增高** 在维生素 A 亚临床或可疑亚临床缺乏阶段,免疫功能低下就已存在,除全身免疫力低下外,维生素 A 缺乏时又可引起皮肤、呼吸道、肠道、泌尿道等上皮组织变性,正常防御能力下降,继发感染增多,且迁延不愈,发病率和死亡率增加,尤其是 6 个月以上和 2 岁以下儿童。此在发展中国家更为突出,这是当前重视对亚临床型或可疑亚临床型维生素 A 缺乏干预的重要原因。

5. 贫血　边缘和亚临床维生素 A 缺乏时会出现贮存铁增加(肝脏和骨髓)、外周血血清铁降低、类似于缺铁性贫血的小细胞低色素性贫血,但血清铁蛋白正常。

6. 其他　维生素 A 缺乏时癌症危险性增高,使皮肤癌、肺癌、膀胱癌、乳腺癌等发病率增加。

维生素 A 缺乏程度与临床表现见图 4-10。

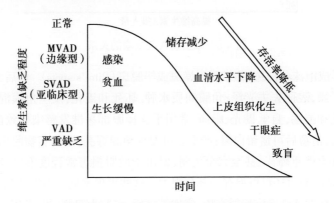

图 4-10　维生素 A 缺乏程度与临床表现

五、实验室检查

1. 血浆视黄醇　视黄醇是血浆维生素 A 的主要形式,是维生素 A 缺乏分型的重要依据,具体见表 4-5。

2. 相对剂量反应(RDR)　相对剂量反应试验原理在于视黄醇不足时,游离状态的血浆视黄醇结合蛋白滞留在肝脏,补充视黄醇以后,结合状态的视黄醇结合蛋白被释放到血液循环,在给予测定剂量时,从肝脏释放的视黄醇的数量与其肝脏贮存量已经排空的程度成正比,达到间接测定体内贮存量的目的。其方法是在空腹时采集静脉血(A0),然后口服视黄醇制剂 450μg,5 小时后再次采集静脉血(A5),

表 4-5　维生素 A 缺乏分型

分型	血清视黄醇（μmol/L）	临床表现	母乳视黄醇（μg/dl）
正常	>300μg/L（1.05μmol/L）		≥70
可疑亚临床状态维生素 A 缺乏	200~300μg/L（0.7~1.05μmol/L）	贫血、感染（增加儿童发病率和死亡率）	
维生素 A 缺乏	100~200μg/L（0.35~0.70μmol/L）	夜盲症及皮肤症状	<30
临床维生素 A 缺乏（严重）	<100μg/L（0.35μmol/L）	特异的眼干燥症	

测定两次血浆中维生素 A 的水平并按公式（如下）计算 RDR 值，如 RDR 值大于 20% 为阳性，表示存在亚临床型维生素 A 缺乏。

$$RDR\% = (A5-A0)/A5 \times 100\%。$$

3. 血浆视黄醇结合蛋白（RBP）测定　与血清维生素 A 有比较好的相关性，低于 23.1mg/L 有维生素 A 缺乏的可能，但在感染、蛋白质-能量营养不良时亦可降低，可同时检测 C-反应蛋白（CRP）。血浆视黄醇结合蛋白/运甲状腺素蛋白比率（RBP/TTR）也能间接评估感染时体内维生素 A 水平。

4. 尿液脱落细胞检查　加 1% 甲紫于新鲜中段尿中，摇匀计数尿中上皮细胞，如无泌尿道感染，超过 3×10^3/ml 为异常，有助于维生素 A 缺乏的诊断，找到角化上皮细胞具有诊断意义。

5. 暗适应检查　用暗适应计和视网膜电流变化检查，如发现暗光视觉异常有助于夜盲症的诊断。

6. 稳定同位素稀释（deuterated retinol dilution，DRD）试验　能真实反应肝脏维生素 A 储存的真实水平，是目前国际上可定量的估算总体维生素 A 水平和肝脏维生素 A 浓度的唯一方法，但未见应用于儿童的研究报道。DRD 试验亦尚未引入国内。

7. 膳食维生素 A 摄入量的评估　膳食分析是指通过对儿童群体或某个儿童每天摄入食物的种类和数量的调查，以了解摄入的维生素 A 量，并且与国家推荐的摄入量进行比较，发现维生素 A 缺乏高危人群及高危因素。

六、诊断

根据流行病学史(西部地区、远郊区、边远农村等流行地区婴幼儿、儿童及育龄期妇女),有明确膳食摄入不足、吸收障碍或利用与排出增加病史(长期动物性食物摄入不足,有各种消化道疾病或慢性消耗性疾病史、急性传染病史等),应高度警惕维生素 A 缺乏症。出现夜盲或眼干燥症等眼部特异性表现以及皮肤的症状和体征等明显的维生素 A 缺乏的临床表现者即可作出临床诊断,进行治疗。实验室检查结果表明血清维生素 A 低于正常水平则有助于确诊和疗效随访。但边缘型和亚临床型维生素 A 缺乏往往没有特异的临床表现,如感染增加和贫血发生等,其诊断主要依靠实验室检查和流行病学资料。

诊断性治疗:不能检测血维生素 A 水平的临床诊断依据有:明确的摄入不足或消耗增加的病史、典型临床表现的儿童与无特异的临床表现的疑诊亚临床和亚临床维生素 A 缺乏儿童,同时伴有反复呼吸道感染,或伴贫血时,则可采用诊断性治疗间接诊断。

七、治疗

无论临床症状严重与否,甚或是无明显症状的边缘型和亚临床型维生素 A 缺乏,都应该尽早进行维生素 A 的补充治疗,因为多数病理改变经治疗后都可能逆转而恢复。

1. 调整饮食、去除病因　提供富含维生素 A 动物性食物或含胡萝卜素较多的深色蔬菜,有条件的地方也可以采用维生素 A 强化的食品,如婴儿的配方奶粉和辅食等。此外,应重视原发病的治疗。

2. 维生素 A 制剂治疗　轻症给予维生素 A 7 500~15 000μg(2.5万~5 万 IU)/d,分 2~3 次口服(浓缩维生素 A 胶丸每丸含维生素 A 2.5万 IU),夜盲症 2~3 天即可好转,干眼症于 3~5 日见效,结膜干燥斑于 1~2 周内消失,但毛囊角化需 1~2 周才能完全恢复。重症可先用维生素 AD 注射剂 0.5~1ml 每天深部肌内注射一次(每支 0.5ml,含维生素 A 2.5 万 IU,维生素 D 2 500IU),3~5 天后病情好转,减量并改为口服维生素 AD 或维生素 A 胶丸,症状消失后继续口服预防量。

3. 眼局部治疗　除全身治疗外,对比较严重的维生素 A 缺乏症患者常需眼的局部治疗。为预防结膜和角膜发生继发感染,可采用抗生素眼药水(如 0.25% 氯霉素)或眼膏(如 0.5% 红霉素)治疗,每天 3~4 次,可减轻结膜和角膜干燥不适。如果角膜出现软化和溃疡时,可采用抗生素眼药水与消毒鱼肝油交替滴眼,约 1 小时 1 次,每天不少于 20 次。治疗时动作要轻柔,勿压迫眼球,以免角膜穿孔,虹膜、晶状体脱出。上皮生长因子类眼药液有助角膜修复,每天 3 次。

八、预防

1. 健康教育　指导合理喂养和饮食搭配。

2. 孕期预防　改善母亲维生素 A 营养状况,平时注意膳食的营养平衡,适量食用富含维生素 A 与 β-胡萝卜素的食物,如乳类、蛋类、动物内脏和深绿色与橙黄色蔬菜与水果如南瓜、胡萝卜、西蓝花、菠菜、芒果、橘子等,食用强化维生素 A 饼干或面粉等,一般不会发生维生素 A 缺乏。

需要注意的是,预防高危地区 <6 月龄婴儿的维生素 A 缺乏营养状况,应改善母亲维生素 A 营养状况或直接给婴儿补充维生素 A。避免给妊娠期妇女补充大剂量维生素 A,因大剂量维生素 A 对胎儿有致畸的危险。

3. 儿童青少年预防　小年龄儿童是预防维生素 A 缺乏的主要对象。母乳喂养优于人工喂养,人工喂养婴儿应尽量选择维生素 A 强化的配方乳。每天膳食中的维生素 A 摄入量应达到每天推荐摄入量:0~1 岁 400μg/d(1 300IU/d),1~4 岁 500μg/d(1 650IU/d),4~7 岁 600μg/d(2 000IU/d),7~14 岁 700μg/d(2 300IU/d),14 岁以上男性 800μg/d(2 640IU/d),女性 700μg/d(2 300IU/d)。

提倡母乳喂养,并应该在孩子出生后数天内及时添加维生素 A 和维生素 D,对母乳不足或者没有母乳的孩子指导其食用维生素 A 强化配方奶粉。

在高危地区,6 个月以下婴儿的母亲应在产后 6 周内补充维生素 A,每天 5 000IU,以提高母乳中的维生素 A 浓度。早产儿吸收脂肪及维生素 A 的能力较差,生后宜给予水溶性维生素 A 制剂。在维生素 A 缺乏的高发地区及高危人群,国际上采取的是定期大剂量的补充法,即每 4~6 个月补充一次,6 月龄以内 50 000IU 一次。另外,印度等国是在 6 周、10 周和 14 周分别 3 次口服 7.5mg 维生素 A。在此期间不再补充其他维生素 A 制剂,以防维生素 A 过量或中毒。一般口服推荐的大剂量维生素 A 无不良反应,偶有轻微副作用(如婴儿前囟饱满或隆起、呕吐等),但为一过性,无须特殊处理。

对患慢性感染性疾病(如麻疹、疟疾和结核病等)、慢性消耗性疾病(如肿瘤)的患者应控制传染病,及早补充维生素 A 制剂。

医务人员应尽量做到早期发现、早期诊断、早期治疗。

维生素 A 缺乏症的诊治流程见图 4-11。

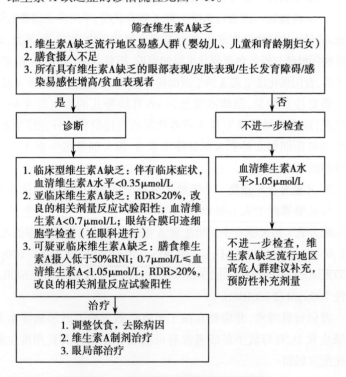

图 4-11 维生素 A 缺乏症的诊治流程

(向　伟)

参考文献

1. 毛萌,金星明.儿科疾病诊疗规范-儿童保健诊疗规范.北京:人民卫生出版社,2016.
2. 毛萌,江帆.儿童保健学.4版.北京:人民卫生出版社,2020.
3. 中华医学会儿科学分会儿童保健学组,《中华儿科杂志》编辑委员会.儿童微量营养素缺乏防治建议.中华儿科杂志,2010,48(7):502-509.
4. 《中华儿科杂志》编辑委员会,中华医学会儿科学分会血液学组,中华医学会儿科学分会儿童保健学组.儿童缺铁和缺铁性贫血防治建议.中华儿科杂志,2008,46(7):502-504.
5. ROBERT DB,FRANK RG. Diagnosis and prevention of iron deficiency and iron deficiency anemia in infants and young children(0-3 years of age). Pediatrics,2010,126(5):1040-1050.

第五节　其他营养素缺乏症

一、维生素 B 缺乏症

维生素 B 缺乏症是指由于体内缺乏维生素 B 引起的一系列全身性症状。维生素 B 族是一组有着不同结构的化合物,是人体组织必不可少的营养素,是食物释放能量的关键,参与体内辅酶的组成,参与体内糖、蛋白质和脂肪的代谢,主要包括维生素 B_1(硫胺素)、维生素 B_2(核黄素)、维生素 B_3(烟酸)、维生素 B_5(泛酸)、维生素 B_6(吡哆醇类)、维生素 B_7(生物素)、维生素 B_9(蝶酰谷氨酸、叶酸)、维生素 B_{12}(钴胺素)等。

在人体内,每一种维生素都发挥着至关重要的作用,所有的维生素 B 必须同时发挥作用,称为维生素 B 的融合作用,单独摄入某种维生素 B,由于细胞的活动增加,从而使对其他维生素 B 的需求跟着增加,所以各种维生素 B 的作用是相辅相成的。维生素 B 族不能在体内合成,必须由食物供给,都属于水溶性维生素,不能在体内储存,必须每天补充。食物中以动物肝脏、谷类、酵母、奶及其制品等 B 族维生素的含量较高。

维生素 B 缺乏的主要原因有：进食量不足、偏食,膳食调配不合理致摄入减少;因胃肠、肝胆疾病致吸收障碍、利用减少;生长发育期儿童,妊娠期、哺乳期妇女需要量增加;因正常肠道内细菌可合成维生素 K、维生素 B_6、维生素 PP、生物素、泛酸、叶酸,若长期服用抗生素,可抑制细菌合成;缺乏内源性因子影响维生素 B_{12} 的吸收;维生素之间的拮抗作用等。

(一) 维生素 B_1 缺乏症

【概述】

维生素 B_1 是最早发现的水溶性 B 族维生素,在酸性溶液中稳定,在碱性溶液中加热易分解破坏,其结构中有含硫的噻唑环与含氨基的嘧啶环,又称硫胺素或抗脚气病因子,以多种辅酶的形式参与多种酶系统活动,维持体内正常物质代谢。维生素 B_1 广泛存在于天然食物中,谷物是维生素 B_1 的良好来源,杂粮、瘦肉、动物内脏、豆类、坚果等含量较多,蛋类、奶类、蔬菜和水果的含量较少。谷物过分精制加工、碱性烹调、高温均可引起维生素 B_1 不同程度的损失。维生素 B_1 缺乏症也称为脚气病,多见于以精白米为主食的地区。

【病因】

1. 摄入不足　膳食中维生素 B_1 含量不足为常见原因,当母亲膳食中缺乏维生素 B_1 且单纯母乳喂养未添加辅食,或婴儿辅喂煮沸的牛奶,会导致婴儿维生素 B_1 摄入不足。加工及烹饪方式也可造成食物中维生素 B_1 的损失,谷物中的维生素 B_1 约 80% 存在于谷物的外皮和胚芽中,如加工过度,去净外皮和碾掉胚芽则会导致维生素 B_1 大量丢失;另外,维生素 B_1 是水溶性维生素,过度淘洗会使其大量损失;烹调加热时间过长或加入碱都会造成维生素 B_1 的损失及破坏。多种慢性疾病如厌食、呕吐使维生素 B_1 摄入减少。长期挑食、偏食也可导致摄入不足。

2. 吸收减少　慢性腹泻、肠道寄生虫症可降低维生素 B_1 在十二指肠及小肠的吸收;肝功能有损害时可干扰维生素 B_1 在体内的利用。

3. 需求增加　小儿生长发育迅速,需要量相对较多,甲状腺功能亢进、感染或高温、剧烈运动、孕妇、授乳等条件下因代谢旺盛、消耗增加,体内对维生素 B_1 的需求量亦增加。

4. 其他　某些食物中含有可使维生素 B_1 结构改变、活力降低的因子,如生鱼及贝类含有硫胺素酶,长期喜食生鱼、贝类易导致维生素 B_1 缺乏。医源性维生素 B_1 缺乏可见于静脉营养。

【诊断】

1. 病史　有维生素 B_1 摄入不足、吸收减少或有食物加工不当病史。

2. 临床表现　婴儿期多见于新生儿,孕母缺乏维生素 B_1,大多数为急性发作,病情危重。早期可有面色苍白、烦躁、哭闹不安和水肿,易被忽视,严重时可出现嗜睡、惊厥、心力衰竭,甚至死亡。年长儿童以水肿为主要表现。水肿初起时只见于胫前区,严重者整个下肢和面部水肿,是由于食欲减退和蛋白质摄入少形成低蛋白血症,同时有心功能不全。

(1) 消化系统症状:食欲不佳,消化不良及腹泻,绿色稀便,呕吐,严重者呕吐咖啡样物质。还可有腹胀便秘,但腹部柔软。多数病例有肝大。

(2) 神经系统症状:婴儿可表现为神经麻痹或中枢神经系统症状,早期烦躁不安,夜啼,继而对周围反应迟钝,神志淡漠,呆视或终日嗜睡,眼睑下垂,颈肌和四肢非常柔软,头颈后仰,手不能抓握,吮吸无力,不哭,各种腱反射由减弱至消失。严重病例可发生肌肉萎缩和共济失调,深部感觉和反射都消失。年长儿童的神经系统损害主要为多发性周围神经病变,先有双下肢对称性感觉异常,腓肠肌触痛,继而感觉减退以至消失,病情进展可出现上行性迟缓性瘫痪。

(3) 心血管系统症状:常为急性心力衰竭的前驱期或发作期的表现。表现为烦躁、气促、面色苍白和唇周发绀。因肺充血而有咳嗽,因末梢循环瘀滞而出现皮肤紫色花纹。婴幼儿多于哺乳后或睡觉将醒的时候发生,表现为气促,尖声啼哭嘶哑,冷汗,肢冷,发绀,体温不升,可迅速死亡。年长儿表现为初期活动后心悸和呼吸急促,少数在过度疲劳或暴饮暴食后出现心力衰竭,出现心脏浊音界扩大,心率增快,有的呈胎心律或奔马律,心尖区可闻收缩期杂音,肺动脉瓣第二音亢进。肝脾因充血而肿大。舒张期血压降低,可低于8kPa(60mmHg),而收缩压则改变不大。

(4) 水肿和浆液渗出:不同程度的水肿可发生于不同的部位。年长儿早期可出现下肢踝部水肿,甚至延及全身,并可出现心包、胸腔、腹腔积液。

维生素 B_1 缺乏以神经系统症状为主者称为脑型,以心血管系统受累为主、突然发生心力衰竭者称为冲心型脚气病。

婴儿冲心型脚气病心衰具有以下特点:①在哭闹时症状更突出;②喂哺时因呼吸急促,吸乳时有中断现象,且易出汗,虽有饥饿表现,但每次进奶量很少;③虽不能观察到患儿端坐呼吸,但母亲可意识到,将婴儿竖抱倚肩可令其感舒服安宁。遇到冲心型脚气病患者,必须尽速抢救,若救治不及时,可迅速死亡。

3. X 线检查　心脏向两侧扩大,尤以向右扩大为主。

4. 心电图检查　P 波与 QRS 波振幅增高,T 波平坦、双相或倒置,Q-T 间期延长。婴儿患者可呈低电压,偶见窦性心律不齐。脉搏图为二重脉。

5. 实验室检查

(1) 硫胺负荷实验:口服维生素 B_1 5mg 或肌内注射维生素 B_1 1mg,留 4 小时尿,测排出维生素 B_1 的量,<100μg 为缺乏,100~199μg 为不足,>200μg 为正常。

(2) 血液中丙酮酸和乳酸含量:明显升高可确诊。且大多数病例二氧化碳结合力降低明显,代谢性酸中毒。

(3) 红细胞的酮基移换酶活性(ETKA)系数测定:活性系数 >1.3 提示维生素 B_1 缺乏,<1.0 为正常。

(4) 血及尿中乙醛酸含量:升高被推荐为本病的诊断性试验。

【鉴别诊断】

1. 先天性心脏病　多有生长迟缓、体重不增、喂养困难、反复呼吸道感染病史,在合并感染时易致充血性心力衰竭,多伴有呼吸系统前驱症状、心脏杂音等进行鉴别,用洋地黄制剂可控制心力衰竭。

2. 颅内感染　在疾病初期可有发热、呕吐、抽搐等症状,伴有不同程度的意识障碍和高颅压等中枢神经系统表现,脑脊液有相应改变可鉴别。

【治疗】

1. 病因治疗　针对原发疾病或诱因进行治疗并改善饮食营养。

2. 维生素 B_1 治疗　维生素 B_1 10mg/d用1周,第2周起改为3~5mg/d,直至临床症状消失,以后的维持量为每天 1~5mg。乳母无论有无维生素 B_1 缺乏症状同时口服维生素,待患儿痊愈后改为维持量。病情进展快,有心衰、惊厥、昏迷等症状时,常用吸收快且作用较持久的长效维生素 B_1,首剂 50~100mg 静脉注射,以后宜隔 3~4 小时重复用药,直至症状控制后,改为肌内注射或口服,每次 10mg,每天 2~3 次。

3. 对症治疗　吸入氧气,静脉滴注适量 5% 碳酸氢钠等。

诊断不明又无条件作实验诊断时,对可疑病例给予维生素 B_1 作诊断性治疗,也是一种安全而可靠的方法。但需注意:

(1) 静脉推注高渗葡萄糖对冲心型脚气者禁用,因可导致心搏骤停。

(2) 不宜注射尼可刹米(可拉明)、洛贝林(山梗菜碱)等呼吸兴奋剂,以防使机体耗氧量增加,反使抽搐加剧。不宜使用洋地黄控制脚气病心力衰竭。

(3) 禁用激素,因可使血糖升高,因乳酸和酮酸被氧化的作用受阻而病情恶化。

(4) 维生素 B_1 一般不宜静脉注射,如紧急情况下需要静脉使用时须根据说明书使用。

(5) 用维生素 B_1 治疗后,食欲缺乏、水肿和心力衰竭等症状可在 24 小时内消失,但周围神经病变和心肌损害则往往需数周至数月之久才逐渐恢复。

(6) 给予维生素 B_1 维持量,以免病情复发。

【预防】

1. 改良谷物加工方法,避免不良的烹饪方法。

2. 避免挑食、偏食,调整饮食结构。6 月龄以后的婴儿应及时添加辅食及粗粮,不可单一的食用母乳或者长期以精制米为主食。

3. 患有慢性疾病者如腹泻等,应及时补充维生素 B_1。

(二) 维生素 B_2 缺乏症

【概述】

维生素 B_2 又名核黄素,是线粒体内氧化还原反应和氢转移反应的催化剂,同时也参与色氨酸代谢,在酸性溶液中对热稳定,碱性环境中易于分解破坏。维生素 B_2 在体内储存很少,食物摄取过多时,即随粪便、尿排出体外。单纯的维生素 B_2 缺乏很少见,通常是多种营养素联合缺乏。维生素 B_2 缺乏可影响其他营养素的摄取和利用。维生素 B_2 广泛存在于奶类、蛋类、各种肉类食品,以及动物内脏、谷类、蔬菜和水果。

【病因】

1. 摄入不足 多种因素可导致维生素 B_2 摄入不足:包括烹调不合理,如淘米过度、蔬菜切碎后浸泡、婴儿所食牛奶多次煮沸等可导致维生素 B_2 的流失增加;加工过程不合理,如食品加工过程中加入碱、运输和储存过程中日光暴晒不避光可大量破坏是瓶中的维生素 B_2;长期食用脱水蔬菜也会导致维生素 B_2 摄入不足。

2. 吸收障碍 消化道吸收障碍,如长期腹泻、消化道或胆道梗阻、胆汁胃酸分泌减少、小肠切除等均可影响维生素 B_2 的吸收;部分药物也可以干扰维生素 B_2 的吸收利用。

3. 需要量增加或消耗过多 在妊娠、哺乳、寒冷、体力劳动、精神紧张等情况下易引起维生素 B_2 的缺乏,疾病过程中如高热、肺炎等机体代谢加速、消耗增加,对维生素 B_2 的需要量增加。

4. 其他 新生儿高胆红素血症接受光疗时,胆红素及维生素 B_2 可同时被降解,导致体内维生素 B_2 水平下降;某些药物如化疗药、抗疟药、治疗精神病药物等可干扰维生素 B_2 的利用。

【诊断】

1. 病史 可询问到引起维生素 B_2 缺乏的病史。膳食中供应不足 2~3 个月后即可发病。

2. 临床表现 维生素 B_2 缺乏主要的临床表现为眼、口腔和皮肤的炎症反应。缺乏早期表现为疲倦、乏力,咽痛,畏光,继而出现口腔和阴囊病变,称为"口腔-生殖综合征"。

（1）眼:眼球结膜充血,表现为眼睑炎、怕光、流泪、视物模糊等,严重者可出现角膜血管增生。

（2）口腔:口角炎(口角湿白及裂开、糜烂及湿白斑)、唇炎(早期红肿、纵裂纹加深,后期干燥、皲裂、溃疡及色素沉着)、舌炎(光面舌、草莓舌、杨梅舌、地图舌)。

（3）皮肤:脂溢性皮炎,常见于皮脂分泌旺盛的部位,如鼻唇沟、鼻翼、耳后、前胸、腋下、腹股沟等。有的显现阴囊炎或阴唇炎症状,表现为红斑、湿疹或丘疹,严重时糜烂、结痂。

3. 实验室检查

（1）红细胞谷胱甘肽还原酶活性系数(EGR-AC):是目前公认检测体内维生素 B_2 缺乏的特异性诊断方法,即血标本中加入黄素腺嘌呤二核苷酸前后谷胱甘肽还原酶活性的比值,<1.2 为正常,1.2~1.4 为不足,>1.4 为缺乏。

（2）尿排泄负荷试验:口服维生素 B_2 5mg,4 小时尿中排出 <400μg 提示缺乏,400~799μg 为不足,800~1 300μg 为正常,>1 300μg 为充足。

（3）红细胞维生素 B_2 含量:>400nmol/L 或 150μg/L 为正常,<270nmol/L 或 100μg/L 为缺乏。

（4）尿中维生素 B_2 与肌酐含量的比值:任意一次尿中维生素 B_2 与肌酐的比值,<27 为缺乏,27~79 为不足,80~269 为正常,≥270 为充足。

【治疗】

1. 一般治疗 去除病因,改善饮食。

2. 药物治疗 补充维生素 B_2,口服维生素 B_2 每次 5~10mg,每天 3 次,一般坚持服用至症状完全消失,不能口服患儿可改用肌内注射 5~10mg/d。经治疗后,阴囊炎症状一般在 1~2 周内痊愈,口腔症状在 2~4 周内痊愈,同时平衡膳食补充 B 族维生素及对症治疗。

【预防】

1. 调整饮食习惯,纠正偏食、挑食等不良饮食习惯,多食富含维

生素 B_2 的食物,如动物肝、肾、心、蛋黄、乳类、豆类,绿叶蔬菜中含量比根茎类和瓜茄类高。

2. 重视烹调方法,减少烹调过程中维生素的损失,以防缺乏。

3. 接受光疗的新生儿应注意补充维生素 B_2。

(三) 维生素 B_6 缺乏症

【概述】

维生素 B_6 包括吡哆醛、吡哆醇和吡哆胺三种天然存在形式及其相应的磷酸化形式,在酸性条件下稳定,在碱性条件下易被破坏,各种形式对光较敏感。维生素 B_6 是氨基酸代谢和转运的辅酶之一,与蛋白质、脂质和能量代谢密切相关。维生素 B_6 广泛存在于各种食物中,酵母、肝脏、谷类、肉类及豆类中含量最丰富。维生素 B_6 缺乏常与其他 B 族维生素缺乏同时存在,单独的维生素 B_6 缺乏症比较少见。

【病因】

1. **摄入不足** 母亲患维生素 B_6 缺乏且单纯依靠母乳喂养的大于 6 个月的婴儿;牛奶反复加热或加温过高;严重偏食、挑食。

2. **吸收减少** 慢性腹泻、克罗恩病、吸收不良综合征等。

3. **需要量增加** 小儿生长发育比较迅速、疾病状态时维生素 B_6 需要量增加;服用某些药物如异烟肼、环丝氨酸、青霉胺、口服避孕药等可消耗过多的维生素 B_6。

4. **依赖量的不足** 维生素 B_6 依赖综合征,即患者摄取健康人所需的维生素 B_6 量,但仍出现维生素 B_6 不足的症状,维生素 B_6 依赖性惊厥、维生素 B_6 反应性贫血、黄尿酸血症、胱硫醚尿症、同型胱硫醚尿症和 2 型高脯氨酸尿症等均为与维生素 B_6 缺乏相关的维生素 B_6 依赖综合征,为一种常染色体隐性遗传病。

【诊断】

1. **病史** 询问有维生素 B_6 缺乏的相关病史。

2. **临床表现** 主要表现为神经、皮肤、血液系统症状。

(1) 神经系统:6 个月以内的婴儿表现为生长速度减慢、神经兴奋性增高、烦躁不安、频繁的全身性抽搐、癫痫样症状等,严重者会导致智力发育迟缓。周围神经炎症状表现为神经感觉异常,四肢远端感觉丧失、无力、麻木、腱反射减低。

（2）皮肤损害：主要为脂溢性皮炎，常见于眼、鼻和口腔周围的皮肤，表现为结膜炎、唇炎、舌炎和口腔炎，并可扩张至面部、前额、耳后、阴囊及会阴部、颈项、前臂和膝部出现色素沉着。

（3）血液系统：小细胞低色素性贫血和巨幼细胞贫血。

3. 实验室检查

（1）色氨酸负荷试验：维生素 B_6 缺乏时，色氨酸代谢产物及衍生物生成增加。给予口服 50~100mg/kg 色氨酸后（总量≤2g），测定 24 小时尿排出的黄尿酸量，黄尿酸指数（XI）=24 小时黄尿酸排出量（mg）/色氨酸给予量（mg），XI 为 0~1.5 提示维生素 B_6 营养正常，XI>12 时提示维生素 B_6 不足。

（2）血浆 PLP（5-磷酸吡哆醛）：血浆 PLP 是肝脏中维生素 B_6 的主要存在形式，PLP<14.6nmol/L（3.6ng/ml）可考虑维生素 B_6 不足。

（3）血浆维生素 B_6 测定：一般 >40nmol/L 为正常。

（4）红细胞谷草转氨酶和谷丙转氨酶活性降低。

【治疗】

1. 病因治疗　询问病史，去除引起维生素 B_6 缺乏的病因或诱因。

2. 补充维生素 B_6　对于摄入不足的患儿，每天补充维生素 B_6 5~25mg 足量治疗，连用 3 周，症状好转后，减量为每天 2~5mg，根据症状连续用数周即可。对于服用药物引起维生素 B_6 缺乏的患儿，每天口服或肌内注射维生素 B_6 15~300mg，共 3 周，减量为 1~2mg/（kg·d）维持治疗。对于继发于维生素 B_6 缺乏症的惊厥患儿，应给予肌内注射维生素 B_6 100~200mg，如治疗效果不佳可增加剂量至每天 400mg，持续 1 周，然后改每天口服维生素 B_6 5~25mg 维持治疗。维生素 B_6 依赖症必须每天口服或肌内注射维生素 B_6 10~250mg，直至痊愈，大部分需终身治疗。

【预防】

1. 调整饮食，保证膳食中有丰富的维生素 B_6 的来源，膳食营养均衡，选择多样化食物。

2. 使用与维生素 B_6 相拮抗的药物如异烟肼等时，应额外补充维

生素 B_6，并严密观察神经系统症状。

3. 尽早识别维生素 B_6 依赖患儿，及时补充维生素 B_6。

(四) 维生素 B_{12} 缺乏症

【概述】

维生素 B_{12} 分子中含金属元素钴，又叫钴胺素，是目前唯一含有金属元素的维生素。自然界中的维生素 B_{12} 都是微生物合成的，高等动物、植物不能制造维生素 B_{12}。维生素 B_{12} 主要来源于动物性食物中，特别是瘦肉和肝脏。食物中的维生素 B_{12} 与蛋白质结合，进入人体消化道内，在胃酸、胃蛋白酶及胰蛋白酶的作用下，维生素 B_{12} 被释放，并与胃黏膜细胞分泌的一种糖蛋白内因子(IF)结合。维生素 B_{12}-IF 复合物在回肠被吸收。维生素 B_{12} 的贮存量很少，约 2~3mg 在肝脏，主要从尿排出，部分从胆汁排出。维生素 B_{12} 在体内以辅酶形式参与高半胱氨酸甲基化为甲硫氨酸、甲基丙二酰辅酶 A 转化为琥珀酰辅酶 A 等生化代谢过程。维生素 B_{12} 的主要生理功能是参与制造骨髓红细胞，防止恶性贫血；参与人体细胞的代谢，影响 DNA 合成和调节；参与神经组织中脂蛋白的合成，防止大脑神经受到破坏等。

【病因】

1. 摄入不足　长期单纯摄入素食的儿童；单纯母乳喂养未添加辅食的婴幼儿，其母亲为素食主义者，在孕期及哺乳期摄入动物性食物较少；限制饮食、偏食、挑食的儿童；控制不良的苯丙酮尿症患儿或者 Ib 型糖原贮积症患儿。

2. 吸收异常　胃切除和自身免疫性恶性贫血，作为自身免疫性多内分泌腺综合征的一部分，都会导致 IF 减少；长期胃酸分泌不足或应用质子泵抑制剂，都会引起蛋白质饮食所释放的维生素 B_{12} 减少；胰腺功能不全由于胰蛋白酶下降引起 R 蛋白分解不足、过度生长的细菌和肠道感染的寄生虫可竞争吸收维生素 B_{12}、克罗恩病、乳糜泻和回肠切除患者因回肠吸收功能下降都可导致维生素 B_{12} 吸收减少。

3. 先天因素　维生素 B_{12} 选择性吸收障碍综合征是一种常染色体隐性遗传综合征，表现为回肠的维生素 B_{12} 受体异常，从而导致维

生素 B_{12} 吸收不良。

【诊断】

1. **病史**　有饮食结构不合理或其母长期素食等病史。

2. **临床表现**　常表现为生长发育缓慢、厌食、疲乏、舌炎、皮肤色素沉着、呕吐、腹泻和黄疸等。

(1) 消化系统:消化道黏膜上皮细胞 DNA 合成障碍引起,表现为厌食、疲乏、舌炎、皮肤色素沉着、呕吐、腹泻等,严重时影响生长发育。

(2) 血液系统:维生素 B_{12} 缺乏阻碍 DNA 合成,造血细胞会受到影响,出现巨幼细胞性贫血、多叶核中性粒细胞、白细胞减少、血小板减少、全血细胞减少等,表现为贫血面容、乏力、肝脾大、皮肤瘀点、瘀斑。

(3) 神经系统:维生素 B_{12} 缺乏导致甲基化反应而引起神经系统损害,表现为生长发育落后或倒退、感觉异常、本体感觉和振动觉受损、肌张力减退、惊厥、共济失调、瘫痪、运动异常、记忆力丧失、人格改变、抑郁、易激惹、虚弱和学习成绩差等。

3. **实验室检查**

(1) 血清维生素 B_{12} 测定:正常范围为 200~900pg/ml,<100pg/ml 提示维生素 B_{12} 缺乏。

(2) 血清甲基丙二酸和高半胱氨酸测定:是维生素 B_{12} 合成途径的引物,当其含量增加时,提示维生素 B_{12} 缺乏。

(3) 血清全钴胺素含量:转钴胺素在血清中的含量占总维生素 B_{12} 的 20%,其浓度降至 20~45pmol/L 以下提示维生素 B_{12} 可能存在缺乏。

(4) 血常规和血涂片检查:中性粒细胞数目和血小板数目减少,中性粒细胞核有多分叶现象。

【治疗】

1. **病因治疗**　去除维生素 B_{12} 缺乏的病因。

2. **维生素 B_{12} 治疗**　肌内注射维生素 B_{12} 100μg/d,2 周后改为每周 2 次,连续 4 周或待血象正常后每个月 1 次,维持治疗至痊愈。因为治疗初始可能有发生低钾血症的风险,可从小剂量开始,前 3 天每天 10μg, 第 4 天 100μg, 第 5 天 500μg, 随后 1 000μg 隔天 1 次, 连用 5 次。出现明显的神经系统症状时, 肌内注射维生素 B_{12} 500~1 000μg/d, 至少 1~2 周, 然后减量维持治疗。

由吸收不良导致维生素 B_{12} 缺乏病的患儿可能需要长期每个月注射给药。

【预防】

进食富含维生素 B_{12} 的食物, 如动物肝脏、肾脏、牛肉、猪肉、鸡肉、鱼类、蛤类、蛋、牛奶、乳酪、腐乳等。

二、维生素 C 缺乏症

(一) 概述

维生素 C 又名抗坏血酸, 是合成胶原蛋白的重要物质, 促进前胶原水平的赖氨酸和脯氨酸羟基化过程。维生素 C 也参与神经递质代谢、胆固醇代谢及肉碱的生物合成过程。在这些反应中, 维生素 C 的作用是维持铁、铜原子及辅酶因子的活性。维生素 C 是体液中一种重要的抗氧化剂。维生素 C 可增强非血红素铁的吸收, 促进铁由转铁蛋白的转运, 辅助四氢叶酸的合成, 从而影响细胞和造血系统的免疫功能。可能在预防退行性疾病、心血管疾病和某些癌症中起作用。维生素 C 在小肠上部通过主动转运或简单扩散而吸收。维生素 C 不储存在体内, 但几乎可被所有组织吸收利用, 含量最高的是垂体和肾上腺。维生素 C 广泛存在于水果及蔬菜中, 水果中柑橘、柠檬、葡萄、酸枣、红枣、草莓等含量丰富, 蔬菜中辣椒、西红柿、菜花及各种深色叶菜等含量丰富。

维生素 C 缺乏症又称为坏血病, 是由于长期缺乏维生素 C 所引起的全身性疾病, 现时一般少见, 但在缺少青菜、水果的北方牧区, 或城乡对人工喂养儿忽视辅食补充, 特别在农村边远地区, 仍因喂养不当而致发病。日常饮食中缺乏维生素 C 1 周至 3 个月就可能发生坏血病, 儿童出现典型症状的年龄阶段为 6 个月至 2 岁, 出血可以发生于皮肤、黏膜、关节、肌肉或胃肠道。但若不给予治疗, 坏血患儿可并发营养不良、出血或感染而死亡。

(二) 病因

日常饮食中缺乏维生素 C 可导致坏血病的发生。主要的原因为:

1. 摄入不足 在孕母营养适当的情况下,儿童在出生时会有适宜的维生素 C 储备,故 3 个月以下婴儿发病较少。但是,孕母饮食缺乏维生素 C,新生儿也可患坏血病。新鲜动物乳所含维生素 C 比人乳少,牛乳中含量一般只有人乳的 1/4,经储存、消毒灭菌及稀释等程序后,所存无几。因此,用牛乳、羊乳或未强化乳粉、奶糕、面糊等喂养的婴儿,如不按时补充维生素 C、水果或蔬菜,易致缺乏。年长儿因饮食中缺乏新鲜蔬菜、水果可致维生素 C 缺乏。

2. 吸收减少 慢性腹泻、短肠综合征和慢性消化功能紊乱,等消化系统疾病导致吸收减少。

3. 需要量增加 早产儿生长发育较快,维生素 C 的需要量相对较大,应给予较多补充。新陈代谢增加时,维生素 C 的需要量增加。急慢性感染性疾病如腹泻、痢疾、肺炎、结核等病时,维生素 C 需要量都增加。

4. 其他因素 如长期摄入大量维生素 C,其分解代谢及肾脏排泄增加以降低血浆维生素 C 浓度。过度加热富含维生素 C 的食物,维生素被破坏。使用肾上腺皮质激素、四环素、阿司匹林等影响维生素 C 代谢的药物。

(三) 诊断

若体内维生素 C 储存量低于 300mg,将会出现缺乏的症状。好发年龄为 3~18 个月,典型的坏血病具有明显的症状,诊断较易。隐性与早期坏血病因缺乏特异性症状诊断较难,应结合喂养史及其他检查综合评估。

1. 病史 早产儿、人工喂养婴儿未添加含维生素 C 的辅食,或乳母饮食缺乏新鲜蔬菜或水果等。

2. 临床表现

(1) 全身症状:起病缓慢,常出现易激惹、软弱、倦怠、食欲减退、体重减轻及面色苍白等一系列非特异性症状,也可出现呕吐、腹泻等消化道紊乱症状,早期不易引起注意。

(2) 骨骼症状：下肢因骨膜下出血而出现肿痛，尤以小腿部最为常见。肿胀多沿胫骨骨干部位，压痛显著，皮温高但不红。患部保持特殊位置：两腿外展、小腿内弯如蛙状，不愿移动，呈假性瘫痪。由于剧痛，深恐其腿被触动，见人走近，便发生恐惧而哭泣。

(3) 出血症状：全身任何部位可出现大小不等和程度不同的出血，最常见者为骨膜下出血及牙龈黏膜下出血。

1) 长骨骨膜下出血：多发生在股骨下端和胫骨近端，皮肤可见瘀点和瘀斑，多见于骨骼病变的附近，膝部与踝部最多见，其他部分的皮肤亦可出现瘀点。

2) 牙龈出血：最重要和最早的表现是牙龈发炎、出血和肿胀。绝大多数见于已经出牙或正在出牙时。上切牙部位最为显著，也可见于正在萌出的磨牙或切牙等处，牙龈呈紫红色，肿胀光滑稍加按压便可溢血。如继发奋森菌感染，可引起局部坏死、腐臭与牙齿脱落，口腔黏膜亦可见出血或瘀斑。若颞颌关节内有出血，则在张、闭口时有疼痛。

3) 眼睑或结膜出血：眼部形成青紫色，眼窝部骨膜下出血可使眼球突出。

4) 其他部位出血：病程晚期，偶有胃肠道、生殖泌尿道和脑膜出血，约 1/3 患儿的尿中出现红细胞，但肉眼很少见到血尿。

(4) 其他：年长儿有时表现为皮肤毛囊角化，婴儿常伴有巨幼红细胞贫血，由于叶酸代谢障碍所致，可能同时也缺乏叶酸；因影响铁的吸收与利用，亦可合并缺铁性贫血。

3. X线检查 是诊断的重要依据，四肢长骨 X 线检查特征性改变为肋串珠、Frankel 线（干骺端一条白色致密的临时钙化线）、Wimberger 环（环绕中央稀薄骨化中心的一条白色粗钙化线）、坏血病线（邻近 Frankel 线的低密度横带），以及坏血病的特异性表现，如鸟嘴症、干骺端横向骨刺。随病程进展，可见以下几种变化：

(1) 骨皮质变薄，骨小梁结构萎缩，导致骨干透明度增加，如毛玻璃样。

(2) 上述的稀疏点或稀疏缝增大，成为全宽度的黑色带，可称为"坏血病带"。

（3）骨化中心亦如毛玻璃样，其周围绕以明显的白色环线，与骨干端相近处最为稠密。

（4）在骨骺端两侧线与增厚的骺线相连处，出现细小骨刺，由于它的位置伸向侧面，称为"侧刺"。

（5）骨膜下出血处的阴影，使受累的长骨形如杵状或梭状，有时在长骨的两个远端出血，则形成哑铃状，经治疗后其轮廓更加清楚。

（6）在严重病例，还可出现骨骺与骨干分离和错位。

（7）肋骨前端增宽，其顶端圆突如压舌板状。

4. 实验室检查　实验室检查对坏血病诊断的帮助远不如 X 线检查简便。

（1）血浆维生素 C 浓度：禁食后血浆的维生素 C 浓度 <2mg/L 为缺乏，2.0~3.9mg/L 为不足，≥4mg/L 为正常，标本必须在收集后的 48 小时内测定。血浆维生素 C 水平随饮食摄入不同而变化，不能真实地反映体内维生素 C 储存量。但较低的浓度也不能证实坏血病的存在，临床症状往往与血浆维生素 C 的浓度并不平行。

（2）白细胞、血小板层维生素 C 浓度：通过草酸处理的血液经过离心沉淀出现的血块黄层，测定其维生素 C 浓度，是一较好证实维生素 C 缺乏的方法。其浓度正常值为 280~300mg/L（28~30mg/dl），当其含量降到零值，虽无临床症状，亦表明为隐性坏血病。

（3）尿负荷试验：晨起空腹口服维生素 C 500mg，测定 4 小时尿中总维生素 C 含量，< 5mg 为不足，5~13mg 为正常，> 13mg 为充裕。

（4）维生素 C 诊断性治疗：经维生素 C 治疗后，症状改善。肌肉痛和自发性出血在治疗 2~3 天后改善，牙龈病变在治疗 2~3 周后得到改善，骨病和瘀斑可在治疗几周后痊愈。

（四）鉴别诊断

1. 化脓性关节炎　多见于单侧肢体，并有局部红肿与灼热，全身症状显著，多有高热、中毒现象及白细胞增加。

2. 风湿性关节炎　少见于 2~3 岁以下婴儿，且为游走性，主要表现在小关节，不伴有出血倾向。

3. 脊髓灰质炎　表现为弛缓性瘫痪，无肿痛。

4. 血小板减少性紫癜 表现为全身皮肤出血,血小板减少。

5. 过敏性紫癜 表现为双下肢对称性皮肤青紫瘀斑,血小板正常。

6. 血友病 出血和凝血时间及其他凝血试验和家族史予以鉴别。

7. 婴儿骨皮质增生症 其周身症状及病变累及四肢骨骼可有压痛与坏血病相似,但血沉增快及血清碱性磷酸酶增高,发病年龄多在生后 6 个月期间,坏血病则多在 6 个月以后。

(五)治疗

1. 维生素 C 治疗 轻症患儿给予维生素 C,每次 100~300mg 口服,每天 2~3 次,疗程至少 2 周。重症患者及有呕吐、腹泻或内脏出血症状者,应改为静脉注射,每天 1 000mg,维持 1 个月或直到症状消失。

2. 对症治疗 骨骼病变明显的患儿,应安静少动,以防止骨折及骨骺脱位。牙龈出血者应注意口腔清洁。同时给予维生素 C 含量丰富的食物。酌情适量补充维生素 D、叶酸等。经治疗后轻症一般在 1~2 天内局部疼痛和触痛减轻,食欲好转,约 4~5 天后下肢即可活动,7~10 天症状消失,约 3 周内局部压痛全消失。骨骼病变及骨膜下出血所致血肿的恢复需时较长,重者需经数月消失,一般不致发生畸形。

(六)预防

人体不能合成维生素 C,需通过饮食中的柑橘类水果、绿叶蔬菜、未加工的肉类、母乳及牛奶获得维生素 C。

1. 孕妇和乳母 维生素 C 的需要量约为每天 100~150mg,可以保证胎儿和乳儿获得足够的维生素。因此,饮食需含维生素 C 丰富的食物如新鲜蔬菜和水果等。

2. 新生儿期 母乳维生素 C 含量高,初生儿鼓励母乳喂养。

3. 婴幼儿期 母乳喂养儿 6 个月后、人工喂养儿 4~5 个月时开始添加辅食,如萝卜汁、白菜汤、菜泥等。

4. 人工喂养儿 每天都应补充适量维生素 C,主要来源于配方奶。正常婴儿维生素 C 每天供给量为 40mg,幼儿为 40~50mg,年长儿为 50~100mg,早产儿则应每天给 100mg,也是以配方奶为主。患病时维生素 C 消耗较多,可额外补充预防。

三、叶酸缺乏症

(一) 概述

叶酸又称维生素 M、维生素 B_9、维生素 B_c,其化学名称为蝶酰谷氨酸,由蝶啶、对氨基苯甲酸和谷氨酸等组成。叶酸对人体的重要营养作用早在 1948 年即已得到证实,人类(或其他动物)如缺乏叶酸可引起巨红细胞性贫血及白细胞减少症,还会导致身体无力、易怒、食欲缺乏及精神病症状。叶酸对孕妇尤其重要,如在怀孕前 3 个月内缺乏叶酸,可导致胎儿神经管发育缺陷,从而增加裂脑儿、无脑儿的发生率。孕妇经常补充叶酸,可防止新生儿神经管缺陷、体重过轻、早产,以及腭裂(兔唇)等先天性畸形。

叶酸作为体内生化反应中一碳单位转移酶系的辅酶,起着一碳单位传递体的作用;参与嘌呤和胸腺嘧啶的合成,进一步合成 DNA 和 RNA;参与氨基酸代谢,在甘氨酸与丝氨酸、组氨酸和谷氨酸、同型半胱氨酸与蛋氨酸之间的相互转化过程中充当一碳单位的载体;参与血红蛋白及甲基化合物如肾上腺素、胆碱、肌酸等的合成。近年来发现了叶酸有抗肿瘤作用,对婴幼儿的神经细胞与脑细胞发育有促进作用,3 岁以下的婴儿食品及婴儿奶粉中添加叶酸,有助于促进其脑细胞生长,并有提高智力的作用。叶酸广泛存在于各种动植物食物中,肝脏、肾脏、鸡蛋、豆类、酵母、绿叶蔬菜、水果和坚果中含量较为丰富。

(二) 病因

1. 摄入不足 常见于营养不良、偏食、挑食或喂养不当的婴幼儿中。叶酸衍生物不耐热,食物烹煮时间过长或重复加热都可使其破坏引起摄入不足。新鲜蔬菜摄入少又极少荤食,加上饮食和烹调习惯不良等,都可导致叶酸摄入不足。

2. 需要增加 需要量增加时会导致叶酸相对缺乏。如婴幼儿、感染、发热、甲状腺功能亢进、白血病、溶血性贫血、恶性肿瘤和血液透析时叶酸需要量增高,若不增加叶酸的摄入量则引起缺乏。溶血性贫血患者或剥脱性皮肤病患者对叶酸的需求量增加。

3. 吸收障碍　影响空肠黏膜吸收的各类疾病如短肠综合征、热带口炎、慢性腹泻和某些先天性疾病时的酶缺乏使小肠吸收叶酸受影响。叶酸吸收不良可见于克罗恩病、乳糜泻、小肠切除患者。

4. 药物干扰　如抗惊厥药、磺胺嘧啶在部分人群中可引起叶酸吸收障碍。甲氨蝶呤等抑制二氢叶酸还原酶使二氢叶酸不能转化成有生物活性的四氢叶酸。甲氨蝶呤和乙胺嘧啶可破坏叶酸的正常代谢,苯妥英类药物阻碍叶酸的吸收,均可能导致叶酸缺乏。

5. 其他　如果婴幼儿以新鲜山羊奶为主食,羊奶含叶酸低及煮沸后的牛奶喂养者也会发生叶酸缺乏。

(三) 诊断

1. 病史　患儿常有营养缺乏病史,偏食、挑食或喂养不当,以新鲜羊奶为主食;婴幼儿生长发育快速期;或患有肠道疾病、长期发热并发感染及维生素 C 缺乏、白血病等;或有长期使用抗惊厥药物等病史。

2. 临床表现　主要表现为贫血,还可伴有易激惹、长期腹泻、生长发育迟缓等症状。

(1) 消化系统症状:如食欲减退、腹胀、腹泻及舌炎等,以舌炎最为突出,舌质红、舌乳头萎缩、表面光滑,俗称"牛肉舌"。

(2) 血液系统症状:巨幼细胞性贫血,好发于 6 个月至 2 岁的婴幼儿,皮肤呈蜡黄色,睑结膜、嘴唇、指甲苍白,常伴有肝脾大。

(3) 神经、精神症状:烦躁不安、易怒、智力和动作发育落后等。

3. 实验室检查

(1) 外周血象:呈大细胞性贫血,MCV>94fl,MCH>32pg,网织红细胞、白细胞、血小板减少,营养不良性巨幼细胞性贫血,营养性巨幼细胞性贫血。血涂片:红细胞大小不等,以大细胞为主,可见巨幼变的有核红细胞,中性粒细胞呈分叶过多现象。

(2) 骨髓象:增生明显活跃,以红细胞系增生为主,粒、红系均出现巨幼变,中性粒细胞的细胞质空泡形成,核分叶过多。巨大血小板。

（3）血清和红细胞叶酸测定：血清叶酸含量反映近期膳食叶酸摄入情况，色谱-质谱联用法检测血清总叶酸含量 <3ng/ml 为缺乏，3~6ng/ml 为不足，>6ng/ml 为正常。红细胞叶酸含量反映体内叶酸储存情况，微生物检测红细胞叶酸含量 <140ng/ml 为缺乏，140~160ng/ml 为不足，>160ng/ml 为正常。

（4）血浆同型半胱氨酸含量：当受试者维生素 B_6 及维生素 B_{12} 营养状况适宜时，血浆中同型半胱氨酸含量 >16μmol/L 提示叶酸缺乏。

（四）鉴别诊断

1. 精神发育迟滞 叶酸缺乏患儿因出现体格、智力发育落后而需与精神发育迟滞鉴别，叶酸缺乏在去除病因和叶酸治疗后精神发育可恢复正常。而精神发育迟滞多有产前、产时或产后等高危因素，智力发育落后非进行性或倒退性。

2. 缺铁性贫血 叶酸缺乏患儿贫血为大细胞性贫血。缺铁性贫血为小细胞低色素贫血，面色苍白，一般不伴有肝脾增大。

3. 白血病 叶酸缺乏患儿除贫血外，还可出现血小板减少、白细胞降低需与之鉴别。但白血病除贫血外，多有出血、发热等症状，血涂片可见幼稚细胞，骨髓检查可鉴别。

（五）治疗

1. 一般治疗

（1）对症治疗：注意营养，及时添加辅食，加强护理，防止感染。

（2）病因治疗：对引起叶酸缺乏的原因进行治疗。

2. 叶酸治疗

（1）方法：口服叶酸 5~15mg/d，连续数周至临床症状好转、血象恢复正常为止。同时口服维生素 C 有助叶酸吸收。0~6 月龄的适宜摄入量为65μg DFE/d；7~12月龄为100μg DFE/d；1~3 岁为150μg DFE/d；4~10 岁为 200μg DFE/d；11~13 岁为 300μg DFE/d；14 岁后为 400μg DFE/d；乳母和孕妇为 500~600μg DFE/d。

注：膳食叶酸当量（dietary fola equivalent，DFE）=膳食叶酸（μg）+1.7× 叶酸补充剂（μg）。

（2）不良反应：服用过量会干扰抗惊厥药物的作用，诱发惊厥发作。正常人口服叶酸达到 350μg 可能影响锌的吸收，从而导致锌缺乏，使胎儿发育迟缓，低出生体重儿增加。服用过量会掩盖维生素缺乏的早期表现，而导致神经系统受损害。叶酸口服可很快改善巨幼红细胞性贫血，但不能阻止因维生素缺乏所致的神经损害的进展，且若仍大剂量服用叶酸，可进一步降低血清中维生素含量，反使神经损害向不可逆转方面发展。叶酸服用过量可出现厌食、恶心、腹胀等胃肠道症状，出现黄色尿。合成叶酸在肝脏内被吸收，未被吸收的过量合成叶酸会进入血液，有可能引起白血病、关节炎等疾病，故需慎用合成叶酸。

（六）预防

1. 重视孕前、孕早期和哺乳期母亲的叶酸的供给，妇女孕前 1 个月至孕早期 3 个月内，每天补充叶酸 400μg，可有效降低出生缺陷高危人群中神经管畸形的发病率达 85%。

2. 合理膳食，婴幼儿按时添加辅食，多食用富含叶酸的食物，肝脏叶酸含量 80μg/100g，蛋黄叶酸含量 121μg/100g，胡萝卜叶酸含量 67μg/100g，奇异果叶酸含量 30μg/100g，牛奶叶酸含量 20μg/100ml。

3. 早期治疗诱发叶酸缺乏的病因如婴儿腹泻、感染、营养不良等，可以在治疗过程中适量补充叶酸。

四、维生素 E 缺乏症

（一）概述

维生素 E 又称为生育酚，是体内最重要的脂溶性抗氧化剂和自由基清除剂，能避免脂质过氧化物的产生，保护细胞免受自由基的损害，保护生物膜的结构与功能。维生素 E 易溶于脂肪和乙醇等有机溶剂中，不溶于水，对热、酸稳定，对碱不稳定，对氧敏感，对人体最重要的生理功能是促进生殖。它能促进性激素分泌，使男子精子活力和数量增加；使女子雌性激素浓度增高，提高生育能力，预防流产。维生素 E 缺乏时会出现睾丸萎缩和上皮细胞变性，孕育异常。常用维生素 E 治疗先兆流产和习惯性流产。另外，对防治男性不育症也有一定帮助。还有保护 T 淋巴细胞和红细胞、抗自由基氧化、抑制血小板聚集的功能。维生素 E 在自然界中分布广泛,在植物油、坚果、麦胚、种子类、豆类中含量丰富,肉类、鱼类、蛋类、水果、蔬菜中含量较少,食物加工、储存及制备过程中可损失部分维生素 E。

(二) 病因

1. 体内储存量少　早产儿愈小,缺乏愈大。因为新生儿维生素 E 基本从孕晚期的母体获得,早产儿出生时胎盘转运有限,导致组织浓度低,同时早产儿对脂肪及脂溶性维生素吸收较差,饮食局限使供应缺乏。早产婴儿溶血性贫血可以是维生素 E 缺乏的一种表现。

2. 摄入减少　母乳中维生素 E 与不饱和脂肪酸的比例适宜,配方奶中不饱和脂肪酸含量较高,比例失调导致维生素 E 缺乏。

3. 吸收不良　年长儿可因小肠吸收功能不良,生长迅速等引起维生素 E 缺乏。患慢性胆汁淤积性肝胆管病或囊性纤维化的儿童表现为维生素 E 缺乏综合征。

4. 消耗过多、需求量增大　地中海贫血、镰状细胞贫血、G-6-PD 缺乏,由于红细胞破裂或缺乏其他氧化途径,导致维生素 E 消耗过多;早产儿铁剂摄入量大,以保护细胞膜的类脂质免于氧化,相应对维生素 E 的需求量增大。

(三) 诊断

1. 病史　早产儿、有摄入减少、机体吸收不良、需求增加等病史。

2. 临床表现

(1) 神经系统改变:维生素 E 水平低于正常时就引起神经元轴突膜损伤,可出现脊髓小脑共济失调伴深部腱反射消失,躯干和四肢共济失调,振动和位置感觉消失,眼肌麻痹,肌肉衰弱,上睑下垂和构音障碍,早产儿可出现视网膜病变。

(2) 贫血:维生素 E 能提高血红素合成的关键酶活性,促进血红素合成。新生儿缺乏维生素 E 可引起贫血,多发生在体重 <1 500g 的早产儿,大多表现为溶血性贫血。

(3) 水肿:全身水肿以下肢为主,多见于小婴儿,早产儿易发生新生儿硬肿症。

（4）颅内和内脏出血：母亲妊娠期缺乏维生素 E，新生儿可出现颅内和内脏出血。

3. 实验室检查

（1）血浆维生素 E 测定：血浆 α 生育酚浓度可直接反映人体维生素 E 的情况。儿童血浆 α 生育酚浓度 < 12μmol/L（0.5mg/dl），提示维生素 E 缺乏。

（2）维生素 E 与血脂比值：血浆 α 生育酚浓度与血浆血脂浓度密切相关，故血浆 α 生育酚浓度与血脂比值可评价维生素 E 的营养状况，儿童维生素 E 与血脂比值 <0.6mg：1g，成人 <0.8mg：1g，提示维生素 E 缺乏。

（3）过氧化氢溶血试验（PHT）：维生素 E 缺乏时，红细胞膜脆性增加易出现溶血，弱过氧化氢溶液可测定维生素 E 对抗溶血的能力，红细胞与 2.0%~2.4% 的过氧化氢溶液保温 3 小时后，溶血率 >5%，提示维生素 E 缺乏，但应区别于 G-6-PD 缺乏时的假阳性。

（4）外周血象：血红蛋白多在 60~100g/L，网织红细胞轻度升高，周围血涂片可见棘形和固缩红细胞，血小板可升高。

4. 其他辅助检查 依据病情选做心电图、B 超检查。维生素 E 缺乏者在无肌酸饮食时，可出现过量肌酸尿且血浆肌酸磷酸激酶水平增高。

（四）鉴别诊断

1. 新生儿溶血性贫血 应与其他病因引起的溶血性贫血相鉴别。由于维生素 E 缺乏引起的溶血性贫血，血浆维生素 E 水平低，经维生素 E 治疗后很快好转。

2. Friedreich 共济失调 Friedreich 共济失调是常染色体隐性遗传性疾病，疾病基因定位在 8q13.1-q13.3。患慢性胆汁淤积性肝胆管病或囊性纤维化的儿童发生维生素 E 缺乏综合征，其进行性神经损害的临床特征与 Friedreich 共济失调很相似，故此血清维生素 E 水平测定及基因诊断有助于两者鉴别。

3. 维生素 A 缺乏 维生素 A 缺乏指甲出现凹陷线纹、皮肤瘙痒、脱皮、粗糙发干，眼睛多泪、视物模糊、夜盲症、干眼炎，脱发，记忆力衰退,精神错乱等。实验室检查可以诊断。

4. 维生素 B$_1$ 缺乏 临床表现为脚气病,消化不良,气色不佳,对声音过敏,小腿偶有痛楚,大便秘结,厌食,严重时呕吐、四肢水肿等。实验室检查可以相鉴别。

5. 维生素 B$_{12}$ 缺乏 表现为皮肤粗糙,毛发稀黄,食欲缺乏,呕吐,腹泻,指/趾常有麻刺感。实验室检查可以相鉴别。

(五)治疗

1. 饮食调整 补充富含维生素 E 的食物,如植物油、坚果、麦胚等。

2. 维生素 E 治疗 轻症开始可服用 10mg/d,血象改变后可改为 5mg/d 维持量。对于慢性脂肪吸收不良或胆汁淤积症应采用水溶性维生素 E 口服或肌内注射。但需注意用量不可过大,如每天用量大于 15mg/kg,可造成血清肌酸酶活性增高,尿肌酸排泄量增多,患儿自感肌肉无力。

(六)预防

1. 平衡膳食,婴儿母乳喂养,非母乳喂养的婴儿,补充维生素 E 0.5~1.5mg/d,对于体重 <1 500g 的早产儿和脂肪吸收不良的患儿,补充维生素 E 5mg/d。

2. 儿童每天推荐剂量 0~1 岁 3~4mg,1~3 岁 6mg,4~7 岁 7mg,7~11 岁 9mg,11~14 岁 13mg,14 岁以上 14mg。因为维生素 E 是脂溶性可以存储于体内,无须每天供给,补充过量易中毒。

五、维生素 K 缺乏症

(一)概述

维生素 K 又称凝血维生素,凝血因子Ⅱ、Ⅶ、Ⅸ、Ⅹ等重要蛋白质的合成和激活需要维生素 K,成为维生素 K 依赖因子。维生素 K 是一类有萘醌基团的衍生物,是 2-甲基-1,4-萘醌衍生物的通称,具有凝血活力。植物来源的维生素 K 为维生素 K$_1$,又称叶绿醌;维生素 K$_2$ 由细菌在肠道合成,又称甲耐醌;维生素 K$_1$ 和维生素 K$_2$ 均为脂溶性,在肠道吸收,需有胆盐及胰腺酶参与。维生素 K$_3$ 和维生素 K$_4$ 为人工合成的维生素 K,均为水溶性维生素,吸收无须胆盐。维生素 K_1 和 K_2 广泛存在于自然界,对热稳定,易受光线和碱的破坏,临床上应用的为人工合成的 K_3 和 K_4,溶于水,可口服及注射。维生素 K 对骨代谢还具有重要作用,骨钙蛋白和骨基质 γ-羧基谷氨酸蛋白都是维生素 K 依赖蛋白。此外,维生素 K 对减少动脉钙化也有重要作用。广泛存在于豆类、麦麸、绿色蔬菜、动物肝脏、鱼类等食物中。

维生素 K 缺乏症临床上有三种类型:早发、典型及晚发性。晚发性维生素 K 缺乏症又称为迟发性维生素 K 缺乏症,是指新生儿晚期(出生 2 周后)到婴儿期因缺乏维生素 K 而引起的出血性疾病,本症是婴儿时期最常见的出血性疾病,发病急、病情重,临床上出现出血倾向,严重者可引起颅内出血,病死率较高,且多数遗留永久性神经系统后遗症。此外,尚有一种维生素 K 缺乏的亚临床表现,即血液检测维生素 K 低下、PIVKA-Ⅱ阳性、凝血酶原时间延长而未发生出血者。

(二) 病因

1. 摄入不足　乳类含维生素 K 较少,人乳中维生素 K 含量仅含 $1~3\mu g/L$,仅为牛乳中含量的 1/4,且母乳喂养婴儿肠道内细菌合成维生素 K 较少,因此,单纯母乳喂养未添加辅食的婴儿易患本病。此外,小儿生长发育快,对维生素 K 需要量较大,更易发生摄入不足。

2. 吸收障碍　患肝、胆、胰腺疾病如阻塞性黄疸、肠瘘、广泛小肠切除等及任何原因引起的慢性腹泻等均可影响脂溶性维生素 K 在肠道内吸收。如孕母曾服用过抑制维生素 K 代谢的药物(如抗癫痫药),长期低脂饮食者也可影响维生素 K 的吸收。

3. 利用障碍　病毒感染等任何原因损害肝功能,均可造成维生素 K 依赖因子合成障碍。

4. 合成减少　长期口服广谱抗生素或磺胺类药物,因抑制肠道内细菌,致使维生素 K 合成减少。

5. 抗凝药物的应用　抗凝药物双香豆素能抑制肝脏中的羧化酶,使维生素 K 依赖因子生成减少。口服抗凝药如苄丙酮双香豆素、醋硝香豆素及双香豆素等化学结构与维生素 K 类似物,可抑制维生素 K 参与合成活化有关凝血因子的作用。

6. 其他 孕妇在妊娠期间使用过镇静剂、抗凝剂、利福平、异烟肼等，或有酗酒习惯，都可以影响母亲血液中维生素 K 的含量，使其新生儿出生时体内的维生素 K 更低。患儿有长期服用抗生素史。

(三) 诊断

1. 病史 存在引起维生素 K 缺乏的病因及基础疾病。

2. 临床表现 除原发病的症状、体征外，本病主要表现为出血。

(1) 皮肤、黏膜出血：皮肤出现出血点、紫癜、瘀斑，鼻黏膜出血，牙龈出血等。

(2) 内脏出血：呕血、黑便、血尿、月经量过多、面色苍白等。

(3) 颅内出血：有早产、窒息、外伤等分娩高危病史，新生儿出生后出现神志、呼吸改变，颅内压增高表现，瞳孔对光反应消失及肌张力增高、减弱或消失。

(4) 手术或外伤后伤口出血。

颅内出血是维生素 K 缺乏症的最严重的临床表现。其临床特点为：①发病前多为完全健康的母乳喂养儿；②年龄绝大多数为 2 月龄内；③性别：男性多于女性；④临床表现：面色苍白、拒奶、尖叫、呕吐、嗜睡或昏迷、前囟饱满或隆起、颅缝开裂、肢体抽搐或痉挛、双眼上吊或凝视、母乳儿突然出现无诱因的急性颅内压增高综合征等，应首先考虑本病。本病多发生在第三世界国家，其原因是：①家庭分娩率高，且未给维生素 K；②母亲用非营养品的比例高；③母乳喂养；④滥用口服抗生素；⑤胃肠道感染引起的腹泻发生率高。

有人提出要防范诊断失误还应做到以下几点：①重视小婴儿时期无明显诱因的急性贫血、出血，尤其是单纯母乳喂养的婴儿，无明显诱因出现消化道、皮肤出血现象应考虑本病。对突然出现颅内高压症状，病前无明显感染中毒症状者，即使不伴有皮肤及其他部位出血和严重贫血也应高度怀疑本病，当患有其他疾病伴发抽搐，若治疗过程中抽搐无缓解亦应疑及本病，及时做头颅 CT 和出凝血时间检查。②认真进行体格检查，婴儿因前囟未闭，对颅内高压有一定的缓冲，对有早期不典型症状婴儿，如面色苍白、烦躁或精神萎靡不振、拒食者，应仔细检查前囟、肌张力情况、原始反射是否存在。

3. 实验室检查

(1) 血清维生素 K 浓度:血清维生素 K 的主要形式是维生素 K_1,正常值为 0.3~2.6nmol/L。

(2) 凝血功能:凝血时间及凝血酶原时间延长,部分促凝血酶原激酶时间通常延长。血纤维蛋白原水平、凝血酶、血小板计数和出血时间大多在正常范围。

(3) 脱羧性血清维生素 K 依赖蛋白、脱羧骨钙素:酶联免疫法测定的维生素 K 缺乏诱导蛋白Ⅱ(PIVKA-Ⅱ)是维生素 K 缺乏的生物学标志;脱羧骨钙素是骨维生素 K 储存的替代性标志物,可间接反映骨骼内维生素 K 的储存水平。

(四) 鉴别诊断

1. 血友病　出血特点是延迟、持续而缓慢的渗血,可自发出血,但主要是轻伤后出血不易停止。因子Ⅷ、Ⅸ缺乏者出血较重。

2. 脑炎、脑膜炎　为中枢神经系统感染,发病急、高热、昏迷、抽搐,一般不伴有其他部位出血,脑脊液、头颅磁共振检查可鉴别。

3. 新生儿消化道出血　坏死性小肠结肠炎、应激性溃疡、先天性胃穿孔等可出现呕血或便血。但患儿常有窒息、感染或使用糖皮质激素等原发病史,一般情况较差,腹部体征明显,易与新生儿出血症鉴别。

(五) 治疗

1. 治疗相关基础疾病。

2. 饮食治疗　多食富含维生素 K 的食物,如新鲜蔬菜等绿色食品。

3. 药物治疗　对确诊或疑诊患儿应尽早给予维生素 K 治疗。轻症可口服维生素 K_4 4mg,每天 3 次,或肌内注射维生素 K_3 4mg,每天 2~3 次。重症尤其是颅内出血者,应立即静脉注射维生素 K_1,新生儿每次 1~5mg,注射速度 <5mg/min。在术前,肝功能严重受损,或用香豆素类抗凝药时,剂量可增至 100~200mg/d。同时静脉输注新鲜血液或血浆,以迅速补充凝血因子,并纠正贫血。并检查凝血酶原时间,必要时可重复给药数次,一般疗程 3~5 天。孕妇注射维生素 K 及给新

生儿补充维生素 K_1,每天 1~5mg 可预防新生儿维生素 K 缺乏症,但切勿过量,以防溶血性贫血及早产儿核黄疸。

(六)预防

1. 孕母 如果孕期营养不良,可在分娩前注射 1 次维生素 K_1 2~4mg。

2. 新生儿 新生儿娩出后立即注射维生素 K_1 1~3mg,有预防作用。

3. 婴儿 对于母乳喂养儿,除出生时肌内注射维生素 K_1 外,在生后 3 个月内,还需每天口服维生素 K_1 1mg,或其母亲口服维生素 K_1,每周 2 次,每次 20mg。

六、碘缺乏症

(一)概述

碘是人体必需的微量元素之一,参与甲状腺素的合成,在体内发挥重要的生理功能,碘的生理功能是通过甲状腺素的作用完成的,甲状腺素促进物质分解代谢,能量转换,维持和调节体温,维持正常的生命活动,并能促进神经系统的发育。碘缺乏和碘缺乏病是全球性公共卫生问题,由于缺碘程度、持续时间、年龄,以及个体对缺碘的反应不同,碘缺乏可以造成机体不同程度损伤并出现不同的表现。胎儿期主要有流产、死产、先天畸形等表现,婴幼儿可表现为生长发育迟缓、智力低下,严重者可发生呆小症(克汀病),年龄大的儿童可表现为地方性甲状腺肿大、甲状腺功能减退等疾病。人类所需碘主要来自食物,海产品含碘高,如海带、海鱼、蛤干、蚶干、干贝、海参、淡菜、海蜇、龙虾等,其中以海带含碘量最高,其次为海贝类及鲜海鱼。陆地性食物中动物性食物含碘量高于植物性食物,奶蛋含碘量相对较高,其次是肉类,淡水鱼含碘量低于肉类,植物性食物含碘量低,特别是水果和蔬菜。

(二)病因

1. 环境因素 土壤中缺碘是碘缺乏地域性流行的原因,尤其是冰川冲刷地带和洪水泛滥的平原。对土壤的破坏,滥砍滥伐,水土流失,也造成了环境缺碘。地方性甲状腺肿也多分布在山区,主要因为山区坡度大,雨水冲刷,碘从土壤中丢失所致。部分地区水中碘含量较低,与碘缺乏的发病率相关。

2. 孕期缺碘 妊娠期间孕妇碘摄入不足,甲状腺产生的 T_3 和 T_4 较少,血液中 T_3 和 T_4 减少,导致通过胎盘的 T_3、T_4 减少,不能满足胎儿的需求,影响胎儿的生长发育。

3. 膳食因素 人体碘的供给约 60% 来源于植物性食品,如土壤中的碘缺乏可导致植物性食品中碘含量不足;低蛋白、高碳水化合物可影响甲状腺对碘的吸收和利用;蔬菜中如甘蓝、卷心菜、大头菜、荠菜中含有葡糖硫苷棉豆苷的水解产物,可抑制碘的有机化过程;玉米、小米、甜薯、高粱及各种豆类在肠道中可释放出氰化物被代谢成硫氰酸盐,可抑制甲状腺摄取碘化物;钙磷含量高的食物可妨碍碘的吸收,抑制甲状腺素的合成,加速碘的排泄。

4. 药物因素 硫脲类抗甲状腺药物、四环素、磺胺类、咪唑类等药物可干扰酪氨酸的碘化过程,也有一定导致甲状腺肿作用。

(三) 诊断

1. 病史 出生、居住于低碘地方性甲状腺肿病流行区或膳食中有碘摄入不足或吸收不良等病史。

2. 临床表现

(1) 甲状腺肿大:可见甲状腺肿大的体征,重度肿大的可有压迫症状,如出现咳嗽、气促、吞咽障碍或声音嘶哑。血清 T_3、T_4 正常,T_3/T_4 的比值常增高,血清甲状腺球蛋白 TG 水平增高,血清 TSH 水平一般正常。

(2) 甲状腺功能减退症:新生儿期主要表现为反应低下、腹胀、黄疸延迟消退等,婴幼儿期以后典型表现为眼距增宽、鼻梁塌陷、舌体肥厚、喜吐舌、表情淡漠、生长发育落后、智力低下、黏液性水肿等。

(3) 血清 TSH 增高、T_4 降低。

(4) 亚临床甲状腺功能减退症

1) 必备条件:①出生、居住于低碘地方性甲状腺肿病流行区;②有智能发育障碍,主要表现为轻度智能发育迟缓。

2）次要条件：神经系统障碍主要表现：①轻度听力障碍（电测听高频或低频异常）；②极轻度语言障碍；③精神运动发育障碍。甲状腺功能障碍主要表现：①轻度的体格发育障碍；②轻度的骨龄发育落后；③甲状腺功能减退（T_3、T_4降低，TSH升高）。

具有上述必备条件，以及次要条件中神经系统障碍或甲状腺功能减退中任何1项或1项以上，并能排除其他原因如营养不良、锌缺乏、中耳炎影响便可作出诊断。

3. 尿碘测定　24小时尿碘$100\mu g$以上为正常；$<100\mu g$提示缺碘，$<50\mu g$轻度缺碘，$<25\mu g$严重缺碘。

（四）鉴别诊断

1. 脑损伤　一般可有引起脑损伤的高危因素，如先兆流产、出生时有缺氧、窒息等病史、脑炎、脑膜炎及药物中毒等病史。

2. 甲状腺功能减退症的其他病因

（1）甲状腺激素生成障碍：属于常染色体遗传病，患儿常常有家族史，甲状腺肿大为弥漫性、软，很少发展为结节性，碘有机化障碍可用高氯酸钾排泌试验诊断，正常值2小时排泌$<5\%$，患儿往往$>10\%$。

（2）甲状腺激素抵抗综合征：本病以家族性发病为多见，也有少数为散发病例，约占1/3，发病年龄大都在儿童和青少年，T_4和T_3持续升高，TSH正常，最特异的表现是给予患儿超生理剂量甲状腺激素后，不能抑制升高的TSH到正常，同时也没有外周组织对过量甲状腺激素的反应。

（五）治疗

1. 去除病因　首先去除病因，由于膳食因素引起，应先调整饮食；如为药物引起，要停药或换另一种药物代替。

2. 药物治疗　适用于弥漫型重度甲状腺肿大且病程短者。碘化油是一种长效、经济、方便、副作用小的防治药物，常用碘油胶丸。如补碘后，甲状腺肿大仍不能控制，可采用甲状腺素制剂治疗，以补充内源性甲状腺激素不足。长期大量服用碘剂应注意甲状腺功能亢进的发生。

3. 手术治疗　一般不采取手术治疗，但甲状腺肿大严重，引起压迫症状,且内科治疗无效者,可行手术治疗。

(六) 预防

普遍食盐碘化防治碘缺乏,缺碘较严重地区可定期开展碘油强化补碘。推荐摄入量:6月龄前85μg,6月龄~1岁为115μg,1~10岁为90μg,11~13岁为110μg,14岁以上为120μg;孕妇和乳母在非孕妇的基础上分别加110μg和120μg。最常见的并发症是碘性甲状腺功能亢进,故补碘宜适度。

七、锌缺乏症

(一) 概述

锌是人体内重要的必需微量元素之一,锌含量仅次于铁,作为金属酶的组成成分,参与体内多种蛋白质、核酸合成和分解代谢有关的200多种酶的组成。锌主要在小肠吸收,小肠内有金属结合蛋白类物质能与锌结合,调节锌的吸收。锌主要存在于骨、牙齿、毛发、皮肤、肝脏和肌肉中,经粪、尿、汗、乳汁等排泄。当锌缺乏时可导致机体多系统功能紊乱从而引发多种疾病,称锌缺乏症,主要表现为纳差、生长发育减慢、免疫功能低下,青春期缺锌可致性成熟障碍。锌的来源较为广泛,贝壳类海产品、红色肉类和动物内脏是锌的极好来源,蛋类、豆类、坚果、谷类胚芽等也富含锌。

(二) 病因

1. 摄入不足 婴儿生后未喂初乳,或长期纯牛奶喂养,未及时添加富含微量元素的动物性辅食,长期进食含锌量低的植物性食物,造成缺锌。挑食、偏食等不良饮食习惯是年长儿缺锌的主要原因。

2. 吸收障碍 各种原因所致的腹泻,影响锌的吸收。谷类食物中含多量植酸和粗纤维,均可与锌结合从而妨碍其吸收。牛乳锌的吸收率远低于母乳锌。肠病性肢端皮炎因小肠缺乏吸收锌的载体,故表现为严重缺锌。

3. 需要量增加 在生长发育迅速阶段的婴儿,或组织修复过程中,或营养不良恢复期皆可发生锌需要量增多。

4. 丢失过多 反复出血、溶血、长期多汗、大面积烧伤、蛋白尿,以及应用金属螯合剂等均可导致锌缺乏。

5. 遗传因素　短暂性新生儿锌缺乏症是由于锌转运体合成不足的一种常染色体显性遗传病,母体无法将锌足量转运至母乳内,导致新生儿锌缺乏。

6. 药物影响　一些药物如长期使用金属螯合剂(如青霉胺、四环素、EDTA 等)可降低锌的吸收率及生物活性,这些金属螯合剂与锌结合从肠道排出体外造成锌的缺乏。

(三) 诊断

1. 病史　可询问到缺锌的病史。

2. 临床表现

(1) 异食癖:有食泥土、煤渣、石灰、蛋壳、头发等怪癖。多发生在 3 岁前小儿或学龄儿童。

(2) 胃肠道症状:长期食欲下降或消失;可见舌乳头萎缩;味觉减退或异常。

(3) 缺锌性侏儒:生长发育停滞、骨骼发育障碍,肝脏肿大,皮肤粗糙,可伴缺铁性贫血,青春期后可出现闭经、月经不来潮、第二性征发育不全、性功能低下。

(4) 肠病性肢端皮炎:常染色体隐性遗传,多发生在婴幼儿,常见于牛乳喂养儿。其表现为以常规治疗难以治愈的腹泻,食欲减退,脱发且头发变红或变浅,胸、腹、指/趾及会阴部发生皮炎。免疫功能低下,易感染。若不及时治疗,2 岁左右死亡。

(5) 复发性口腔溃疡:于生后 2 个月开始发病,可一生中反复发作。

(6) 其他症状:甲沟炎、角膜混浊、眼结膜炎、慢性腹泻、脂肪痢、伤口不易愈合、暗视功能下降等,低出生体重儿可表现为水肿和低蛋白血症。

3. 实验室检查

(1) 血清(浆)锌浓度:是目前临床常用的反映人体锌营养状况的实验室指标,通过静脉血测定血清(浆)锌有助于了解锌营养情况,但其不能随锌摄入量的变化而变化,在轻度缺乏时往往无变化,只有当严重锌缺乏时才有诊断意义。目前,建议对10岁以下儿童血清(浆)锌的下限值定为65μg/dl。

(2) 餐后血清锌浓度反应试验:采用餐后血清锌浓度试验(PICR)判断锌缺乏,如其值大于15%有诊断锌缺乏价值。

(3) 白细胞锌:为反映人体锌营养状况较灵敏的指标,但测量时操作复杂,不是临床常用指标。

(4) 碱性磷酸酶活性:锌参与碱性磷酸酶的活性中心的形成,碱性磷酸酶活性下降提示缺锌。

(5) 单核细胞金属硫蛋白mRNA:金属硫蛋白是一种富含半胱氨酸残基和金属含量极高的低分子蛋白。在正常的生理环境下,金属硫蛋白主要结合锌和/或铜。研究进一步证明,单核细胞金属硫蛋白mRNA可良好反映边缘性锌缺乏,被认为是评价锌营养状况的相对金标准,但其操作复杂,难以在临床上推广,适用于科研。

4. 补锌试验　按每天1mg/kg的剂量进行补锌治疗,治疗后症状消失,生长发育加快,血清锌上升,则对确诊有帮助。

(四) 鉴别诊断

1. 生长激素缺乏症　因生长激素缺乏而导致儿童身高低于同地区、同性别正常儿童平均身高2个标准差或在儿童生长轴线第3百分位数以下。可通过骨龄和生长激素水平测定的方法进一步鉴别。

2. 营养缺乏性疾病　主要表现为体重低下、消瘦、生长发育迟滞、皮下脂肪减少等,同时缺锌者可有身材矮小、贫血、肝脾大、第二性征发育不良等各种表现。

(五) 治疗

1. 去除病因　去除引起缺锌的原因。

2. 调整饮食　提倡母乳喂养,6月龄婴儿及时添加辅食,合理搭配,平衡膳食,纠正年长儿童的挑食、偏食、厌食及过多零食等行为。补充各种富含锌的动物性食物,如肝、瘦肉、蛋黄和鱼类。

3. 补充锌剂　首选口服,每天为锌元素0.5~1mg/kg,以2~3个月为宜。长期大量服用可使铜缺乏,血清高密度脂蛋白减少,甚至造成血红蛋白降低、血清铁降低及顽固性贫血等锌中毒现象。服锌同时应增加蛋白质摄入及治疗缺铁性贫血,可使锌缺乏改善更快。

4. 静脉注射锌剂 如患儿存在急性或严重缺锌,因胃肠道功能紊乱、腹泻、呕吐等原因不能进行口服或口服达不到治疗目的者可静脉注射锌剂。早产儿体重 <3kg,按照 0.3mg/(kg·d) 补给;足月儿至 5 岁,按照 0.1mg/(kg·d) 补给;>5 岁,按照 2.5~4mg/d 补给。如给予静脉营养支持补锌剂量为 0.05mg/(kg·d),即可满足生理需要量。补锌治疗后症状未减轻,4~5 周后应停用,深入寻找其他原因。

(六) 预防

提倡母乳喂养,新生儿应尽早开奶,及时添加辅食,膳食应多样化,动物性食品应占一定比例。培养小儿良好的饮食习惯,不偏食、不挑食。对可能发生缺锌的情况如早产儿、长期腹泻、大面积烧伤等,均应适当补锌。推荐量:6 个月~1 岁为 3.5mg/d;1~3 岁为 4.0mg/d;4~6 岁为 5.5mg/d;7~10 岁为 7.0mg/d;11~13 岁男童为 10.0mg/d;11~13 岁女童为 9.0mg/d;14~17 岁男童为 12.0mg/d;14~17 岁女童为 8.5mg/d。

(钟 燕)

参考文献

1. 杨月欣,葛可佑.中国营养科学全书.2 版.北京:人民卫生出版社,2019.

2. 江载芳,申昆玲,沈颖.诸福棠实用儿科学.8 版.北京:人民卫生出版社,2015.

3. 孙长颢.营养与食品卫生学.8 版.北京:人民卫生出版社,2017.

4. 中华预防医学会儿童保健分会.婴幼儿喂养与营养指南.中国妇幼健康研究,2019,30(4):392-417.

5. 儿童锌缺乏症临床防治专家共识编写专家组,中国研究型医院学会儿科学专业委员会.儿童锌缺乏症临床防治专家共识.儿科药学杂志,2020,26(3):46-50.

第六节 儿童肥胖症

一、概述

(一)定义

肥胖症是一种能量代谢失衡,导致全身脂肪组织过度增生、体重超常的营养障碍性疾病,与胰岛素抵抗、2 型糖尿病、高血压、高脂血症、冠心病、代谢综合征等慢病发生密切相关。

无论在经济发达国家或发展中国家生活优裕的群体,儿童少年时期的超重和肥胖正以惊人的速度在全球范围内增长,已构成 21 世纪全球医学和公共卫生的严重问题。2015—2019 年,我国 6 岁以下儿童超重和肥胖的患病率分别为 6.8% 和 3.6%,6~17 岁儿童青少年超重和肥胖的患病率分别为 11.1% 和 7.9%。研究显示,儿童青少年肥胖可持续向成年期发展,由此增加肥胖相关的慢病风险。因此,认识儿童青少年肥胖发生发展的危险因素,实施成人期疾病在儿童早期防治,已成为儿童保健工作的重要内容之一。

(二)病因和高危因素

肥胖症的发生和病理机制目前尚不清楚。一般认为,遗传因素和环境因素共同作用促使肥胖的发生及发展(表 4-6)。

表 4-6 肥胖的病因和高危因素

病因	临床表现
遗传因素	肥胖呈明显的家族聚集性,多基因遗传因素增加儿童对肥胖易感性,已知 600 余种基因、标记和染色体条带与人类肥胖相关
环境因素	
早期营养	孕期不良营养环境与儿童及成年期肥胖和慢病密切相关;小于胎龄儿生后追赶过快是发生腹型肥胖和心血管疾病的高危因素。完全人工喂养、过早断乳、过早添加辅食,以及婴幼儿期营养过剩等

病因	临床表现
饮食方式	膳食结构不合理、摄食过度,如长期多肉少蔬,进食高脂快餐、含糖饮料、甜点和油炸食品等高能量食物
体力活动	静坐为主的生活方式,屏幕暴露过多,缺乏体力活动
家庭环境	肥胖家庭的不良生活方式和习惯决定了儿童行为方式与取向
心理因素	心理应激和各种消极的情绪反应均能促使人多进食,食物往往会成为内心焦虑、恐惧、痛苦等心理行为障碍的解决方法

二、筛查方法和标准

肥胖是机体脂肪过度堆积所导致的慢性代谢性疾病,因此,身体脂肪含量的测量对肥胖的判断和研究非常重要,包括直接测定和间接测定(表 4-7)。

表 4-7　体脂肪量测定方法

体脂肪测定	方法
直接测定	金标准:双能 X 线吸收法(DXA)、气体置换法、计算机断层扫描法(CT)、磁共振成像法(MRI)、水下称重法和双标水
	生物电阻抗(BIA):经济、方便,应用较广,但特异性较低
间接测定	
体重/身长(W/H)(<2 岁)	采用 WHO 2006 年生长标准(Z 评分):+2≤超重 <+3;肥胖≥+3
体重指数(BMI)(2~18 岁)	BMI = 体重(kg)/身高的平方(m²)存在种族、性别、年龄差异,不能区别肌肉型人群
	BMI 判断切点尚未统一
腰围身高比(WHR)	≥0.46 预警,≥0.48 腹型肥胖,≥0.50 严重腹型肥胖

根据体成分测定的体脂肪量可判断肥胖程度,但尚无国际标准,可参考表 4-8 所示标准。目前也无国际统一的儿童超重和肥胖的 BMI 诊断标准,较受公认的儿童肥胖诊断标准包括 WHO 标准和国际肥胖工作组(International Obesity Task Force,IOTF)研制的 IOTF 标准。2018 年国家卫计委颁布了中华人民共和国卫生行业标准《学龄儿童青少年超重与肥胖筛查》(WS/T586-2018),该标准适合中国 6~18 岁不同年龄男生和女生超重和肥胖的诊断(表 4-8),而学龄前儿童的超重和肥胖可参照 WHO 标准(表 4-9)。

表 4-8　6~18 岁儿童青少年依据体脂率筛查肥胖程度的参考标准

性别	年龄	轻度肥胖	中度肥胖	重度肥胖
男	6~18 岁	20%	25%	30%
女	6~14 岁	25%	30%	35%
	15~18 岁	30%	35%	40%

三、诊断与鉴别诊断

(一)诊断流程

经体格测评达到超重、肥胖筛查标准时,还需进行详细的病史询问、膳食调查、体格检查、身体活动和心理行为评估等,并根据儿童年龄、高危因素和体格检查发现,选择相应的实验室和影像学检查,评估肥胖儿童有无相关的代谢风险,为肥胖儿童诊断、鉴别诊断和分级管理提供依据(图 4-12)。

(二)鉴别诊断

主要与中枢神经系统、内分泌代谢紊乱及遗传性综合征引起的继发性肥胖相鉴别(表 4-10)。

四、肥胖并发症及其诊断

1. 2 型糖尿病　　肥胖是儿童青少年 2 型糖尿病(type 2 diabetes mellitus,T2MD)最重要的危险因素。美国糖尿病学会(ADA)2021 年

表 4-9 国际和中国筛查儿童青少年超重和肥胖的标准（BMI 切点）（kg/m²）

年龄（岁）	WHO 标准				IOTF 标准*				WS/T 586-2018#			
	超重		肥胖		超重		肥胖		超重		肥胖	
	男	女	男	女	男	女	男	女	男	女	男	女
2	17.4	17.2	18.3	18.1	18.41	18.02	20.09	19.81	NA	NA	NA	NA
3	17.0	16.9	17.8	17.8	17.89	17.56	19.57	19.36	NA	NA	NA	NA
4	16.7	16.8	17.6	17.9	17.55	17.28	19.29	19.15	NA	NA	NA	NA
5	16.7	17.0	17.7	18.1	17.42	17.15	19.30	19.17	NA	NA	NA	NA
6	16.8	17.1	17.9	18.4	17.55	17.34	19.78	19.65	16.4	16.2	17.7	17.5
7	17.1	17.4	18.3	18.8	17.92	17.75	20.63	20.51	17.0	16.8	18.7	18.5
8	17.5	17.8	18.8	19.4	18.44	18.35	21.60	21.57	17.8	17.6	19.7	19.4
9	18.0	18.4	19.5	20.2	19.10	19.07	22.77	22.81	18.5	18.1	20.8	19.9
10	18.6	19.1	20.2	21.1	19.84	19.86	24.00	24.11	19.2	19.0	21.9	21.0
11	19.3	20.0	21.1	22.2	20.55	20.74	25.10	25.42	19.9	20.5	23.0	22.7
12	20.1	20.9	22.1	23.3	21.22	21.68	26.02	26.67	20.7	21.5	24.1	23.9
13	20.9	21.9	23.1	24.4	21.91	22.58	26.84	27.76	21.94	22.2	25.2	25.0
14	21.9	22.9	24.2	25.5	22.62	23.34	27.63	28.57	22.3	22.8	26.1	25.9
15	22.8	23.7	25.2	26.3	23.29	23.94	28.30	29.11	22.9	23.2	26.6	26.6
16	23.7	24.2	26.1	27.0	23.90	24.37	28.88	29.43	23.3	23.6	27.1	27.1
17	24.4	24.7	26.9	27.4	24.46	24.70	29.41	29.69	23.7	23.8	27.6	27.6
18	25.0	24.9	27.5	27.7	25.00	25.00	30.00	30.00	24.0	24.0	28.0	28.0

*IOTF International Obesity Task Force，国际肥胖工作组；

#中华人民共和国卫生行业标准

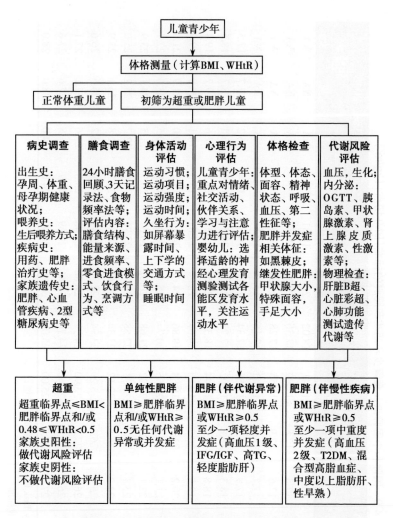

图 4-12 儿童青少年肥胖临床评估和诊断流程

表 4-10 继发性肥胖的鉴别诊断要点

病名	病因	临床特征	辅助检查
Cushing 综合征	肾上腺皮质增生或肿瘤;长期使用糖皮质激素或 ACTH 抑制剂	向心性肥胖,满月脸,常伴高血压、皮肤紫纹。女孩可出现多毛、痤疮和不同程度的男性化体征	血皮质醇水平或 24 小时尿皮质醇含量测定;地塞米松抑制试验;腹部和垂体影像学检查
多囊卵巢综合征	病因不清,可能与神经内分泌功能紊乱、雄激素合成障碍、遗传等因素有关的下丘脑垂体功能障碍,卵巢合成异常	肥胖,月经紊乱或闭经,不育,多毛、黑棘皮病为其特征	血 FSH、LH 升高,高雄激素血症、高胰岛素血症。B 超示卵巢增生性多囊改变
甲状腺功能减退症	甲状腺激素分泌不足或生理效应减低,体内代谢过程减慢	黏液水肿,身材矮小,表情呆滞,先天性者有克汀病的体态及特征	甲状腺激素水平低下,FT_3、FT_4 下降
肌张力低下-智力低下-性功能低下-肥胖综合征(Prader-Willi 综合征)	印记遗传,父源染色体15q11-q13 缺失,包含 SNRPN 基因缺陷;或单亲二倍体;或印记突变	婴儿期表现为肌张力低,哭声弱,喂养困难,2~3 岁后过贪食,肥胖,伴有智能低下,特殊面容,外生殖器发育不良	甲基化特异性 PCR (MSPCP),荧光原位杂交 (FISH) 技术进行基因检测

189

续表

病名	病因	临床特征	辅助检查
性幼稚-色素性视网膜炎-多指趾畸形综合征（Bardet-Biedl 综合征）	常染色体隐性遗传，属于纤毛病，已知 BBS1-19 等 21 个基因突变可致本症	视网膜变性，肥胖症，多指趾畸形，性腺发育异常，智力发育迟缓及肾脏异常；糖尿病，身材矮小等	进行血浆 LH、FSH 和性激素，眼科检查，肾功能和肾脏 B 超检查，基因检测等
Albright 遗传性骨营养不良症	常染色体显性或隐性疾病；与 GNAS1 基因缺陷相关	身材矮小，肥胖，指趾骨短小畸形，智力减退和异位骨化，甲状旁腺激素抵抗	低钙、高血磷、高 PTH；肾脏和骨骼检查；头颅 CT 检查
Alström 综合征	常染色体隐性遗传，2p13.1 上 ALMS1 基因突变	色素性视网膜炎；肾小球硬化；肥胖；胰岛素抵抗/2 型糖尿病；高甘油三酯；身材矮小，性发育不良等	心超、眼科和五官科检查，OGTT，肾功能，基因检测
MC4R 缺失综合征	多为常染色体显性遗传，18 号染色体上 MC4R 基因突变	肥胖，贪食，线性生长加速，高胰岛素血症，低血压或血压正常	胰岛素检测，血压监测，基因检测
肥胖生殖无能综合征（Frohlich 综合征）	常继发于下丘脑及垂体病变，如肿瘤、外伤、炎症	呈向心性肥胖，体脂主要分布在颈、额下、乳房、会阴、臀部及下肢，身材矮小，性发育延迟或不出现	LH、FSH 和性激素（睾酮）水平降低，头颅 CT、MRI 检查有助于诊断

发布的《糖尿病护理标准》中关于儿童青少年 T2MD 的诊断标准中任意一项(表 4-11);糖尿病前期(pre-diabetes)为血糖超过正常值,但尚未达到糖尿病的诊断标准。其诊断标准为表 4-12 内 1~3 项中任意一项。

表 4-11 儿童青少年糖尿病诊断标准

- 空腹(至少 8 小时没有摄入热量)血糖≥7.0mmol/L;

- 口服葡萄糖耐量试验(OGTT)2 小时血糖≥11.1mmol/L;

- 糖化血红蛋白(HbA1c)≥6.5%;

- 有典型的糖尿病症状,随机血糖≥11.1mmol/L

表 4-12 儿童青少年糖尿病前期

- 空腹血糖受损(IFG):空腹血糖 5.6~6.9mmol/L;

- 糖耐量受损(IGT):OGTT 试验 2 小时血糖 7.8~11.0mmol/L;

- 糖化血红蛋白(HbA1c)5.7%~6.4%

2. 代谢综合征 代谢综合征(metabolism syndromes,MS)是中心性肥胖、高血压、脂代谢紊乱及糖代谢紊乱等多种代谢异常组分在同一个体集结的一种临床综合征(中国儿童青少年代谢综合征定义和防治建议,表 4-13)。

3. 儿童非酒精性脂肪肝 儿童非酒精性脂肪肝病(nonalcoholic fatty liver disease,NAFLD)是年龄在 18 周岁以下的儿童及青少年肝脏慢性脂肪变性,累及 5% 以上肝脏细胞,并除外饮酒及其他明确致病因素导致肝脏慢性脂肪沉积的临床病理综合征。根据组织学表现,NAFLD 可细分为三种类型疾病谱包括非酒精性脂肪肝(nonalcoholic fatty liver,NAFL)、非酒精性脂肪性肝炎(non-alcoholic steatohepatitis,NASH)及 NASH 相关肝硬化。2018 年我国儿童 NAFLD 的临床诊断标准如下(表 4-14),需符合以下①~⑤项,和⑥或⑦中任何 1 项:

表 4-13　10~16 岁儿童青少年代谢综合征定义及其各组分切点

组分	MS-CHN 2012 定义	MS-IDF 2007 定义
中心性肥胖	腰围≥同年龄同性别儿童腰围的第 90 百分位数的前提下，至少具备其余组分中的 2 项	
高血压	收缩压或舒张压≥同年龄同性别儿童血压的第 95 百分位值	收缩压≥130mmHg 或舒张压≥85mmHg
高血糖	空腹血糖≥5.6mmol/L；或口服葡萄糖耐量试验 2 小时血糖≥7.8mmol/L，但 <11.1mmol/L；或 2 型糖尿病	空腹血糖≥5.6mmol/L 或已是 2 型糖尿病
胆固醇代谢异常	高密度脂蛋白胆固醇<1.03mmol/L；或非高密度脂蛋白胆固醇≥3.76mmol/L	高密度脂蛋白胆固醇<1.03mmol/L
高甘油三脂血症	甘油三酯≥1.47mmol/L	甘油三酯≥1.7mmol/L

注：MS-CHN 2012 定义是指 2012 年中华医学会儿科学分会内分泌遗传代谢学组联合心血管学组及儿童保健学组共同推出的中国儿童青少年 MS 定义和防治建议；MS-IDF 2007 定义是指国际糖尿病联盟（IDF）提出的针对儿童青少年的 MS 全球统一定义

表 4-14　中国儿童 NAFLD 的临床诊断标准

① 年龄在 18 周岁以下，无饮酒史或饮酒折合乙醇量男性每周 <140g，女性每周 <70g；

② 除外其他可导致脂肪肝的特定病因，如遗传代谢因素、药物化学因素等；

③ 除原发疾病临床表现外，部分患者可伴有乏力、消化不良、肝区隐痛、肝脾大等非特异性症状及体征；

④ 可有超重、肥胖（向心性肥胖）、空腹血糖升高、脂代谢紊乱、高血压等代谢综合征；

⑤ 丙氨酸氨基转移酶（ALT）升高大于正常值上限的 1.5 倍（60U/L）并持续 3 个月以上；

⑥ 肝脏影像学表现符合弥漫性脂肪肝诊断标准；

⑦ 肝活检组织学改变符合脂肪性肝病的病理学诊断标准

4. 阻塞性睡眠呼吸暂停综合征(obstructive sleep apnea syndrome, OSAS)　指睡眠过程中频繁发生部分或全部上气道阻塞,引起呼吸暂停,通气不足,伴有打鼾、睡眠结构紊乱、频发血氧饱和度下降、白天嗜睡等。肥胖儿童是 OSAS 发生的主要因素之一,尤其是严重肥胖儿童。

5. 多囊卵巢综合征(polycystic ovarian syndrome,PCOS)　多囊卵巢综合征可发生在肥胖的青少年中,以胰岛素抵抗伴雄激素升高为特征。临床症状和体征包括月经稀发或闭经、多毛、痤疮、多囊卵巢和肥胖。

6. 肌肉骨骼问题　儿童时期肥胖可造成骨骼关节病变,若没有及时改善,进入成人期经常需要相关骨科的治疗。体重和 BMI 都是肌肉关节结构受损的危险因子。

7. 心理行为问题　超重和肥胖的儿童可同时伴有心理行为问题,如注意缺陷多动障碍、焦虑症、抑郁症等。另外,部分肥胖儿童会出现极端的控制体重行为,包括诱发呕吐、滥用泻药、减肥药或过度节食等。

五、治疗

(一) 治疗原则

在保证肥胖儿童正常生长发育的前提下,以饮食调整和运动处方为基础,以行为矫正为关键,以家庭为单位,以日常生活为控制场所,健康教育贯彻始终,肥胖儿童、家长、教师、医务人员共同参与的综合防治过程。严禁使用饥饿或变相饥饿疗法、使用减肥药物或减肥饮品。

(二) 治疗目标

可参照美国儿科医学会发表的儿童青少年肥胖管理专家共识(表4-15)。

(三) 治疗措施

1. 健康教育　采用多种形式进行儿童肥胖的健康教育,让肥胖儿童、家长和社会充分认识肥胖对儿童身心健康的危害,掌握肥胖控

表 4-15 肥胖儿童青少年减重目标建议

年龄	BMI 严重程度	减重目标建议
2~5 岁	P_{85}~P_{94}，无健康风险	维持体重增加速度
	P_{85}~P_{94}，有健康风险	维持目前体重或减缓体重增加速度
	≥P_{95}	维持目前体重 如果 BMI>21kg/m², 则可接受每月不超过 0.5kg 的减重程度
6~11 岁	P_{85}~P_{94}，无健康风险	维持体重增加速度
	P_{85}~P_{94}，有健康风险	维持目前体重
	≥P_{95}	渐进减重,以每月 0.5kg 为限
	≥P_{99}	减重,以每周 1kg 为限
12~18 岁	P_{85}~P_{94}，无健康风险	维持体重增加速度;如已经不再长高,则维持目前体重
	P_{85}~P_{94}，有健康风险	维持目前体重或是渐进减重
	≥P_{95}	减重,以每周 1kg 为限
	≥P_{99}	减重,以每周 1kg 为限

注:目前无儿童及青少年 BMI 第 99 百分位数的标准值,因此以第 95 百分位数的 120% 来估算较为实用

制的科学方法,共同参与改变儿童肥胖相关的膳食、行为和生活方式,促进其康复。

2. 营养干预 饮食调整是肥胖治疗的基础。在保证儿童正常生长发育的前提下,确定合理的膳食结构,控制总能量摄入,保证蛋白质、维生素和矿物质的充足供应,同时纠正儿童不良的摄食行为,培养健康的饮食模式,达到减少体内脂肪储存、促进儿童身心健康的目的。此外,肥胖儿童由于膳食不均衡、代谢异常或节食过度容易导致微量营养素摄入不足,尤其是钙、铁、锌、维生素 A、维生素 D 的缺乏。营养干预过程,需监测和补充相应的微量营养素。

根据国内外对儿童肥胖治疗的共识和指南,饮食建议如下(表 4-16)。

表 4-16 肥胖儿童膳食建议

- 控制总能量和食物总量的摄入

- 少食快餐食品,减少在外就餐及外卖点餐

- 减少糖的消费,并避免含糖饮料,禁止饮酒

- 减少高脂、高钠或加工食品的摄入

- 2 岁以上儿童青少年减少饱和脂肪、含反式脂肪酸饮食的摄入

- 建议摄入膳食纤维、水果和蔬菜

- 进食速度不宜过快

- 准时、规律进餐,避免不吃早餐和白天不断加餐,尤其是放学后和晚饭后

- 早餐增加蛋白质组分,晚餐改变进餐顺序(先吃水果、蔬菜及汤等低热卡食物)

- 避免看电子产品时进食

- 按量做饭,单份包装,避免大份额包装

3. 运动处方 在膳食调整的基础上,指导患儿进行身体活动,包括身体运动和日常家务劳动。运动要遵循有氧运动和抗阻训练相结合、运动强度和运动时间循序渐进的原则,鼓励平时走路上学、爬楼梯,参加一些力所能及的家务劳动。通过身体活动,有效减少脂肪,增加肌肉,改善心肺功能,提高机体代谢率。运动处方可参照表 4-17。

表 4-17 儿童身体活动推荐和久坐行为推荐量

强度	时间	活动方式
中、高强度(有氧运动)	累计每天≥60分钟	如走路、跑步、跳绳、游泳、球类、骑自行车和跳舞等
高强度(抗阻运动)	每周≥3 天	仰卧起坐、俯卧撑、哑铃、弹力棒、拉力带、器械等
久坐行为	屏幕时间每天 <2 小时	减少因课业任务持续久坐行为课间休息进行适当的身体活动

4. 行为矫正 行为矫正是肥胖儿童治疗的关键。对肥胖儿童个体认知、行为的矫正可分阶段逐步进行(表 4-18)。

表 4-18 肥胖儿童的行为矫正步骤

行为矫正步骤	方法和内容
● 确定需要纠正的肥胖相关行为	动机访谈 评估患儿及家庭成员心理状态、膳食习惯、身体活动、睡眠等
● 确定行为问题产生的原因和改进	目标制订 如外出就餐次数每天≤1 次 不在卧室摆放电视机、电脑 每天安排时间运动
● 行为疗法的具体措施	自我监控(如写日记) 强化法、奖励法、惩罚法 社会支持,刺激控制 改变认知,强化或奖励
● 评价行为改变	持续改进,维持良好的行为习惯

5. 定期监测 肥胖的干预是一个持续漫长的过程,需要定期监测身高体重的增长、膳食和膳食行为的改变以及健康风险,并根据评估结果调整方案。

6. 药物治疗 儿童青少年肥胖的治疗一般不主张用药。当生活方式干预无效,同时合并肥胖并发症如代谢综合征时,应在专科医生的指导下进行药物治疗,严格把握用药指征。

(1) 糖代谢紊乱的药物治疗指征:10 岁以上,合并 2 型糖尿病患儿,应使用二甲双胍治疗。10 岁以上,处于糖尿病前期(IFG 或 IGT)患儿:经 3 个月有效的生活方式干预(饮食控制、每周 150 分钟运动,减体重 5%~10%)后,代谢异常指标仍无法逆转;或合并有以下任何一项危险因素如高血压、高 TG、低 HDL-C、糖化血红蛋白 >6%、一级亲属有糖尿病的患儿,建议二甲双胍治疗。

(2) 高血压的药物治疗指征:对于合并下述 1 种及以上情况,在非药物治疗措施基础上启动药物治疗:①严重高血压(高血压 2 级);②出现高血压临床症状;③出现高血压靶器官的损害;④合并糖尿病;⑤非药物干预 6 个月无效者。

（3）血脂异常的药物治疗指征：年龄 10 岁及以上，饮食治疗 6 个月到 1 年无效，LDL-C≥4.92mmol/L(190mg/dl)或者 LDL-C≥4.14mmol/L (160mg/dl)并伴有：①确切的早发冠心病家族史（一级男性亲属发病时 <55 岁，一级女性亲属发病时 <65 岁）；②同时存在两个或两个以上的心血管疾病危险因素，且控制失败。只有少数儿童和青少年采用药物治疗，不可滥用，建议转诊治疗。

7. 手术治疗 儿童青少年肥胖亦不主张手术治疗，建议仅在下列情况下考虑外科治疗：

（1）儿童的青春期发育达到 Tanner 4 或 5 期，身高达到成人或接近成人高度。

（2）BMI >50kg/m^2 或 BMI>40kg/m^2 加上严重合并症。

（3）经过正规的生活方式治疗后，重度肥胖及合并症未能缓解，不管是否用过药物。

（4）家庭成员心理状态稳定，对手术有承受能力。

（5）医疗中心有经验丰富的外科医生，能够对患儿及其家人的代谢和社会心理需求进行长期随访。

（6）患儿能够坚持健康的饮食习惯和体育活动。

六、预防

（一）健康教育
对儿童、学校和家庭开展多种形式的健康教育，促使家庭养成良好的生活方式，从而减少或消除肥胖发生的危险因素。

（二）生长监测
采取家庭监测和机构监测相结合的方式进行体格生长监测，采用体重/身长（身高）或 BMI 生长曲线图定期监测儿童的生长发育。

（三）关键期的预防措施
1. 胎儿期 重视孕期母亲体重管理，预防新生儿出生体重过重。

2. 婴幼儿期 注重合理喂养，保持婴幼儿适宜的生长速度。

3. 学龄前期 培养正确的饮食行为观念和运动习惯。

4. 学龄期 平衡膳食，规律运动，监测体重（图 4-13，图 4-14）。

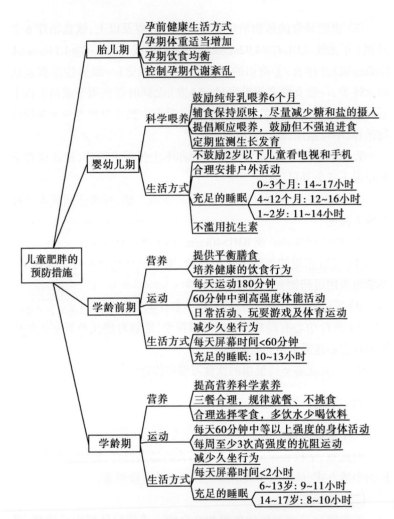

胎儿期
- 孕前健康生活方式
- 孕期体重适当增加
- 孕期饮食均衡
- 控制孕期代谢紊乱

婴幼儿期
- 科学喂养
  - 鼓励纯母乳喂养6个月
  - 辅食保持原味，尽量减少糖和盐的摄入
  - 提倡顺应喂养，鼓励但不强迫进食
  - 定期监测生长发育
- 生活方式
  - 不鼓励2岁以下儿童看电视和手机
  - 合理安排户外活动
  - 充足的睡眠
    - 0~3个月：14~17小时
    - 4~12个月：12~16小时
    - 1~2岁：11~14小时
  - 不滥用抗生素

儿童肥胖的预防措施

学龄前期
- 营养
  - 提供平衡膳食
  - 培养健康的饮食行为
- 运动
  - 每天运动180分钟
  - 60分钟中到高强度体能活动
  - 日常活动、玩耍游戏及体育运动
- 生活方式
  - 减少久坐行为
  - 每天屏幕时间<60分钟
  - 充足的睡眠：10~13小时

学龄期
- 营养
  - 提高营养科学素养
  - 三餐合理，规律就餐、不挑食
  - 合理选择零食，多饮水少喝饮料
- 运动
  - 每天60分钟中等以上强度的身体活动
  - 每周至少3次高强度的抗阻运动
- 生活方式
  - 减少久坐行为
  - 每天屏幕时间<2小时
  - 充足的睡眠
    - 6~13岁：9~11小时
    - 14~17岁：8~10小时

图 4-13 关键期儿童肥胖的预防措施

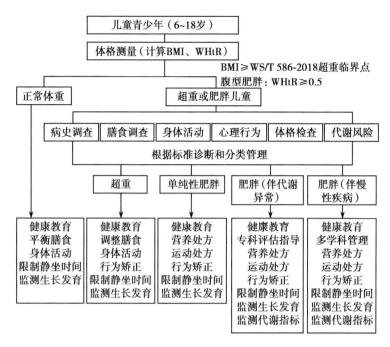

图 4-14　儿童青少年肥胖诊治流程图

（李晓南）

参考文献

1. PAN XF, WANG L.A Pan Epidemiology and determinants of obesity in China. Lancet Diabetes Endocrinol, 2021, 9(6): 373-392.

2. 中国营养学会. 中国肥胖预防和控制蓝皮书. 北京: 北京大学医学出版社, 2019.

3. 中国营养学会. 中国居民膳食指南(2016). 北京: 人民卫生出版社, 2016.

4. 赵莉, 王卓, 冯黎维. 儿童肥胖的预防与控制. 成都: 四川大学出版社, 2021.

5. Mary Catherine Mullen and Iodie Shield. Academy of nutrition and Dietetics Packet Guide to Pediatric weight management, 2nd ed.Chicago, IL, 2018.

第七节 维生素中毒

一、维生素 A 中毒

(一) 概述

维生素 A 中毒 (vitamin A toxicity) 又称维生素 A 过多症 (hypervi-taminosis A),是由于过多摄入维生素 A、动物肝脏等富含维生素 A 的食物,或者局部应用维生素 A 而引起的全身急慢性中毒或局部不良反应,其中孕妇摄入过量维生素 A 引发的流产和胎儿畸形是最严重的维生素 A 过多症表现。临床上维生素 A 中毒相对少见,而其局部应用引发的皮肤不良反应(脱皮和红斑)较为常见。维生素 A 过量会降低细胞膜和溶酶体膜的稳定性,导致细胞膜受损,组织酶释放,引起皮肤、骨骼、脑、肝等多种脏器组织病变。脑受损可使颅压增高;骨组织变性引起骨质吸收、变形、骨膜下新骨形成、血钙和尿钙都上升;肝组织受损则引起肝脏肿大,肝功能改变。通常,停用维生素 A 的摄入后,临床症状和体征会很快得到改善,但改善的速度取决于体内维生素 A 的储存量的多少。鉴于维生素 A 中毒缺乏特异性的解药,而且其主要被储存在肝脏等器官,因而维生素 A 中毒重在预防。

(二) 病因

一次或短时间内摄入超大剂量的维生素 A 7.5mg(2.5 万 IU)/kg,如婴儿食入或注射维生素 A 30mg(10 万 IU)、儿童 100mg(30 万 IU)、成人 500mg(150 万 IU) 可引起维生素 A 急性中毒。长期过量摄入维生素 A 1.2mg(4 000IU)/(kg·d),如儿童 7.5~15mg(2.5~5 万 IU)/d、成人 10mg(3 万 IU)/d,持续 6~15 个月,可发生慢性中毒。从既往发生的急性维生素 A 过多症病例看,成人多为大量食用富含维生素 A 的食物(如北极熊、鲨鱼、大比目鱼、鳕鱼等的肝脏)而发生中毒,儿童则多因意外服用大量维生素 AD 制剂引起。也有报道每天仅服 2.5 万 IU,1 个月即出现中毒症状。引起维生素 A 中毒剂量有较大的个体差异,比如婴儿较成人更为敏感,长期饮酒、肾脏疾病患者的中毒剂量阈值下降。孕妇每天摄入 >1 万 IU 的维生素 A 引发胎儿畸形风险增加(概率是 1/57),而服用异维 A 酸(维生素 A 衍生品,用于治疗重度痤疮)则会使胎儿畸形的发生风险增加 25 倍。

(三) 诊断

根据服用维生素 A 过多史、临床症状和体征不难诊断,血浆视黄醇浓度 >2.09μmol/L 有助于确诊;血视黄醇结合蛋白浓度测定、摄长骨 X 线片结果,对于急、慢性维生素 A 过多症的诊断并不困难。

1. 急性维生素 A 中毒 临床表现在摄入后 6~8 小时,最晚在 1~2 天内出现。主要有嗜睡或过度兴奋,头痛、呕吐等高颅压症状,12~20 小时后出现皮肤红肿,继而脱皮,以手掌、脚底等厚处最为明显,数周后方恢复正常。高颅压为婴幼儿中毒的主要临床特征,囟门未闭者可出现前囟隆起、张力增加,恶心、呕吐;年长儿还可出现头痛、头晕、视物模糊、复视等症状。脑脊液检查压力增高,细胞数正常,蛋白质量偏低,糖正常。血浆维生素 A 水平剧增,可达 500μg/L 以上(正常成人 100~300μg/L)。

2. 慢性维生素 A 中毒 有大剂量服维生素 A 数月甚至数年的病史;损害可累及多个系统,但临床表现不似急性维生素 A 中毒那样迅速出现高颅压和皮肤损害的症状及体征。常见的表现有胃纳减退、恶心、体重下降,可有低热、多汗、疲乏等全身症状,继而有皮肤干燥、脱屑、皲裂、毛发干枯、脱发、齿龈红肿、唇干裂和鼻出血等皮肤黏膜损伤现象,同时伴有头疼、长骨肌肉连接处疼痛伴肿胀、贫血、肝脾大等。X 线检查长骨可见骨皮质增生、骨膜增厚;脑脊液检查可有压力增高;血浆甘油三酯和胆固醇升高,肝脏转氨酶升高,严重者可出现肝硬化表现;有时可见血钙和尿钙升高。各系统具体表现如下:

(1) 皮肤黏膜改变:多见皮肤干燥、粗糙、瘙痒、皮脂溢出样皮疹或全身散在性斑丘疹、片状脱皮或脱屑、口唇皲裂,毛发干枯、易折断、脱发等。

(2) 骨骼和肌肉表现:为转移性骨和关节痛,大多发生于四肢长骨,可伴有局部软组织及关节肿胀和压痛,但局部无发红及发热;如出现在颞骨和枕骨处,易误为颅骨软化。下肢股骨和胫骨受累时,可发生骨骺包埋和干骺早期愈合,致身材矮小及两侧肢体不等长畸形与跛行。骨骼 X 线检查对诊断有重要价值,病变主要以骨膜增生为主,常伴有软组织肿胀;长期慢性中毒者,可见干骺相嵌和骨骺包埋。婴儿常可见囟门扩大,颅缝分离、增宽,颅缝周围骨质硬化,密度增高。

(3) 神经系统表现:可有颅内压增高的表现,如头痛、呕吐、烦躁、眩晕、视觉模糊及颅神经受压的症状等,但较少见。

(4) 其他:严重者可引起肝脏、胰腺、脾脏及肾脏功能损害。慢性中毒时往往血浆甘油三酯和胆固醇升高,致使肝脏功能或胰腺受损,严重者可发生胰腺炎和肝硬化。

(5) 孕妇摄入过量维生素 A 引发胎儿畸形,常见的有自发性流产、颅面部、心脏以及神经系统异常(唇腭裂、大血管错位、小头、脑积水)、胸腺异常等。

3. 胡萝卜素血症 因摄入富含胡萝卜素的食物(如胡萝卜、南瓜、橘子等)过多,以致大量胡萝卜素不能充分迅速在小肠黏膜细胞中转化为维生素 A 而引起。虽然摄入的 β 胡萝卜素在体内可转化为维生素 A,但其吸收率只有 1/3,而吸收的胡萝卜素只有 1/2 可以转化为维生素 A,所以胡萝卜素的摄入量最后仅有 1/20~1/12 发挥维生素 A 的作用,故大量摄入的胡萝卜素一般不会引起维生素 A 过多症,但可以使血中胡萝卜素水平增高,发生胡萝卜素血症。血清胡萝卜素含量明显升高,可达 4.7~9.3μmol/L(正常为 1.9~2.7μmol/L),致使黄色素沉着在皮肤内和皮下组织内,表现为皮肤黄染,以鼻尖、鼻唇皱襞、前额、手掌和足底部位明显,但巩膜无黄染。停止大量食入富含胡萝卜素的食物后,胡萝卜素血症可在 2~6 周内逐渐消退,一般没有生命危险。不需要特殊治疗。

(四)鉴别诊断

急性维生素 A 中毒应与引起颅压升高、高钙血症、皮肤损害等的其他疾病相鉴别;慢性维生素 A 中毒的早期临床表现不典型,可能只是个别症状或体征,容易误诊,应注意同原发性高脂血症、肝脏疾病、佝偻病、坏血病等鉴别。

(五) 治疗

维生素 A 中毒一旦确诊,应立即停止服用维生素 A 制剂和含维生素 A 的食物。急性维生素 A 中毒的症状一般在 1~2 周内消失,骨骼改变也逐渐恢复,但较缓慢,约需 2~3 个月;一般不需其他治疗。本病预后良好,个别病程长、病情严重者可留下身材矮小后遗症。高颅压引起的反复呕吐以及因此发生的水和电解质紊乱,应给予乙酰唑胺及对症治疗。对于严重的高脂血症可给予 n-3 脂肪酸或降血脂药物治疗。对于高钙血症,可给予降钙素和双膦酸盐治疗。

(六) 预防

医务人员要严格掌握维生素 A 制剂的剂量,防止不同医疗机构重复使用;让家长认识到维生素 A 过量的危害,避免食用过量维生素 A 制剂,食用动物肝脏要适量,不可每天吃。确诊后立即停服含维生素 A 的制剂与富含维生素 A 的食物。过量摄入 β 胡萝卜素并不会产生毒性,但可产生 β 胡萝卜素血症,血中 β 胡萝卜素浓度增高,皮肤、掌心黄染,但巩膜及尿不黄染,无其他症状。停止进食后,黄染迅速消退,因而无需特殊治疗。备孕期和孕期禁止服用异维 A 酸;孕期摄入维生素 A 的剂量应控制在每天 1 万 IU 或每周 2.5 万 IU 以下。

二、维生素 D 中毒

(一) 概述

维生素 D 中毒(vitamin D toxicity)又称维生素 D 过多症(hypervitaminosis D),是由于摄入过量维生素 D 及其代谢产物制剂而引起的全身中毒性疾病;大多是由于在防治佝偻病时错误诊断和摄入过量维生素 D 引起的中毒。近年来屡有因维生素 D 摄入过量引起中毒的报道,应引起儿科医师的重视。通常日光照射和膳食来源的维生素 D,一般不会过量或中毒。当机体大量摄入维生素 D,使体内维生素 D 反馈作用失调,血清 $1,25\text{-}(OH)_2\text{-}D$ 的浓度增加,肠吸收钙与磷增加,血钙浓度过高,降钙素调节使血钙沉积于骨与其他器官组织,影响其功能。如钙盐沉积于肾脏可产生肾小管坏死和肾钙化,严重时可发生肾萎缩、慢性肾功能损害;钙盐沉积于小支气管与肺泡,损坏呼吸道上皮细胞引起溃疡或钙化灶;如在中枢神经系统、心血管系统等重要器官组织沉积,则出现较多钙化灶,可产生不可逆的严重损害。

(二) 病因

维生素 D 中毒多因以下原因所致:短期内多次给予大剂量维生素 D 治疗佝偻病;预防量过大,每天摄入维生素 D 过多,或大剂量维生素 D 数月内反复肌内注射;误将其他骨骼代谢性疾病或内分泌疾病诊为佝偻病而长期大剂量摄入维生素 D。维生素 D 在体内储存具有蓄积性,并且其引起中毒的剂量个体间差异较大。一般小儿每天服用 500~1 250μg(2~5 万 IU)或每天 50μg/kg(2 000IU/kg),连续数周或数月即可发生中毒。敏感小儿每天 100μg(4 000IU),连续 1~3 个月即可中毒。因肝脏可无限制地将维生素 D 转化为 25-(OH)-D,这是一个基本上不受调控的代谢步骤,长期摄入维生素 D 10 000IU/d 和 4 000IU/d,可使血浆 25-(OH)-D 水平分别达到 250nmol/L(100ng/ml) 和 125nmol/L(50ng/ml);但 $1,25-(OH)_2-D$ 水平并无明显改变。

(三) 诊断

1. 维生素 D 过量的病史　因早期症状无特异性,且与早期佝偻病的症状有重叠,如烦躁不安、多汗等,应仔细询问病史加以鉴别。

2. 临床表现　维生素 D 中毒的早期症状为食欲减退甚至厌食、低热、多汗、烦躁不安、精神不振,也可有恶心、呕吐、腹泻或顽固性便秘,体重下降。严重时可出现心血管、泌尿及神经系统症状,如血压升高、心动过缓、房室传导阻滞、心电图 ST 段改变;尿频、多尿、夜尿、脱水、酸中毒;神经系统出现注意力不集中、头痛、嗜睡、定向能力减弱、语言及视听觉(耳鼓膜钙化)障碍,易激惹或抑郁、偏执狂、幻觉、共济失调,急性中毒可出现颅内压增高及惊厥。长期慢性中毒可致骨骼、肾、血管、皮肤出现相应的钙化,影响体格和智力发育,严重者可因肾衰竭而致死亡。孕早期维生素 D 中毒可致胎儿畸形。

3. 实验室检查　血清 25-(OH)-D 升高,通常认为大于 250nmol/L (100ng/ml) 为维生素 D 过量,大于 375nmol/L(150ng/ml) 为维生素 D 中毒。血清钙升高,大于 3mmol/L(12mg/dl),尿钙呈强阳性(Sulkowitch 反应),血磷及碱性磷酸酶正常或稍低;尿常规检查示尿蛋白阳性,严重时可见红细胞、白细胞和管型;肾功能异常,可出现氮质血症、脱水和电解质紊乱。肾脏 B 超检查示肾萎缩。X 线检查可见长骨干骺端钙化带增宽(>1mm)且致密,骨干皮质增厚,骨质疏松或骨硬化;颅骨增厚,呈现环形密度增深带;重症时大脑、心脏和大血管、肾脏、皮肤等部位可有钙化灶。应注意中毒早期 X 线改变不明显。

(四) 鉴别诊断

1. 高钙血症 特发性婴儿高钙血症、原发或继发性甲状旁腺功能亢进的临床表现均与维生素 D 中毒相似,但无维生素 D 过量史;同时甲状旁腺功能亢进可有肾钙化,但 X 线表现为普遍性骨质稀疏,用肾上腺皮质激素治疗无效。

2. 多尿、尿常规异常 易被误诊为泌尿系感染,但用抗生素治疗无效,可以区别;另外重金属镉等中毒亦可损伤肾脏。

3. 肾脏钙化 需与以下疾病鉴别,如结节病、肾小管酸中毒、慢性肾衰竭、肾皮质坏死、肾梗死、肾结核、肾结石(如三聚氰胺所致)、镁缺乏等。

4. X 线骨骼改变 需与佝偻病恢复期,以及铅、铋、氟中毒等鉴别。

(五) 治疗

怀疑维生素 D 过量中毒即应停服维生素 D,如血钙过高应限制钙的摄入,包括减少富含钙的食物的摄入。加速钙的排泄,口服氢氧化铝或依地酸二钠减少肠钙的吸收,使钙从肠道排出;口服泼尼松[1~2mg/(kg·d)]抑制肠内钙结合蛋白的生成而降低肠钙的吸收,1~2周后血钙即可降至正常;亦可试用降钙素。纠正脱水、酸中毒及电解质紊乱,出现肾衰竭或心功能衰竭时,使用低钙透析液透析治疗。

(六) 预防

1. 一级预防

(1) 健康教育采取积极综合措施,做好防治维生素 D 缺乏的卫生保健知识宣传。

(2) 用维生素 D 防治时应注意掌握剂量和时间,预防量每天口服不超过 400IU。早产儿在出生后可以每天用 800IU,3 个月后改为每天400IU。

（3）一般营养性佝偻病的防治尽量避免大剂量维生素D突击,用一般维生素D剂量疗效不满意时,应检测血浆25-(OH)-D、血钙、磷及碱性磷酸酶,排除胃肠、肝、肾疾病及遗传性佝偻病后,再慎重决定是否用突击疗法。必须作突击治疗前应详细询问患儿过去所用维生素D剂量,严格掌握适应证,治疗时密切观察临床症状,每月测定血钙有无中毒迹象,必要时每半月测查一次。

2. 二级预防 如患儿出现食欲减退、烦躁不安、多汗、低热、精神不振等症状,应立即停用维生素D,并及时到医院就诊,仔细询问是否有维生素D过量使用史,并行血浆25-(OH)-D、血钙、尿钙、尿常规等检测。

3. 三级预防 当确诊为维生素D中毒后,应积极采取上述治疗措施。

（齐可民）

参考文献

1. OLSON JM, AMEER MA, GOYAL A. Vitamin A Toxicity. In: StatPearls. Treasure Island(FL): StatPearls Publishing, 2021.

2. CARAZO A, MACÁKOVÁ K, MATOUŠOVÁ K, et al. Vitamin A Update: Forms, Sources, Kinetics, Detection, Function, Deficiency, Therapeutic Use and Toxicity. Nutrients, 2021, 13(5): 1703.

3. LORENZO M, NADEAU M, HARRINGTON J, et al. Refractory hypercalcemia owing to vitamin A toxicity in a 4-year-old boy. CMAJ, 2020, 192(25): 671-675.

4. BASTOS MAIA S, ROLLAND SOUZA AS, COSTA CAMINHA MF, et al. Vitamin A and Pregnancy: A Narrative Review. Nutrients, 2019, 11(3): 681.

5. 江载芳, 申昆玲, 沈颖. 诸福棠实用儿科学. 8版. 北京: 人民卫生出版社, 2015.

6. SEMPOS CT, HEIJBOER AC, BIKLE DD, et al. Vitamin D assays and the definition of hypovitaminosis D: results from the First International Conference

on Controversies in Vitamin D. Br J Clin Pharmacol, 2018, 84 (10): 2194-2207.

7. GALIOR K, GREBE S, SINGH R. Development of Vitamin D Toxicity from Overcorrection of Vitamin D Deficiency: A Review of Case Reports. Nutrients, 2018, 10 (8): 953.

8. DUDENKOV DV, YAWN BP, OBERHELMAN SS, et al. Changing Incidence of Serum 25-Hydroxyvitamin D Values Above 50ng/ml: A 10-Year Population-Based Study. Mayo Clin Proc, 2015, 90 (5): 577-586.

第五章　儿童保健中常见儿童疾病

第一节　急性上呼吸道感染

急性上呼吸道感染（acute upper respiratory infection, AURI）是儿童时期最常见的疾病，系由各种病原引起的上呼吸道的急性感染，俗称"感冒"，包括急性鼻咽炎、急性咽炎、急性扁桃体炎等，若某一部位症状及体征特别明显时，应做出明确的定位诊断。个别致病菌引起的上呼吸道感染有特殊的临床表现，如"疱疹性咽炎""咽结合膜热"。6月龄以上婴幼儿易患上呼吸道感染，患有维生素 D 缺乏性佝偻病、贫血、营养不良等更易反复感染。幼儿每年可患感冒 2~6 次，约 10% 左右甚至可达 8 次以上。随着年龄增加发病率减少。本病一般为自限性，病程通常 3~7 天，个别 10~14 天。本节主要描述小儿最常见的普通感冒（common cold）。由于喉炎和会厌炎在儿科急诊中也经常遇到，本节中也做简单介绍。

一、普通感冒

（一）病因

各种病毒和细菌均可引起，90% 为病毒感染引起，其中鼻病毒、冠状病毒占 60%，此外有流感病毒、副流感病毒、呼吸道合胞病毒、腺病毒、柯萨奇病毒、埃可病毒等。鼻病毒感染的高峰发生在初秋（8~10月）和春末（4~5 月），副流感病毒感染发病高峰在秋季末。病毒感染后可继发细菌感染，最常见为溶血性链球菌、肺炎链球菌、流感嗜血杆菌。肺炎支原体也是病原之一。

(二) 诊断

1. 临床表现 本病症状轻重不一,与年龄、病原和机体抵抗力不同有关,年长儿症状较轻,而婴幼儿较重。病毒感染后 1~3 天出现典型的感冒症状。明显的首发症状通常是咽部疼痛或发痒,继而是鼻塞、喷嚏、流涕。大约 30% 伴有咳嗽,通常出现在鼻部症状以后。年长儿无发热或低热,也可伴有高热。婴幼儿可骤起高热,体温达 39~40℃,起病第 1~2 天可因高热引起惊厥。全身症状还有食欲差、烦躁或呕吐、腹泻等。有些患儿在发病早期可有阵发性脐周疼痛,与发热所致阵发性肠痉挛或肠系膜淋巴结炎有关。普通感冒的病程通常约 1 周,10% 病例持续 2 周。若体温持续不退或病情加重,应考虑感染可能侵袭其他部位。

2. 体格检查 可见有咽充血,软腭、扁桃体充血,肿大不明显,咽后壁滤泡增生,鼻腔检查可发现鼻甲肿胀、充血,颌下淋巴结肿大、触痛等。肺部呼吸音正常。肠道病毒感染可有不同形态的皮疹。

3. 实验室检查 病毒感染者,外周血白细胞数多正常或偏低。细菌感染引起者,外周血白细胞数和中性粒细胞多增高,C 反应蛋白增高。C 反应蛋白和前降钙素原有助于鉴别细菌感染。病原学诊断多用于流行病学调查,对临床诊断意义不大。

4. 并发症 婴幼儿多见。发热超过 7 天时,需注意有无并发症,可波及邻近器官或向下蔓延,引起中耳炎、鼻窦炎、咽后壁脓肿、颈淋巴结炎、喉炎、气管炎、支气管肺炎等。年长儿若患溶血性链球菌性上感后 1~4 周,可引起急性肾炎、风湿热等。年幼儿高热可致惊厥。

急性上呼吸道感染根据临床表现即可诊断。但是要注意两种特殊类型上呼吸道感染。

(1) 疱疹性咽峡炎(herpangina):大多由柯萨奇 A 组病毒所致,也可由其他肠道病毒引起,好发于夏秋季。起病急,常表现为突起高热、咽痛、流涎、拒食、流涎、呕吐等。检查可见咽充血明显,咽腭弓、悬雍垂、软腭等处有多个 2~4mm 疱疹,周围有红晕,疱疹破溃后形成溃疡,病程 1 周左右。

(2) 咽-结合膜热(pharyngo-conjunctival-fever):大多数由腺病毒 3、

7型所致,常发生于春夏季,可在儿童集体机构中流行。以发热、咽炎、单侧或双侧眼结合膜明显充血三联征为特征。严重者球结膜也明显充血,甚至出血。多呈高热,咽痛,眼部刺痛,咽部充血,一侧或两侧滤泡性眼结合膜炎,颈部、耳后淋巴结肿大,有时伴胃肠道症状。病程1~2周。

(三) 鉴别诊断

1. 流行性感冒 由流感病毒引起,有明显流行病史,全身症状重,常有高热、剧烈头痛、全身肌肉酸痛等。咳嗽、卡他症状不明显。

2. 消化系统疾病 婴儿时期的急性上呼吸道感染往往有消化道症状,如呕吐、腹痛、腹泻等,容易误诊为原发性胃肠病,还要注意与急性阑尾炎相鉴别。

3. 急性传染病 早期如麻疹、流脑、百日咳、猩红热、脊髓灰质炎等早期可有上感症状,应结合流行病史,观察病情演变加以鉴别。

4. 传染性单核细胞增多症 主要病原是 EB 病毒,其次为巨细胞病毒。表现为发热,体温 38~40℃,咽痛、咽峡炎、扁桃体充血、肿大,甚至有脓性渗出物,颈部淋巴结肿大,肝脾大,血象白细胞增多,淋巴细胞占优势,异型淋巴细胞可达 10% 以上。

5. 过敏性鼻炎 患儿全身症状不重,经常打喷嚏、流鼻涕、鼻塞、鼻痒、鼻黏膜苍白、水肿,咳嗽不明显,有个人过敏史或家族史。鼻拭涂片检查可见嗜酸性粒细胞增多。此病多见于学龄前及学龄儿童。

(四) 治疗

1. 对因治疗 大多数急性呼吸道感染为病毒感染,单纯病毒性上呼吸道感染属于自限性疾病,早期予以抗病毒或对症治疗即可痊愈。

(1) 抗病毒药物:利巴韦林(病毒唑,virazole):有广谱抗病毒作用,每天 10~15mg/(kg·d),分 3 次口服,疗程 3~5 天。或利巴韦林气雾剂吸入治疗。

(2) 抗生素:普通感冒不需使用抗生素。当合并化脓性中耳炎、鼻窦炎、化脓性扁桃体炎等细菌感染时,可加用抗生素。常用青霉素类、头孢菌素类、大环内酯类，疗程为 3~5 天。如 2~3 天后无效，应考虑其他病原体感染。

2. 对症治疗

（1）物理降温：对发热儿童进行恰当的护理可改善患儿的舒适度，如温水外敷儿童额头、温水浴（不超过 15 分钟）。减少穿着的衣物，以及降低室内温度等，这些方法均可通过传导、对流及蒸发作用带走身体的热量，使发热儿童感到舒适。

不推荐用乙醇擦身、冰水灌肠等方法退热，这样往往会明显增加患儿不适感（寒战、起鸡皮疙瘩、哭闹）。同时过度或大面积使用物理方法冷却身体，反而会导致机体通过加强产热（寒战）和进一步减少散热（皮肤毛细血管收缩，立毛肌收缩出现皮肤鸡皮疙瘩）来克服物理降温的作用。

（2）药物退热：2 月龄以上儿童体温≥38.2℃伴明显不适时，可采用退热剂；服用 WHO 推荐的退热药，如对乙酰氨基酚或布洛芬。不推荐安乃近、乙酰水杨酸、保泰松、羟基保泰松、吲哚美辛、阿司匹林、赖氨匹林、尼美舒利、氨基比林等其他药物作为退热药应用于儿童，反对使用糖皮质激素作为退热剂应用于儿童退热。要避免退热剂用量过大，以免体温骤降、多汗，甚至虚脱，并适当补充水分。使用应不超过 3 天。

常用药物：①对乙酰氨基酚，属非甾体抗炎药，是目前 2 个月以上小儿首选的解热药，剂量为每次 10~15mg/kg，口服。间隔 4~6 小时可再服 1 次，每天不超过 4 次。②布洛芬，同属非甾体抗炎药。≥6 月龄儿童可选用。剂量为每次 5~10mg/kg，必要时每 4~6 小时一次。不推荐上述两种药物同时或交替使用。

（3）高热惊厥者可给予镇静、止惊等处理。

（4）局部治疗：如有鼻炎，鼻塞明显，影响吃奶及呼吸时，可用洗鼻液清洁鼻腔，使呼吸道通畅，保证休息。年长儿患咽喉炎或扁桃体炎时，可使用淡盐水或复方硼酸溶液漱口。

3. 中药治疗　小儿急性上呼吸道病毒感染属于中医学"感冒"范畴，根据临床表现可分为三型：风寒感冒、风热感冒、暑湿感冒。

　　(1) 风寒感冒:多见于较大儿童感冒初期,出现恶寒、发热、无汗(或微汗)流涕、头身疼痛、咳嗽有痰、舌质淡红、舌苔薄白、脉浮紧,治以辛温解表法。中成药:感冒清热冲剂。

　　(2) 风热感冒:多见于婴幼儿,发热较重,或汗出则而热不解,鼻塞、流黄涕、面赤、咽红、或咳嗽有痰,舌尖稍红,苔薄白或黄白相间,脉浮数或滑数。治以辛凉解表、清热解毒法。常用的中成药:小儿感冒冲剂、小儿肺热咳喘口服液、银翘解毒片、双黄连口服液等。

　　(3) 暑湿感冒:夏季发病,表现为高热无汗,头痛,身重困倦,胸闷,恶心、食欲缺乏或呕吐、腹泻,或鼻塞、流涕、咳嗽,舌苔薄白或腻,质红,脉数。治则:清热化湿、解表透邪。常用的中成药有藿香正气水、藿香正气软胶囊等。

(五) 预防

　　加强体格锻炼,增强抗病能力;提倡母乳喂养,防治佝偻病及营养不良;避免去人多、密闭、拥挤的公共场所。季节变化应适当增减衣服。

二、急性喉炎

(一) 概述

　　急性喉炎(acute laryngitis)是婴幼儿常见的喉黏膜急性弥漫性炎症,常是急性上呼吸道感染的一部分。本病多见于6个月至3岁的婴幼儿。冬春季尤为多见。由于小儿解剖生理特点,易发生喉头痉挛,甚至黏膜高度充血、肿胀,致喉梗阻而引起窒息,急性呼吸衰竭及死亡,故应高度重视。

(二) 病因

　　大部分由病毒引起,可继发细菌感染。常见病毒有副流感病毒、流感病毒、腺病毒、呼吸道合胞病毒等。常见细菌有金黄色葡萄球菌、流感嗜血杆菌、肺炎链球菌等。

(三) 临床表现

　　初起时多有不同程度的发热、流涕、咳嗽等上呼吸道卡他症状,很快出现声音嘶哑,典型的"犬吠"样咳嗽,吸气三凹征;严重时出现发绀,烦躁不安,面色苍白,大汗淋漓,心率加快,甚至因窒息死亡。一般白天症状轻,夜间症状重。体检可见咽部充血,间接喉镜检查可见喉部、声带充血、水肿。

(四) 治疗

1. 保持呼吸道通畅　及早吸氧,防止缺氧加重;可用超声雾化吸入(生理盐水 10ml,加地塞米松 2mg,加糜蛋白酶 5mg 或布地奈德),每天 3~4 次;有利于黏膜水肿消退。

2. 控制感染　由于起病急,病情进展快,难以判断病毒或细菌感染,一般给予全身足量广谱抗生素治疗,常用青霉素类、大环内酯类、氨基糖苷类或头孢菌素类等。

3. 肾上腺皮质激素　及早与抗生素合用。轻症泼尼松每天 1~2mg/kg,分 2~3 次口服。重症可用地塞米松静脉推注,每次 2~5mg,或氢化可的松每天 5~10mg/kg,加入葡萄糖中静脉滴注,2~3 天,直至症状缓解。

4. 对症治疗　镇静、降温、祛痰。

5. 气管切开　经上述处理仍有严重缺氧征象,应及时作气管切开术。

三、急性会厌炎

(一) 概述

急性会厌炎(acute epiglottitis)又称声门上喉炎或会厌前咽峡炎,好发于冬春流感季节,以 2~5 岁小儿多见,是一种特殊的主要累及喉部声门上区的会厌及其周围组织(包括会厌谷、杓会厌襞等)的急性炎症病变,以会厌高度水肿为主要特征。急性会厌炎是喉科的急重症之一,但多数家长会首先带儿童到儿科就诊,所以儿科或儿保科医生要了解此病。此病主要表现为全身中毒症状、吞咽及呼吸困难。急性会厌炎病情进展迅速,多数患儿经及时治疗可获得痊愈。少数患儿病情凶险,很快窒息,死亡率较高。

(二) 病因

感染为此病最常见的病因。在过去,最常见的致病菌是 B 型流感嗜血杆菌,在欧美国家针对该病原菌研发疫苗以后,由 B 型流感嗜血杆菌导致急性会厌炎的数量已逐渐减少。其他的病原菌还有肺炎链球菌、金黄色葡萄球菌、肺炎克雷伯菌等。病毒也可以导致该病,如水痘-带状疱疹病毒、Ⅰ型单纯疱疹病毒等。在免疫力低下的患者中,还可有念珠菌、曲霉菌等真菌的感染。

(三)诊断

1. 临床表现　骤然起病,高热,很快出现呼吸困难。较大儿童首先主诉咽痛、吞咽困难、流涎,常在很短时间内出现严重喉梗阻、吸气性喘鸣、鼻扇、三凹征、咳嗽、烦躁不安,声音可不嘶哑。年长儿表现为宁愿坐位,下颌向前,伸舌,表情紧张、焦虑。颈部常有淋巴结肿大。

2. 实验室检查　血白细胞常升到$(15~25) \times 10^6/L$,中性多形核增多。

3. 对诉急性咽喉疼痛的患儿,口咽部黏膜及扁桃体检查无明显改变的,要考虑到急性会厌炎的可能,间接喉镜检查多可以确诊。实验室检查及影像学检查均非诊断所必需的,如已诊断明确应当尽量省略,以免延误治疗及抢救时机。

(四)治疗

1. 急性会厌炎是喉科的急重症。发病不足 24 小时的急性会厌炎患者均需要留院观察,密切观察呼吸变化,在药物治疗的同时,做好建立人工气道的准备。

2. 药物治疗

(1)糖皮质激素:有治疗和预防会厌、杓会厌皱襞等水肿的作用,同时又有非特异性抗炎、抗过敏、抗休克等作用。早期与抗生素联合使用。

(2)抗生素:及早选择能针对 B 型流感嗜血杆菌感染的广谱抗生素静脉滴注,病情稳定后改为口服抗生素。

3. 局部治疗　局部给予抗生素加激素喉部雾化吸入治疗,可减轻局部水肿,促进炎症消退。

急性上呼吸道感染的诊治流程见图 5-1。

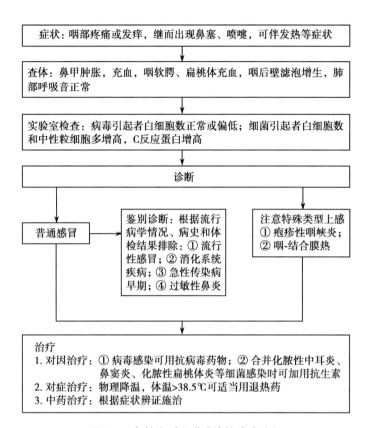

症状：咽部疼痛或发痒，继而出现鼻塞、喷嚏，可伴发热等症状

查体：鼻甲肿胀，充血，咽软腭、扁桃体充血，咽后壁滤泡增生，肺部呼吸音正常

实验室检查：病毒引起者白细胞数正常或偏低；细菌引起者白细胞数和中性粒细胞多增高，C反应蛋白增高

诊断

普通感冒

鉴别诊断：根据流行病学情况、病史和体检结果排除：①流行性感冒；②消化系统疾病；③急性传染病早期；④过敏性鼻炎

注意特殊类型上感
①疱疹性咽峡炎；
②咽-结合膜热

治疗
1. 对因治疗：①病毒感染可用抗病毒药物；②合并化脓性中耳炎、鼻窦炎、化脓性扁桃体炎等细菌感染时可加用抗生素
2. 对症治疗：物理降温，体温>38.5℃可适当用退热药
3. 中药治疗：根据症状辨证施治

图 5-1　急性上呼吸道感染的诊治流程

（李南平）

参考文献

1. 沈晓明,朱建幸,孙锟.尼尔森儿科学.17 版.北京：北京大学医学出版社，2007.

2. 沈晓明,桂永浩.临床儿科学.2 版.北京：人民卫生出版社,2013.

3. 江载芳,申昆玲,沈颖.诸福棠实用儿科学.7 版.北京：人民卫生出版社，2016.

4. 罗双红.中国 0 至 5 岁儿童病因不明急性发热诊断和处理若干问题循证指

南.中国循证儿科杂志,2016,11(2):81-86.

5. 孙琨,沈颖.小儿内科学.北京:人民卫生出版社,2020.

6. 国家呼吸系统疾病临床医学研究中心,中华医学会儿科学分会呼吸学组,中国医师协会呼吸医师分会儿科呼吸工作委员会.等.解热镇痛药在儿童发热对症治疗中的合理用药专家共识.中华实用儿科临床杂志,2020,35(3):161-169.

第二节 儿童腹泻病

一、概述

腹泻病(diarrhea)是一组由多病原、多因素引起的以大便次数增多和大便性状改变为特点的消化道综合征,是我国婴幼儿最常见的疾病之一。6月龄至2岁婴幼儿发病率高,一岁以内占半数,是造成儿童营养不良、生长发育障碍及死亡的主要原因之一。在儿童保健门诊多见,应积极处理。

二、病因

引起儿童腹泻病的病因分为感染性及非感染性。

(一)感染因素

包括肠道内因素和肠道外因素。

1. 肠道内感染 可由病毒、细菌、真菌和寄生虫引起,以前两者多见。

(1)病毒感染:寒冷季节的婴幼儿腹泻80%由病毒感染引起。主要病原为轮状病毒,属于呼肠病毒科RV属;杯状病毒科的诺如病毒属和札如病毒属;星状病毒;肠道腺病毒等。其他肠道病毒:柯萨奇病毒、埃可病毒;冠状病毒科的环曲病毒等。近年来,一些与急性肠胃炎相关病毒在腹泻患者的粪便标本中被检出,如人博卡病毒、aichi病毒等。

(2)细菌感染(不包括法定传染病)

1) 致腹泻大肠杆菌:根据引起腹泻的大肠杆菌不同致病毒性和发病机制,已知菌株可分为 5 大组。①致病性大肠杆菌:为最早发现的致腹泻大肠杆菌。EPEC 侵入肠道后,黏附在肠黏膜上皮细胞,引起肠黏膜微绒毛破坏,皱襞萎缩变平,黏膜充血、水肿而致腹泻,可累及全肠道;②产毒性大肠杆菌:可黏附在小肠上皮刷状缘,在细胞外繁殖,产生不耐热肠毒素和耐热肠毒素而引起腹泻;③侵袭性大肠杆菌:可直接侵入肠黏膜引起炎症反应,也可黏附和侵入结肠黏膜,导致肠上皮细胞炎症和坏死,引起痢疾样腹泻。该菌与志贺菌相似,两者 O 抗原有交叉反应;④出血性大肠杆菌:黏附于结肠产生与志贺杆菌相似的肠毒素(vero 毒素),引起肠黏膜坏死和肠液分泌,致出血性肠炎;⑤黏附-集聚性大肠杆菌:以集聚方式黏附于下段小肠和结肠黏膜致病,不产生肠毒素,亦不引起组织损伤。

2) 空肠弯曲菌:与肠炎有关的弯曲菌有空肠型、结肠型和胎儿亚型 3 种,95%~99% 弯曲菌肠炎是由胎儿弯曲菌空肠亚种(简称空肠弯曲菌)所引起。致病菌直接侵入空肠、回肠和结肠黏膜,引起侵袭性腹泻。某些菌株亦能产生肠毒素。

3) 耶尔森菌:除侵袭小肠、结肠黏膜外,还可产生肠毒素,引起侵袭性和分泌性腹泻。

4) 其他:沙门菌(主要为鼠伤寒和其他非伤寒、副伤寒沙门菌)、嗜水气单胞菌、难辨梭状芽孢杆菌、金黄色葡萄球菌、绿脓杆菌、变形杆菌等均可引起腹泻。

(3) 真菌:致腹泻的真菌有念珠菌、曲菌、毛霉菌,婴儿以白色念珠菌性肠炎多见。

(4) 寄生虫:常见为蓝氏贾第鞭毛虫、阿米巴原虫和隐孢子虫等。

2. 肠道外感染　有时亦可产生腹泻症状,如患中耳炎、上呼吸道感染、肺炎、泌尿系感染、皮肤感染或急性传染病时,可由于发热、感染原释放的毒素;抗生素治疗;直肠局部激惹(如膀胱炎、阑尾周围脓肿等)作用而并发腹泻。有时病原体(主要是病毒)可同时感染肠道。

使用抗生素引起的腹泻:除了一些抗生素可降低碳水化合物的转运和乳糖酶水平之外,肠道外感染时长期、大量地使用广谱抗生素可引起肠道菌群紊乱,肠道正常菌群减少,耐药性金黄色葡萄球菌、变形杆菌、绿脓杆菌、难辨梭状芽孢杆菌或白色念珠菌等可大量繁殖,引起药物较难控制的肠炎,称之为抗生素相关性腹泻(antibiotic-associated diarrhea,AAD)。

(二) 非感染因素

非感染因素引起的腹泻症状是儿童保健门诊常见的主诉。

1. 饮食因素

(1) 喂养不当可引起腹泻,多为人工喂养儿,常见原因为:喂养不定时,饮食量不当,突然改变食物品种,过早喂食淀粉或脂肪类食品;母乳喂养儿过早添加辅食;含高果糖或山梨醇的果汁;肠道刺激物(调料、富含纤维素的食物)。

(2) 食物过敏所致的腹泻,如对牛奶蛋白、大豆蛋白、鸡蛋等食物过敏而引起。

(3) 原发性或继发性双糖酶(主要为乳糖酶)缺乏或活性降低,肠道对糖的消化吸收不良引起腹泻。

2. 气候因素　气候突然变化、腹部受凉后使肠蠕动增加;天气过热消化液分泌减少或由于口渴饮奶过多等都可能诱发消化功能紊乱致腹泻。

三、临床表现

不同病因引起的腹泻常各具临床特点和不同临床过程。故在临床诊断中应包含病程、严重程度及可能的病原。连续病程在 2 周以内的腹泻为急性腹泻,病程 2 周至 2 个月为迁延性腹泻,慢性腹泻的病程为 2 个月以上。亦有学者将病程持续 2 周以上的腹泻统称为持续性腹泻,或难治性腹泻。

(一) 急性腹泻

1. 腹泻的共同临床表现

(1) 轻型:起病可急可缓,以胃肠道症状为主,表现为食欲不振,偶有溢乳或呕吐,大便次数增多,每次大便量不多,稀薄或带水,呈黄色或黄绿色,有酸味,常见白色或黄白色奶瓣和泡沫。无脱水及全身中毒症状,多在数日内痊愈。食物过敏或食物不耐受引发的腹泻多为轻型,出现重症表现时要引起高度重视。腹泻常导致锌缺乏。

(2)重型:常急性起病,也可由轻型逐渐加重、转变而来,除有较重的胃肠道症状外,有中度及以上程度的脱水,伴电解质紊乱和全身感染中毒症状,如眼窝、囟门凹陷,尿少泪少,皮肤黏膜干燥、弹性下降,甚至出现血容量不足引起末梢循环改变(图 5-2)。发热或体温不升、精神烦躁或萎靡、嗜睡,面色苍白,意识模糊,甚至昏迷、休克。

胃肠道症状表现为食欲低下,常有呕吐,严重者可吐咖啡色液体;腹泻频繁,大便每天十余次,甚至更多,多为黄色水样或蛋花样便,含有少量黏液,少数患儿也可有少量血便。

水、电解质及酸碱平衡紊乱:由于吐泻丢失体液和摄入量不足,使体液总量尤其是细胞外液量减少,导致不同程度(轻、中、重)脱水。由于丧失的水和电解质的比例不同,可造成等渗、低渗或高渗性脱水,以前两者多见(图 5-2)。

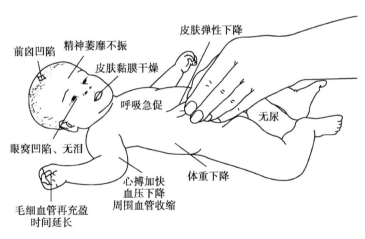

图 5-2 婴幼儿脱水时的特征性症状、体征

重型腹泻病时常伴有代谢性酸中毒、低钾血症、低钙和低镁血症等。腹泻伴代谢性酸中毒的发生原因:①腹泻丢失大量碱性物质;②进食少,肠吸收不良致热能不足,机体正常能量供应不足导致脂肪

分解增加,产生大量酮体;③脱水时血容量减少,血液浓缩使血流缓慢,组织缺氧导致无氧酵解增多乳酸堆积;④脱水使肾血流量亦不足,其排酸、保钠功能低下使酸性代谢产物滞留体内。患儿可出现精神不振、唇红、呼吸深大、呼出气带有丙酮味等症状,但小婴儿症状可不典型。在腹泻脱水合并代谢性酸中毒时,虽然体内总钾含量已经降低,但由于血液浓缩;酸中毒时钾由细胞内向细胞外转移;尿少致钾排出量减少等原因,血清钾多数表现为正常。随着脱水、酸中毒被纠正;排尿后钾排出增加;大便继续失钾以及输入葡萄糖合成糖原时使钾从细胞外重新进入细胞内等使血钾迅速下降,患儿出现不同程度的缺钾症状,如精神不振、无力、腹胀、心律失常、碱中毒等。

腹泻病时还可合并低钙血症,出现相应的症状。原因是腹泻患儿进食少、吸收不良,从大便丢失钙、镁,使体内钙镁减少。在活动性佝偻病和营养不良患儿多见。但脱水、酸中毒时由于血液浓缩、离子钙增多等原因,不出现低钙的症状,待脱水、酸中毒纠正后则出现低钙症状(手足搐搦和惊厥)。极少数久泻和营养不良患儿输液后出现震颤、抽搐。用钙治疗无效时应考虑有低镁血症可能。

2. 几种常见类型肠炎的临床特点

(1) 轮状病毒肠炎:是婴幼儿腹泻最常见的病原。呈散发或小流行,经粪-口传播,也可通过气溶胶形式经呼吸道感染而致病。潜伏期1~3天,多发生在6~24月龄婴幼儿。起病急,常伴发热和上呼吸道感染症状,多数无明显感染中毒症状。病初1~2天常发生呕吐,随后出现腹泻。大便次数及水分多,呈黄色水样或蛋花样便带少量黏液,无腥臭味。常伴脱水、酸中毒及电解质紊乱。感染可侵犯多个脏器,导致包括神经系统、呼吸、心脏、肝胆、血液等多系统的病变,如出现无热惊厥、心肌损害、肺部炎症、肝胆损害等。本病自限,数日后呕吐渐停,腹泻减轻,自然病程约3~8天,少数稍长。粪便显微镜检查偶有少量白细胞,感染后1~3天即有大量病毒自大便中排出,最长可达6天。血清抗体一般在感染后3周上升。病毒较难分离,有条件者可直接用电镜检测病毒,或PCR及核酸探针技术检测病毒抗原。临床常用ELISA法或胶体金方法检测病毒抗原。

（2）产毒性细菌引起的肠炎：多发生在夏季。潜伏期 1~2 天，起病较急。轻症仅大便次数稍增，性状轻微改变。重症腹泻频繁，量多，呈水样或蛋花样混有黏液，镜检无白细胞。伴呕吐，常发生脱水、电解质和酸碱平衡紊乱。自限性疾病，自然病程一般 3~7 天，亦可较长。

（3）侵袭性细菌（包括侵袭性大肠杆菌、空肠弯曲菌、耶尔森菌、鼠伤寒杆菌等）引起的肠炎：全年均可发病，多见于夏季。潜伏期长短不等。常引起志贺杆菌性痢疾样病变。根据病原菌侵袭的肠段部位不同，临床特点各异。一般表现为急性起病。腹泻频繁，大便呈黏液状，带脓血，有腥臭味。可伴恶心、呕吐、腹痛和里急后重的症状，可出现高热、惊厥、意识改变，甚至感染性休克的中毒症状。大便镜检有大量白细胞及数量不等的红细胞。粪便细菌培养可找到相应的致病菌。其中空肠弯曲菌常侵犯空肠和回肠，有脓血便，腹痛甚剧烈，易误诊为阑尾炎，亦可并发严重的小肠结肠炎、败血症、肺炎、脑膜炎、心内膜炎和心包炎等。研究发现格林-巴利综合征与空肠弯曲菌感染有关。耶尔森菌小肠结肠炎，多发生在冬季和早春，可引起淋巴结肿大，亦可产生肠系膜淋巴结炎，症状可与阑尾炎相似。鼠伤寒沙门菌小肠结肠炎有胃肠炎型和败血症型，新生儿和 <1 岁婴儿尤易感染，新生儿多为败血症型，常引起新生儿室暴发流行。可排深绿色黏液脓便或白色胶冻样便。

（4）出血性大肠杆菌肠炎：大便次数增多，开始为黄色水样便，后转为血水便，有特殊臭味。大便镜检有大量红细胞，常无白细胞。伴腹痛，个别病例可伴发溶血尿毒综合征和血小板减少性紫癜。

（5）抗生素相关性腹泻：①金黄色葡萄球菌肠炎：多继发于使用大量抗生素后，病程和症状常与菌群失调程度有关，有慢性疾病的基础容易罹患。表现为发热、呕吐、腹泻、不同程度中毒症状、脱水和电解质紊乱，甚至发生休克。典型大便为暗绿色，量多带黏液，少数为血便。大便镜检有大量脓细胞和成簇的革兰氏阳性球菌，培养有葡萄球菌生长，凝固酶阳性。②伪膜性小肠结肠炎：由难辨梭状芽孢杆菌引起。除万古霉素和胃肠道外用的氨基糖苷类抗生素外，各种抗生素均可诱发本病。可在用药 1 周内或迟至停药后 4~6 周发病。亦见于外

科手术后,或患有肠梗阻、肠套叠、巨结肠等病的体弱患者。此菌大量
繁殖,产生毒素 A(肠毒素)和毒素 B(细胞毒素)而致病,表现为腹泻,
轻症大便每天数次,停用抗生素后很快痊愈。重症频泻,黄绿色水样
便,可有假膜排出,为坏死毒素致肠黏膜坏死所形成的伪膜。黏膜下
出血可引起大便带血,可出现脱水、电解质紊乱和酸中毒。伴有腹痛、
腹胀和全身中毒症状,甚至发生休克。对可疑病例可行结肠镜检查。
大便厌氧菌培养、组织培养法检测细胞毒素可协助确诊。③真菌性肠
炎:多为白色念珠菌所致,2 岁以下婴儿多见。常并发于其他感染或
肠道菌群失调时。病程迁延,常伴鹅口疮。大便次数增多,黄色稀便,
泡沫较多带黏液,有时可见豆腐渣样细块(菌落)。大便镜检有真菌孢
子和菌丝,如芽胞数量不多,应进一步做真菌培养确诊。

(二)迁延性和慢性腹泻

病因复杂,感染、食物过敏、酶缺陷、免疫缺陷、药物因素、先天畸
形等均可引起。急性腹泻未彻底治疗或治疗不当而迁延不愈为最常
见原因。营养不良婴幼儿患病率高,其原因包括:①重症营养不良时
胃黏膜萎缩,胃液酸度降低,胃杀菌屏障作用明显减弱,胃液和十二
指肠液中的细菌和酵母菌大量繁殖。②十二指肠、空肠黏膜变薄,肠
绒毛萎缩、变性,细胞脱落增加,双糖酶尤其是乳糖酶活性及刷状缘
肽酶活性降低,小肠有效吸收面积减少,各种营养物质消化吸收不
良;③重症营养不良患儿腹泻时小肠上段细菌显著增多,十二指肠内
厌氧菌和酵母菌过度繁殖,由于大量细菌对胆酸的降解作用,使游离
胆酸浓度增高,损害小肠细胞,同时阻碍脂肪微粒形成;④营养不良患
儿常有肠动力的改变;⑤长期滥用抗生素引起肠道菌群失调;⑥重症
营养不良儿免疫功能缺陷,抗革兰阴性杆菌有效的 IgM 抗体、起黏膜
保护作用的分泌型 IgA 抗体、吞噬细胞功能和补体水平均降低,因而
增加了对病原的易感性,同时降低了对食物蛋白抗原的口服免疫耐
受。故营养不良患儿患腹泻时易迁延不愈,持续腹泻又加重了营养不
良,两者互为因果,形成恶性循环,最终导致多脏器功能异常。

对迁延性、慢性腹泻的病因诊断,必须详细询问病史,全面体格
检查,正确选用有效的辅助检查,如:①粪便常规、肠道菌群分析、大便

酸度、还原糖和细菌培养;②小肠黏膜活检了解慢性腹泻病理生理变化;③食物过敏的检查,如食物回避-激发试验等。必要时还可做消化道造影或 CT、结肠镜等综合分析判断。

四、诊断和鉴别诊断

可根据临床表现和大便性状作出临床诊断。必须判定有无脱水(程度和性质)、电解质紊乱和酸碱失衡。从临床诊断和治疗需要考虑,可先根据大便常规有无白细胞将腹泻分为两组:

1. 大便无或偶见少量白细胞者　为侵袭性细菌以外的病因(如病毒、非侵袭性细菌、喂养不当)引起的腹泻,多为水泻,有时伴脱水症状,除感染因素外应注意下列情况:

(1) 生理性腹泻:儿童保健门诊常见。多见于 6 月龄内婴儿,外观虚胖,常有湿疹,生后不久即出现腹泻,除大便次数增多外,无其他症状,食欲好,不影响生长发育。近年来的研究发现,此类腹泻可以为乳糖不耐受的一种特殊类型,合理添加辅食后,大便即逐渐转为正常。

(2) 导致小肠消化吸收功能障碍的各种疾病:如双糖酶缺乏、失氯性腹泻、原发性胆酸吸收不良、食物过敏性腹泻等,可根据各种疾病的特点进行粪便酸度、还原糖检测、食物过敏源、食物回避-激发试验等检查加以鉴别。

2. 大便有较多白细胞者　表明结肠和回肠末端有侵袭性炎症病变,常由各种侵袭性细菌感染所致,仅凭临床表现难以区别,必要时应进行大便细菌培养、细菌血清型和毒性检测,尚需与下列疾病鉴别。

(1) 细菌性痢疾:常有流行病学病史,起病急,全身症状重。便次多,量少,排脓血便,里急后重,大便镜检见较多的脓细胞、红细胞和吞噬细胞,大便细菌培养有志贺痢疾杆菌生长可确诊。

(2) 坏死性肠炎:中毒症状较重,腹痛、腹胀、频繁呕吐、高热,大便暗红色糊状,渐出现典型的赤豆汤样血便,可伴休克。腹部 X 线摄片呈小肠局限性充气扩张,肠间隙增宽,肠壁积气等。已比较少见。

五、治疗

治疗原则:调整饮食,预防和纠正脱水,合理用药,加强护理,预防并发症。急性腹泻注意维持水、电解质平衡;迁延及慢性腹泻则应注意肠道菌群失调及饮食疗法。

1. 急性腹泻的治疗

(1) 饮食疗法:腹泻时进食和吸收减少,而肠黏膜损伤的恢复,发热时代谢旺盛,侵袭性肠炎丢失蛋白等因素使得营养需要量增加,如限制饮食或禁食过久常造成营养不良,并发酸中毒,以致病情迁延不愈影响生长发育。故应强调继续饮食,满足生理需要和补充疾病消耗,以缩短腹泻后的康复时间,应根据疾病的特殊病理生理状况、个体消化吸收功能和平时的饮食习惯进行合理调整。有严重呕吐者可暂时禁食 4~6 小时(不禁水),尽快恢复母乳及原来已经熟悉的饮食,由少到多,由稀到稠,喂食与患儿年龄相适应的易消化饮食。病毒性肠炎可以有继发性双糖酶(主要是乳糖酶)缺乏,疑似患者可改为豆类、淀粉类食品,或给予去乳糖配方奶粉,缩短病程。腹泻停止后再逐渐恢复营养丰富的饮食,并每天加餐一次,共 2 周。

(2) 纠正水、电解质紊乱及酸碱失衡:轻中度脱水,口服补液盐;重度脱水,液体疗法。

(3) 补钙、补镁治疗

1) 补钙:补液过程中如出现惊厥、手足搐搦,可用 10% 葡萄糖酸钙 5~10ml,用等量葡萄糖液稀释后静脉滴注。

2) 补镁:在补钙后手足搐搦不见好转反而加重时要考虑低镁血症,可测定血镁浓度。同时用 25% 硫酸镁,每次 0.2~0.4ml/kg,深部肌内注射,每天 2~3 次,症状消失后停用(图 5-3)。

(4) 药物治疗

1) 控制感染:①水样便腹泻患者(约占 70%)多为病毒及非侵袭性细菌所致,一般不用抗生素。如伴有明显中毒症状又不能用脱水解释者;重症患儿、新生儿、小婴儿和衰弱患儿(免疫功能低下)应选用抗生素治疗。②黏液脓血便患者(约占 30%)一般为侵袭性细菌感

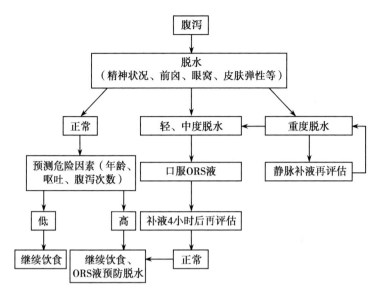

图 5-3　腹泻患儿脱水时的判定和处理流程

染,可针对病原经验性选用抗菌药物,再根据大便细菌培养和药敏试验结果进行调整。大肠杆菌、空肠弯曲菌、耶尔森菌、鼠伤寒沙门菌所致感染常选用抗 G⁻杆菌的抗生素,以及大环内酯类抗生素。金黄色葡萄球菌肠炎、伪膜性肠炎、真菌性肠炎应立即停用正使用的抗生素,根据症状可选用新青霉素、万古霉素、利福平、甲硝唑或抗真菌药物治疗。

2)肠道微生态疗法:有助于恢复肠道正常菌群的生态平衡,抑制病原菌定植和侵袭,控制腹泻。

3)肠黏膜保护剂:能吸附病原体和毒素,维持肠细胞的吸收和分泌功能,与肠道黏液糖蛋白相互作用可增强其屏障功能,阻止病原微生物的攻击,如蒙脱石粉。

4)抗分泌治疗:脑啡肽酶抑制剂消旋卡多曲可以通过加强内源性脑啡肽来抑制肠道水、电解质的分泌,可以用于治疗分泌性腹泻。

5)止泻剂:避免使用,如洛哌丁醇,因为它抑制胃肠动力的作用,增加细菌繁殖和毒素的吸收,对于感染性腹泻有时是很危险的。

6) 补锌治疗:对于急性腹泻患儿,应每天给予元素锌 20mg(>6 月龄),6 月龄以下婴儿每天 10mg,疗程 10~14 天。

2. 迁延性和慢性腹泻治疗 因迁延性和慢性腹泻常伴有营养不良和其他并发症,病情复杂,需采取综合治疗措施。积极寻找病程迁延的原因,针对病因进行治疗,切忌滥用抗生素。预防和治疗脱水,纠正电解质及酸碱平衡紊乱。此类患儿多有营养障碍,喂养对促进肠黏膜损伤的修复、胰腺功能的恢复、微绒毛上皮细胞双糖酶的产生等进而促进疾病恢复是必要的措施。

(1) 调整饮食:应继续母乳喂养。人工喂养儿应调整饮食,保证足够热量。

(2) 双糖不耐受患儿食用含双糖(包括乳糖、蔗糖、麦芽糖)的饮食可使腹泻加重,其中以乳糖不耐受最多见,治疗中应注意减少饮食中的双糖负荷,如采用不含乳糖代乳品或去乳糖配方奶粉等。

(3) 过敏性腹泻:食物过敏(如对牛奶过敏),应立即停止可能导致过敏的食物,牛奶过敏者可以采用氨基酸配方或深度水解蛋白配方饮食。

(4) 要素饮食、肠道内营养:是肠黏膜受损伤患儿最理想的食物,系由氨基酸、葡萄糖、中链甘油三酯、多种维生素和微量元素组合而成。

(5) 静脉营养:不能耐受口服营养物质者,可采用静脉高营养。推荐方案为:脂肪乳剂每天 2~3g/kg,复方氨基酸每天 2~2.5g/kg,葡萄糖每天 12~15g/kg,电解质及多种微量元素适量,液体每天 120~150ml/kg,热卡每天 50~90cal/kg。好转后改为经口摄入。

(6) 药物治疗:抗生素仅用于分离出特异病原的感染患儿,并根据药物敏感试验选用。补充微量元素和维生素:如锌、铁、烟酸、维生素 A、维生素 B_{12}、维生素 B_1、维生素 C 和叶酸等,有助于肠黏膜的修复。

六、预防

1. 合理喂养,提倡母乳喂养,添加辅助食品时每次限一种,逐步增加。

2. 对于生理性腹泻的婴儿应避免不适当的药物治疗。

3. 养成良好的卫生习惯,注意乳品的保存和奶具、食具、便器、玩具等的定期消毒。

4. 感染性腹泻患儿,尤其是大肠杆菌、鼠伤寒沙门菌、诺如病毒肠炎等的传染性强,集体机构如有流行,应积极治疗患者,做好消毒隔离工作,防止交叉感染。

5. 避免长期滥用广谱抗生素。

6. 轮状病毒肠炎流行甚广,接种疫苗为理想的预防方法,口服疫苗国内外已有应用,但持久性尚待研究。

（毛　萌）

参考文献

1. 中华医学会儿科学分会消化学组,《中华儿科杂志》编辑委员会. 中国儿童急性感染性腹泻病临床实践指南. 中华儿科杂志,2016,54(7):483-488.

2. CARSON RA, MUDD SS, MADATI PJ. Clinical practice guideline for the treatment of pediatric acute gastroenteritis in the outpatient setting. Journal of Pediatric Health Care,2016,30(6):610-616.

3. European Society for Paediatric Gastroenterology, Hepatology, and Nutrition/ European Society for Paediatric Infectious Diseases Evidence-based Guidelines for the Management of Acute Gastroenteritis in Children in Europe:Update 2014. J Pediatr Gastroenterol Nutr,2014,59:132-152.

4. PARASHAR UD, HUMMELMAN EG, BRESEE JS,et al. Global illness and deaths caused by rotavirus disease in children. Emerg Infect Dis,2003,9(5): 565-572.

5. 王卫平. 儿科学. 8 版. 北京:人民卫生出版社,2012.

6. 薛辛东. 儿科学. 北京:人民卫生出版社,2010.

7. 毛萌,江帆. 儿童保健学. 4 版. 北京:人民卫生出版社,2020.

第三节 功能性胃肠道疾病

一、概述

功能性胃肠病（functional gastrointestinal disorders，FGID）是指与年龄相关的慢性或反复发作的无法用器质性病变或生化异常来解释的一类胃肠道功能性疾病。

罗马标准是目前关于 FGID 分类最全面且不断更新的标准。1994 年罗马 I 标准制定 FGID 的 25 种症状标准，定义 FGID 为慢性或复发性消化症状，无器质性病变和生化异常。1999 年罗马 II 标准的功能性胃肠病诊断发表，并单列儿童 FGID 分类。2006 年罗马 III 标准发布，描述了成人与儿童的 8 组 FGID 诊断标准，其中 2 组为儿童、青少年 FGID，但相关的流行病学、病理生理学、诊断检查、治疗策略及预后等资料都很少。经过 10 年全世界研究者的努力，上述资料逐渐完善，在 2016 年正式发表了儿童 FGID 罗马 IV 标准，其中涉及了新生儿、儿童和青少年，且重新进行了定义，即 FGID 又称为脑-肠互动异常，强调其症状产生与动力紊乱、内脏高敏感性、黏膜和免疫功能改变、肠道菌群变化及中枢神经系统调节功能异常有关。既往诊断 FGID 要先排除器质性病变的观念已得到更新，目前诊断主要基于以症状为基础的循证依据。

儿童时期的胃肠道症状可伴随着正常的发育过程，不同年龄儿童 FGID 的临床表现不一，主要基于个体发育阶段的不同，如生理的、认知的发育程度。年龄越小或认知能力越差，越不能表达恶心、疼痛等躯体症状；也不能区分情绪或身体的不适。所以临床医生主要依据监护人或抚养者的描述和解释，通过临床观察来诊断，并且一定要注意患儿症状对监护人或抚养者情绪和行为能力的影响，这对临床医生提出了新的挑战，也需要全面评估后安抚家长、健康教育、喂养指导和护理指导从而来处理这类症状。

二、新生儿和婴幼儿功能性胃肠病

(一) 婴儿反流

反流是指胃内容物的逆向运动,通常指胃食管反流(gastroesophageal reflux,GER),也常见于健康婴儿。婴儿反流是生后第 1 年最常见的功能性胃肠病,为胃内容物反流至咽部、口腔、溢出口外,临床多称为溢乳/吐奶,溢乳/吐奶多发生 <6 月龄婴儿,多为生理性胃食管反流。当反流引起不适症状或并发症时,则被定义为胃肠道反流(gastroesophageal reflux disease,GERD)。

1. 罗马Ⅳ的诊断标准　3 周至 12 月龄的婴儿必须满足以下 2 个条件:①每天反流 2 次或以上,持续 3 周或更长时间;②无恶心、呕血、误吸、呼吸暂停、生长迟缓、喂养或吞咽困难、姿态异常。

2. 流行病学　新生儿即可发生溢乳,2~4 月龄为高峰,2 月龄为 86.9%,约 50%~60% 的 3~4 月龄婴儿发生溢乳,12 月龄为 7.6%,大部分的婴儿 12~14 月龄后自行缓解,随年龄增长溢乳消退。2018 年发表的我国 7 个城市婴幼儿常见胃肠道不适症状流行病学特征现况调查显示:0~3 月龄婴儿反流的患病率为 29.8%,0~1 岁患病率为 19.2%。2020 年发表的欧洲多中心研究显示,0~12 月龄婴儿反流的患病率是 13.8%。2020 年发表的非洲 10 个国家的研究显示,0~12 月龄婴儿反流的患病率是 39.7%。

3. 发生原因

(1) 解剖生理特点:多数婴儿发生溢乳/吐奶与胃肠道解剖生理特点有关。婴儿食管短、下食管括约肌压力低,胃容量小,胃排空慢,胃食管反流。

(2) 进食量:溢乳/呕吐也与婴儿食入的乳汁量有关,食物量越大,胃排空时间越长、胃内压力越高,则食管下括约肌发生一过性自发松弛的频率越高,易发生溢乳/吐奶。

(3) 体位:与婴儿喂养后的体位有关,如多仰卧,亦易发生溢乳/吐奶。

(4) 疾病:如有过敏性疾病家族史,建议停食易发生过敏的食物 2

周,如鸡蛋、牛奶、麦面等,观察吐奶是否与过敏有关。

(5) 其他:如婴儿在补充维生素、铁、氟化物、中草药,建议暂停,观察与溢乳/吐奶的关系。

4. 鉴别诊断 医生对每位因溢乳/吐奶就诊的婴儿都应认真排除病理性呕吐。鉴别最简单、实用的方法之一是采用生长曲线评估婴儿生长状况,如婴儿体重增长正常则可认为是生理性溢乳,如婴儿体重增长缓慢则需要排除病理性吐奶。

当婴儿吐奶伴有以下危险信号或症状时,基层医生与儿童保健医生应立即转诊。

(1) 症状严重:恶心、频繁呕吐、呕吐物伴有血。

(2) 吸吮-吞咽不协调:喂养、吞咽困难;喂养伴呼吸暂停,或过度哽咽,或反复咳嗽,或反复肺炎。

(3) 喂养困难:喂养时易激惹、哭闹、拒食,进食时间较长(30~40分钟)。

(4) 表情痛苦/异常姿势。

(5) 生长不足:不能解释的体重 2~3 个月增长不足或下降。

5. 处理原则

(1) 少量喂养:避免过量、过频进食,应按需或顺应喂养,提供适宜的奶量。过度喂养致胃内充满乳汁易加重溢乳/吐奶。少量喂养即配方喂养的婴儿每次可减少 30ml,即 2~3 小时胃排空后再喂;人乳喂养儿一次哺乳 <20 分钟,少量多次喂哺。如母亲哺乳时射乳反射强,可以用人造乳头隔开母亲乳头,避免婴儿吞咽过多乳汁而吐奶。

(2) 打嗝:促使婴儿打嗝可预防吐奶,最好是喂养过程婴儿能多次打嗝,但不宜为了让婴儿打嗝改变喂养规律。而且打嗝预防吐奶作用不如少量喂养。

(3) 增稠配方:可减少溢奶的频率和量。欧美和一些亚洲国家有增稠配方销售,含有大米、玉米或马铃薯淀粉、瓜儿豆胶或刺槐豆胶,增加乳液黏稠度可缓解溢乳/吐奶症状,如减少吐奶的频率和量。亦可自制增稠配方,但谷物类淀粉增加能量摄入,导致婴儿体重增加过快。普通配方加"家制增稠配方"可增加乳液渗透压,导致食管下端括约肌松弛次数增加,反而易发生更多溢奶/吐奶。增稠配方存在一定副作用,不宜长期食用。

(4) 体位:哺乳时婴儿宜斜抱、半坐位或坐位,使上身竖直姿势;哺乳后竖抱婴儿约30分钟,避免哺乳后频繁改变婴儿体位,以减少胃内容物刺激食管下端;或可用斜垫抬高婴儿头部。婴儿6月龄后可让婴儿用助步车(去轮),使婴儿保持直立姿势。

(5) 坚持随访:观察异常、伴随的临床症状。

6. 健康教育 健康教育是婴儿胃食管反流的处理重要措施之一。对父母的健康教育包括讲解婴儿胃食管反流的原因、预后,达到安抚家长、解除家长焦虑的目的,减少不必要的医疗干预。同时,需要传授给家长有关科普知识,如教育家长婴儿有饱腹感、奶瓶有剩余奶液是正常现象,每餐奶量可有不同。

(二)反刍综合征

反刍是指胃内容物习惯性的反流入口腔,以达到自我消解的目的。除了婴幼儿反刍综合征,健康或神经系统受损的年长儿和成人均可发生反刍。婴儿反刍综合征(infant rumination syndrome,IRS)表现为胃内未消化食物随意地、习惯性地返回到口腔,婴儿可在咀嚼后咽下或吐出。反刍常在进食后1~2小时发生,典型的慢性婴儿反刍可在几乎每天每餐后发生。

1. 罗马Ⅳ的诊断标准 必须满足以下所有条件,症状持续至少2个月:

(1) 腹肌、膈肌和舌肌的反复收缩。

(2) 胃内容物不费力反流,再从口腔吐出或者重新咀嚼后再次咽下。

(3) 满足以下3项或以上:①发病年龄为3~8月龄;②按GERD和反流治疗均无效;③不伴有痛苦的表情;④睡眠时或与周围其他人交流时不发作。

2. 流行病学资料 婴幼儿反刍综合征比较少见,并且很少有文献报道。2020年发表的欧洲多中心研究显示,0~12个月婴儿反刍的患病率是4.3%。反刍被认为是一种在长期得不到关怀情况下出现自我安慰的行为。母亲可能表现为忽视或盲目关注，她们在照顾孩子的过程中缺乏乐趣或对于婴幼儿对舒适和满意的要求缺乏敏感性。观察反刍动作是诊断所必需的，但需要有足够的时间、耐心和隐蔽性，因为一旦婴幼儿发现有人在观察他时会立即停止反刍动作。

3. 发生原因　发生反刍的机制尚不清楚。多数学者认为反刍可能与摄入食物使胃扩张，刺激食管下端括约肌松弛，致部分胃内食物返到口腔内。进食时吞咽较多气体诱发打嗝反射（belch reflex）致食管下端括约肌松弛可能是主要原因。虽然与遗传有关的证据较少，但有全家人都发生反刍的报道，提示反刍可能与遗传有关。

4. 鉴别诊断　婴儿反刍常被误诊，可能与家长描述症状不清楚有关。如家长可描述"反复呕吐""反流"或"胃食管反流症"表现；医生的诊断是"胃轻瘫"（gastroparesis，DGP）或其他有呕吐症状的疾病（如进食障碍），给予的检查与治疗对反刍无帮助。DGP是以胃排空延缓为特征的临床症状群，往往是进食几小时后出现恶心、干呕，随即将食入的一餐食物全部吐出，伴苦味或酸味。临床上，还需与先天性胃肠道畸形、膈疝、胃肠道感染等疾病鉴别。与厌食症不同，反刍是刺激性症状，不是婴儿有意的行为。

婴儿反刍的诊断主要依据医生仔细询问病史，一般不需要实验室检查。鉴别呕吐与反刍的发生情况。呕吐是需要用力将胃内容物射出，呕吐物不可能停留在口腔。

反刍综合征为非器质性疾病。反刍致婴儿体重下降、营养不良、生长发育迟缓情况较少。<3月龄小婴儿易发生溢乳等生理性反流，需与反刍鉴别。<3月龄的婴儿一般不诊断反刍，但需密切观察。

5. 处理原则　药物治疗婴儿反刍的效果差，目前反刍的治疗方法主要是改变婴儿生活环境与行为。行为治疗可采用嫌恶疗法，即婴儿出现反刍时给予数滴苦、酸液汁，建立嫌恶反射，终止效果较好。腹式呼吸方法可终止打嗝反射，但较复杂，不适于治疗婴儿反刍。充满感情和有交流的养育方式可有效治疗婴幼儿反刍综合征。过度或持续地呕吐之前已经吞咽的食物可引起进行性的营养不良。治疗目的在于帮助监护人去满足婴幼儿的生理和情感需求,从而减少发作,纠正营养不良。

6. 健康教育　主要教育家长或抚养者改变婴儿生活环与行为,抚养人应更多关爱反刍婴儿,改善喂养方法,不强迫喂食。

(三) 婴儿肠绞痛

1954 年 Wessel 首次描述婴儿肠绞痛(infantile colic,IC)为"每天持续哭闹超过 3 小时",每周至少 3 天,持续至少 3 周。目前罗马Ⅳ中定义婴儿肠绞痛为 1~4 月龄婴儿出现的一种长期哭闹和难以安抚的行为综合征。哭闹的发作是无明显诱因的,这也是监护人担忧的主要原因之一。长时间的哭闹主要发生在下午或晚上,3~4 月龄会逐渐缓解,早产儿为纠正胎龄后的 3~4 月龄缓解。婴儿哭闹约 4~6 周龄达高峰,12 周龄逐渐减少。大多数绞痛可能发生在健康婴儿正常的"哭泣曲线"的高峰期,但没有证据表明这种哭闹是由于婴儿腹部或其他部位疼痛引起的。

1. 罗马Ⅳ诊断标准

(1) 以临床诊断为目的,必须满足下列所有条件:①症状起始和停止时婴儿必须 <5 月龄;②无明显诱因下出现长时间的反复的哭闹、烦躁或易激惹,监护人难以阻止和安抚;③无生长迟缓、发热或疾病的证据。

(2) 以临床研究为目的,婴儿绞痛的诊断必须满足以上诊断标准,并符合以下 2 项条件:①研究者或医生通过电话交谈或当面问诊时,监护人描述婴儿哭闹或烦躁每天持续 3 小时或以上,每周至少 3 天或以上有症状发作;②24 小时内哭闹和烦躁时间达 3 小时或以上,需要前瞻性的调查如记录 24 小时行为日记来确认。

2. 流行病学　婴儿肠绞痛的患病率受多种因素影响,如监护人对哭闹严重程度和持续时间的认知、收集哭闹相关数据资料的方法、监护人的幸福程度及文化背景和照顾婴儿的经验等。2018 年发表的我国 7 个城市婴幼儿常见胃肠道不适症状流行病学特征现况调查显示:0~5 月龄婴儿出现肠绞痛的患病率为 7.3%,1~2 月龄患病率为10.0%。2020 年发表的欧洲多中心研究显示,0~12 个月婴儿肠绞痛的患病率是 4.2%。2020 年发表的非洲 10 个国家的研究显示,0~12 个月婴儿肠绞痛的患病率是 57.6%。

3. 发生原因 婴儿肠绞痛发生原因尚不明确,有多种病因假说。一些学者认为可能是胃肠功能紊乱、食物不耐受、乳糖酶降低、牛奶蛋白过敏、胃食管反流或肠道菌群失调有关。另外一些学者认为小婴儿长时间的哭闹和难以安慰的行为是中枢神经发育不成熟所导致的行为综合征。多数婴儿烦躁和腹胀气不是病理性的,但如果腹部气体过多可出现腹胀、腹痛等症状。胃肠道、心理和神经发育的不平衡可能都是婴儿肠绞痛的原因。

4. 鉴别诊断 目前婴儿肠绞痛尚无统一诊治方案。但还是需识别危险信号,与病理性的哭吵鉴别。有资料显示,因哭闹、烦躁、绞痛、尖叫或易激惹而就诊但无发热的 237 例患儿中,12 例(5.1%)有严重的潜在的器质性病因。有器质性疾病的患儿大多在临床检查中可发现异常,同时建议进行泌尿系统感染的检测。如婴儿哭闹伴反复发生食物反流、呕吐、咳嗽不止、Sadifer 综合征的特征性斜颈样姿势、过敏家族史、特应性疾病症状(皮疹、喘息)、胃肠道出血、生长迟缓、腹胀等症状或"危险信号"等宜及时转诊儿科胃肠专科。同时排除中枢神经疾病(婴儿偏头痛、硬脑膜下血肿、脑膜炎)、感染(病毒感染、中耳炎、尿道感染)、外伤(虐待、骨折、眼异物)等疾病状态时的婴儿哭闹。

5. 处理原则 在超过 90% 的病例中,治疗的目的并不是治愈绞痛,而是帮助监护人或抚养者顺利度过婴儿发育过程中的这个阶段。为了给家庭提供持续的可行的治疗方法,临床医生需要评估父母或抚养者的精神状态,如抑郁状况,以及是否缺乏社会帮助。

婴儿日记类的前瞻性记录婴儿哭闹和其他行为的日志是最准确和有效的评价方法。补充益生菌是否有效尚有争论。如果不能成功地缓解患儿的哭闹,监护人或抚养者可能会出现焦虑和挫败感。长期的精神压力可能会削弱监护人或抚养者安抚婴儿的能力,进而使他们怀疑自己的育儿能力。因无法安抚婴儿产生的对抗或疏远的感情易导致"婴儿摇晃综合征"和其他形式虐待的发生。婴儿肠绞痛也常成为临床急诊疾病。

坚持随访,观察异常的伴随的临床症状。

6. 健康教育 帮助家长获得时间放松,减少焦虑;与家长讨论控制或减少哭闹的方法,关注婴儿愉快表现;改变家长对婴儿哭闹一定提示婴儿"不正常"的想法,婴儿哭闹也可能是给成人的反馈或者显示比较有活力的表现。增加婴儿安全感,如襁褓包婴儿,或采用袋鼠式搂抱、采用改良的"蜡烛包";腹部按摩、体位舒适、摇篮轻摇、舒缓轻音乐等均可安抚婴儿。

(四) 功能性腹泻

功能性腹泻是指每天排 3 次或以上不成形便,无痛性,持续 4 周或以上,多见于婴儿期和学龄前期。如果饮食中热量充足,不会引起生长迟缓。功能性腹泻的患儿会出现大便松散,到学龄期会自行好转。

1. 罗马Ⅳ的诊断标准 必须满足以下所有条件:

(1) 每天无痛性排便 4 次或以上,为不成形便;

(2) 症状持续超过 4 周;

(3) 在 6~60 月龄时出现症状;

(4) 如果热量摄入充足,不会出现生长迟缓。

2. 流行病学 美国的一项调查发现 11.7% 的儿童每天大便 3 次,27% 的儿童粪便较软,4.5% 的儿童有水样便,1.5% 的儿童大便中有不消化的食物残渣,22.1% 的儿童 6 月龄后开始出现腹泻。故罗马Ⅳ标准制定专家委员会增加每天大便次数的要求,从每天 3 次增加到每天 4 次。以往的调查研究发现婴幼儿中的发病率为 0.9%~6.4%,症状通常在 4~5 岁时缓解。2020 年发表的欧洲多中心研究显示,0~12 个月婴儿功能性腹泻的患病率是 0.1%。

3. 发生原因 营养因素是婴幼儿腹泻发病机制中的一个关键因素。功能性腹泻的患儿常常饮食过多,如摄入过多的果汁、低脂高碳水化合物(果糖)和山梨醇等。

4. 鉴别诊断 功能性腹泻需识别危险信号与腹泻型肠易激综合征、免疫介导性腹泻做鉴别,尤其是与食物蛋白诱导的过敏性直肠结肠炎、小肠结肠炎鉴别。如腹泻同时伴有呕吐、发热、皮疹、水样便且次数超过 5 次，应排除器质性疾病导致的腹泻。

5. 处理原则　本病的治疗并不需要医学干预，但为了健康和均衡饮食，推荐评估患儿每天饮食中果汁和果糖的摄入量。此外，对监护人进行有效的安慰也很重要。日常的饮食和排便日记有助于安慰父母和抚养者。

坚持随访，定期评估体格发育增长情况，观察异常的伴随的临床症状。

6. 健康教育　功能性腹泻的婴幼儿，典型的大便为黏液便，含或不含未消化的食物。符合功能性腹泻诊断标准的患儿不会出现吸收不良综合征。

（五）功能性便秘

正常健康儿童大便次数与年龄、食物有关。如 1 周龄的新生儿约每天 4 次，2 岁约每天 2 次，4 岁约每天 1 次。儿童便秘诊断较复杂，不宜仅依据大便次数。如正常人乳喂养的婴儿可每周 1 次，无大便困难；有大便困难婴儿也可每天多次大便。

功能性便秘（functional constipation，FC）通常是由反复试图克制排便引起的，由于排便时的恐惧体验，患儿尽力避免排便。克制排便行为导致粪便潴留，造成结肠吸收更多的水分，使得大便干硬。在生后第 1 年，由于饮食结构的改变引起急性便秘，婴幼儿排出干硬粪便时可能会引起排便疼痛。婴幼儿 FC 的发生可能与排便训练有关。父母或抚养者给予过度的压力和/或不恰当的排便方法，如定时的如厕训练而腿部又没有着力点，可能会造成粪便滞留。

1. 罗马Ⅳ的诊断标准　年龄 <4 岁的儿童至少符合以下 2 项条件，持续时间达 1 个月：

（1）每周排便≤2 次；

（2）大量粪便潴留史；

（3）有排便疼痛和排便费力史；

（4）排粗大粪便史；

（5）直肠内存在大量粪便团块。

对于接受排便训练的儿童,以下条件也作为选项;

(6) 能控制排便后每周至少出现 1 次大便失禁;

(7) 粗大粪便曾堵塞抽水马桶。

2. 流行病学　出生后第 1 年婴儿 FC 的患病率为 2.9%,第 2 年增加到 10.1%,患病率与性别无关。巴西一项研究报道 24 月龄儿童 FC 的发病率高达 27%。FC 在婴儿和幼儿中的表现形式多样。仅有一小部分 FC 的婴儿每周排便少于 3 次并且大便带血。这些婴儿 90% 以上存在大便干硬,其中一半的婴儿有排便疼痛、克制排便和直肠粪便嵌塞。2018 年发表的我国 7 个城市婴幼儿常见胃肠道不适症状流行病学特征现况调查显示:0~3 岁婴幼儿中功能性便秘的患病率为 8.4%,其中 0~3 月龄婴儿患病率为 6.2%,30~36 月龄患病率为 10.0%。2020 年发表的非洲 10 个国家的研究显示,0~12 个月婴儿便秘的患病率是 31.4%。

3. 发生原因

(1) 解剖生理特点:婴儿腹肌收缩力小、肛门括约肌功能发育不成熟、腹压增高和盆底肌肉收缩不协调导致粪便潴留。

(2) 喂养方式:生后几月龄的小婴儿出现排便困难原因不清,可能与喂养方式有关,影响婴儿大便次数与性状。如人乳喂养的 <4 月龄婴儿排便次数不定,可多至每天 12 次,或少到每 3~4 天 1 次。配方奶喂养婴儿可出现大便次数减少,大便较硬结。因配方中的甘油为结合 α 棕榈酸,在脂肪酶作用下分解为 2 个游离棕榈酸(palmitic stearic acid)和 1 个单甘油酯。α 棕榈酸和硬脂酸形成不溶于水的脂肪酸钙,即钙皂。人乳中 24% 的脂肪酸是棕榈酸,其中 70% 是 β 棕榈酸。脂肪酶不能分解人乳中结合在甘油的 β 棕榈酸,β 棕榈酸和钙被肠道吸收。

4. 鉴别诊断　婴儿发生排便困难就诊时,医生需仔细了解排便持续时间、排便频率、大便坚实度和量,以及伴随症状(疼痛、大便出血、腹痛)。体格检查注意腹部体征(包块、腹胀),肛门检查除外外科疾病,还需要排除如先天性巨结肠、肛门狭窄、神经发育异常、内分泌或代谢性疾病等。

5. 处理原则

(1) 母乳喂养：人乳含有预防 3 月龄内婴儿排便困难的成分。

(2) 饮食调整：儿童功能性便秘是常见的预后较好的疾病，改善饮食与生活习惯可自行消退。小婴儿的饮食建议包括摄入少量含有山梨醇的果汁，如西柚汁、梨汁和苹果汁，缓解后即停用。部分水解配方或深度水解配方以及益生元和/或益生菌强化且不以棕榈油为主要脂肪来源的配方对于功能性排便困难可能有益。牛奶蛋白过敏在 FC 发病中起的作用尚有争议。最近发表的 FC 治疗指南建议，对于通便治疗失败的婴幼儿可考虑给予深度水解配方或氨基酸配方试验性治疗 2~4 周。婴儿 6 月龄后食物中宜补充一定量膳食纤维，因膳食纤维在肠道中有保水软化大便、促进肠道运动、增加大便体积功能的作用。肠道膳食纤维发酵可促进大便细菌增殖。

(3) 补充益生菌：有助肠道共生细菌产生短链脂肪酸通过人乳低聚糖发酵，短链脂肪酸有刺激肠道蠕动作用。

(4) 药物：便秘时间持续较长时，可偶用甘油栓剂刺激排便，但不宜常规使用以免产生依赖。

(5) 坚持随访：观察异常的伴随的临床症状。

6. 健康教育 为使家长积极配合医生尽快改善儿童改善饮食与生活习惯，家长的健康教育包括普及相关科普知识，纠正便秘是水量不足的错误认识，增加膳食纤维摄入。对于学龄前期儿童，行为治疗如对排便训练中顺利排便的患儿给予奖励通常是有帮助的。虽然90% 的婴儿便秘是功能性的，但发生便秘的儿童年龄越小越需排除发生便秘的器质性疾病。

婴幼儿功能性胃肠病 FGID 总体预后良好，多为自限性。但是如果认识不足或处理不当也会出现不良临床后果。FGID 部分症状与器质性疾病的症状重叠，如胃食管反流病、感染性腹泻、先天性巨结肠、甲状腺功能减退等，需仔细鉴别，避免延误诊治。

功能性胃肠疾病诊疗流程见图 5-4。

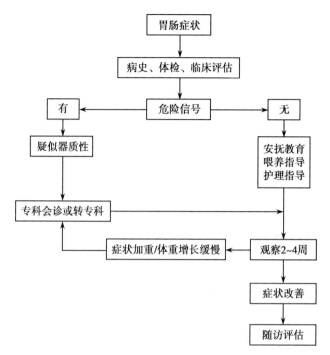

图 5-4 功能性胃肠疾病诊疗流程

（沈理笑）

参考文献

1. BENNINGA MA,NURKO S. 儿童功能新胃肠病罗马Ⅳ标准,中华儿科杂志, 2017,55(1):4-14.

2. 黎海芪. 实用儿童保健学. 北京:人民卫生出版社,2016.

3. 2018 年北美及欧洲小儿胃肠病、肝病和营养协会儿童胃食管反流及胃食管反流病临床指南解读,中华儿科杂志,2019,57(3):181-186.

4. 季文静,梁爱民,曲成毅,等,中国 7 个城市婴幼儿常见胃肠道不适症状流行病学特征现况调查,中华流行病学杂志,2018,39(9):1179-1183.

5. STEUTEL NF,ZEEVENHOOVEN J,SCARPATO E,et al. Prevalence of Functional Gastrointestinal Disorders in European Infants and Toddlers. J

Pediatr,2020,221:107-114.

第四节 口腔黏膜疾病

一、疱疹性口炎

【定义】

是指发生于口腔黏膜的单纯疱疹病毒感染,是一种急性感染性炎症,也可能单独发生在唇及口周皮肤,累及牙龈时称疱疹性龈口炎。

【临床表现】

疱疹性口炎多发生于6岁以下的儿童,尤其6个月至2岁的婴幼儿多见,因为婴儿出生后多有对抗单纯疱疹病毒的抗体,这是来自母体的被动免疫,4~6个月的时候即会消失,2岁以前不会出现明显的抗体效价。多为原发性,也有复发性;患儿多有疱疹患者接触史,潜伏期为4~7天,之后出现发热、烦躁、拒食、流涎,严重者会引起颌下淋巴结肿大、压痛等全身不适症状,经过1~2天后,出现口腔体征。

疱疹可发生于口腔各部位的黏膜,包括角化良好的牙龈、舌背及硬腭处的黏膜;初期,口腔黏膜充血,发红,水肿,随后出现针头样大小数量不等的成簇的水疱,少数可为单独存在。疱壁较薄且容易破裂,疱破后形成小溃疡,簇集的水疱则融合成大而不规则的溃疡;溃疡边缘不规则,呈弧形或多环形,溃疡面上覆灰白色或黄白色假膜;累及牙龈时,牙龈充血肿胀,易出血;疱壁破裂形成溃疡后疼痛剧烈,患儿烦躁、拒食、流涎;严重时出现淋巴结肿大等全身不适症状;经过7~10天,溃疡面逐渐缩小,愈合。极少数病例,病毒可进入中枢神经系统,引起脑膜炎或脑炎。

【诊断要点】

儿童急性发作,发热、淋巴结肿大等全身症状明显;患儿烦躁哭闹、拒食、流涎;口腔黏膜充血肿胀,充血的口腔黏膜上出现数目众多,散在或丛集成簇的小水疱或口腔黏膜散在的有簇集迹象的溃疡;

累及牙龈时,牙龈充血,肿胀。

【鉴别诊断】

临床应与儿童易患的疱疹性咽峡炎和手-足-口病相鉴别。

1. 疱疹性咽峡炎 由柯萨奇病毒 A4 引起的口腔疱疹损害,前驱症状及全身反应较轻,病损分布只限于咽颊部,如软腭、咽腭弓、悬雍垂、扁桃体处,齿龈和颊黏膜较少累及。疱疹为灰白色有红晕的小水疱,丛集成簇,破溃后形成溃疡,病程约 7 天。

2. 手-足-口病 是一种儿童传染病,又名发疹性水疱性口腔炎。该病以手、足和口腔黏膜疱疹或破溃后形成溃疡为主要临床特征,其病原为多种肠道病毒,最常见为柯萨奇 A16 型病毒与肠道病毒 71 型。此病北方地区夏秋高发,南方地区春夏为高峰期,前驱症状为低热、困倦、淋巴结肿大,随后手掌、足底及口腔黏膜出现皮疹,成离心性分布开始时为玫红色丘斑疹,后形成周围有红晕的小水疱,数日后破裂形成灰白-黄色基底,围绕红斑的溃疡、干燥结痂。唇、颊、舌、腭等口腔黏膜出现小水疱后迅速变为溃疡,故口腔损害较皮肤严重,约 5~10 天后愈合。

【治疗】

1. 局部治疗 消炎防腐止痛剂涂布或湿敷,局部涂布 1%~1.5% 的 5-碘-去氧尿嘧啶核苷的混悬液,抑制 DNA 单纯疱疹病毒。也可以使用 0.1% 疱疹净滴眼剂,金霉素甘油、无环鸟苷滴眼剂、利巴韦林喷剂等局部涂布。

2. 全身治疗 给予患儿足量的维生素 B、维生素 C,以及易消化的饮食;口服板蓝根、吗啉胍、利巴韦林颗粒等抗病毒药物;抗生素预防继发感染。

二、鹅口疮

【定义】

鹅口疮又称为急性假膜型念珠菌口炎,是指因白色念珠菌感染所患的口腔黏膜组织的炎症性疾病。可发生于任何年龄的人,多见于新生儿,发生率为 4%,故称为新生儿鹅口疮,因其炎症的黏膜表面形成凝乳状的假膜,故又有"雪口"之称。

【病因】

　　未对乳具进行严格的消毒或者母亲的奶头不清洁;婴儿出生时经产道或者接生人员的双手及接生用具感染念珠菌;婴幼儿因其他全身性疾病长期或大量使用抗生素,或不当使用激素治疗,造成念珠菌病感染;准妈妈产道有念珠菌。

【临床表现】

　　多在新生儿出生 2~8 天内发生;好发部位为颊、舌、软腭及唇部的黏膜。初期,黏膜充血水肿,随后出现白色似雪状斑点,如针头大小,不久以后相互融合成白色或蓝白色丝绒状微凸的片状斑块;斑片附着不紧密,稍用力可擦去,暴露鲜红的黏膜糜烂面积出血面,不久可在上面再度形成丝绒状斑片。患儿全身反应多不明显,部分患儿可出现烦躁不安、啼哭拒食,有时有轻度发热,有的患儿口内可闻见酸腐味。若病情加重,严重者可波及扁桃体、咽部,有极少数可蔓延到食管及支气管,引起念珠菌食管炎或肺念珠菌病。

【诊断要点】

　　根据病史、发病年龄及口腔黏膜病损特征可诊断。典型临床表现:口内黏膜出现白色针头样斑点或白色斑块,斑块用力可擦去,露出斑块下糜烂面及出血面。结合实验室诊断,对可疑白色念珠菌感染患儿,可做涂片检查,如查见细菌菌丝和孢子则可确认是真菌感染;细菌培养,如培养出白色念珠菌则可诊断。

【治疗及预防】

　　避免交叉感染,分娩时要严格注意会阴、产道、接生人员双手及接生用具的消毒;哺乳用具煮沸消毒且要保持干燥,产妇乳头哺乳前需清洁,且需要勤换内衣,注意内衣的清洗消毒;经常用温开水擦拭婴儿口腔,保持婴儿口腔清洁卫生;去除因长期或大量使用抗生素而导致念珠菌感染的医源性诱发因素。

　　局部用药:

　　(1) 2%~4% 碳酸氢钠液清洗口腔:因念珠菌在碱性环境中难以生长繁殖,该液可起到抑制念珠菌生长繁殖的作用。本药是治疗婴幼儿鹅口疮的常用药物。轻症患儿 2~3 天症状即可消失,症状消失后仍需再使用 3~5 天防止复发。

(2) 制霉菌素糊剂涂擦患处。

对于有全身症状的患儿,或免疫功能正常婴儿的难治性鹅口疮和免疫功能低下婴儿鹅口疮,可口服克霉唑、制霉菌素、氟康唑等。

三、牙龈炎

【定义】

牙龈炎是指发生在牙龈组织的急、慢性炎症。牙龈是指覆盖于牙槽突表面和牙颈部周围的口腔黏膜上皮及其下方的结缔组织。牙菌斑是牙龈炎的始动因子,牙龈炎常见表现为牙龈出血、红肿、胀痛,有可能向深层发展导致牙周炎。由细菌感染、外物刺激及食物嵌塞等均可引起牙龈炎,一般最常见的是以细菌感染为主。

【儿童牙周组织的特点】

儿童时期由于颌骨的生长发育、乳牙的萌出和脱落、年轻恒牙的萌出,牙周组织随年龄增长而不断发生变化,牙龈上皮薄,角化程度差,血管丰富,由于固有层之间的结缔组织乳头短平,故牙龈点彩不明显,又因固有层的结缔组织疏松,组织显得柔软。牙齿的萌出常导致牙龈局部充血和水肿,龈缘圆钝。儿童的牙龈乳头较短而圆,在牙间隙中的龈乳头部分呈低而凹陷状,因此处缺乏角化上皮,受细菌感染和外伤刺激后容易感染发生炎症。儿童的牙周间隙较宽,组织较疏松,如果乳牙根尖周膜有炎症,牙周组织容易被破坏而使牙齿松动。

【流行病学】

国内外资料显示,儿童在 3~5 岁时就可能患牙龈炎,随年龄增长,患病率和严重程度也逐步增加,到青春期高峰,17 岁以后,患病率逐渐下降,根据我国 1982—1984 年的流行病学抽样调查结果显示中小学生牙龈炎的患病率为 66.98%。美国的一份调查资料显示,13~17 岁年龄组的人群里,牙龈出血的比例达 63%。全国第三次口腔健康流行病学抽样调查结果显示:12 岁组的牙龈出血检出率和牙结石检出率分别为 57.7% 和 59.1%。儿童牙龈炎在乳牙萌出时就可发生,随年龄增大,患病率、严重程度及累及牙数会增加,青春期在男孩 13~14 岁,女孩在 12~13 岁时达高峰。应重视儿童牙周组织病。

【分类】

根据病因及临床表现,儿童牙龈炎可分为萌出性龈炎、不洁性龈炎、口呼吸增生性龈炎、青春性龈炎。

四、萌出性龈炎

【定义】

是指在牙齿萌出的过程中发生的牙龈炎症,常见于乳牙和第一恒磨牙萌出的过程。

【病因】

(1) 牙齿萌出时,牙龈常有异物感,儿童好用手指及玩具触碰牙龈而造成牙龈黏膜的擦伤。

(2) 牙齿萌出时,上面覆盖部分牙龈,儿童咬合时易造成牙龈咬伤引起牙龈炎症。

(3) 牙齿萌出时,上覆的牙龈龈瓣形成盲袋,易造成食物残渣及菌斑积聚引起牙龈炎症。

【临床表现】

在牙冠即将萌出或刚萌出少许牙冠周围的牙龈出现充血、水肿,多发生在乳牙萌出时,也可在第一恒磨牙萌出时出现。由于小孩年龄较小,萌出性龈炎一般无明显自觉症状,即使有症状,小孩也诉说不清,常随牙齿的萌出而逐渐自愈。局部感染严重时,患儿可伴有发热。乳牙萌出前,有时可见其覆盖牙的牙龈局部肿胀,呈紫褐色囊性肿块,内含有组织液或血,临床上称之为萌出性囊肿。

【诊断要点】

多见于乳牙和第一恒磨牙;炎症发生于萌出中的牙周围的牙龈黏膜;牙冠周围有食物残渣或软垢附着;牙冠周围牙龈充血水肿,覆盖的龈瓣有时会有被咀嚼致损伤样;乳牙萌出前,有时可见其覆盖牙的牙龈局部肿胀,呈紫褐色囊性肿块,内含有组织液或血,临床上称之为萌出性囊肿。

【预防及治疗】

萌出性龈炎可随着牙齿的萌出而渐渐自愈,所以在牙齿萌出期间要注意小儿的口腔卫生,保持口腔清洁是减少炎症发生的重要措施。必要时可用1%过氧化氢局部清洗牙龈后上碘甘油。萌出性囊肿一般不会影响牙齿的正常萌出,若萌出受阻,则需切除部分龈组织,使牙冠外露,让牙齿正常萌出。

五、不洁性龈炎

【定义】

指口腔卫生不良所致的牙龈炎症,一般见于没有掌握正确刷牙方法的幼儿。

【病因】

幼儿不能掌握正确的刷牙方法,口腔卫生差;牙列拥挤或牙齿畸形使口腔的自洁作用变差,刷牙不便,食物残渣易滞留而导致牙龈发炎;行固定矫治的儿童因刷牙难度增加,不能正确有效刷牙而导致牙龈发炎。

【临床表现】

多见于乳前牙和乳磨牙唇颊侧,龈缘龈乳头红肿易出血,可见软垢和食物附着。牙列拥挤不齐的患儿,牙龈乳头常受异位牙的压迫,同时因受细菌感染,常常导致牙龈发生炎症或者肥厚,若伴有全身因素的影响,会加重炎症和肥厚。

【诊断要点】

乳前牙和乳磨牙均以唇颊侧炎症明显;龈缘及龈乳头充血水肿,龈乳头红肿更为明显;可见软垢和食物残渣附着于感染区牙龈;牙列拥挤严重或者炎症明显患者,可见牙龈乳头呈肥厚状肿大。

【治疗及预防】

及时局部洁治,控制感染,家长督促患儿保持口腔清洁卫生,牙列不齐拥挤导致的牙龈发炎,按适应证做矫治,经矫正后炎症会减轻、消失。

六、口呼吸型增生性龈炎

【定义】

多见于有鼻咽部疾患而长期张口呼吸的儿童。长期开唇露齿，口轮匝肌松弛。冷空气直接刺激前牙区牙龈，使黏膜表面干燥，唾液变稠，口腔自洁作用变差，食物残渣易附着于牙面及牙龈而导致牙龈发炎。

【病因】

患儿因鼻咽部疾患长期张口呼吸，口唇长期启开，口轮匝肌松弛。冷空气直接刺激前牙区牙龈，使黏膜表面干燥，唾液变稠，口腔自洁作用变差，食物残渣易附着于牙面及牙龈而导致牙龈发炎。

【临床表现】

轻度时，唇侧牙龈红肿，空气直接刺激致上颌前牙区唇侧症状较为明显，随着病程持续和日久的空气刺激，进而肥厚，黏膜表面粗糙干燥呈脱水状，有小裂纹。严重时牙龈乳头蕈状肥大，甚至遮盖牙面。

【诊断要点】

多见于有鼻咽部疾患的患儿，口唇长期开启，口轮匝肌松弛；黏膜表面干燥，唾液变稠；食物残渣易附着于牙面及牙龈；病程较长，感染较重的患儿牙龈易变肥厚，黏膜表面粗糙干燥呈脱水状，有小裂纹；严重时牙龈乳头蕈状肥大，甚至遮盖牙面；牙龈患病部位与正常部位分界较明显。

【治疗及预防】

加强口腔清洁卫生；局部牙周基础治疗；必要时行牙龈切除术；治疗鼻咽部疾患，去除口唇闭锁不全的有关因素；酌情是否做口轮匝肌训练，或戴用前庭盾功能矫治器。

七、青春期龈炎

【定义】

发生于青春期少年的慢性非特异性牙龈炎，多发生于小学的高年级和中学的低年级学生，也易发生于月经初潮的女学生。

【病因】

牙菌斑的刺激作为始动因子,青春期激素水平的变化加速牙菌斑对牙龈的刺激导致牙龈炎,女性稍多于男性。

【临床表现】

多为青春期少年;局部有刺激因素的存在,例如牙菌斑、牙列拥挤或行固定矫治的儿童;龈缘及牙龈乳头红肿,乳头呈球状突起,色鲜红,质地松软,多见于前牙;探诊易出血,牙龈肿胀可形成假性牙周袋,但附着水平无改变。

【诊断要点】

多发生于青春期少年,男女都可发生,女性稍多于男性;局部有刺激因子,但无特殊长期用药史;多见于前牙,牙龈及乳头红肿;青春期后在体内黄体酮分泌开始增多后会自然痊愈,但若不注意口腔清洁卫生,局部刺激因素不去除,则病变不会消退,甚至加重演变成牙周炎。

【治疗及预防】

牙周基础治疗,去除局部刺激因素;炎症较重者,可局部药物治疗,龈袋内过氧化氢冲洗后袋内上药;口腔卫生宣教,教会患者正确的刷牙方法,保持口腔清洁卫生,定期复诊,防止复发;病程较长且牙龈增生明显,不能听过基础治疗及局部药物治疗恢复形态者,可考虑做牙龈切除术及牙龈成形术。

(何晓玲)

第五节　影响视力的相关疾病

常见影响儿童视力的相关问题和疾病可归纳为三大类:第一类是来自于眼睛本身的病变,如先天性白内障、先天性青光眼、早产儿视网膜病变、先天性眼球震颤、视网膜母细胞瘤、屈光不正等;第二类是眼部本身没有明显问题,源于大脑神经系统受损,如大脑缺血缺氧造成的脑白质软化、脑皮质损伤,进而影响到视觉通路和视觉中枢的功能;第三类是与其他疾病共患的,如一些先天性代谢或遗传性疾病合并有眼部疾病造成的视力损害。

新生儿的眼睛是发育最完善的感觉器官之一,但在儿童期,眼屈光系统、眼轴长度、角膜形状、视网膜和神经发育等方面还是会发生很大的变化。因此,任何影响儿童眼球及其附属结构发育的因素,包括先天性、遗传性、环境因素、外伤等,都可能会影响儿童的视力。

一、眼睛本身的病变

(一) 先天性白内障

【概述】

先天性白内障是指大多数在出生前后已存在,以及一小部分生后才逐渐形成的具有先天遗传或发育障碍的白内障。先天性白内障是一种较常见的儿童眼病,是可预防性视力障碍和盲的主要原因。其发生率在我国为 0.05% 左右,多为双眼,有时也可单眼发病。病因有多种,包括遗传因素、环境因素,还有一部分是原因不明的。

【诊断】

1. **临床特点**　先天性白内障临床上主要表现为晶状体的混浊,可在晶状体皮质、核、囊膜、缝等部位出现,表现为点状、楔状、油滴状、膜状、致密的全白内障等多种形态。其中晶状体混浊的形态是判断先天性白内障发病年龄、可能病因和视力预后的重要手段。如果混浊的晶状体遮挡了视轴,大多会影响视力,患儿常伴有畏光、眼球震颤、斜视等临床表现。

2. **诊断要点**　①病史:大部分双眼白内障是遗传引起的,而母孕期的维生素 A 缺乏、营养不良、酗酒、孕早期风疹病毒、巨细胞病毒感染等都可能引起白内障;②临床表现:瞳孔区白色晶状体混浊,可伴眼球震颤、斜视;③眼部检查:裂隙灯检查可以明确晶状体混浊的形态、位置及晶状体有无脱位,眼底红光反射是否存在、有无暗点可作为先天性白内障筛查的有效手段;④全身检查:有无合并其他系统病变或综合征,如半乳糖血症、21-三体综合征等。

【鉴别诊断】

需要与永存原始玻璃体增生症(persistent hyperplastic primary

vitreous，PHPV)、视网膜母细胞瘤(retinoblastoma，RB)、早产儿视网膜病变(retinopathy of prematurity，ROP)、Coats病等表现为"白瞳"的眼病进行鉴别诊断。

【治疗】

对于较小的、点片状的、对视力影响不大的白内障可以暂不手术，但需要定期监测患儿的视觉发育，对明显的屈光不正应戴镜矫正，伴弱视者可采用遮盖或压抑疗法治疗。

对于小的中央性混浊(3mm或以下)可进行药物散瞳治疗，大于3mm、致密的明显混浊，以及伴有眼球震颤、斜视等症状的患儿应尽早实施手术。

单眼的白内障摘除术后倾向于选择早期植入人工晶状体，双眼的术后一般选择合适的时机(2岁左右)再植入。

框架眼镜及角膜接触镜是婴幼儿术后无晶体眼常用的光学矫正方法。术后早期光学矫正和积极的弱视治疗是恢复视力的关键。

(二) 发育性青光眼

【概述】

以往称为先天性青光眼，是儿童致盲的主要眼病之一，它是胚胎期和发育期内眼球房角组织发育异常而致房水外流受阻所引起的一类青光眼。分为原发性婴幼儿型青光眼、青少年型青光眼和伴有其他先天异常的青光眼三类。发育性青光眼的发病率在出生活婴中约为万分之一，大约有65%~75%属原发性，发病年龄一般小于3岁。

【诊断】

1. 临床特点　多为双眼发病，有时也有单眼发病；80%在生后1年内发病。多为散发病例，仅10%患儿有家族遗传史。其症状和体征随患儿发病年龄、眼压升高的速度和程度而有所不同，常表现为畏光、流泪、眼睑痉挛、倒睫、眼球和角膜增大及屈光不正等，眼压可达30~50mmHg，眼底检查见视乳头生理凹陷扩大。

2. 诊断要点　①病史。②临床特点。③眼压：儿童眼压正常范围10~22mmHg，小婴儿较学龄儿童和成年人稍低。④眼前节检查：1岁以内角膜直径12~12.5mm，儿童期在13mm及以上，或双眼角膜直径不对称提示青光眼。房角镜检查可提供重要的解剖信息。⑤眼底及其他相关检查：视杯扩大、双眼视杯不对称提示但不能确诊青光眼；青少年型青光眼需关注屈光度的变化，可行验光、超声、OCT检查；对于6岁以上儿童可行视野检查。

【鉴别诊断】

对于以畏光、流泪为主要症状，或伴有角膜混浊及先天性大角膜的婴儿要考虑到青光眼的可能，应详细检查角膜，测量眼压，并与角膜炎或先天性鼻泪管阻塞等眼病鉴别诊断，以防误诊误治。

【治疗】

治疗的成功取决于早期诊断和良好的眼压控制。原发性婴幼儿型青光眼的视力损害是不可逆的，因此需要早期发现，原则上一经诊断应尽早手术治疗。

（三）早产儿视网膜病变

【概述】

早产儿视网膜病变是新生儿视网膜血管异常增殖所致的一类疾病，是导致儿童盲的重要原因之一，占儿童盲的6%~18%。由于早产儿存活数量的增加，全球早产儿视网膜病变的致盲率也呈上升趋势，因此迫切需要在早产儿视网膜病变导致早产儿视力永久性损伤之前及时发现并治疗。早产、低出生体重、辅助通气超过1周、肺表面活性物质治疗、大量输血等均与早产儿视网膜病变发生率较高独立相关，出生体重和胎龄越小，ROP发病率越高。母乳喂养可能起到预防ROP的保护作用。

【筛查与随访】

参照中华医学会眼科学分会眼底病学组制定的《中国早产儿视网膜病变筛查指南(2014)》：筛查对象为出生体重<2 000g，或出生孕周<32周的早产儿和低体重儿，患有严重疾病或有明确较长时间吸氧史等高危的患儿，临床病程不稳定、需要心肺支持的患儿。首次检查应在生后4~6周或矫正胎龄31~32周开始。检查时要散大瞳孔，使用间接检眼镜检查或广角数字化视网膜成像系统检查，筛查前应签署知情同意书。筛查间隔根据ROP病变严重情况决定，一般1~2

周检查一次,确诊阈值病变或Ⅰ型阈值前病变后,应尽可能在72小时内接受治疗,无治疗条件要迅速转诊;当视网膜完全血管化或矫正胎龄45周且无阈值前、阈值病变或病变退行可终止随访。

【诊断】

1. 病史 早产儿和/或低体重儿,吸氧史(非必需)。

2. 临床表现 ROP多发生在视网膜周边部,尤以颞侧视网膜最为显著,多为双眼发病,但常不对称。表现为外周视网膜有血管区与无血管区交界处毛细血管扩张,并有新生血管形成,新生血管周围伴有大量的纤维组织增殖,可引起视网膜及玻璃体积血、牵拉性视网膜脱离,最终导致失明,眼球萎缩。AP-ROP发展迅速,常以血管发育异常或眼底出血为主要特点,可无典型ROP的分界线及嵴形改变,诊断时应予重视。

【鉴别诊断】

重点应与PHPV、家族渗出性玻璃体视网膜病变鉴别,还需与先天性视网膜皱襞、Coats病、RB、化脓性眼内炎、玻璃体内积血形成的机化物、视网膜发育异常、先天性脑眼发育异常和原始玻璃体残存等先天异常鉴别。

【预防与治疗】

包括:通过所有方式防止ROP的发生,最简单的方法是预防早产;应用干预措施阻止ROP的进展;治疗ROP引起的所有后遗症,如近视、弱视、斜视、白内障等。其中对于ROP进展期的治疗有:

1. 药物治疗 已有随机试验支持抗血管内皮生长因子(vascular endothelial growth, VEGF)治疗对ROP有效,但是由于药物的使用剂量、时间、全身安全性、视力结果,以及其他长期效应等问题尚不明确,仍需谨慎。

2. 激光光凝术 较成熟,一般应用于阈值前病变1型、阈值病变和急进型后极部ROP(aggressive posterior ROP, AP-ROP)。

3. 手术治疗 适用于晚期病变。

(四)上睑下垂

【概述】

儿童上睑下垂多为先天性。最常见原因是提上睑肌功能不全或丧失,导致上睑呈现部分或全部下垂,轻者遮盖部分瞳孔,严重者瞳孔全部被遮盖。多为双侧,有时为单侧,可为常染色体显性或隐性遗传。

【诊断】

1. 临床特点　自然睁眼平视时,轻度上睑下缘遮盖角膜上缘超过 3mm,中等程度遮盖角膜 1/2,重度下垂者超过角膜 1/2 或遮盖全部角膜。双侧上睑下垂患儿视物时,为了克服视野遮挡而有抬头仰视的特殊姿态。先天性上睑下垂常合并内眦赘皮、小睑裂、斜视及眼球震颤等其他先天异常。

2. 诊断要点　结合相关病史,测量原位时睑裂高度及眼睑下垂量,判断上睑下垂的程度。因其可致弱视,所有的先天性上睑下垂患儿都需反复进行视力和屈光状态检查。新斯的明试验有助于排除重症肌无力。

【鉴别诊断】

重症肌无力、小睑裂综合征等。

【治疗】

1. 手术治疗　大多数先天性上睑下垂的患儿在 4~5 岁时进行矫正手术,但是严重的上睑下垂,因为瞳孔完全或大部分被眼睑遮挡,可导致明显的上颌下抬和剥夺性弱视,建议尽早手术。

2. 若发生明显的散光,需配镜和弱视治疗。

(五) 视网膜母细胞瘤

【概述】

视网膜母细胞瘤(retinoblastoma,RB)是一种起源于视网膜核层原始细胞的恶性肿瘤,是儿童时期最常见的眼内恶性肿瘤,具有较高的致盲率和致死率。多发生在 3 岁以内的儿童,占 5 岁以下儿童肿瘤的 6.1%。60%~70% 是单眼发病,双眼受累的发病年龄要早于单眼发病者。

【诊断】

临床表现以"白瞳症"最常见,表现为瞳孔区发出黄白色的反光,尤其在光线昏暗的夜晚比较明显,俗称"猫眼",会伴有斜视、眼部充血、视力下降等表现;在早中期的视网膜母细胞瘤病例中,因为肿瘤较小、没有钙化,常规 B 超、CT 或 MRI 检查对肿瘤的发现率较低。散瞳后用 RetCam 检查眼底可以有效发现各种大小的眼内肿瘤。

【鉴别诊断】

重点应与眼弓形虫病、PHPV、眼眶炎性假瘤、Coats 病、化脓性眼内炎等作鉴别。

【治疗】

对于早期和部分中期患儿可采用综合疗法(系统化疗联合眼科局部治疗,如眼部激光、冷冻等),力争保住眼球甚至视力,中晚期的治疗以眼球摘除为主。因此,早期发现、早期治疗至关重要,产前筛查是本病唯一的预防措施。建议所有面临视网膜母细胞瘤高风险(父母、兄弟姐妹或一级或二级亲属有视网膜母细胞瘤家族史)的儿童应在 8 周龄之前进行专门眼科筛查。

(六) 视网膜色素变性

【概述】

视网膜色素变性(retinitis pigmentosa,RP)是一组以进行性感光细胞及色素上皮功能丧失为共同表现的遗传性视网膜变性疾病,可单独发生,也可能是某种综合征的组成部分,世界各国的发病率为 1/5 000~1/3 000,是眼底病致盲的重要原因之一。

【诊断】

1. 临床特点　绝大多数为双眼发病,发病年龄越小病程进展越迅速。夜盲、进行性视野缺损、眼底特征性改变(视网膜周边"骨细胞样"色素沉着)、视网膜电图(ERG)显著异常或无波形为其主要临床特征。

2. 诊断要点　结合家族史、夜盲病史、ERG、视野检查等。

【鉴别诊断】

排除其他视网膜营养不良,围产期梅毒、风疹等引起的继发性视网膜色素变性等。

【治疗】

目前尚无有效疗法。

(七) 先天性眼球震颤

【概述】

眼球震颤(nystagmus)为非自主的、有节律性的眼球运动,根据发病年龄分为先天性和后天性两种。先天性眼球震颤患病率为1/1 000~1/1 500,有一定遗传性。病因较多,涉及神经发育、遗传代谢、眼发育异常等。可分为由于眼病引起的传入性(知觉缺陷)眼球震颤和由于动眼异常导致的传出性(特发性运动性)眼球震颤,大多数情况下是由知觉缺陷引起的。出生时或2月龄之前存在眼球震颤更可能是自然特发性的或由于神经功能障碍引起的;知觉缺陷性眼球震颤最常见于2~3月龄;在6月龄以后出现的眼球震颤预后较差。

【诊断】

先天性眼球震颤通常表现为水平方向上的振动,也可能主要是垂直方向的、旋转的或这三者的任意组合。诊断需依据家族史、出生史、眼科学检查及适当的电生理和神经放射学检查。

1. 与眼发育、眼病有关的眼球震颤

(1) 许多眼部疾病与知觉缺陷性眼球震颤有关:①伴有明显双侧眼部畸形,发育不良或肿瘤:眼部缺损、先天性白内障、先天性青光眼、视网膜母细胞瘤、无虹膜症、永存原始玻璃体增生症等;②无明显眼部畸形、发育不良或肿瘤:典型的搜寻性眼球震颤常见于双侧视神经发育不全/萎缩,白化病、色盲、先天性静止性夜盲等常伴有摆动型眼球震颤。

(2) 眼球震颤阻滞综合征:先天性内斜视合并眼球震颤,内斜度数不稳定且与眼球震颤程度相关,患儿喜欢用内收眼注视,外转注视时眼球震颤加剧且视力下降,伴有代偿头位。

2. 与神经系统损伤或疾病有关的眼球震颤

诊断主要由眼球摆动的性质决定:若眼球震颤为非对称性、快速和摆动型,常需 CT 或 MRI 扫描排除颅内病变;若不存在中枢神经系统疾病,非对称性、高频眼球震颤的推定诊断是点头痉挛。

3. 先天性运动性眼球震颤

若上述都不存在,先天性运动性眼球震颤为最终的排除诊断。其在出生时即可能存在,婴儿期发展明显,水平方向为主,主要为跳动型,有"中间带",代偿头位明显。

【鉴别诊断】

需与点头痉挛、婴儿型内斜视及先天性双侧外展神经麻痹等鉴别。

【治疗】

不论眼球震颤的类型,治疗目标是改善视力、消除代偿头位、矫正斜视、减轻震颤;治疗方法均基于对症状的改善,可采取矫正屈光不正、佩戴三棱镜、手术治疗等,手术具有麻醉的风险以及视力丧失的风险,应综合考量。

(八) 屈光不正

【概述】

广义的屈光不正(refractive error)是指眼睛在放松没有调节的情况下,远处的物体经过眼球的屈光系统不能在视网膜上聚焦。聚焦在视网膜后为远视,在视网膜前为近视,聚成焦线则为散光,两眼聚焦部位不同则为屈光参差。在视觉发育敏感期,屈光不正可以影响视力、眼位、双眼视的正常发育,是各类斜视、弱视产生的直接或间接原因。轻度的屈光不正,可以依靠睫状肌和晶状体的功能来弥补,维持正常视力;当眼睛屈光系统的结构和功能不匹配、不能相互弥补维持正常视力的情况下,屈光不正儿童就需要早期矫正,否则将形成斜视、弱视,甚至导致终身低视力和视觉损害。

【诊断】

1. 临床特点

(1) 远视:婴幼儿的轻度远视属于生理性远视,一般不高于+3.00~+4.00D,至青春期可逐渐正视化。当远视度数超出生理性范畴,常伴有视力低常,包括视远不清、视近更不清,易引起视觉疲劳或伴有内斜视、弱视。

(2) 近视:近视的患病率在整个儿童期增加,在青春期及其后(眼经历青春期成长阶段)发生率最高。常从 6~9 岁开始出现,表现为远距离视物不清,近距离视力正常,有眯眼、歪头、蹙眉等表现,易引起外隐斜或外斜视。

(3) 散光:多因角膜曲率不均匀所致。在婴儿期较多见,生后 6 月龄高度散光多发,随着年龄增长 2 岁内散光度数逐渐降低,一般 2.5~3 岁维持相对稳定。常表现为眯眼视物,容易引起视力下降、头痛及视疲劳、弱视。

2. 诊断要点 儿童屈光不正早期发现、早期诊断很重要,需要定期做屈光筛查和视力检查,提示屈光状态异常和/或视力低于该年龄段水平的,应进行常规的眼部检查(包括眼前节、眼底、眼位检查)和屈光检查。儿童的眼睛调节能力很强,做屈光检查前应双眼滴/涂用睫状肌麻痹剂,消除其调节能力,测出调节静止状态下的屈光不正度数,通俗称为散瞳验光。

【鉴别诊断】

儿童一些眼病如视网膜母细胞瘤、白内障等会伴发屈光不正,应注意鉴别诊断。

【治疗】

儿童屈光不正的矫正常通过框架眼镜、接触镜矫正,应根据年龄、屈光度、眼位、调节力等因素来个别处理。

经常出现视觉疲劳,伴有远视的内斜视者,应及时配戴足矫眼镜进行矫正。

近视重在预防,儿童近视的防控需贯穿于学龄前期及学龄期,对家长、教师和儿童进行视力保健的宣传教育,及时纠正不健康用眼行为,建立良好的用眼习惯,提倡远离电子产品、加强户外活动,做好近视的预防。一旦近视,需要坚持佩戴眼镜,这不仅可以减少眼睛的疲劳,同时也可防止外斜视的发生。

轻度散光但未影响视力发育可定期随访,影响视力发育的散光需尽早治疗。为减少不适症状和防止弱视的发生,一般大于 2.00D 的散光应予以矫正,即使仅 1.00D 的斜轴散光也应矫正。

(九)斜视

【概述】

当两眼向前看或向其他方向转动时,视轴不平行,一眼向内、外、上或下偏斜,即为斜视(strabismus)。生后数周内的婴儿,因缺乏双眼单视能力,可出现暂时性斜视,6个月时一般不再有斜视现象。可分为非共同性斜视(一般指麻痹性斜视)和共同性斜视两类。前者多因产伤或因其他外伤、炎症所致;后者则多因屈光不正,使调节和辐辏功能失调所致,一般发生于6岁以前,多见于3岁左右儿童。斜视可有家族遗传史。

【诊断】

1. 临床特点

(1)调节型内斜视:通常发病年龄在2~4岁,表现为后天获得性内斜视,远视度数多超过+2.00D,通过矫正远视可以完全或部分矫正内斜视。

(2)先天性内斜视:是出生6个月以内发病的显性内斜视,斜视角较大,多数患儿外转受限,多为轻中度远视,常伴发弱视。

(3)间歇性外斜视:是儿童最常见的外斜视,多发生在6月龄~4岁,一般在疲倦、注意力不集中或疾病时出现眼位外飘,在阳光下常闭一只眼。多数为正视或近视。

(4)先天性外斜视:是出生后1岁内发生的外斜视,外斜视角度大,角度稳定,眼球运动正常。

(5)上斜肌麻痹:是儿童麻痹性斜视的常见类型,可引起眼性斜颈,常表现为头歪向健侧眼、下颌内收,眼球运动在各注视方向不一致,歪头试验阳性。患儿可伴有面部发育不对称、颈部肌肉异常和/或脊柱弯曲等改变。

2. 诊断要点　应详细询问相关病史、结合斜视临床表现,完善眼部检查(包括视力、眼前节、眼底、眼位、眼球运动、屈光检查、双眼视觉等)以及全身检查,明确有无其他系统病变或综合征引起的斜视。

【鉴别诊断】

婴幼儿期出现的内斜应注意与内眦赘皮、内眦间距过宽所致的"假性内斜视"鉴别;对于任何怀疑斜视的儿童都要排除视网膜病变、白内障、眼部肿瘤等眼部病变,也要关注脑瘫等神经系统异常。

【治疗】

临床治疗儿童斜视的目的不单纯是为美容,更重要的是纠正双眼视觉功能紊乱,建立双眼视觉;麻痹性斜视应根据病因给予治疗。调节性内斜视应足矫戴镜,如伴有弱视则应积极治疗弱视,一般配戴眼镜 3~6 个月后斜视尚存在,则应考虑手术治疗。间歇性外斜视手术干预和非手术干预均可用于矫正眼位,非手术干预包括配戴框架眼镜或角膜接触镜、棱镜治疗、滴缩瞳剂控制调节功能、遮盖疗法和视觉训练;手术治疗包括眼外肌后徙术、切除术和转位术等。

(十) 弱视

【概述】

弱视(amblyopia)是早期视觉发育异常引起的功能性视力降低,主要发生在单眼,但少数情况下也可双眼受累,常伴立体视锐度受损或缺失。弱视发病率为 2%~4%,由于儿童发育过程中斜视、未矫正的屈光参差和高度的屈光不正及形觉剥夺而引起的单眼或双眼最佳矫正视力低于相应年龄视力,或双眼视力相差两行或以上。尽管弱视的发病率高,但绝大多数弱视是可以治愈的,关键在于早发现,早治疗,学龄前期是儿童弱视治疗的最佳时期。

【诊断】

1. **视力低常**　单眼或双眼最佳矫正视力低于相应年龄的视力;或双眼视力相差 2 行及以上。

2. **屈光异常**　两眼屈光度相差球镜≥1.50D,柱镜≥1.00D 易造成屈光参差性弱视;远视≥3.00D,近视≥6.00D,散光≥1.50D 易造成屈光不正性弱视。

3. **眼位异常**　一般斜视眼为弱视眼。

4. **伴有形觉剥夺因素**　如上睑下垂、白内障等。

5. **常伴双眼视功能异常**　如抑制、异常视网膜对应等。

每个怀疑弱视的儿童需先做一般眼科检查,用阿托品充分麻痹睫状肌后行屈光检查并仔细检查眼底及注视性质。诊断弱视时,应对不同年龄儿童采用不同的视力标准。中国儿童弱视防治专家共识(2021 年)认为,年龄在 3~5 岁儿童视力的正常值下限为 0.5,6 岁及以上儿童视力的正常值下限为 0.7。

【鉴别诊断】

需排除眼部器质性病变所致的最佳矫正视力低下。

【治疗】

弱视治疗目标是使患儿获得最好的矫正视力,恢复或建立双眼单视。应尽早治疗,因疗效与发病年龄、治疗开始年龄有关,6 岁前疗效最好。弱视治愈后可能复发,治愈后还需观察 2~3 年。弱视治疗需根据每个患儿的情况制定一个综合的治疗方法,常用的方法有:

1. 病因治疗

(1) 屈光矫正:治疗弱视,多数患儿首先需要配戴矫正眼镜。配镜后定期复查视力,每半年至 1 年需验光 1 次。伴内斜视者配镜矫正必须充分;伴外斜视者应以获得最好的矫正视力的较低度数处方配镜,但一般减少量不超过 1/3。

(2) 手术矫正眼位:斜视的弱视患儿应在弱视治疗中,评估治疗效果的同时考虑手术时机以矫正眼位。

(3) 去除形觉剥夺因素:手术治疗白内障、上睑下垂等。

2. 遮盖疗法 包括常规遮盖、部分时间遮盖和不完全遮盖三种方法。具体遮盖方法的选择,遮盖-放开周期需根据具体视力和年龄来设定。治疗中可遮盖健眼,让患用弱视眼做精细目力训练,如描图、穿针、刻剪纸等,以促进视力的提高。

3. 双眼视功能的训练 视力的提高仅是弱视治疗的初级阶段,而训练建立双眼视功能是最终目标。新型双眼交互式视频游戏在初步试验中显示出一定前景,目前正在针对这一领域进行研究。

4. 其他治疗方法 根据患儿年龄、视力、注视性质还可以选用下述方法:①压抑疗法;②红色滤光片法;③后像疗法;④增视疗法等。

二、源于脑及神经系统的视觉损伤

视觉是脑神经系统的一部分,视觉信息处理是人类大脑的核心功能。视神经传导通路、枕叶到顶叶的背侧通路、枕叶到颞叶的腹侧通路等脑区,承担了大量的视觉任务,因此与视觉有关的这部分大脑受到任何损害都可能产生严重的视觉损伤。

【概述】

由于脑损伤而引起的视觉功能缺陷,称为大脑性视力障碍(cerebral visual impairment,CVI)。CVI 是发达国家儿童严重视力障碍/失明的最常见原因,它是一种以视觉障碍为特征的状态,不能仅仅通过眼部异常来解释,会极大地影响儿童的发育和发展。CVI 是围生期脑视觉加工结构和通路损伤的结果,病因众多,可能是出生前,围产期或出生后出现:最常见的产前原因是中枢神经系统畸形;围产期的脑室出血、感染和肿瘤;而颅脑损伤和感染是主要的产后原因。

【诊断】

1. 临床特点　CVI 儿童显示广泛的视觉障碍,如视力下降、视野缺损,以及眼动、运动视觉和认知视觉加工的损害。①尽管瞳孔反射和眼结构正常,CVI 儿童通常视力低下,视力下降可以从轻、中度视力障碍到失明;②CVI 儿童视野缺损(尤其是双眼下方视野)也很常见,对比敏感度可能下降;③中风引起的 CVI 儿童往往有凝视偏好;④运动视觉受损的 CVI 儿童看不到快速移动的物体;⑤CVI 儿童的眼球运动障碍包括眼球震颤,眼球快速运动(扫视)和平滑运动异常,与脑白质损伤有关;⑥CVI 儿童的斜视通常是内斜,但可以是间歇性外斜,斜视会妨碍双眼视的发育,导致弱视以及立体视觉受损;⑦由于腹侧流、背侧流受损,CVI 儿童还会出现地形失认和面容失认症。

2. 诊断要点　目前 CVI 的诊断主要依靠特征性的视功能临床表现、脑损伤病史及相关高危因素的分析,必要时结合一些辅助检查,如视觉刺激反应、视觉诱发电位、对比敏感度、脑电图、眼电图、视网膜电图、CT、MRI 等。

【鉴别诊断】

CVI 需要与眼球性视力障碍(ocular visual impairment,OVI)相鉴别。OVI 的儿童具有眼部结构的异常和病变,如小眼球、脉络膜缺损、视神经病变、视网膜母细胞瘤等,一般视力受损后予以视觉康复训练效果欠佳。CVI 儿童,不单纯表现为视力的损伤,常会有凝视、注视偏好、视觉空间等异常,在儿童脑发育关键期给予相应训练,可以提高其运用视觉的能力。

CVI 的诊断亦不同于"视觉成熟延迟"。在后一种情况下,婴儿通常具有正常的围产史和发育里程碑,没有眼科疾病,但在婴儿早期出现视觉反应迟钝,视力在第一次测试时可能显著降低,但在几周或几个月内迅速提高到正常或接近正常水平。

【治疗】

CVI 儿童通常具有某种程度的残余视觉功能,早期的视觉训练可以让 CVI 儿童大脑视觉区域及视觉联络区域得以发展,使其逐渐理解及掌握运用视觉的能力,最终达到包括视觉在内的全身功能最大康复。

CVI 训练的原则为:①训练基本视功能;②训练视觉感知能力;③训练视觉及肌能的配合和协调;④家居训练和家居配合。

三、合并其他系统异常

全身发育异常、代谢障碍以及遗传性疾病可伴有各种眼部病变,出现视力问题,可能是某系统综合征的一部分(如 Lowe 综合征),或者是代谢紊乱(如白化病),或者未知起源。

(一)白化病

【概述】

白化病是以眼球发育过程中先天性黑色素减少为特征的一组遗传性疾病。黑色素合成减少可仅累及眼部(眼型),但更多时候同时累及皮肤、毛发及眼部(眼皮肤型)。患者表现出皮肤、毛发色素减少并伴有特征性的眼部损害。

【诊断】

通常可以根据临床表现诊断。患儿常在生后 3 个月内突然出现先天性眼球震颤。婴儿期固视不稳定或追踪运动不成熟会导致视力异常,患者视力发育缓慢,最终视力一般 <0.3。眼部检查可见虹膜及眼底色素沉着减少,黄斑发育不全,视神经纤维交叉路径异常。

【鉴别诊断】

与白癜风相鉴别。

【治疗】

目前白化病尚无根治办法,针对眼部异常表现可以采取对症治疗:通过眼镜矫正屈光不正与眼位,通过手术减轻眼球震颤,通过戴有色眼镜、遮阳帽等缓解畏光。

(二)眼-脑-肾综合征

【概述】

又叫 Lowe 综合征,是一种 X 连锁隐性遗传病,男性多见,出生时缺陷即存在。Lowe 综合征患儿存在智力发育迟钝、肌张力降低、肾性氨基酸尿症和典型的外观,此类患者几乎均伴有白内障。

【诊断】

Lowe 综合征患者的眼部症状主要为先天性双侧白内障,晶状体通常较小、扁平,有盘状混浊;青光眼和角膜混浊也常见。所以患者有严重的视力障碍,只有光感或全盲,常伴眼球震颤及畏光症状。Lowe 综合征的其他眼部特点包括小眼球、斜视、眼球震颤、小瞳孔和虹膜萎缩。

结合患者的临床表现、详细的血尿生化分析,对诊断有较大作用。Lowe 综合征已经被定位于 Xq26.1(OMIM#309000),可做基因检测确诊患者及携带者。

【鉴别诊断】

须与其他原因所致的多发性发育畸形、佝偻病、氨基酸尿及眼异常等疾病鉴别。

【治疗】

目前治疗上尚无突破,仍以对症、支持治疗为主。针对本病眼部表现,可相应行晶状体摘除、小梁切除等手术。

(三)马方综合征

【概述】

马方综合征是一种主要影响心血管、骨骼肌肉和眼部的多系统疾病,为常染色体显性遗传,已定位至染色体 15q21.1。

【诊断】

马方综合征最常见的眼部表现是晶状体脱位,通常向上和鼻侧脱位,约60%的患者会出现。其他较少见的眼部异常还包括重度屈光不正、大角膜、虹膜发育不良、视网膜脱离、白内障和继发性青光眼。

【鉴别诊断】

与可能导致晶状体脱位的其他疾病鉴别:如同型胱氨酸尿症、Ehlers-Danlos综合征。

【治疗】

处理方法包括尽量恢复视力、预防/治疗弱视,以及并发症的治疗。首先戴镜矫正屈光不正,戴镜矫正成功率取决于晶状体的脱位程度。当存在较大的脱位可能需要手术治疗。

(童梅玲)

━━━━━━━━━━ 参考文献 ━━━━━━━━━━

1. 童梅玲.重视高危儿视听监测和早期干预.中国儿童保健杂志,2020,28(12):1301-1304.
2. 项道满,韦建瑞,刘辉.儿童眼保健学.北京:人民卫生出版社,2020.
3. 赵堪兴.Harley小儿眼科学.6版.北京:北京大学医学出版社,2019.
4. 葛坚,王宁利.眼科学.3版.北京:人民卫生出版社,2019.
5. 中华医学会眼科学分会斜视与小儿眼科学组,中国医师协会眼科医师分会斜视与小儿眼科学组.中国儿童弱视防治专家共识(2021年).中华眼科杂志,2021,57(5):336-340.

第六节　影响听力的相关疾病

听觉是人类社会生活的必要的交流渠道,人们之所以能听到声音、理解言语,是依赖于整个听觉通路的完整性,听觉通路任一病变可导致听力受损,亦称为听力障碍。听力障碍表现为不同程度的耳聋,是导致言语交流障碍的常见疾病。导致听力障碍的因素较复杂,往往是多方面的,这些因素可以单独导致听力障碍,也可以相互作用,共同致病。

一、与母孕期疾病相关

耳由外耳、中耳与内耳组成,胚胎起源各不相同。外耳收集声波,由头颈部外胚层来源的第一鳃沟及周围发生的 6 个耳结节融合形成。中耳传导声波,由内胚层来源的第一咽囊发育形成。内耳将声波转变成神经冲动信号,由头部外胚层形成的听泡演变而来。在胎儿螺旋器发育的关键时期(8~12 周),若母亲药物中毒、梅毒、风疹和流行性感冒等疾病,可影响胎儿螺旋器发育,致生后不同程度的耳聋。

(一) 巨细胞病毒感染

【概述】

先天性巨细胞病毒感染(congenital cytomegalovirus,cCMV)是引起新生儿出生缺陷最常见的感染之一,在全世界范围内活产新生儿中所占比例平均高达 0.64%~0.74%。cCMV 导致的感音神经性听力损失(sensorineural hearing loss,SNHL)为非遗传性感音神经性聋的首要病因。所有 cCMV 感染的婴儿均有罹患 SNHL 的风险。

【临床特点】

cCMV 致聋多与病毒致耳蜗及第Ⅷ对脑神经损伤有关。根据患儿出生时情况 cCMV 感染分为症状型感染和无症状感染,症状型感染者中 SNHL 发病率明显高于无症状感染者。根据听力损失发生的时间不同,可以分为先天性 SNHL 和迟发性 SNHL,听力损失侧别、听力损失初始诊断时间、听力损失程度及进展方式等存在明显的个体差异。cCMV 感染相关的 SNHL 患儿听力损失可为单侧或双侧,听力损失程度从轻度至极重度不等,但文献报道以重度及以上听力损失居多。在 cCMV 感染患儿中迟发性 SNHL 发生率较高,迟发性 SNHL 的初始时间多在婴幼儿期,也有报道最迟在 2 岁 8 个月时出现听力下降,且年龄越小发现率越高。大多数 cCMV 感染导致的迟发性听力损失可在 24 月龄前被诊断,4 岁以后极少见且多数伴有其他导致听力下降的原因,建议这类患儿 4 岁时可以结束随访。

【治疗及预防】

cCMV 感染致先天性 SNHL 者,应尽早积极治疗,并尽早进行听力干预及康复,避免影响发育。另外,迟发性 SNHL 患儿是听力随访的重点观察对象,这部分患儿早期常规听力筛查往往会通过,应告知患儿家长即使听力筛查通过也应按期随访,以免漏诊迟发性 SNHL。

为避免巨细胞病毒感染,应做好健康教育,提倡计划妊娠,加强围生期保健,对于妊娠期感染须有系统检测方案,以便及早诊断胎儿感染。

(二)风疹病毒感染

【概述】

妊娠早期罹患风疹,病毒可通过胎盘感染胎儿,致先天性风疹感染儿,又称先天性风疹综合征。

【临床特点】

风疹致耳聋多为宫内感染引起胎儿听器官损害所致,妊娠第 6~10 周对耳的影响最大。先天性风疹综合征可致听力障碍,为 SNHL,听力图多呈平坦型,少数有高频缓降型。如母亲有风疹感染史,有 4%~8% 的儿童出现重度到极重度耳聋。

【治疗及预防】

对于确诊的听力障碍,应进行及时的听力学干预及康复。但对于此类患儿,以预防为主,可接种风疹疫苗。妊娠期如确诊风疹病毒感染,需进行产前诊断。

(三)先天梅毒

【概述】

梅毒的致病微生物为梅毒螺旋体,小儿梅毒一般均为母婴传播导致。目前性传播疾病发病率回升,梅毒性耳聋发病率也有所上升。

【临床特点】

梅毒性耳聋可能为梅毒螺旋体损伤 Corti 器、血管纹及螺旋神经节。先天性早期和晚期梅毒均可引起感音神经性耳聋,先天性早期梅毒常在小儿出生前或出生后不久(2 岁以内)听器官开始受损,听力损失较严重。先天性晚期梅毒致听力下降可见于任何年龄,青少年较多见。梅毒性耳聋多为双侧对称性耳聋。先天性和后天性梅毒都能导致听觉及前庭功能障碍。临床表现非典型性,当病变累及内耳或第Ⅷ对脑神经时可致眩晕、听力损失及耳鸣等症状。

【治疗及预防】

梅毒性耳聋为感音神经性聋,以尽早干预及康复为主。先天性梅毒是一种可预防的疾病,积极的产前检查,孕期积极治疗梅毒是预防先天性梅毒的重要措施。

(四) 先天性弓形虫病

【概述】

弓形虫病是由弓形虫寄生引起的感染,主要在妊娠前期 3 个月感染者胎儿受损较严重。只有孕前没有感染过弓形虫的孕妇,妊娠期发生首次感染可传播给胎儿。

【临床特点】

孕期感染弓形虫后,大量活化的 T 细胞破坏胎儿中枢神经系统,损伤第Ⅷ对脑神经时可致神经性耳聋。妊娠 3 月内感染弓形虫,40% 的胎儿可能受到严重损害,出现流产、死胎或新生儿疾病,出生后存在眼、脑或肝脏的病变或畸形,可合并听力障碍,多为感音神经性聋。生后无症状及未经治疗的先天性弓形虫病患儿可出现远期后遗症,主要为精神运动障碍及视、听力损害。

【治疗及预防】

先天性弓形虫病可在孕期进行防治,且产前筛查及孕期对弓形虫感染孕妇进行治疗,可显著降低先天性弓形虫病患儿的出生率。孕期妇女应尽量避免与猫及猫粪的接触;改善不良生活习惯,如不吃未充分煮熟的肉类及奶制品;蔬菜、水果食用之前需清洗干净;接触生肉后需注意手卫生;对血清学监测结果呈阴性的孕妇定期复查,及早发现弓形虫感染并进行干预。

(五) 获得性免疫缺陷综合征

【概述】

获得性免疫缺陷综合征(acquired immunodeficiency syndrome,AIDS)

是一种由 HIV 病毒导致免疫功能严重障碍的致死性传染病,患儿均由母婴传播引起。

【临床特点】

HIV 病毒有亲神经性,可直接侵犯听神经导致听力丧失。此外,患儿抵抗力低,易感染多种病原体引起继发性听力损害,还可能在外耳出现 Kaposi 肉瘤,堵塞外耳道引起听力下降。AIDS 所致听力损失可有感音神经性聋和/或传导性耳聋,临床上应做好听力学诊断,明确耳聋性质及程度。

【治疗及预防】

应根据听力损失的程度及类型采取相应的措施。先天性 AIDS 是一种可预防的疾病,积极的产前检查,孕期做好阻断是预防先天性 AIDS 的重要措施。

（六）妊娠糖尿病

【概述】

妊娠糖尿病是在女性妊娠期出现的代谢糖异常疾病,具有较高的发病率。

【临床特点】

由于孕母糖代谢异常,胎儿有时可低血糖,影响神经系统发育,可造成脑损伤,包括听力障碍。一般以感音神经性聋为主,程度不等。

【治疗及预防】

孕早期妊娠糖尿病筛查手段实施与妊娠糖尿病相关知识普及十分关键,早期诊断及干预有助于减少并发症。

二、与出生后疾病相关

（一）围产期疾病

1. **产伤** 如生产过程中颅骨骨折,尤其是颞骨骨折致内耳损伤可致不同程度耳聋。此外,新生儿颅内出血如波及范围为听中枢,亦可导致听力障碍。

2. **高胆红素血症** 新生儿黄疸可有生理性黄疸和病理性黄疸。生理性黄疸消退快,全身情况良好,一般不引起任何损害。病理性黄疸消退慢,不及时治疗可产生许多不良后果。

(1) 临床特点:胆红素通过多种途径共同影响及作用于神经元,导致结构及功能障碍。胆红素诱导的神经元损伤的机制尚不完全清楚,现有观点包括兴奋性毒性、胆红素诱导的神经炎症及氧化应激机制。听觉功能障碍提示中脑下丘受损。

听觉神经通路是对胆红素毒性最敏感的系统,并且最一致特征是听神经谱系障碍和/或听力损失。高胆红素血症患儿听力损伤的发病率约为 18%,重度需换血治疗的高胆红素血症患儿听力损伤的发病率约为 35%。研究表明,治疗前的高胆红素血症中约 56.7% 的患儿有听力异常,异常可能与胆红素水平相关,经治疗后有 17.65% 有持续性听力异常。

(2) 治疗及预防:早期识别黄疸是预防重度高胆红素血症最有效的方法。

严重高胆红素血症的新生儿,无论是否有临床表现,都应常规进行综合听觉评估。依据其听力评估的结果进行相应的干预及康复治疗。其次,高胆红素血症患儿即使无脑病表现,也应定期进行听力检测。

3. 缺血缺氧性脑病 新生儿缺氧缺血性脑病(hypoxic-ischemic encephalopathy,HIE)是围生期缺氧所致的颅脑损伤,是新生儿死亡和婴幼儿神经系统功能障碍的主要原因。

(1) 临床特点:新生儿期是末梢听觉功能发育的高危期,长时间缺氧、窒息会导致听觉通路受损。短时间缺氧造成的听力下降是可逆的;如果缺氧持续存在,将损害耳蜗和听觉神经,发生不可逆的听觉损伤。缺血缺氧所致听力损害的部位主要在耳蜗核、耳蜗及下丘。重度窒息可发生在白质和灰质。脑干核损伤可发生于下丘、上橄榄核、前庭核、苍白球等处。

研究报道对缺血缺氧性脑病患儿随访一年,可发现 6.8% 存在持久听力障碍,14.6% 有脑干听力损伤。严重程度与 Apgar 评分及窒息持续时间、新生儿期有无神经系统症状、脑电图异常及持续时间等有关。

（2）治疗及预防：一旦出现宫内窘迫，新生儿可连带出现出生窒息，导致患儿颅内神经元变性或出现神经元死亡，影响患儿的神经发育及听力功能。如早期发现听力障碍，并进行科学干预及康复训练，可防止患儿造成后期听力不可逆性损伤。应积极对导致患儿 HIE 的高危独立因素进行预防，并对患儿进行听力检测，降低 HIE 患儿听力损伤发生率。

（二）感染性疾病

1. 化脓性脑膜炎 化脓性脑膜炎是一种严重威胁儿童生命健康的中枢神经系统感染性疾病。与婴儿年龄小、免疫功能、血脑屏障未发育完善等因素有关。此外与疫苗接种不完善也存在一定关系。

（1）临床特点：一般认为因感染或毒素经神经血管周围间隙或蜗小管、循环系统进入内耳引起感染，或引起听神经通路的缺氧损害。脑膜炎可有高达 5%~40% 的致聋率，年龄越小发病率越高。脑膜炎引起的耳聋多在早期（2~3 天）开始出现，但由于全身症状重，耳聋不易察觉，缓解后可被发现，多为双耳受累，耳聋程度重。

（2）治疗及预防：化脓性脑膜炎是儿童期高患病率、高致残率、高死亡率的疾病，特别对于婴幼儿，如何尽早明确诊断，尽早识别存在上述危险因素的高危儿，给予敏感的抗生素治疗和及时有效的并发症处理是改善预后，提高治愈率的关键。

2. 流行性腮腺炎 腮腺炎病毒属副黏液病毒，主要侵犯腮腺，也可侵犯各种腺组织、神经系统及肝肾、心脏、关节等。虽然目前我国已对婴幼儿进行了腮腺炎疫苗的广泛接种，但仍有散发病例。

（1）临床特点：腮腺炎病毒侵犯听神经系统导致感音神经性聋。感音神经性聋是腮腺炎病毒感染的一种较严重的并发症，发生率为 0.005%~4%。腮腺炎并发症与腮腺炎症状的严重程度无关，无症状的腮腺炎病毒感染者也可出现并发症。

腮腺炎是儿童后天性单侧感音神经性聋最常见的原因，其特点为单侧、突发、重度而持久，双侧全耳聋较少见。另据研究，并发脑膜脑炎的腮腺炎比单纯的腮腺炎更易引起耳聋。腮腺炎耳聋发生时间不详,无法预测,可发生于腮腺炎发病之前、之中或之后。

(2) 治疗及预防:对腮腺炎性耳聋没有特异的治疗办法,一般采取对症处理,改善微循环促进细胞代谢。单侧耳聋患儿应注意保护健耳,听力下降交流困难时及时佩戴合适的助听器,双侧重度、极重度耳聋佩戴大功率助听器无效者可行人工耳蜗植入,及时接受语训。腮腺炎病毒感染后哪些患儿会发生耳聋难以预测,无有效预防耳聋的方法,因此必须强调人群的预防接种,防止腮腺炎病毒感染,从而降低耳聋的发生。

3. 水痘 水痘由水痘-带状疱疹病毒引起,可合并神经系统的并发症,如小脑共济失调、无菌性脑膜、面神经麻痹、偏瘫、失语等,同样可以合并不同程度的感音神经性聋。

(1) 临床特点:水痘-带状疹病毒累及耳蜗和听神经导致感音神经性聋。主要症状可包括外耳疱疹、面瘫和耳蜗前庭功能受损。耳聋多为感音性和神经性并存,耳聋一般较重,高频为主。

(2) 治疗和预防:治疗上以改善耳蜗循环、代谢,促使受损神经恢复为治疗原则。其次,强调人群的预防接种,防止水痘-带状疱疹病毒感染,从而降低耳聋的发生。

4. 耳部感染 外耳、中耳、内耳的各种感染或炎症都能引起儿童听力下降。①外耳:耵聍栓塞、外耳道疖肿、弥漫性外耳道炎、外耳道湿疹等均可因炎症肿胀堵塞外耳道,导致听力下降,一旦原因解除,听力即可恢复。②中耳:儿童期中耳炎包括分泌性中耳炎、急性中耳炎和慢性中耳炎三种主要类型,以分泌性中耳炎和急性中耳炎为主,发病率较高。国外报道,在小于 5 岁儿童中有 90% 以上曾有急性中耳炎病史,发病率在临床上仅次于上呼吸道感染,且儿童中耳炎发病率逐年上升。

(1) 急性化脓性中耳炎:急性中耳炎是中耳黏膜的急性炎性疾病,是最常见的儿童感染性疾病,定义为 48 小时内突然发作的中耳炎症感染。

1) 临床特点:急性化脓性中耳炎在儿童的发病率约为成人的 10 倍。当身体抵抗力下降、咽鼓管临近部位疾病等诱因存在时,致病菌趁虚进入中耳,引起化脓性中耳炎,导致听力下降。中耳黏膜的急性化脓性炎症致病菌进入中耳一般通过咽鼓管、外耳道鼓膜、血行感染这三种途径,咽鼓管途径最常见。

急性化脓性中耳炎症状重,常有耳痛(婴儿可有撕扯耳朵的行为)、发热等症状,1岁以内婴儿也可能出现易激惹的情况,鼓膜穿孔后可有耳部流脓。但急性化脓性中耳炎如迁延或反复发作可导致慢性化脓性中耳炎,此为儿童致聋的常见原因之一,多会影响听力,粘连严重者耳聋难以恢复,尤其对儿童影响较大,应及早治疗。

2)治疗及预防:发现较及时,一般经抗感染治疗后均可痊愈,痊愈后对听力的影响亦较小。

(2)分泌性中耳炎(otitis media with effusion,OME):分泌性中耳炎是以中耳积液和听力下降为主要特征的中耳非化脓性炎性疾病。OME可发生于各个年龄段,但儿童期发病率明显高于成人,是儿童听力下降的常见原因之一,多发生于婴幼儿。据统计,在1岁时,50%以上的婴幼儿患过本病,在2岁之前超过60%的孩子都曾经历过。随年龄增长儿童OME发生率逐渐下降。

1)临床特点:分泌性中耳炎的发生与各种原因引起的咽鼓管功能不良、感染及变态反应有关。在儿童期,常见病因有腺样体肥大、慢性鼻炎、鼻窦炎、上呼吸道感染、腭裂、中耳气压伤。因儿童的咽鼓管较成人的短、平、直,故儿童较成人更易患分泌性中耳炎。

病程早期,鼓室负压影响鼓膜和听骨活动度,低频听力下降,如病因未解除,鼓室可出现积液,各个频率听力均可下降。如负压改善而鼓室积液持续存在,则出现高频听力下降。OME通常为传导性听力下降,对双耳听觉传导、声源定位、噪声中的言语识别造成影响。40%~50%的OME患儿中,都不会有明显的主诉。也有一些儿童有反复发作的轻微耳痛、耳背气感或耳部鸣声。听力下降较严重时,可有呼之不应、注意力不集中、学习成绩下降等表现,常被家长忽视,更有家长因此斥责孩子。语言发育期的儿童,亦可出现语言-言语发育迟缓的表现。在临床上,声导抗测试联合鼓气耳镜可诊断分泌性中耳炎。

2) 治疗及预防:

①OME 多具自限性,可随诊观察 3 个月,定期检查鼓气耳镜和鼓室声导抗。如有鼻部、咽部等症状明显,积极治疗原发疾病。②外科治疗指征:病程 >3 个月;伴有高危因素;较好耳听阈≥40dB HL;OME 反复发作伴腺样体肥大。③高危儿童的分泌性中耳炎:绝大多数 OME 患儿经保守治疗可获痊愈,但一些伴颅面发育障碍的高危儿童常迁延不愈,可导致言语发育迟缓、阅读和学习能力下降、情绪及行为问题等,需引起重视。常见的可有以下几种:唐氏综合征(Down syndrome,DS)、特纳综合征(Turner syndrome,TS)、腭裂(Cleft palate,CP)等。这类患儿因咽鼓管、中耳腔发育异常、腭帆张肌肌力过低、管腔曲率减小等导致咽鼓管功能障碍不足,分泌性中耳炎常常迁延不愈,药物治疗效果不佳。可采取鼓膜置管或佩戴助听器进行相应的干预,但由于而此类高危儿童常伴有其他系统发育障碍,因此应根据患儿全身情况选择个性化干预方式。

三、综合征型耳聋

30%的先天性耳聋患儿伴有视觉系统、骨骼肌肉系统、肾脏病变、心脏、皮肤疾病等或代谢疾病,表现为听力障碍综合征候群,此类耳聋统称综合征型耳聋(syndromic hearing impairment,SHI)。综合征型耳聋种类繁多,临床表型复杂多样,听力损失程度、类型亦千差万别。SHI 属于基因病变,具有高度的遗传异质性,临床表现差异甚大,尚有一些其他的致病基因未被鉴定。明确 SHI 的分子病因及致病机制,可以为患者及其家属提供准确的遗传咨询和有效的干预治疗,减少SHI 患儿的出生率。

(一) Waardenburg 综合征

【概述】

Waardenburg 综合征(Waardenburg syndrome,WS)也称为听力-色素综合征,是最常见的常染色体显性遗传性 SHI,WS 的发病率约为1/42 000,在先天性耳聋中约占 1%~3%。

【临床特点】

已证实的与 WS 相关的致病基因有六种,分别是:PAX3,MITF,EDNRB,EDN3,SOX10 和 SLUG。WS 的病因主要是和神经嵴细胞源性黑素细胞的异常增殖、生存、分化或迁移有关。在胚胎发育期间,多能神经嵴细胞从神经管迁移并产生不同的细胞类型,其中包括皮肤和内耳的黑素细胞、神经胶质、外周和肠神经系统的神经元以及一些骨骼组织。不同程度的感音神经性聋、皮肤色素异常、白色额发、虹膜异色以及内眦侧向移位。

【治疗及预防】

根据听力损失程度,进行相应的助听干预。包括助听器和/或人工耳蜗。

(二) 先天性耳聋-视网膜色素变性综合征

【概述】

先天性耳聋-视网膜色素变性综合征,以先天性 SNHL 并随着年龄的增长逐渐发生视网膜色素变性从而导致视力逐渐下降,视野逐渐缺损直至管状视野,伴或不伴前庭功能障碍为主要特征的一种遗传性疾病。主要影响听觉、视觉和平衡觉。

【临床特点】

先天性耳聋-视网膜色素变性综合征具有临床异质性和遗传异质性,分为三种不同的临床亚型,与多个基因位点相关。Usher 基因编码多种蛋白质,这些蛋白质在内耳和视网膜中表达,在感觉毛细胞发育和功能以及光感受器维持方面发挥重要功能。主要影响听觉、视觉和平衡觉,临床表现为出生时或出生后不久的中度-极重度感音神经性聋和视网膜色素变性导致的渐进性视力障碍。

【治疗及预防】

近些年由于分子遗传学的发展,对 USH 的诊断和病因研究取得了很大的进展。但对于 USH 引起的视力下降、听力损失和前庭功能损伤并未有效的预防措施和阻止手段。目前根据患儿的听力损失程度选择相应的干预手段。此外对患者进一步临床分型并预测预后尤为重要,可为后期的遗传咨询、人工耳蜗植入前诊断提供有效信息。

(三) Pendred 综合征

【概述】

耳聋-甲状腺肿综合征又称 Pendred 综合征,是一种以家族性耳聋、甲状腺肿、碘有机化障碍为特征的常染色体隐性遗传性疾病,在先天性耳聋中占 4%~10%。

【临床特点】

Pendred 综合征致病基因为 PDS,该基因属于离子转运体 26A 基因家族,又称 SLC26A4 基因,编码 Pendrin 蛋白。Pendrin 蛋白主要表达于甲状腺和内耳。在内耳,Pendrin 表达于内淋巴管、内淋巴囊,作为离子转运体调节内淋巴液的离子平衡。这是 PDS 基因突变能导致耳聋和甲状腺肿的分子基础。双侧感音神经性聋是 Pendred 综合征耳聋的特点,同时伴有前庭导水管扩大。出生时听力可正常,也可能已有损害,总趋势是渐进性下降。典型听力曲线为双耳高频重度感音神经性聋,低频有残余听力,且低频呈传导性聋。

【治疗及预防】

根据听力损失程度选择合适的助听干预(助听器或人工耳蜗),并进行相应的语言康复。患者父母再生育前需进行产前诊断,患者本人婚配前亦需遗传咨询。

(四) Alport 综合征

【概述】

Alport 综合征(Alports syndrome,AS)又称眼-耳-肾综合征,是一种遗传性基底膜病变,85% 患者家族史阳性,患者表现为血尿、肾功能进行性减退,常伴有眼部及耳部的异常。18 岁以下患 AS 的儿童合并听力损失者发生率为 50%。

【临床特点】

AS 是由基底膜Ⅳ型胶原编码基因发生突变而导致的一种具有遗传异质性的基底膜病,主要基因包括位于 2q36.3 的 COL4A3 和 COL4A4、位于 Xq22.3 的 COL4A5。不同程度的感音神经性聋、遗传性肾小球基底膜疾病及眼部异常。多为双侧对称性感音神经性聋,也有单侧耳聋者。耳聋呈进行性,病变早期听力轻度下降,本人不易察觉。儿童时期听力呈进行性下降,但中年以后听力损害基本稳定。耳聋程度与肾功能恶化程度成正比,耳部症状的出现是患者肾病变较重及肾功能预后不良的一个指标。

【治疗及预防】

目前,对于 AS 尚无满意有效的治疗方法,只能对症处理。感音神经性聋可佩戴助听器,助听器效果不佳时可行人工耳蜗植入术。

（童梅玲）

参考文献

1. YUN CF,WANG ZJ,GAO JM,et al.Prevalence and social risk factors for hearing impairment in Chinese children-A national survey. Int J Environ Res Public Health,2017,14(1):E88.

2. DEMMLER-HARRISON GJ,MILLER JA.Houston Congenital Cytomegalovirus Longitudinal Study Group. Maternal Cytomegalovirus immune status and hearing loss outcomes in congenital Cytomegalovirus-infected offspring.PLoS One,2020,15(10):e0240172.

3. 张亚梅,张天宇.实用小儿耳鼻咽喉科学. 北京:人民卫生出版社,2011.

4. SINGH A,FRANCIS HW,SMITH PB,et al.Association between hyperbilirubinemia and hearing screen failure in the neonatal intensive care unit in infants born preterm.J Pediatr,2021,231:68-73.

5. 徐果,吴泽斌,李兰.高危儿童分泌性中耳炎的诊疗策略. 中华耳科学杂志,2020,18(05):857-860.

第七节　铅　中　毒

【概述】

儿童铅中毒(childhood lead poisoning)是因儿童接触铅而导致体内铅的负荷超过一定标准,达到一个对其生长发育产生危害的水平称之为儿童铅中毒。0~6岁儿童对铅的毒性最为敏感,是铅暴露的高危人群,或称易感人群。

1890—1897年间,澳大利亚布里斯班儿童医院Turner医生遇到一些原因不明的外周性瘫痪病例,后确诊为儿童铅中毒。1904年,Turner医生的同事Gibson发现,儿童啃食围栏和墙壁上的含铅油漆片是儿童铅中毒的病因。随着汽车工业的发展,含铅汽油在世界范围内广泛使用,通过汽车尾气的排放造成全球性严重铅污染,人群的血铅水平普遍升高。

20世纪60年代,美国发现许多铅中毒性脑病的儿童与误食旧房屋中含铅油漆墙壁的脱落油漆片有关。随着医学和经济的快速发展,对儿童铅中毒的认识逐步从症状性铅中毒过渡到亚临床铅中毒。1970年,美国国家疾病控制中心(CDC)首次将儿童可接受的血铅水平上限从成人职业性铅中毒诊断标准的600μg/L下调到400μg/L。1971年初,美国"含铅油漆中毒预防法案"规定联邦政府资助社区建立血铅筛查项目,铲除住宅中含铅油漆,限制用于住宅、玩具和家具的油漆含铅量。在随后的十年间,美国共筛查了近400万名1~6岁的儿童,发现其中6.2%血铅水平超过400μg/L,数万名儿童接受了驱铅治疗。随着研究的深入,发现血铅水平在更低的情况下仍然可对儿童生长发育产生危害,1975年美国CDC再次将儿童可接受的血铅水平上限下调到300μg/L。同年,美国开始降低汽油中四乙基铅的添加量,并制定了逐年降低汽油中铅的添加量预期目标。但直到1995年底,美国才完全停止使用含铅汽油,同时加拿大于1990年彻底停止使用含铅汽油,英国到2000年也停止使用含铅汽油。我国自1997年6月1日起,在北京、上海等城市先后开始推广使用无铅汽油,到2000年7月1日为止在全国范围内完全停止生产和使用含铅汽油。据统计,到2014年全球仍有6个国家在使用含铅汽油。

随着全球汽油无铅化政策的全面推行及其他一些铅污染控制措施的实施,各国儿童血铅水平开始逐步下降。与此同时,对铅毒性与儿童健康的研究也在不断深入。人们发现,即使是在更低的血铅水平,铅也会导致儿童神经系统的发育损害,仍然可以导致儿童出现认知能力下降、产生行为异常。大量研究表明,铅对儿童的发育毒性不存在阈值。美国 CDC 将儿童铅中毒的诊断标准一降再降,1985 年,修改儿童铅中毒的诊断标准为血铅水平≥250μg/L;1991 年,再次进行了修订,当儿童血铅水平≥100μg/L,不管是否伴有临床表现和血液生化改变,均可诊断为铅中毒。2012 年和 2021 年底,美国 CDC 再次先后将儿童血铅干预水平下调到 50μg/L 和 35μg/L。目前,法国儿童血铅水平干预标准是 50μg/L,日本是 40μg/L,德国是 35μg/L,韩国是22.5μg/L。

我国学者于 20 世纪 80 年代末开始了儿童铅中毒领域的研究工作。在全国停止使用含铅汽油之后,我国儿童平均血铅水平从 20 世纪 90 年代末期峰值 90~100μg/L(血铅水平≥100μg/L 比例在30%~50%)左右开始逐步下降,但传统的冶炼、化工、蓄电池等涉铅工业粗放性污染排放管理,导致以铅工厂为中心的局部性铅污染引起儿童群体性血铅超标问题依然十分突出。《儿童高铅血症和铅中毒预防指南》《儿童高铅血症和铅中毒分级和处理原则(试行)》于 2006 年初颁布,该《指南》将儿童血铅水平≥100μg/L 作为干预水平,将儿童血铅水平 100~199μg/L 称之为高铅血症,需要进行临床干预;当儿童血铅水平≥200μg/L 称之为铅中毒,不仅需要给予临床干预,部分儿童也需要进行驱铅治疗。这一指南实施十多年来,对我国儿童铅中毒防治工作起到了极大地推动和规范作用。但随着全球有关铅的神经发育毒性领域的大量研究发现,在血铅水平低于 100μg/L 的人群,铅的神经发育毒性依然十分明显,同时我国儿童平均血铅水平逐步下降,上海交通大学医学院 2013—2015 年所完成的全国性 0~6 岁儿童血铅调查结果显示,我国儿童血铅水平几何均数为 26.7μg/L,血铅水平≥100μg/L 儿童占比为 0.62%,≥50μg/L 儿童占比为 8.61%,基于我国儿童血铅水平较 20 年前显著降低,结合儿童铅中毒临床防治工作的实际需求,国家卫生健康委组织了全国专家研究制订了《0~6 岁儿童血铅参考限值标准》,这一标准建议将血铅≥50μg/L 作为我国儿童个体干预水平的国家标准征求意见稿意见发出。新的儿童铅中毒预防指南和处理规范也在制定之中。

【病因】

1. 儿童是铅毒性的高危人群　儿童处于快速的生长发育阶段，血脑屏障功能不成熟，神经系统对铅的毒性特别敏感，极易受到铅毒性的损害。同时，儿童手-口动作较多的生理发育特点，使儿童易将铅摄入体内；儿童消化道、呼吸道吸收率比成人高 5~10 倍，肾脏排泄铅的能力显著低于成人。因此，儿童是铅毒性的高危人群，特别是 0~6 岁儿童。

2. 铅的污染源（详见本节末附 1）

（1）工业环境铅污染：国外早期铅的污染源主要来自工业污染和含铅汽油的广泛使用，以及室内含铅油漆问题。全球仅有非洲极少数国家还在使用含铅汽油，因此含铅汽油作为环境铅污染来源的地位已明显降低。目前，世界上铅的最主要用途是制造铅酸蓄电池，占全世界总铅消耗量的近 70%。此外，金属冶炼、机械制造、五金加工、造船、电缆制造、不规范的蓄电池和电子垃圾回收等工业都是引起环境铅污染的重要行业。近年来，发达国家将一些铅污染工业转移到发展中国家，而发展中国家则从城市向乡村转移，加重了发展中国家和贫困地区铅的污染。

我国汽车工业、助动车工业的发展对铅酸蓄电池的需求激增，由此带动了铅矿开采、冶炼、蓄电池制造、蓄电池回收等相关工业的快速发展，同时近年来很多铅工业由城市迁往农村，由于乡镇企业工艺落后、缺少环保措施、缺乏环保意识，铅作业工厂排放对工厂周边的环境造成一定程度的污染，同时从事铅作业工人的防护意识不足，将工厂环境铅带回家庭，污染家庭环境，从而在部分地区造成严重的铅污染，群体性铅中毒事件时有发生。随着环保部门对重点污染工业的治理，这种因铅工业导致的儿童铅中毒情况有所好转。

（2）生活习俗和偏方药物：生活源性铅污染也是造成儿童铅中毒非常重要的原因，在对上海交通大学医学院附属新华医院儿童铅中毒门诊患者污染源分析时发现，因传统风俗习惯而使用的锡壶、锡箔，特别是含铅的偏方药物已经成为导致当前我国儿童铅中毒的主要原因,相对于工业性铅污染源的逐年下降,生活性铅污染源导致儿童铅中毒在门诊患儿中占比已经增加到 80% 以上,需引起重视。由于铅化物有极好的抑菌消炎作用,具有止惊、化痰、收敛、止咳、平喘、杀虫、止痒等功效,民间有些土方、偏方中会使用铅化物矿粉,这些铅化物包括四氧化三铅(红丹)、氧化铅(黄丹)、碱式碳酸铅(宫粉)等。因此,临床上有许多因外敷或内服含铅化合物治疗婴儿湿疹、尿布皮炎、皮肤糜烂、皮肤过敏、小儿痱子、手足口病、丹毒、疥疮、酒糟鼻、狐臭、皮肤烧伤烫伤、口腔溃疡、鹅口疮、"马牙"、疱疹性咽峡炎、鼻炎、慢性咽炎等皮肤黏膜疾患;扁桃体炎、胃炎、肠炎、气管炎、肺炎、哮喘、乳腺炎、乳头皲裂、骨髓炎与外伤等感染性疾病;以及癫痫、抽动症、营养不良、疳积和体虚等病症而导致铅中毒的病例。其中最常见,也最为严重的,就是部分地区有给新生儿或婴幼儿使用红丹粉或黄丹粉等铅化物护理皮肤的传统习俗,有些直接使用,有些掺入市售爽身粉中进行皮肤护理,导致婴幼儿严重铅中毒的情况在多个省份非常普遍,亟须引起重视。

【发病机制】

胎儿体内铅污染是从含铅高的母体经血液从胎盘获得。生后铅可从消化道、呼吸道进入儿童体内。如儿童 80% 的铅从消化道进入体内;呼吸道次之,约为 15%。铅可以从破溃的皮肤创面被吸收,正常皮肤很少吸收铅。

消化道中的铅从小肠吸收入血。铅在肠道吸收率还受食物的影响,空腹吸收率高,脂肪可促进铅的吸收,钙、铁、锌等元素可抑制铅的吸收。血液中的铅 99% 存在于红细胞内与血红蛋白结合,随血液进入脂肪、肌肉、脑、内脏等软组织,最后长期蓄积在骨骼和牙齿,仅极少部分的铅从大便、小便排出。血液中铅的半衰期约为 25~35 天,骨骼中铅的半衰期长达 10~20 年。因此,测定血铅水平可获得机体近期铅暴露情况,骨骼中的铅含量则反映长期铅暴露状况。

1. 铅的神经系统发育毒性 铅是具有神经毒性的重金属元素,对发育中的儿童神经系统的影响是铅危害儿童健康的最主要方面。

年龄越小对铅毒性越是敏感,胎儿最容易受到铅毒性的危害。大脑前额叶皮质、海马、小脑,这些调节情感、认知、记忆的解剖结构则是铅神经毒性的首要受损部位。国内外的研究都发现环境铅污染越严重的地方,儿童智力低下的发病率越高;研究发现,当儿童的血铅水平从20μg/L上升100μg/L,100μg/L上升到200μg/L,200μg/L上升300μg/L,预期其智商(IQ)分别下降3.9分,1.9分,1.1分。研究还发现儿童过高的血铅水平与多动症、注意力不集中、学习困难、攻击性行为以及成年后的犯罪行为有密切相关。

2. 铅对儿童骨代谢的影响　铅进入儿童体内后,75%以上铅蓄积在骨骼中,而骨铅半衰期较长,并可保持相对稳定。有研究发现血铅与儿童的体重、身高、躯干、腿长及臂长呈负相关,血铅每增加10μg/L,身高则减少5mm,腿长与躯干长度的减少男性比女性明显,而臂长的减少女性比男性多见。研究显示铅能损伤甲状旁腺,从而影响甲状旁腺激素生成及维生素D_3羟化,进而干扰钙磷代谢。铅影响骨骼代谢的机制为:铅可导致成骨细胞活性下降,影响骨骼形成;铅包涵体出现在破骨细胞的胞质和胞核中,不同程度影响破骨细胞的骨吸收;通过影响甲状旁腺激素的水平导致钙磷代谢障碍。

3. 铅对造血系统毒性作用　铅通过抑制δ-氨基酮戊酸脱水酶等血红蛋白合成的关键酶,从而能抑制血红素的生成而引起儿童贫血,血中的铅95%存在于红细胞中,当血铅超过100μg/L时,铅对δ-氨基酮戊酸脱水酶抑制作用即可发生,当血铅水平超过300μg/L可导致贫血症状出现。铅中毒性贫血与缺铁性贫血同样表现为小细胞低色素性贫血,不同的是,铅中毒性贫血时血清铁蛋白无明显降低,可根据这一点区分铅中毒性贫血与缺铁性贫血,但临床上两者常常同时存在。

4. 铅的肝脏毒性　肝脏也是铅毒性作用的一个靶器官,实验表明,铅可在肝组织中蓄积,并对肝脏组织造成损害,当血铅水平超过300μg/L时,血清丙氨酸氨基转移酶(AST)可开始升高,当血铅水平超过700μg/L时AST可显著升高。

5. 铅的肾脏毒性　人体内的铅负荷最先通过肾脏排出,其中的滤出部分在肾小管中被重吸收。当达到肾脏排铅的最大量时,铅在肾中的浓度急剧升高。铅开始浓缩、沉积在近曲小管上皮细胞中,进而导致肾脏结构及功能的损伤。有研究显示,尿 N-乙酰-β-D 氨基葡萄糖苷酶(NAG)在儿童血铅水平超过 $200\mu g/L$ 会显著升高,尿 β2-微球蛋白(β2-MG)在儿童血铅水平超过 $300\mu g/L$ 可出现升高,可作为铅的肾小管功能损伤的指标。

6. 其他　铅除了对人体神经系统、造血系统、骨骼及肝脏与肾脏等造成严重影响外,还可对消化系统、免疫系统等造成一定影响,铅中毒儿童较多出现便秘、腹泻、腹痛及食欲缺乏等消化功能紊乱表现,而且铅中毒儿童免疫力降低,易引起呼吸道感染、消化道感染等。

【临床表现】

铅中毒儿童多数没有典型的临床症状,可能伴有一些非特异的临床表现,包括:消化系统、造血系统、神经系统等症状,部分儿童可有异食癖症状。

1. 神经系统　当儿童血铅水平超过 $30\mu g/L$ 时,智商与儿童的血铅水平即呈现负相关;当儿童血铅水平超过 $50\mu g/L$ 可表现多动和注意力不集中;当儿童血铅高于 $100\mu g/L$ 时,部分儿童会表现为烦躁、冲动、易激惹等;在年长儿,当血铅水平高于 $400\mu g/L$ 可表现为失眠、情绪不稳等;当血铅水平高于 $700\mu g/L$,则有少数儿童会出现头晕、头痛;当儿童血铅水平超过 $1\,000\mu g/L$,可出现惊厥等铅中毒性脑病症状,甚至昏迷。

2. 消化系统　当血铅水平超过 $200\mu g/L$ 时,可出现腹痛、便秘、腹泻、恶心等表现,血铅高于 $700\mu g/L$ 时,可出现严重的腹绞痛症状。

3. 造血系统　当儿童血铅水平高于 $200\mu g/L$ 以上时,可出现轻度贫血;儿童血铅超过 $400\mu g/L$ 以上时,贫血加重,表现为面色苍白、乏力等贫血缺氧症状。

【实验室检查】

1. 全血铅水平测定　分筛查和诊断两个层面,筛查可用末梢血全血或静脉血全血标本,诊断通常必须用静脉血。在测定血铅水平时,通常采用 EDTA 或肝素抗凝管采集静脉血 1ml,用石墨炉原子吸收分光光谱仪或电感耦合等离子质谱仪,有时也用电化学方法或金属炉血铅测定方法,血铅测定必须有严格的质量控制措施,以确保血铅测定结果的准确性。

2. 红细胞游离原卟啉(protoporphyrin,FEP)测定 当儿童血铅水平超过 $200\mu g/L$,血液中红细胞游离原卟啉通常超过 $350\mu g/L$。

3. 血常规检查 全血细胞计数,通常会表现为小细胞低色素性贫血,测定血清铁蛋白水平,可帮助与缺铁性贫血进行鉴别。

【血铅筛查】

儿童铅中毒的发展是一个缓慢的过程,早期可无典型的临床表现,只有通过血铅筛查(blood lead screening),即进行儿童血铅主动检测,才能早期发现高铅血症及铅中毒儿童,从而及时进行干预和治疗。儿童血铅筛查可以采末梢血,也可以采静脉血,并须有资质的检验部门和机构进行血铅水平测定。血铅检测方法及质量控制措施参见《血铅临床检验技术规范》(卫医发〔2006〕10 号)。

儿童年龄越小,对铅的毒性越敏感,损害也越大。建议各地根据实际情况,对 0~6 岁儿童进行血铅筛查(6 岁以前应完成 2 次血铅筛查,第一次筛查建议在 6 月龄体检时进行,第二次筛查建议在 2 岁体检时进行),有条件的地区建议每年筛查一次血铅水平。胎儿对铅的毒性更加敏感,有条件时,对备孕期、孕期及哺乳期妇女也可开展血铅筛查。

符合如下情况者,应每年进行一次儿童血铅筛查:①居住在冶炼厂、蓄电池厂、蓄电池回收厂、电子垃圾回收加工厂、金属加工和其他铅作业工厂附近的;②父母或同住者从事铅作业劳动的;③有使用民间偏方或用红丹粉与黄丹粉护理儿童皮肤风俗习惯地区的儿童。

符合如下情况,应立即进行血铅筛查:①同胞或伙伴已被明确诊断为高铅血症或铅中毒的;②使用过可疑含铅的民间偏方的儿童;③母亲或家人使用过可疑含铅的外用偏方的;④有用锡壶盛放饮用水、烹调用料酒与用锡器盛放儿童食物的;⑤使用过黄丹粉、红丹粉、配方中含官粉(宫粉)成分的痱子粉给婴儿护理皮肤的。

【诊断】

1. 高危因素　生活在工业性铅污染环境的儿童,特别是 0~6 岁手-口动作较多的儿童;父母或家人从事铅相关的职业;有食用锡壶中盛放的黄酒烹调的菜肴;使用或接触过含铅的偏方药物的儿童等。

2. 临床表现　儿童铅中毒多无特异的临床表现,可伴有某些非特异的临床症状,如腹隐痛、便秘、贫血、多动、易冲动等。血铅≥700μg/L 时可伴有昏迷、惊厥等铅中毒脑病表现。

3. 儿童铅中毒的诊断或干预标准　不同国家或地区、不同年代有不同的诊断或干预标准,多数国家参照美国 CDC 的标准。我国《0~6 岁儿童血铅参考限值标准》征求意见稿中确定儿童血铅水平低于 50μg/L,是目前可以接受的血铅水平,但铅对儿童生长发育的危害没有最低域限值,任何水平铅暴露可能都是有害的。儿童铅中毒的诊断标准是:在血铅筛查结果超过 50μg/L,静脉血铅≥200μg/L 时,结合儿童铅暴露的高危因素和临床表现(非必要条件),即可诊断儿童铅中毒;当血铅水平 50~199μg/L 时,结合儿童有铅暴露的高危因素,不管是否伴有临床表现,可诊断儿童高铅血症(表 5-1)。

表 5-1　铅中毒的血铅水平

铅中毒	血铅水平
高铅血症	50~199μg/L
轻度	200~449μg/L
中度	450~699μg/L
重度	≥700μg/L,或≥450μg/L 并伴有肠绞痛、昏迷、抽搐临床表现中任何一种者

【治疗】

儿童高铅血症及儿童铅中毒的治疗应在有条件的医疗卫生机构

中进行。医务人员在治疗过程中应了解患儿可能的铅污染来源、临床表现、同伴及家人的铅暴露情况、儿童喂养与营养状况，以及儿童生长发育状况，遵循环境干预、健康教育、营养评价和驱铅治疗的基本原则，积极寻找铅污染源，并告知儿童监护人尽快将儿童脱离铅污染源；针对不同情况进行卫生指导，根据营养评估结果，提出营养干预意见；对铅中毒儿童应及时予以恰当治疗。

儿童高铅血症：寻找并脱离铅污染源，卫生指导，营养干预，根据血铅水平高低确定复查血铅的复诊时间：血铅水平 50~99μg/L，每 3个月复查一次；血铅水平 100~149μg/L，每 2 个月复查一次；血铅水平 150~199μg/L，每个月复查一次。

轻度铅中毒：寻找并脱离铅污染源，卫生指导，营养干预，应先进行驱铅试验，驱铅试验阳性者给予驱铅治疗。驱铅试验阴性者，于 2周~1 个月内复查血铅。

中度铅中毒：寻找并脱离铅污染源，卫生指导，营养干预，住院进行驱铅治疗。

重度铅中毒：寻找并脱离铅污染源，卫生指导，营养干预，尽快住院进行驱铅治疗。

1. 脱离铅污染源 排查和脱离铅污染源是处理儿童血高铅血症和儿童铅中毒的根本办法。儿童脱离铅污染源后，血铅水平可逐渐下降。当儿童血铅水平在 50μg/L 及以上时，应仔细询问家庭成员及同伴是否有铅中毒病史，儿童生活环境中铅污染状况，包含家庭周围环境铅污染情况，家庭成员职业性铅暴露史，儿童及家庭成员使用含铅的民间偏方情况，特别是使用外用药物的病史，家庭中使用可能含铅的餐具器皿情况，儿童是否有异食癖情况；必要时测定家庭成员血铅水平，以协助寻找共同的铅污染源。一旦确定或怀疑可能的铅污染源，应尽快彻底脱离铅污染源。

2. 进行卫生指导 通过开展儿童铅中毒防治知识的健康教育与卫生指导，使广大群众知晓铅的可能来源，铅对儿童健康的危害，避免和减少儿童接触铅污染源。同时教育儿童养成良好的卫生习惯，纠正手—口或物—口等不良行为，纠正异食癖行为。

3. 实施营养干预　高铅血症和儿童铅中毒可影响机体对铁、锌、钙、硒等元素的吸收,而当这些元素缺乏时机体对铅毒性作用的易感性又明显增强。因此,对高铅血症和铅中毒儿童应及时进行营养干预,补充蛋白质、多种维生素和微量元素,纠正营养不良与维生素和铁、钙、锌、硒等微量营养素的缺乏。

4. 驱铅治疗　驱铅治疗是通过驱铅药物结合体内铅并经尿排泄出体外,降低人体铅负荷,以阻止铅对机体产生的毒性作用。驱铅治疗仅适用于驱铅试验阳性的轻度铅中毒,以及中度及重度铅中毒患者(见本节末附2)。

【预防】

广泛开展针对预防儿童高铅血症和儿童铅中毒的健康教育十分重要。通过面对面的宣传与指导、知识讲座、发放宣传资料、网络电视及新媒体宣传等途径,传播铅对儿童毒性作用的相关科学知识,可有效改变人们的认知、态度和行为,预防和减少儿童高铅血症和儿童铅中毒的发生。

1. 健康知识普及　健康教育工作者(如医务人员、教师、科普工作者)应面向公众普及日常生活中铅的来源与暴露途径,儿童高铅血症和儿童铅中毒的原因、临床表现、健康危害,以及儿童血铅筛查等相关知识。

2. 行为指导　铅主要通过消化道、呼吸道吸收及破损的皮肤进入人体。儿童的不良卫生习惯和不当行为可促使铅进入体内。通过对家长和儿童的指导,可切断儿童铅暴露的途径。中国儿童铅暴露的主要污染来源有生活性铅污染源和工业性铅污染源两类(详见附1),根据其重要性,将其中8个生活性铅污染源和2个工业性铅污染源的情况分列如下:

(1) 孕期妇女、哺乳期妇女和儿童不宜使用含铅的民间偏方。由于铅的化合物(常用的有黄丹、红丹、宫粉或官粉等)具有"止惊、化痧、收敛"等功效,民间偏方中常用铅的化合物来治疗婴儿湿疹、尿布皮炎、痱子、口腔溃疡、乳腺炎等各种皮肤黏膜感染性疾病,以及癫痫、抽动症、营养不良等病症。儿童与孕产妇应避免服用可能含铅的偏方药丸、药粉,避免使用可能含铅的外用偏方药粉、药膏、黑膏药,以及配方中含宫粉/官粉的痱子粉等。我国部分省份有使用红丹粉或黄丹粉给婴儿护理皮肤的习俗,易造成严重的婴幼儿期铅中毒;家庭成员使用含铅的外用药膏或药粉,也会因污染家庭环境导致儿童经手—口途径发生铅中毒。

(2) 锡壶与锡盒等锡制品中多含有大量合金铅,应避免将锡壶作为烹调用酒及饮用水的盛放容器,避免用锡盒作为儿童食物的盛放容器;祭祀时盛放在锡壶中的黄酒应弃用,不可再用来烹调菜肴。

(3) 民间祭祀用的锡箔也含有大量铅,在制作或燃烧时会污染周围环境或空气,儿童应避免接触锡箔纸(锡箔灰)或吸入锡箔燃烧的烟雾。

(4) 注意儿童手卫生,培养儿童养成勤洗手的好习惯,特别是饭前洗手。环境中的铅尘可在儿童玩耍时污染双手,随着进食或通过习惯性的手—口动作进入体内,长久如此会造成体内铅负荷增高。另需勤剪指甲,因指甲缝极易藏匿铅尘。

(5) 家长应注重儿童的玩具和日用品的清洁,避免儿童啃咬玩具或文具。

(6) 儿童餐具应去正规超市或网店购买,避免选购带有浓艳彩色图案的餐具或伪劣产品。儿童应避免食用含铅皮蛋和老式爆米花机所加工的食物等含铅较高的食品。

(7) 以煤作为燃料的家庭应多开窗通风。孕妇和儿童尽量避免被动吸烟。

(8) 长时间滞留在管道中的自来水可能含铅,应放掉一些"龙头水"再饮用,不宜用隔夜"龙头水"为儿童调制奶粉或烹饪菜肴。避免使用可能含铅的 PVC 塑料管作为上水管材料。

(9) 直接从事铅作业的家庭成员下班时须洗澡并更换工作服。不应将工作服和儿童衣物一起洗涤。不应在铅作业场所(或工间)哺乳。儿童不应到铅作业工厂附近散步、玩耍,更不能居住在铅作业工厂内。

（10）家庭作坊型的小工厂如果涉及铅作业,不宜同时作为儿童的居住与生活用房,应完全分开,避免儿童接触铅。

3. 营养干预　儿童营养不良,特别是体内元素钙、铁、锌、硒,以及维生素 D、维生素 C 及 B 族维生素缺乏时,可使铅的吸收率提高和铅毒性增强。因此,在日常生活中应确保儿童膳食平衡及各种营养素的供给充分,教育儿童养成良好的饮食习惯。

（1）儿童应定时进食,避免食用过分油腻的食品。因空腹和食用过分油腻的食品会增加肠道内铅的吸收。

（2）儿童应经常食用富含钙元素的乳制品和豆制品,富含铁、锌、硒元素的动物肝脏、动物血、肉类、蛋类及海产品,富含维生素 C 的新鲜蔬菜、水果等。

（3）根据儿童营养评估结果,高铅血症与铅中毒儿童可以根据个体营养状况,适当补充锌剂、钙剂、铁剂、硒剂、维生素 C、维生素 D,或多种维生素制剂等营养补充剂。

（颜崇淮）

附1:我国儿童铅暴露的主要污染来源

导致我国儿童铅暴露的主要铅污染源分为工业性铅污染源和生活性铅污染源。

一、工业性铅污染源

1. 因为铅及其化合物在工业上的用途十分广泛,工业生产活动可对周围环境(包括土壤、水源和大气)造成直接铅污染。可能涉铅的工矿企业有:

（1）铅矿(包括方铅矿、铅锌矿、白铅矿和铅钒矿等)开采;

（2）有色金属冶炼;

（3）蓄电池的生产和回收;

（4）电子垃圾回收;

（5）锡箔生产;

(6) 五金加工及部分化工厂(如氧化铅厂);

(7) 造船、修船及废旧船舶拆解;

(8) 电缆制造及钢丝绳生产等;

(9) 其他涉铅企业(如部分添加硬脂酸铅作为硬化剂的 PVC 塑料制品厂,制作渔网铅坠、铅制配重片、子弹、焊料、彩色或水晶玻璃等工厂)。

2. 铅作业工人处置不当,引起的间接性家庭环境铅污染。铅作业工人可能将工作场所的铅带回家,污染家庭环境,导致儿童铅暴露。

3. 小作坊式的铅作业企业处置不当引起儿童铅暴露。很多铅作业小企业以家庭作坊的方式进行,铅作业场所同时也是儿童的居住与活动场所,从而使儿童长期暴露在铅污染环境中。

二、生活性铅污染源

1. 生活环境中的铅:家庭燃煤、二手烟、含铅皮蛋、手工制作锡箔、含铅油漆、隔夜"龙头水"等;

2. 儿童用品中的铅:含防锈漆的玩具、含铅的蜡笔与含铅的油画颜料等;

3. 含铅器皿造成的食物污染:如老式爆米花机,回收铜制作的水龙头,锡壶等锡器,含铅黄铜餐具,部分劣质彩釉餐具,人造水晶杯具等;

4. 来自母亲生活用品的铅:部分劣质口红、眼影、染发剂,以及劣质的合金首饰等;

5. 使用含铅的民间偏方:由于铅的化合物(常用的有:一氧化铅,俗称黄丹或密陀僧;四氧化三铅,俗称红丹;碱式碳酸铅,俗称铅白、宫粉或官粉)具有"止惊、化痛、收敛、止咳、平喘、杀虫、止痒"等功效,治疗以下疾病的某些民间偏方中可能添加这些铅化合物。这些疾病包括婴儿湿疹、尿布皮炎、皮肤糜烂、皮肤过敏、小儿痱子、手足口病、丹毒、疥疮、酒糟鼻、狐臭、皮肤烧伤烫伤、口腔溃疡、鹅口疮、"马牙"、疱疹性咽峡炎、鼻炎、慢性咽炎等皮肤黏膜疾患;扁桃体炎、胃炎、肠炎、气管炎、肺炎、哮喘、乳腺炎、乳头皲裂、骨髓炎与外伤等感染性疾病,以及癫痫、抽动症、营养不良、疳积和体虚等病症。含铅的偏方经常由民间游医自制,供内服用含铅粉的药丸、药粉,或供外用的药粉、药膏、黑膏药,以及配方中含宫粉/官粉的痱子粉等。我国多个省份民间有祖祖辈辈使用红丹粉或黄丹粉给新生婴儿护理皮肤的习俗,极易导致儿童严重铅中毒。

附2:驱铅治疗方法

驱铅治疗(chelation therapy)首选的一线驱铅药物有依地酸钙钠和二巯丁二酸,非一线驱铅药物有二巯丙醇、青霉胺等。

驱铅治疗前应注意:①驱铅治疗应在具备驱铅治疗条件和水平的医疗机构进行,建议基层医院将铅中毒儿童转诊至省级专业医疗机构(或有条件的区域医疗中心)进行进一步驱铅治疗;②使用驱铅药物前应确保脱离铅污染源,否则会导致铅在消化道内的吸收增加;③缺铁患儿应先补充铁剂后再行驱铅治疗,因缺铁会影响驱铅治疗的效果;④驱铅治疗前应先行检测肝、肾功能与血常规,再进行驱铅治疗,以便评估有关损害是铅的损害还是驱铅药物的副作用;⑤如果近期误服大量含铅药物或其他含铅物质,怀疑肠道内仍然有大量铅及铅化物残留,可拍摄腹部X线平片协助诊断,必要时给予灌肠、洗胃或服用适量缓泻剂,有效清除消化道内可能残存的大量铅及铅化物后,再进行驱铅治疗。

1. 轻度铅中毒　轻度铅中毒需进行驱铅试验(provocative test),驱铅试验阳性者方可进行驱铅治疗。驱铅试验的具体方法为:试验前嘱患儿排空膀胱,按 $500mg/m^2$ 体表面积(儿童体表面积计算方法详见附3)剂量肌内注射依地酸钙钠,加 2% 利多卡因 1~2ml 稀释以减少肌内注射时的疼痛。用经无铅处理的器皿连续收集注射依地酸钙钠后 8 小时内的所有尿液,测量 8 小时尿量(L),测定尿铅浓度($\mu g/L$),以下列公式计算出每毫克依地酸钙钠的排铅量比值 I,I= 尿量(L)× 尿铅浓度($\mu g/L$)/依地酸钙钠(mg)。I≥0.6 驱铅试验为阳性;I<0.6驱铅试验为阴性。进行该项试验时应注意两个问题:(1)集尿器皿应在事先进行无铅处理,以确保尿铅测定结果准确。(2)8小时中应尽可能多饮水,以保证有足够的尿量,并收集8个小时内的所有尿液。

治疗首选二巯丁二酸。用法用量:每天800mg/m² 体表面积,分次餐后口服,5天为一疗程。

也可首选依地酸钙钠注射液。用法用量:每天800mg/m² 体表面积(儿童青少年每天总量不超过1g),稀释后静脉滴注,5天为一疗程。建议用5%葡萄糖注射液稀释到不高于0.1%的浓度,每天静脉点滴时间不少于6个小时。

停药4~6周后复查血铅,如血铅≥200μg/L,可重复上述治疗;如血铅<200μg/L则停止驱铅治疗,按高铅血症的方案处理。

2. 中度铅中毒 选择二巯丁二酸治疗,用法用量:每天1 000mg/m² 体表面积,分次餐后口服,5天为一疗程。也可选择依地酸钙钠,用法用量:每天800mg/m² 体表面积,静脉滴注,方法同前,5天为一疗程。

疗程结束后每2~4周复查一次血铅,如血铅≥450μg/L,可重复上述治疗方案;如复查血铅<450μg/L,并≥200μg/L,适当调整用药剂量后继续驱铅治疗。

3. 重度铅中毒 当儿童血铅水平≥700μg/L,应立即复查静脉血铅,确认血铅水平后,尽快住院治疗。根据患儿病史,疑似铅污染物经口摄入者,要排除消化道内依然有大量铅污染物残留,必要时给予灌肠、洗胃,或轻泻等办法去除消化道内残留的铅。治疗采用二巯丁二酸和依地酸钙钠联合驱铅治疗。联合驱铅治疗应先用二巯丁二酸治疗4小时,当患儿出现排尿后,方可使用依地酸钙钠,否则易导致脑细胞内铅含量过高,出现铅中毒性脑病。联合治疗结束后复查血铅水平,当血铅水平仍然≥700μg/L,在进行必要的锌元素补充后,根据患儿血铅水平实际情况,可在一周后再次进行联合驱铅治疗方案;如果患儿血铅水平下降,低于700μg/L,则可单用二巯丁二酸或依地酸钙钠任一种驱铅药物治疗。

4. 驱铅治疗的注意事项

（1）少数患儿在使用二巯丁二酸或依地酸钙钠驱铅治疗时会出现皮疹、中性粒细胞下降，肝、肾功能损害等，治疗期间应密切监测肝、肾功能，血、尿常规及血清锌等指标。如果出现严重的药物不良反应，应及时停药；一般停药后 3~5 天即可恢复正常。

（2）驱铅治疗过程中可以考虑适当给予还原型谷胱甘肽注射液治疗，用法用量为每天 $600mg/m^2$ 体表面积，用 5% 葡萄糖注射液稀释后静脉滴注。

（3）驱铅治疗结束后，由于排铅的同时，驱铅药物也同时排出了大量其他必需元素，应注意治疗前后微量元素水平的监测；多数患儿驱铅治疗后血清锌水平会显著降低，出现胃纳差、抵抗力下降等情况，故在驱铅治疗结束后，应立即补充锌制剂，以锌元素计 $1~2mg/(kg \cdot d)$，连续 3 天，可分次餐后服用，以使血清锌水平迅速恢复，3 天后改为 $0.5mg/(kg \cdot d)$ 持续服用到下一个疗程。两个疗程间歇期，除了补充锌外，应根据营养评估及微量元素监测结果综合评估，必要时补充铁、钙、硒及多种维生素等。

（颜崇淮）

参考文献

1. 沈晓明. 儿童铅中毒. 北京：人民卫生出版社，1996.

2. Committee on environmental health（AAP）. Lead poisoning：from screening to primary prevention. Pediatrics，1993，92（1）：176-183.

3. KUEHN BM. Panel advises tougher limits on lead exposure. JAMA，2012，307（5）：445.

4. 卫生部. 血铅临床检验技术规范. 中华人民共和国卫生部公报，2006，2：25-28.

5. 卫生部. 儿童高铅血症和铅中毒预防指南. 中华人民共和国卫生部公报，2006，3：26-28.

6. 卫生部. 儿童高铅血症和铅中毒分级和处理原则. 中华人民共和国卫生部

公报,2006,3:20-22.

7. 颜崇淮,沈晓明.儿童铅中毒处理中值得注意的问题.中国实用儿科杂志, 2006,21(3):171-173.

8. 颜崇淮,徐健,李旻明.儿科医师应重视儿童铅中毒问题.中国儿童保健杂 志,2013,21(10):2012-2015.

9. YAN CH,XU J,SHEN XM. Childhood lead poisoning in China:challenges and opportunities. Environ Health Perspect,2013,121(10):514-515.

10. 郜振彦,颜崇淮,古桂雄.铅对儿童健康的影响.中国儿童保健杂志,2013, 21(10):1058-1060.

第六章 常见发育行为问题

第一节 发育行为问题的早期筛查与监测

儿童发育是一个持续不断的动态过程,定期发育筛查和监测是儿童综合医疗卫生服务的主要组成部分,临床医师通过灵活使用病史和发育史询问、临床观察、发育筛查问卷及相关评估工具来了解儿童的大体水平,早期发现问题,及时进行合理干预。

发育筛查是指用简便的标准化工具证实儿童的发育问题,而发育监测是指长期、持续地对存在发育问题的儿童进行访视的过程。在发育筛查与监测过程中需要注意病史的采集和观察儿童,主要有以下几点:关注父母对儿童发育的担忧;记录发育史;正确观察儿童;识别危险因素和保护因素;保存发育记录的过程和发现。

早期筛查与监测的操作方法包括以下几个方面:

1. 病史 发育监测中,病史的获取是非常有效的工具,家庭对儿童发育问题的关注为临床医师提供重要的信息。从家庭报告的病史中,医师能从家庭生物学和心理社会学的视角寻找高危因素,如家庭成员中遗传、发育或行为障碍等。此外,儿童病史中出现的早产儿等围产期的并发症是儿童脑瘫、感觉损伤以及学习、注意和智力障碍的高危因素;病史中的神经损伤如癫痫、脑外伤等也是儿童发生神经发育障碍的一些高危因素。病史中还应包括家庭的社会、心理和经济等因素,这对儿童的发育具有重要的影响。

2. 发育史 儿童发育史的采集常常参照的是其发育进程,发育里程碑分为五大技能区:大运动、精细运动、语言、社会和适应技能。发育的监测揭示儿童的各技能区里程碑行为出现的时间和顺序。

3. 发育观察　在门诊中,医师必须进行发育观察,包括运动、姿势、眼神交流、与家人的互动、语言、游戏等。如发现问题,需要做发育筛查,或发育评估,或转介到专科医师。对发育有问题的儿童,需要通过定期随访密切观察儿童的发育趋势,及时干预。

4. 发育筛查　用于儿童发育筛查和监测的工具有很多,常用的工具介绍如下。

【发育筛查方法】

1. 丹佛发育筛查测验(Denver development screening test,DDST) 由美国儿科医师 Frankenburg 和心理学家 Dodds 共同制定,1967 年正式发表。原版包括 105 个项目,按测试内容分为 4 个能区,包括个人-社会,精细动作-适应性,语言,粗大运动。

国内修订的 DDST 有 104 个项目,DDST 工具简单,有指导语,易掌握,评分和解释容易,测试时间短(10~30 分钟)。重测信度 0.96,评定者间信度 0.90,效度分析 DDST 特异性高。

测试时,每个能区自年龄线左侧最靠近年龄线的项目开始,至少先做 3 个,然后再向右,处于年龄线上的所有项目都要检查,随后再进行另一能区项目的测试。每个项目可重复 3 次以决定通过或失败。对询问的项目,检查者不能暗示。每个项目的评分记录在横条的50% 处,通过以 P(pass)表示,失败以 F(failure)表示,儿童拒绝测试或不合作以 R(refuse),NO 为儿童无机会或无条件表演。总评时 NO 不考虑。用红色 F 标记年龄线左侧未通过项目,表示该项目发育延迟。测试过程中检查者要注意观察儿童的行为、注意力、自信心、有无神经质或异常活动、与家长的关系等。

测试结果有异常、可疑、正常及无法解释 4 种。

异常:有两种情况:(1)两个或更多的能区,每个能区有 2 项或更多的发育延迟;(2)1 个能区有 2 项或更多的发育延迟,加上 1 个能区或更多的能区有 1 项发育延迟和该能区处于年龄线的项目均为 F。

可疑:有两种情况:(1)一个能区有 2 项或更多的发育延迟;(2)一个能区或更多的能区与 1 项发育延迟和该能区处于年龄线的项目均为 F。

无法解释:NO 的项目多,结果无法评定。

正常:无上述情况。

结果异常、可疑或无法解释的儿童需 1 个月后复查,如复查结果仍为异常、可疑或无法解释时,家长也认为测试的结果符合儿童日常,则应转诊。

2. 0~6 岁智能发育筛查测试　1997 年上海医科大学儿科医院刘湘云等编制 0~6 岁智能发育筛查测试量表(developmental screening test,DST),并制定全国城市常模,信度 0.9~0.94,效度 0.57~0.6。DST 适合中国国情,应用于 0~6 岁儿童发育筛查,并可进行定性和定量双重分析,但尚需得到国际公认。

DST 共 120 个项目,包括运动、社会适应、智力 3 个能区。根据 3 个能区得分计算处出发育商,根据智力能区得分计算出智力商数。

结果判断:正常:得分 >85,可疑:得分 70~84,异常:得分 <70。

3. 入学合格测试　1981 年全国儿童智能协助组编制并修订美国儿科协会第Ⅸ医院制定的"入学准备试卷"(School Readiness)为"学前儿童能力筛查"(简称"50 项"),1982 年完成全国常模。可评估 4~7 岁儿童智能发育水平,结果可为儿童具备入学能力的参考。测试时间 15~20 分钟,易操作,评分标准简单。重测信度 0.90,评定者间信度 0.99,与韦氏相关系数 0.78。

量表包括问题和操作两类 50 项,自我认识能力 13 项,常识 5 项,运动能力 13 项,记忆能力 4 项,观察能力 6 项,思维能力 9 项。1 题得 1 分,共 50 分。

结果判断:据所得总分查表得智商,评估儿童的智力水平。

4. 绘人试验　1885 年英国库克(Cooke)首先描述儿童绘人的年龄特点,并提出画图可以反映儿童精神发育的情况。中国心理学家萧孝嵘于 1929—1935 年在南京、上海等地应用,并据中国的特点修订了量表,获得常模。1979 年上海第二医科大学、首都儿科研究所等再次修订和中国标准化。绘人实验适用于 5~9.5 岁儿童的智力筛查,多数儿童约 10~15min 完成绘画。测试简单易行,能引起儿童兴趣,不易疲劳,无须语言表达,可个体或团体测试。但绘人测试智商结果粗略,结果与儿童绘画技能水平有关，不能完全反映儿童的能力特征和差异，与韦氏相关性较低(0.56)。

测试方法：一张 27cm×21cm 白纸(避免纸张大小不一，绘人大小不一)一支铅笔和一块橡皮。要求被测儿童在白纸上画一个"人"，测试者不给任何语言、行为指导。分析儿童绘人身体部位完整性、比例协调性判断儿童认知水平(眼手协调、抽象逻辑思维、注意力、记忆力、观察力、想象力、空间知觉、方位知觉等)以及情感。

结果判断：采用改良的日本小林重雄评分法(50 分)。计分内容包括身体部位、各部位的比例、表达方式(线或面)等。据原始分查表可得智商。

5. Peabody 图片词汇测试 1959 年 Dumm 和 Leota 夫妇在美国田纳西州 Peabody college 编制的 Peabody 图片词汇测试(Peabody picture vocabulary test, PPVT)长期以来成为最常用的标准化的筛查语言发育的方法，并经过多次修订，适用于 2.5~18 岁儿童。在我国常用的是中国中科院心理所、上海新华医院修订的版本，适用于 4~9 岁儿童。

PPVT 测试时间 10~15 分钟，操作简便，儿童可用手指表达，可用于研究正常、智力落后、情绪失调、语言表达障碍或运动障碍的儿童的智力水平，侧重语言理解能力，部分反映儿童听觉、视觉、词汇理解、注意力及记忆力等能力。PPVT 的有效性较好，如 PPVT 再测信度为 0.70~0.90，与 Stanford-Binet 智力测验的语言部分的相关系数为 0.68~0.76。

PPVT 测试不能用于听力或视力异常的儿童，结果不能全面反应儿童智力水平，受文化环境的影响。

测试方法：我国修订为 120 张，每张图片由 4 幅不同的黑白线条图组成。儿童听主试者读词指出相符合的一幅图。被试儿童答对 1 图得 1 分，连续 8 张图片有 6 张答错时测试终止。答对的题总数为儿童测试初分，查表转为智龄、智商和百分位数。

6. 瑞文测验 1938 年英国心理学家 Raven 编制的联合瑞文测验(combined Raven's test, CRT)，原名为瑞文渐进矩阵(Raven's

Progressive Matrices Test,RPM),简称瑞文测试,是一种非文字的智力测验,主要测试推理能力(deduction)。20世纪80年代我国引进瑞文测试,张厚粲及全国17个单位组成的协作组进行全国常模修订。1989年李丹、王栋等分别完成彩色型和标准型瑞文测验中国修订版,1996年王栋再次修订。CRT适用于5~75岁儿童与成人智力筛查。受试者的语言、读、写能力不影响瑞文测试结果,可用于个体或群体测试;结果也可用于跨文化的比较研究。我国目前的几种瑞文测试版本测得IQ值高于韦氏量表IQ一个等级(约10分)。

测试方法:标准型矩阵图由6个单元72幅图构成。每个测试题为一抽象图案或一系列无意义图案构成的一个方阵,受试者需从6小块(或8小块)截片中选择一图片与整体结构正确匹配。通过图形的辨别、组合、系列关系等测试人的智力水平,判断被测试者解决问题的能力、观察力、思维能力、发现和利用信息及适应社会生活的能力。

结果判断:答对1题得1分,最高为72分,根据原始分和儿童的年龄查表得到量表分,计算得出Z值、百分位数和智商。

【儿童适应性行为测试】

1. 儿童适应性行为量表 1991年湖南医科大学姚树桥、龚耀先编制,1993年完成城乡常模制定。适用3~12岁儿童。可用于辅助诊断或筛查智力低下,也可用于制定智力低下儿童训练计划。量表具有较好的信度和效度,测试结果与韦氏智力测验得出的总智商有较高的相关性(0.80~0.90),但结果计算较复杂,不便于基层与临床应用。

儿童适应性行为量表由59个项目组成,包括8个分量表(感觉运动、生活自理、语言发展、个人取向、社会责任、时空定向、劳动技能、经济活动),进一步归类为独立功能因子、认知功能因子、社会/自制因子。

结果判断:用适应能力商数等级表示儿童总适应行为水平,结果评判可分为极强、强、正常、临界、轻度缺损、中度缺损、重度缺损、极度缺损8个等级。

2. 婴儿-初中学生社会生活能力量表(SM) 1988 年左启华等修订日本 S-M 社会生活能力检查,国内目前多采用日本 S-M 社会生活能力检查(修订版)。1995 年原北京医科大学张致祥对量表进行再标准化工作,标化后量表适合我国城乡儿童社会生活能力评定。SM 量表适用于年龄 6 月龄-15 岁儿童,操作简单,容易培训,费时少。该量表是智力低下诊断的必要量表,也是监测和流行病学调查的有效工具,但量表年龄跨度较大,两端项目较少。

SM 量表共 132 个项目,分独立生活能力、运动能力、职业能力、沟通能力、社会化、自我管理 6 部分,所有项目排列从易到难。为节省测试时间,量表设置 7 个年龄起点。检查时按照儿童实际年龄选择相应的年龄段开始测试,如连续 10 项通过则可继续测试,直至连续 10 项未通过终止。

结果判断:询问家长判断,1 项 1 分根据年龄与总分量表转换为标准分,通过标准分判断儿童适应行为结果:非常优秀(≥13 分)、优秀(12 分)、高常(11 分)、正常(10 分)、边缘(9 分)、轻度低下(8 分)、中度低下(7 分)、重度低下(6 分)、极重度低下(≤5 分)。儿童社会生活能力筛查结果为边缘以下者(≤9 分)需进行智力测试。如儿童临床疑诊儿童智力问题,但社会生活能力的评价 >9 分者可排除智力发育问题。

(江　帆)

参考文献

1. 陈荣华,赵正言,刘湘云. 儿童保健学. 5 版. 南京:江苏凤凰科学技术出版社,2017.

2. 黎海芪. 实用儿童保健学. 北京:人民卫生出版社,2016.

3. 金星明. 儿科专科医师规范化培训教材. 发育行为学分册. 北京:人民卫生出版社,2017.

4. 张致祥,左启华,雷贞武,等. "婴幼儿-初中学生社会生活能力量表"再标准化. 中国临床心理学杂志,1995,3(14):12-15.

第二节　全面发育迟缓

一、概述

全面发育迟缓（global developmental delay，GDD）是指儿童发育过程中，在运动、言语、认知、社会交往、适应性等领域中，存在两个及两个以上的领域发育或发展速度明显落后的情况。GDD 是一大类具有高度临床和遗传异质性的神经发育障碍性疾病，可以是某一疾病的症状或表现，也可以原因不明而独立存在。GDD 是全世界主要致残原因之一，多数尚无有效治疗方法。

GDD 病因复杂，涉及遗传、神经生物、环境等多种因素，临床表现异质性强，总体可以分为遗传因素和非遗传因素两大部分。

1. 遗传因素　仅小部分全面发育迟缓已发现其明确的发病机制。如 7q11.23 微缺失引起的 William 综合征；*MECP2* 基因突变引起的 Rett 综合征；*FMR1* 基因突变或部分缺失导致三核苷酸重复顺序扩增和超甲基化，从而导致脆性 X 综合征等。以及由于基因突变导致的酶、受体、载体及细胞膜功能异常引起机体生化代谢紊乱，可造成对大脑发育有害的中间或终末代谢产物缺乏或大量蓄积，从而导致智力异常，如苯丙酮尿症、半乳糖症、先天性甲状腺功能减退等。遗传因素在中重度全面发育迟缓患者中尤为突出，比例达 2/3 甚至更高。遗传因素包括染色体数目和结构异常、单基因病、线粒体病、多基因/表观遗传异常等。

同全面发育迟缓相关的编码致病基因中，常染色体显性遗传占 13%~39%，其中新生突变是导致重度全面发育迟缓的重要病因。常染色体隐性遗传占 10%~20%，在近亲婚配的家庭中比例增加。另外，先天性代谢缺陷疾病多为常染色体隐性遗传的单基因病，占全面发育迟缓病因的 1%~5%。

2. 非遗传因素　包括产前因素、产时因素和产后因素。产前因素包括宫内窘迫、宫内感染、母孕期特殊毒物的接触、母孕期营养不良等疾病;产时因素包括早产、低出生体重、产伤、窒息、缺氧、颅内出血等;产后因素包括早期环境剥夺、教育、严重感染、神经系统疾病(反复癫痫发作、神经系统免疫性疾病、颅脑外伤等)、营养不良、严重贫血、甲状腺功能减退等。

二、诊断

全面发育迟缓临床表现包括但不限于:粗大运动或精细动作未达到年龄相应水平,听觉发育落后,语言表达能力或理解能力低下,主动性社交行为少,适应能力差,坚持性差,学习困难,情绪消极,特殊面容等。大部分患儿病程呈非进行性改变,极少数患儿出现运动、言语或认知的功能倒退,不是所有的全面发育迟缓患儿都会发展为智力发育障碍。

诊断依靠完整的病史采集、全面的体格检查和必要的辅助检查后,并符合以下诊断标准:

1. 缺陷在发育阶段发生。

2. 在运动、言语、认知、社会交往、适应性等领域中,存在两个及两个以上的领域发育或发展速度明显落后的情况,由临床评估及个体化、标准化的测试确认。

辅助检查包括:

1. **听力检查** 听诱发电位、声阻抗等,特别是语言发育落后的患儿,建议常规筛查。

2. **颅脑影像检查** 严重认知发育落后、抽搐、进展性或退行性神经系统症状、不正常头围等患儿,建议进行颅脑影像检查。

3. **遗传学检查** 包括基因检测和染色体检查。对于特殊面容、体征、有阳性家族史或不明原因发育迟缓的患儿,建议进行遗传学检查。

4. **代谢性疾病** 对于怀疑患有苯丙酮尿症、甲基丙二酸尿症、线粒体病等患儿,建议进行血和尿的代谢检查。

5. **脑电图检查** 反复惊厥发作、疑似出现发育倒退的患儿,建议进行脑电图检查。

6. 营养素的检查 对于怀疑营养素异常的患儿,建议进行营养素的检查。

三、鉴别诊断

全面发育迟缓是指儿童发育过程中,在运动、言语、认知、社会交往、适应性等领域中,存在两个及两个以上的领域发育或发展速度明显落后的情况。诊断时要与以下疾病进行鉴别:

1. 语言和言语发育障碍 患儿限于语言和言语发育障碍。语言发育障碍指各种原因引起的语言理解、表达和交流过程出现障碍,主要包括表达性语言障碍、感受性语言障碍等。而言语发育障碍指口语言语发育及言语节律性障碍,主要包括特定言语构音障碍及言语流利障碍等。

2. 神经肌肉疾病 包括神经-肌肉疾病和肌肉疾病。神经-肌肉疾病是指神经-肌肉间传递功能障碍所引起的疾病,主要包括重症肌无力和 Lambert-Eaton 肌无力综合征等;肌肉疾病主要包括周期性瘫痪(低钾性周期性瘫痪、高钾性周期性瘫痪正常钾型周期性瘫痪)、多发性肌炎和皮肌炎、进行性肌营养不良症、强直性肌营养不良症和线粒体肌病等。

3. 听力障碍 是听觉系统中的传音、感音,以及对声音的综合分析的各级神经中枢发生器质性或功能性异常,而导致听力出现不同程度的减退。

四、治疗

全面发育迟缓治疗手段有限,多数尚无有效治疗方法,治疗过程中需要定期评估,根据患儿病情、家庭、环境等制定计划和近期、远期目标。具体治疗措施包括:

1. 康复训练 针对功能障碍进行综合康复治疗,包括运动功能训练、手功能训练、手眼协调训练、言语训练、社交技能训练等。专业化的训练对于患儿功能恢复具有重要意义。

2. 教育训练和家庭训练 早期教育训练和家庭指导训练对于儿

童的功能改善具有重要意义,比如:早期训练儿童的语音意识和言语能力,指导儿童学习语音解码的同时理解单词的意思,进而理解词组的意思,可以有效改善患儿语音意识和言语能力;手眼协调训练可以提高患儿感知觉和空间认知能力等。

3. 病因治疗　对于具有明确病因的患儿需要针对病因治疗,必要时进行药物治疗、特殊食物限制、外科治疗等。

全面发育迟缓的诊治流程见图 6-1。

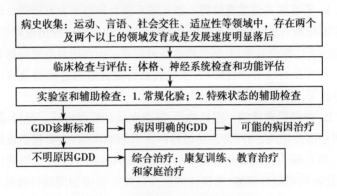

图 6-1　全面发育迟缓的诊治流程

（韩　颖）

------------------------- 参考文献 -------------------------

1. Department of Information EARW. WHO methods and data sources for global burden of disease estimates 2000-2015. Geneva,2017.

2. 中华医学会儿科学分会神经学组,中国医师协会神经内科分会儿童神经疾病专业委员会.儿童智力障碍或全面发育迟缓病因诊断策略专家共识.中华儿科杂志,2018,56(11):806-810.

3. BÉLANGER SA,CARON J. Evaluation of the child with global developmental delay and intellectual disability. Paediatr Child Health,2018,23(6):403-419.

4. LOHMANN K,MASUHO I,PATIL DN,et al. Novel GNB1 mutations disrupt assembly and function of G protein heterotrimers and cause global developmental

delay in humans. Hum Mol Genet, 2017, 26(6): 1078-1086.

5. American Psychiatric Association. Diagnostic and statistical manual of mental disorders: DSM-5.5th ed. Washington, D.C.: American Psychiatric Association, 2013.

第三节 运动障碍

由于各种原因引起的运动发育、运动功能、运动质量、运动速度、运动效率等方面与正常的运动相比较有着不同程度的差异,称之为运动障碍(dyskinesia)。在临床上主要表现为运动发育迟缓、异常的运动模式、异常的姿势以及因此而引起的一系列相应问题。常见的运动障碍包括运动发育迟缓、发育性协调障碍、脑性瘫痪等。

一、运动发育迟缓

(一) 概述

运动发育迟缓在临床上较多见,主要是指儿童在竖头、翻身、坐、爬、站、走等粗大运动及抓握、对捏、等精细动作发育迟缓,未达到应有的年龄水平,而在认知和语言等方面基本正常。运动发育迟缓只是婴幼儿时期暂时性、过渡性、运动症状描述性诊断。在 ICD 中一般诊断为发育指标/里程碑延迟(developmental delay, DD)。约 90% 的运动发育迟缓,未来可以发育正常。如病情发展或进一步检查明确诊断为脑性瘫痪、孤独症谱系障碍、某一遗传代谢病等时就不再诊断运动发育迟缓。

国外运动发育迟缓发病率为 5%~15%,国内尚无报道。运动发育迟缓中以运动发育迟缓最多,认知/感知发育迟缓次之,情感交流发育迟缓和语言发育最低。初诊年龄主要集中在 12 个月之前,高峰在 6~12 个月,集中在竖头及独坐运动发育迟缓阶段。

(二) 病因

运动发育迟缓是由于出生前、围生期或出生后的高危因素,如宫内感染、宫内窘迫、新生儿缺氧缺血性脑病、早产等,严重影响大脑的发育成熟,从而引起运动发育迟缓。此外,父母养育方式不当、缺乏学习机会,或运动环境剥夺,也会影响儿童运动发育。

(三)临床表现

运动发育迟缓主要表现为运动发育落后于同龄儿童发育水平,大运动方面,如3月龄不能俯卧抬头、6月龄不能扶坐、8月龄不能独坐、12月龄不能扶物站立、18月龄不能独走。精细动作方面,如3月龄握拳紧、6月龄不伸手抓物、8月龄不能换手、12月龄不能捏取。部分运动发育迟缓可伴有为肌力和肌张力偏低、握持反射消失延迟、一过性轻微尖足等。

(四)评估与诊断

【早期识别】

儿童运动发育有其规律性,一般而言遵循由头至尾、由近至远、由泛化到集中、先正后反的发育方向和规律。运动发育里程碑是早期识别的常用指标。由于达到运动里程碑的年龄范围较大,且存在发育的个体差异性,因此可采用发育里程碑的"预警征"来作为早期识别的依据,特别是在重要的运动功能上。专业人员可以通过询问家长或测试儿童表现,观察儿童是否存在相应年龄点的预警征(表6-1)。

表6-1 运动发育迟缓预警征

月龄	大运动	精细动作
3个月	俯卧不能抬头	不追视移动的人或物品
6个月	不能扶坐	不会伸手抓物,紧握拳松不开
8个月	不会独坐	双手间不会传递玩具
12个月	不会扶物站立	不会用拇指、示指对捏小物品
18个月	不会独走	不会按要求指人或物
2岁	不会扶栏上下楼梯/台阶	不会用勺吃饭
2岁半	不会跑	—
3岁	不会双脚跳	不会模仿画圆

续表

月龄	大运动	精细动作
4 岁	不会单脚站	不会独立穿衣
5 岁	不会单脚跳	不会用筷子吃饭
6 岁	不会奔跑	不会画方形

【量表评估】

1. 儿童发育评估量表中的大运动、精细动作能区 筛查性量表如丹佛发育筛查量表(DDST)、20 项神经运动检查等,及诊断性发育量表如 Gesell 发育量表、Griffiths 发育量表等。

2. 运动专项评估量表

(1) Peabody 运动发育量表-第 2 版(Peabody developmental motor scale-2):适用年龄:0~72 个月。量表由 6 个亚测验组成,包括反射、姿势、移动、实物操作、抓握和视觉-运动整合等,共 249 项。是第一部全国性标准化的评估方法,分别提供粗大和精细运动得分。测试结果最终以粗大运动、精细运动和总运动的发育商来表示。

(2) Alberta 婴儿运动量表(Alberta infant motor scale,AIMS):适用年龄:0~18 个月。量表由 4 个亚单元,包括仰卧位、俯卧位、坐位及站立位。量表可对正常运动发育、运动发育迟缓及可以异常运动模式进行监测。

【辅助检查】

1. 头颅影像学检查 头颅 MRI 分辨率高于头颅 CT,运动发育迟缓多表现为脑室稍扩大、脑室周围轻微白质软化和额叶脑外间隙增宽。

2. 脑电图检查 有惊厥发作儿童应做脑电图以排除癫痫。

3. 肌电图检查 对肌力或肌张力很低的患儿应做肌电图检查,排除脊髓性疾病和脊髓性肌萎缩等。

4. 其他检查 疑有内分泌或遗传及遗传代谢病,应做血清 T_4、TSH、血糖、血氨、肝功能、染色体核型、基因测序等检测,进一步明确诊断。

【诊断】

运动发育监测是儿童保健服务的重要内容。对出现运动发育迟缓预警征的儿童,可采用专项运动评估量表或诊断性发育量表明确诊断。儿童的运动技能低于其年龄期望值 2 个标准以上,或运动发育延迟 3 个月以上就可诊断为运动发育迟缓。同时还应关注其他领域是否存在发育落后或异常。

对运动发育迟缓儿童还需进行病史采集及姿势、肌张力、自发运动等神经学检查,以判断是否需要进一步医学检查,以明确临床及病因诊断。

【鉴别诊断】

1. 全面性发育迟缓(global developmental delay,GDD)　运动发育迟缓并合并语言、认知、社会适应等其他领域发育迟缓,称为全面发育迟缓。GDD 常有两个及以上发育指标延迟。

2. 脑性瘫痪(cerebral palsy,CP)　脑瘫患儿除运动发育落后外,还存在明显的发育神经学异常,表现为肌张力异常、姿势异常、反射异常。

3. 先天性甲状腺功能减退　存在发育落后、生理功能低下和特殊面容(黏液性水肿)。血清游离甲状腺素(T_4)水平较低、促甲状腺素(TSH)水平增高和骨龄发育落后可确诊。

4. 遗传病及遗传代谢病　常为进展性的,致发育停滞或倒退,常伴有头颅、面容、皮纹和毛发等异常。通过神经系统、生化、代谢、遗传学方面的检查,可帮助明确病因及确诊。

(五)康复治疗

运动发育迟缓康复的目标是通过医疗、教育、职业、社会、工程等康复手段相结合,集中式康复与社区康复(包括家庭康复),公办康复与民办康复途经相结合,中西医康复治疗理论与技术相结合等方法,使运动发育迟缓儿童在身体、心理、职业,社会等方面的功能达到最大限度的恢复和补偿。

【康复治疗原则】

1. **早期干预**　婴幼儿时期大脑发育快、可塑性强,早期干预可以激发儿童潜力,学习和建立正确的运动模式和动作技巧。

2. **综合康复**　以儿童为中心,医生、康复治疗师、护士、教师、家庭成员等共同参与,制订全面、系统的康复治疗计划,进行相互配合的综合性康复。

3. **游戏中训练**　训练活动以兴趣为导向,治疗师在把握训练目标的前提下,尽量激发儿童的内在动机去完成训练活动。

【康复治疗】

康复治疗应遵循儿童运动发育的规律,采取科学性、多样化、医教结合的方式,循序渐进,促进婴幼儿运动发展。

1. **运动训练**　运动训练主要针对大运动和精细动作进行训练。大运动训练包括抬头、翻身、坐、爬、站、走、跑、跳等运动技能的促通。精细动作训练包括基本手部操作(推、拉、揭开、敲击、按压等)、双手配合运用、手眼协调、日常用品操作和生活自理能力训练等。

2. **引导式教育**　利用环境设施,通过娱乐性、节律性意向激发儿童学习动机,主动参与完成运动活动。

3. **感觉统合训练**　通过适宜的活动,促进各感觉器官不断接收身体内外的各种感觉信息,积累感觉经验,发展感知动作,促进感觉统合能力的发展,改善儿童的身体控制、姿势平衡、动作计划及组织能力。

4. **游戏治疗**　以游戏为载体,通过多感官的训练活动,让儿童在轻松愉悦的环境中,在与老师、其他孩子的互动中进行运动学习。

5. **目标-活动-运动环境(goals-activity-motor-enrichment,GAME)疗法**　基于现代运动学习原理,以家庭为中心,以功能目标为导向,将运动训练、家长教育和丰富的学习环境相结合的一种全新康复治疗方法。

儿童运动发育迟缓的诊治流程见图 6-2。

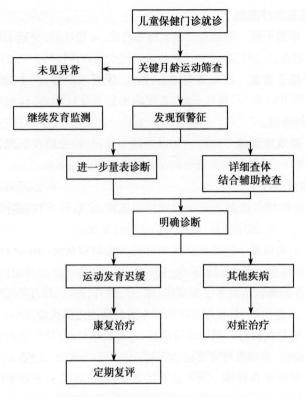

图 6-2　儿童运动发育迟缓的诊治流程

二、发育性协调障碍

(一) 概述

发育性协调障碍(developmental coordination disorder,DCD)是一种神经运动障碍,其以动作协调缺陷为主要特征,在模仿、学习粗大动作和/或精细动作等方面存在困难。

在过去的数十年里,DCD 有过多种描述,如"动作笨拙""运用障碍"和"笨拙儿童综合征"等。1962 年针对此类儿童首次统一命名为"轻微脑功能障碍";后来又被"轻微神经功能障碍"替代,主要指围生期获得的、可能与脑结构缺陷有关的神经功能障碍。1994 年伦敦共识,统一将 DCD 定义为"由于运动能力不足导致学习成就受到影响和日常生活能力受限的一组神经发育障碍性疾病",随后被美国心理协会和世界卫生组织正式采纳。

DCD 通常与其他障碍共同发生,如注意缺陷多动障碍(attention deficit hyperactivity disorder,ADHD)、特定学习障碍(specific learning disorder,SLD)、语言发育迟缓(specific language impairment,SLI)等,诊断需仔细鉴别,对症治疗。

(二)流行病学资料

DSM-5 显示,5~11 岁儿童发育协调障碍的患病率为 5%~6%:在 7 岁儿童中,1.8% 被诊断为严重的发育协调障碍,3% 被诊断为疑似发育协调障碍;男女比例为 2:1 到 7:1 之间。DCD 发病率可受到一定的地域、文化等差异影响。据美国精神病学会(American Psychiatric Association)流行病学调查,DCD 患病率高达 5%~11%;台湾地区 DCD 儿童的患病率为 3.5%~17.9%。

(三)病因及发病机制

DCD 的病因目前尚不明确,但普遍认为是一种持续到成年的慢性损伤,并且与孕期的各种高危因素有高度的相关性。胎儿的缺氧史、出生时的低体重以及其他一些围产期的异常情况,都有可能导致儿童在早期出现动作笨拙、运动发育迟滞的表征,并在适龄范围内诊断为 DCD。

有学者对疑似 DCD 的儿童做过相应研究,结果发现动作缺陷可能与以下几种情况密切相关:①大脑半球间的连接及大脑半球内讯息传递的损伤;②大脑半球的惯用侧损伤;③小脑损伤;④脑室扩大、皮质萎缩及去髓鞘作用;⑤大脑皮质控制处理失调。但这类学者的观点仍处于推论阶段,未有更准确的设计完善的随机对照试验结果进行支持。

另外,家庭经济条件对 DCD 儿童也有不可忽视的影响,家庭收入较高者其子女 DCD 发病率较家庭收入低者明显减少,这可能是由于其经济条件优越,对儿童从围产期到学龄期在饮食、运动、教育及医疗等层面投入较高所致,能够为儿童创造一个更有利的生活环境,促进其全面发展。

(四) 临床表现

DCD 在不同个体的身上表现不尽相同,具备多样化,且轻重程度不一,并与 ADHD、ASD、SLD)等神经发育障碍部分临床表现相互重叠。DCD 的主要临床表现为:

1. 感觉运动协调障碍

(1) 视觉空间障碍:随着所需运动复杂性的增加,DCD 儿童神经运动传导过程中快速调节的能力会受到潜在的神经发育障碍的影响。研究表明,有运动损害的儿童在各种信息加工的测验中均比对照组表现差,提示其存在广泛的加工过程异常,在运动知觉、跨通道知觉和复杂的视空间知觉上障碍程度更为严重。表现为不能准确地判断距离,容易碰撞周围的人或物件,以致身体受伤,搭建筑模型、描画和认识地图能力也很差。

(2) 姿势稳定及平衡能力较差:如单脚站时间短暂,上下楼梯较常人谨慎、完成某些静态姿势维持动作有困难、投掷物品易出现身体失衡等。

(3) 双侧协调差:在进行需要协调使用身体两侧的活动时会有障碍,例如使用剪刀、跨步跳、挥舞球棒等。

(4) 动作计划能力差:简单动作本身无明显异常,但复杂动作组织能力障碍或不成熟,不能及时采取应对策略快速而准确地处理运动中出现的变化,尤其在兼顾速度和精确度方面存在困难。完成技能性动作笨拙,动作幅度大,效率低,例如骑自行车、接球、跳绳等。

(5) 面对转变/挑战时情绪控制差,情绪波动明显:对自己的表现通常是不满意的,例如擦掉写好的作业、抱怨活动中的表现、对做成的事情有挫折感、甚至直接拒绝那些未尝试过的看起来有难度的活动。

(6) 额外的运动活动:如没有支撑的四肢舞蹈状运动或镜面运动。通常将此类"溢出"运动称为神经发育不成熟或神经系统软性体征,而不是神经系统异常。在目前的文献和临床实践中,它们在诊断中的作用尚不清楚,需要进一步的评估。

2. 运动技能习得困难

(1) 粗大运动:走、跑、跳、上下楼梯等大运动发育迟缓,走路易跌倒,踢球、攀爬、跳格子或捉迷藏等体育游戏参与困难。

(2) 精细运动:DCD 儿童的精细功能障碍主要表现为拇指与其他四指对指的灵活性差,手指分离动作差,手部操作笨拙,动作耗时长,乃至手眼协调能力差等。

(3) 书写:DCD 儿童常见的书写问题有:①书写时铅笔空间位置错误,方向错误等;②笔顺混乱;③笔画不均匀;④书写间距不稳定,过于密集或过于稀疏;⑤笔画交界处连接不规范以及结构不均衡。

(4) 日常生活能力:DCD 儿童在日常生活方面主要表现为生活自理能力差,不会系鞋带、不能独立穿脱衣服或者耗时较同龄儿童明显增加,洗漱、进食、使用刀叉筷子、使用拉链、整理背包等活动动作缓慢且笨拙。

3. 其他问题　DCD 儿童与典型发育儿童相比,在自我效能和积极的趋同关系能力上有显著的差异,其由于行动笨拙而回避参加课外活动,参与种类少且参与度低,群体中主动社交机会和社交时间有所减少,致使儿童表现出较低的挫折耐受力、缺乏自尊自信且不被同龄人接受,从而使得行为、情感、社交及适应性等问题概率明显增加。另外,DCD 儿童除在组织、计划和实施复杂动作时有困难外,常有知觉、思维异常,语言发展损伤或迟缓,如口肌功能不足、构音缺陷等,可能影响到咀嚼能力及发音清晰度等。

(五) 评估与诊断

发育协调障碍的诊断是通过日常观察、主诉反馈以及使用相应的标准化测试等手段而得出的。诊断前需要进行详细的评估,进行父母和儿童的访谈,收集来自父母或照护者、教师等人员的信息,必要时进行相关的心理学评估和实验室检查等。

【评估方法】

常用的 DCD 评估方法包括:发育性协调障碍问卷(Developmental Coordination Disorder Questionnaire,DCDQ)、儿童运动协调能力评估量表-第 2 版(Movement Assessment Battery for Children-2,MABC-2)、布尼氏

动作熟练度评测-第 2 版(Bruininks-Oseretsky test of motor proficiency, BOTMP-2)、Peabody 运动发育量表-第 2 版(Peabody developmental motor scale-2,PDMS-2)、苏黎世神经运动评估-第 2 版(Zurich Neuromotor Assessment-2,ZNA-2)等。

【辅助检查】

必要时进行头颅影像学及脑电图检查。此外,还可以进行功能 MRI、MRI 弥散张量成像技术检查,可有效观察和追踪脑白质纤维束,了解感觉神经通路超微结构的改变。

【诊断标准】

见表 6-2。

表 6-2　DCD 的 DSM-5 诊断标准

DCD 的 DSM-5 诊断标准
协调的运动技能的获得和使用显著低于基于个体的生理年龄和技能的学习以及使用机会的预期水平。其困难的表现为动作笨拙(例如,跌倒或碰撞到物体)以及运动技能的缓慢和不精确(例如,抓一个物体、用剪刀或刀叉、写字、骑自行车或参与体育活动)。
诊断标准 A 中的运动技能缺陷显著地、持续地干扰了与生理年龄相应的日常生活的活动(例如,自我照顾和自我维护),以及影响了学业/学校的成绩,就业前教育和职业活动,休闲,玩耍。
症状发生于发育早期。
运动技能的缺陷不能用智力障碍(智力发育障碍)或视觉损害来更好地解释,也并非由于某种神经疾病影响了运动功能(例如,脑瘫、肌营养不良症、退行性疾病)。

【鉴别诊断】

1. 由于其他疾病造成的运动损伤　协调问题可能与视觉功能障碍和特定的神经障碍(如脑瘫、小脑进行性病变、神经肌肉障碍)有关。此种情况下,在神经系统检查中会有额外的体征或障碍发现。

2. 智力障碍　如果存在智力障碍,运动能力可能会因智力障碍而受损。然而,如果运动障碍低于与智龄相符的运动水平,并满足了发育性协调障碍的诊断标准,临床医师可以作出相应诊断。

3. 注意缺陷多动障碍　多动症患者可能会跌倒、撞到物体,或撞倒物体。需要在不同的背景下进行仔细的观察,以确定此种运动能力的缺陷是否是由于注意力分散和冲动,而不是 DCD 导致。如果同时满足多动症和发育协调障碍的标准,这两种诊断都可以得到诊断。

4. 孤独症谱系障碍　患有孤独症谱系障碍的儿童可能对参与需要复杂协调技能的任务不感兴趣,比如球类运动或其他需要做出预计连串动作计划的活动,这将影响测试表现和功能,但并不是患儿核心障碍点的体现。发育协调障碍和孤独症谱系障碍合并发生很常见。如果同时满足这两种疾病的标准,就可以给出这两种诊断。

5. 关节亢进综合征　患有引起过度屈伸关节的综合征个体(在进行这类儿童的体格检查时,通常会发现患儿抱怨疼痛)可能会出现类似于 DCD 的症状。

(六) 治疗

【治疗原则】

DCD 儿童在接受治疗时需遵循以下几大总体原则:

1. 治疗计划的制定和实施必须以完善的评估为依据。在整个治疗过程中可能重复多次评估。完善的评估可以确定 DCD 儿童有哪些功能障碍,程度如何,需要何种治疗以及达到何种目标,以及治疗后的效果评估。

2. 所选择的治疗活动需与儿童实际发育水平相适应。

3. 引导家长共同参与,机构康复与家庭康复共同进行。

4. 尽量保证训练环境接近实际环境,以实物操作为基础,促进技能泛化。需尽可能创建与实际环境相似程度高的训练环境,促进儿童对于各种不同物品、环境以及指令的泛化,在此过程中,需根据评估的结果来确定泛化的顺序,循序渐进向外层延伸拓展,以便于 DCD 儿童在不同的生活场景下,都能以一种自然的方式主动地使用已获得的各项技能。

【治疗方法】

目前 DCD 的治疗手段主要包括两种大的策略,即以任务为导向的策略和以过程为导向的策略:

1. 以任务为导向的策略　包括认知与日常作业能力训练(Cognitive Orientation to Occupational Performance,COOP)、神经动作任务疗法

（Neuromotor Task Training，NTT）、运动表象训练、虚拟现实训练法、特定任务训练等。

2. 以过程为导向的策略　包括感觉统合训练、本体感觉训练、知觉动作训练等。其他一些治疗手段包括药物治疗如哌醋甲酯，以及父母培训等，并且需要学校与教育部门的共同参与，在专业人员的指导下，将多种治疗手段相结合，以提高训练效果。

【并发症的处理】

1. 异常体态姿势　DCD 儿童由于四肢肌力以及运动协调、动作力线等方面的缺陷，通常会引起各种异常的姿势，通常包括如下几点：头颈部异常姿势，如头前倾等；上肢及手部异常姿势，如翼状肩等；下肢异常姿势，如骨盆前倾、骨盆后倾、膝过伸等；足部异常姿势，如足外翻等。

需多学科指导下进行相应的康复训练，必要时采取手术等其他治疗方案。从日常生活习惯层面开始改善，调整环境、动静结合。如头前倾可以采取点头训练：仰卧位，弯曲双膝，眼睛向上看，鼻尖正对天花板。确保颈部不移动，缓慢地做点头运动。想象鼻尖在慢慢地画一小段弧线。从仰卧位慢慢过渡至其他体位。

2. 肥胖　DCD 儿童由于主观积极性差，活动参与度低，因此能量的摄入和消耗处在极不平衡的地位，其中比较常见的营养不良状况则是肥胖。肥胖儿童减肥主要包括健康教育、行为矫正、膳食调整、运动处方等综合措施，其中运动是增加能量消耗、减脂降重的必不可少的手段。合理的运动应根据运动者的年龄、性别、健康状况、体力活动水平、体能水平、各运动项目的特点等，个性化对待，合理安排运动形式及运动负荷，循序渐进地实施，切忌盲目运动，谨防运动损伤。

发育性协调障碍的诊治流程见图 6-3。

三、脑性瘫痪

（一）概述

脑性瘫痪（cerebral palsy，简称脑瘫），是指一组持续存在的中枢性运动和姿势发育障碍、活动受限症候群，这种症候群是由于发育中的

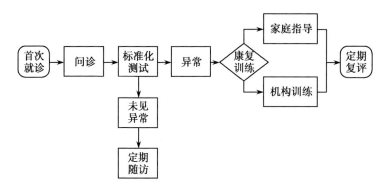

图 6-3　发育性协调障碍的诊治流程

胎儿或婴幼儿脑部非进行性损伤所致。脑瘫的运动障碍常伴有感觉、知觉、认知、交流和行为障碍，以及癫痫和继发性肌肉、骨骼问题。

（二）流行病学资料

脑瘫患病率在世界范围内约为 2‰，是目前小儿时期最主要的运动功能伤残疾病。2013 年国内流行病学调查显示，脑瘫患病率为 2.46‰。近 50 年来，由于医学技术的发展，新生儿死亡率明显下降，但脑瘫发病率并无减少趋势，重症脑瘫的发生比例呈上升趋势。这种现象可能是由于抢救危重新生儿技术提高，使许多过去很难存活的早产儿和极低体重儿得以存活，而这些小儿患脑瘫的机会明显高于足月儿和正常体重儿。

（三）病因及发病机制

研究表明，大多数脑瘫的发生是先天性的，70%~80% 的脑瘫与产前因素有关，出生窒息所造成的脑瘫仅占 10% 左右。脑瘫的直接病因是在脑发育成熟前，脑损伤和/或发育缺陷导致以运动障碍和姿势异常为主的综合征。脑损伤和脑发育缺陷的时间可分为三个阶段，即出生前、围生期和出生后。

1. 出生前　出生前脑发育障碍或损伤所致，主要包括遗传因素、母体因素、宫内感染、宫内发育迟缓、绒毛膜羊膜炎、先天畸形等。

2. 围生期　主要包括围生期感染、早产、多胎、辅助生殖技术、新生儿脑卒中、胎盘功能不全、缺氧缺血、胎粪吸入等。

3. 出生后 出生后因素所占脑瘫 10%~15%。主要因素包括感染、创伤、惊厥、新生儿缺氧缺血性脑病、颅内出血、脑积水、胆红素脑病、中毒等。

(四)临床表现

参考 2006 版国际脑性瘫痪定义、分型和分级标准,ICD-10 和近几年的国外文献,第六届全国儿童康复、第十三届全国小儿脑瘫康复学术会议于 2014 年 4 月制定我国脑性瘫痪新的临床分型、分级标准。

1. 临床分型

(1)痉挛型四肢瘫(spastic quadriplegia):临床表现为全身肌张力过高,上下肢损害程度相似,或上肢重于下肢。以锥体系受损为主,包括皮质运动区损伤。牵张反射亢进是本型的特征。多见上肢背伸、内收、内旋、拇指内收,躯干前屈,下肢内收、内旋、交叉、膝关节屈曲、剪刀步、尖足、足内外翻,拱背坐,腱反射亢进、踝阵挛、折刀征和锥体束征等。

(2)痉挛型双瘫(spastic diplegia):症状同痉挛型四肢瘫,主要表现为双下肢痉挛及功能障碍重于双上肢。

(3)痉挛型偏瘫(spastic hemiplegia):症状同痉挛型四肢瘫,表现在一侧肢体。

(4)不随意运动型(dyskinetic):以锥体外系受损为主,主要包括舞蹈性手足徐动和肌张力障碍;该型最明显特征是非对称性姿势,头部和四肢出现不随意运动。

(5)共济失调型(ataxia):以小脑受损为主,以及锥体系、锥体外系损伤。主要特点是由于运动感觉和平衡感觉障碍造成不协调运动。

(6)混合型(mixed types):具有两型以上的特点。

2. 临床分级 目前多采用粗大运动功能分级系统(gross motor function classification system,GMFCS)。GMFCS 是根据脑瘫儿童运动功能受限随年龄变化的规律所设计的一套分级系统,完整的 GMFCS 分级系统将脑瘫患儿分为 5 个年龄组(0~2 岁;2~4 岁;4~6 岁;6~12 岁;12~18 岁),每个年龄组根据患儿运动功能从高至低分为 5 个级别(Ⅰ级、Ⅱ级、Ⅲ级、Ⅳ级、Ⅴ级)。

(五) 评估与诊断

1. 康复评估 小儿脑瘫的评定是康复的重要环节,通过评定可以全面了解脑瘫患儿的生理功能、心理功能、社会功能、综合分析个人因素以及环境因素对其病情的影响,为设计合理的治疗方案、判定治疗效果提供依据。

(1) 病史采集:病史采集主要通过医师与患儿家属进行提问与回答了解疾病发生与发展的过程。包括主诉、现病史、个人史、既往史、家族遗传史、社会和教育史等。

(2) 体格检查:体格检查的内容包括患儿的一般状况、精神状态、语言状况、皮肤、头部、颈部、胸部、腹部、脊柱、骨盆、四肢、肢体形态、肛门与外阴等的评估。同时评估是否存在其他脏器畸形或功能障碍等问题,有利于了解患儿的身体素质,患儿对康复治疗的承受能力等。

(3) 身体功能与结构评定:身体功能和结构的评定包括感知觉评定、认知觉评定、精神功能评定、言语功能评定、肌张力评定、肌力和肌耐力评定、关节活动度评定、发育反射评定、步态分析等。

(4) 活动与参与的评定:活动和参与的评定包括粗大运动功能、精细运动功能、日常生活活动能力、交流能力、主要生活领域、社会交往技能的评定等。

(5) 环境评定:环境评定主要是指针对脑瘫儿童矫形器和辅助用具的评定、家庭环境评定和社区人工环境评定。针对脑瘫儿童的功能水平,主要对其即将回归的环境进行实地考察和分析,以了解儿童在实际生活环境中活动完成情况、舒适程度及安全性,准确找出其活动的影响因素,向儿童所在的家庭、社区(包括幼儿园、学校)及政府机构提供环境改造的建议和科学依据,最大限度地提高其功能水平和儿童独立性。

(6) 其他方面的评定:脑瘫患儿还可共患听力障碍、智力障碍、言语-语言障碍、视觉障碍、心理行为异常等,因此,应根据患儿临床表现和需求,进行听觉、智力、言语-语言、视觉、心理行为评定和步态分析等,同时进行日常生活活动能力及独立生活能力、学习能力、交流能力、辅助器具使用情况、家庭及学校环境等的评定。

2. 诊断标准

(1) 必备条件:诊断脑瘫必须具备以下 4 项必备条件,缺一不可。发育神经学异常是脑瘫的特征和核心要素。

1) 中枢性运动障碍持续存在:早期以运动发育落后为主,如抬头、翻身、坐、爬、站和走等大运动功能和精细运动功能障碍,或显著发育落后;

2) 运动和姿势发育异常:如痉挛型脑瘫患儿上肢可表现为手指关节掌屈,手握拳,拇指内收,腕关节屈曲,前臂旋前,肘关节屈曲,肩关节内收,上肢后伸、内旋、内收;下肢表现为尖足,足内、外翻,膝关节过度屈曲或过度伸展,髋关节屈曲、内收、内旋,下肢内收,行走时足尖着地,呈剪刀步态。

3) 反射发育异常:如原始反射延迟消失或持续存在,立直(矫正)反射及平衡(倾斜)反应延迟出现或不出现,痉挛型脑瘫可出现病理反射。

4) 肌张力及肌力异常:所有脑瘫儿童都存在不同程度的肌张力异常并伴有轻重不等的肌力降低。痉挛型脑瘫肌张力增高;不随意运动型脑瘫肌张力变化或障碍(强直为主);共济失调型脑瘫肌张力偏低。

(2) 参考条件:以下 2 项参考条件有利于寻找病因及佐证,是非必备条件,有利于诊断及康复策略的选择。

1) 引起脑瘫的病因学依据:如前所述出生前、围生期、出生后至 3 岁前的各类病因导致的非进行性脑损伤。

2) 可有头颅影像学佐证:包括头颅 B 超、CT、MRI 等影像学检测结果异常。

3. 辅助检查

(1) 直接相关检查:如头颅影像学检查(MRI、CT 和 B 超)等,是脑瘫诊断有力的支持。

(2) 合并症的相关检查:如脑电图(EEG)、肌电图、脑干听觉诱发电位、脑干视觉诱发电位等。

（3）其他检查：如智力发育、语言、营养等。

4. 鉴别诊断

（1）一过性运动障碍或发育迟缓：将来运动可以正常化，无明显异常姿势。

（2）颅内感染性疾病：以颅内感染为主要临床特征，治愈后无运动障碍。

（3）脑肿瘤：为进行性发展的疾病，伴有脑肿瘤的特征性症状。

（4）智力落后：可有运动发育落后，但以后运动功能可能会正常或接近正常，以智力落后为主要表现。

（5）先天性肌弛缓及先天性肌张力低下：应与肌张力低下型脑瘫相鉴别，前两者多在以后逐渐好转或恢复正常。

（6）先天性代谢性疾病：除了有运动功能障碍外，都有特征性的临床表现和实验室检查结果。

（7）脑白质营养不良：病情呈进行性。

（8）脊椎损伤、脊椎肿瘤、先天畸形等脊椎病　应与痉挛型脑瘫相鉴别，可进行X线检查、脑脊液检查、脊髓造影检查，结合临床表现进行诊断。

（9）小脑退行性病变：应与共济失调型脑瘫相鉴别，表现为缓慢进展，并随年龄增长逐渐加重。

（六）治疗

1. 治疗原则

（1）早发现异常、早期干预：一旦发现存在运动发育落后、肌张力异常、姿势异常、反射异常等发育神经学异常，应立即进行早期干预。促进大脑的功能代偿和组织修复。

（2）综合性康复：开展综合康复，促进身心全面发育。应高度重视包括感知、认知、语言、社会交往、情绪、情感、行为以及运动功能的全面发育，采取丰富多彩的康复手段，以功能为核心开展康复治疗。为了最佳康复效果，应以患儿为中心，组织各科专家、治疗师、护士、教师等共同制订全面、系统的康复治疗计划，进行相互配合，以达到患儿的身心康复。

（3）与日常生活相结合：通过培训患儿家属和照护者，开展家庭康复，将康复训练的理念和方法与日常生活相结合，提高患儿日常生活活动能力。

（4）遵循循证医学的原则：小儿脑瘫康复治疗要遵循循证医学的原则，加强科学的基础和临床研究，防止在未经科学检验的基础上，盲目地夸大某种治疗方法。

（5）早期开展教育康复：对脑瘫儿童进行康复治疗的同时，应高度重视教育康复。应设法在康复机构中及时开展特殊教育、学前教育及小学教育，应与家长及教育机构紧密配合，为脑瘫儿童能够接受适龄、适当教育创造条件，实现脑瘫儿童的全面康复。

（6）康复训练与游戏相结合：在康复训练中贯穿游戏，使治疗活动更有趣味，增加脑瘫儿童康复训练的兴趣和调动儿童主动参与的积极性。游戏介于训练与真实生活之间，有利于脑瘫儿童把所学的技能转移、应用到实际生活中去。

（7）集中式康复与社区康复相结合：社区康复可以为脑瘫患儿在自己熟悉的环境中提供有效的、便捷的康复治疗。正确的社区康复训练为脑瘫儿童康复提供了一个经济、易行有效的方法，能使更多的脑瘫儿童及早得到康复。

（8）不同年龄治疗策略多样性：脑瘫儿童正值生长发育时期，不同生长发育阶段具有不同的生理、心理及社会功能特点和发育规律，不同的功能障碍特点及程度，所处环境也会随着年龄的增长而变化。因此，应根据不同年龄段脑瘫儿童特点，制定正确的康复治疗目标，选择恰当的康复策略。

2. 治疗方法 脑瘫治疗属康复医学范畴，因此要遵循康复医学的规律并符合儿童生长发育特点和需求，采取综合康复治疗的方法，根据每个患儿的情况而选择和制订康复治疗的方案。常用的方法有物理治疗（包括运动疗法和物理因子疗法）、作业治疗、言语治疗等。

（1）运动疗法：运动疗法的基本原则：①遵循儿童运动发育的规律；②抑制异常运动模式的同时，诱导正常运动模式；③使患儿获得保持正常姿势的能力；④促进左右对称的姿势和运动；⑤诱发和强化正确的运动模式,逐渐完成运动的协调性;⑥康复训练前缓解肌张力;⑦增强肌力;⑧处理功能障碍;⑨管理肌肉-骨骼系统;⑩以主动运动及诱发主动运动为主。

运动疗法常用的技术和方法有关节松动技术、软组织牵伸技术、肌力训练技术、Bobath技术、Rood技术等。其他技术还包括有减重步态训练、平衡功能训练、借助于辅助器具的训练、核心稳定性训练、悬吊训练等。

(2) 物理因子疗法:包括电刺激疗法、热疗法、水疗法、冷疗法、生物反馈疗法、重复经颅磁刺激等。

(3) 作业治疗:作业治疗是指有计划、有针对性地从患儿日常生活、学习、劳动、认知等活动中,选择一些作业,对患儿进行训练,恢复和学习各种精细协调动作,解决生活、学习、工作及社交中所遇到的困难,取得一定程度的独立性和适应性。

作业治疗常用的技术和方法包括:姿势控制、上肢功能训练、促进日常生活动作能力、促进认知功能的发育、促进情绪稳定和社会适应性、辅助器具与矫形器的使用、环境改造等。

(4) 言语治疗:脑瘫患儿约有80%具有不同程度的言语障碍。其发生机制为语言发育迟缓发音器官功能障碍、交流意愿障碍及其他障碍所致。特点为语言发育迟缓和/或构音障碍。言语障碍矫治常用的技术和方法包括:日常生活交流能力的训练、进食训练、构音障碍训练、语言发育迟缓训练、构音器官运动训练、构音训练、利用语言交流辅助器具进行交流的能力训练、小组语言训练等。

(5) 药物及手术治疗

1) 药物治疗:治疗脑瘫患儿痉挛和肌张力障碍的方法主要包括A型肉毒毒素注射、选择性脊神经后根切断术(selective dorsal rhizotomy,SDR)、口服地西泮或巴氯芬、巴氯芬泵等。

2) 手术治疗:在我国开展较为广泛的手术包括肌肉、肌腱和骨关节矫形手术,目的是改善功能,矫正局部畸形和挛缩,减少痛苦,易于护理。周围神经切断术、神经核团立体定向毁损术等也有开展。

(6) 其他疗法:包括中医康复疗法、辅助器具及矫形器、多感官刺激、游戏及文体治疗、马术治疗、音乐治疗、虚拟现实治疗等。

脑性瘫痪的诊治流程见图 6-4。

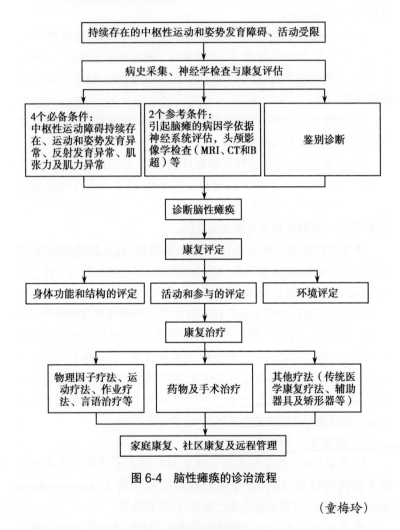

图 6-4 脑性瘫痪的诊治流程

(童梅玲)

参考文献

1. 唐久来.常见中枢性运动发育落后/障碍的规范化诊断.中国儿童保健杂

志,2013,21(07):673-675.

2. 陈荣华,赵正言,刘湘云.儿童保健学.5版.南京:江苏凤凰科学技术出版社,2017.

3. 吴德,唐久来.发育性运动协调障碍的诊疗研究.中国康复医学杂志,2020,35(05):513-516.

4. 李晓捷.儿童康复.北京:人民卫生出版社,2021.

5. 徐开寿,肖农,黄真,等.儿童脑性瘫痪运动障碍的康复建议.中华儿科杂志,2020,58(02):91-95.

第四节 语言障碍

一、概述

语言障碍指在理解和/或使用口语、书面语言或是其他符号系统时有困难,语言发育偏离了正常的顺序。语言障碍有语言表达障碍和感受性语言障碍两个亚型。语言表达障碍的儿童可理解语言的意思,感受性语言障碍儿童不能理解语言含义。

常见语言障碍的病因:

1. 特发性语言损害 除语言发育明显落后与同龄儿童以外,其他发育水平均在正常范围内,无智力低下、听力异常、运动性疾病、社会情感功能异常以及明确神经损伤。遗传因素是儿童发生特发性语言损害(specific language Impairment,SLI)的主要原因。

2. 获得性语言障碍 因其他疾病或不利因素所致的语言障碍。神经系统疾病,听力障碍或颅脑外伤等疾病可导致语言障碍,而儿童的语言发育与养育环境息息相关,儿童-母亲关系不良、忽视、虐待,以及缺乏早期语言环境也可损害儿童语言发育。

二、诊断

(一)临床表现

有语言障碍儿童的症状可轻重不一,有1~2个症状或多个症状。

1. 感受性语言障碍 儿童不能理解语言,表现在难以理解别人语言,不懂指令,不能组织自己的想法。

2. 表达性语言障碍 不能应用语言表达自己想法与需要,表现在不能组织词汇为句子,或句子简单、短、或语序错误;表达时用词不准确,常用占位符,如"嗯";用词水平低于同龄儿童;说话时漏词;反复用某些短语,或重复(回声样)部分或所有问题;社交困难,常伴行为问题。

(二) 辅助检查

1. 常规听力测试 可用声阻抗测听法、耳声发射、脑干诱发电位排除听力障碍对儿童语言的影响。

2. 语言评估 包括语言理解和表达的评估。现有评估方法有:图片词汇测试、年龄与发育进程问卷、丹佛发育筛查测试、早期儿童语言发育进程量表、中文早期语言与沟通发展量表-普通话版、S-S 语言发育迟缓检查法、韦氏智力测验。

3. 其他 如儿童有特殊面容时可进行相关遗传学检测,若临床症状怀疑与脑发育异常或颅内疾病有关时可行头颅影像学检查。

(三) 诊断标准

语言障碍在 DSM-5 的诊断标准如下:

1. 因理解或表达缺陷而在说、写、肢体语言及其他形式上出现语言获得和使用持续困难,包括:①词汇量少(词语理解和使用方面);②句子结构受限(根据语法和形态学,将词语组成句子);③叙述缺陷(使用词汇和句子解释或描述一系列事件或对话能力)。

2. 语言能力实质上低于年龄所期望水平,导致沟通、社会参与、学业成就或职业工作出现上述单一或多方面功能限制。

3. 症状始于发育早期。

4. 非听力或其他感觉损伤、运动障碍、其他医学或神经疾病;也非智力障碍(智力发育障碍)或全面发育迟缓导致的上述缺陷。

三、鉴别诊断

1. 孤独症谱系障碍 这类儿童的典型特征是语言沟通障碍,并伴有社交困难和刻板的重复性动作。该障碍的儿童在前语言阶段就有一些异常表现,如共同注意缺乏、无眼神交流、对家人不亲近。在语言方面,有些儿童会出现语言倒退;与同伴交流时不能保持话题,不会用代词或不能恰当使用语言,而且语言的发育顺序异常,语言的表达优于理解,但这种表达往往是机械的模仿,没有与人交流的功能。

2. 选择性缄默症 大多数选择性缄默为暂时性,常常始于5~6岁前的儿童,特别是离家上学后易发生在学校环境中缄默不语,而在熟悉环境中却能够像正常儿童一样进行交流。

3. 智力障碍 智力障碍是指在发育阶段发生的障碍,包括智力和适应功能方面的缺陷,除语言障碍外,还表现在概念、社交和实用的领域中的功能缺陷。

四、治疗

(一)制订目标

维果斯基的"最接近发育水平"理论是主导原则,即所定目标应是略高于个体儿童的发育水平,儿童经过努力可实现的目标。干预策略为扩展语言,让儿童模仿,帮助儿童建立学习模式。如儿童只说一个字时,干预则可采用叠词,然后向两个字的词语发展;儿童只会短语时,逐渐扩展为句子。

(二)干预方法

适用于年幼儿童或严重语言障碍的儿童,需在有意义的情境与游戏活动中进行。

1. 以语言治疗师为主导 主要采用练习、游戏中操练和塑造三种形式。练习即儿童回答字或单词的方式,形式比较单调,儿童常缺乏动力。游戏中操练即儿童先在一个游戏活动中完成语言目标后,再给儿童感兴趣的游戏活动强化语言目标的应答。塑造是给儿童听觉刺激,逐步诱导儿童产生接近目标的反应。这三种形式均需要治疗师在有结构的框架下进行,适用于年幼儿童或严重语言异常的儿童。

2. 以儿童为中心　以游戏作为治疗形式,语言治疗师将制订的目标语言加入儿童游戏中,有意引导儿童学习目标语言。当儿童达到治疗目标后,语言治疗师不断反馈,采用模仿、组词、扩展技能与儿童交流。

(三) 干预策略

对儿童进行语言训练需要有特殊的干预策略。

对于尚未开口说话,但有一定理解力的儿童,可以吸引儿童对声音、物品的注意,以及与他人玩轮流性和想象性的游戏。常用的策略有以下几种:

1. "听力轰炸"　即反复以单词或叠词作语言刺激。

2. 词与实物结合　将儿童感兴趣的物品和玩具与单词相匹配。

3. 肢体语言　鼓励儿童用姿势、发声作交流。

4. 情绪控制　纠正儿童用哭叫、发怒、扔物等不良的交流方式。

5. 情境交流　创造情境,促使儿童与他人交流,并迅速给予应答。

对已经有语言,但语言内容少、形式简单的儿童的干预策略是让儿童在想象性游戏中模仿,如要求儿童模仿治疗师的语言,逐渐引导儿童主动表达,并能在生活中应用,治疗师采用肢体语言(手势、动作)强化儿童的语言感受;鼓励儿童有意识交流,创造各种机会与儿童对话;在商店购物、接待朋友,礼仪等角色扮演的游戏中让儿童学习生活用语。

无论哪种干预策略都需要注意个体差异,需要在治疗过程中采用适合儿童个体发育水平的语言与儿童交流。

(四) 家庭配合

父母和抚养者在儿童语言发育和语言治疗中起着非常重要的作用。治疗效果决定父母配合与参与程度。训练父母在生活中应用语言治疗的方法和策略,配合治疗师共同完成儿童语言治疗目标。

语言障碍的诊治流程见图 6-5。

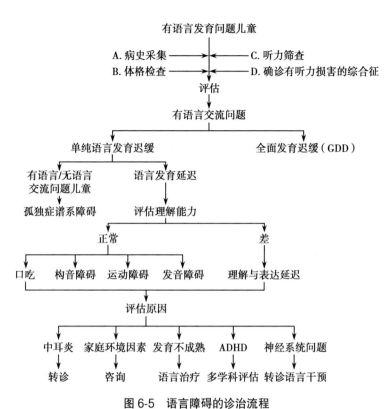

图 6-5 语言障碍的诊治流程

（江　帆）

参考文献

1. 黎海芪. 实用儿童保健学. 北京：人民卫生出版社,2016.

2. 金星明,静进. 发育与行为儿科学. 北京：人民卫生出版社,2014.

3. 陈荣华,赵正言,刘湘云. 儿童保健学. 5 版. 南京：江苏凤凰科学技术出版社,2017.

4. Association Psychiatric Association. Diagnostic and Statistical Manual of Mental Disorders,fourth ed.（DSM-V）. Washington（DC）：American Psychiatric Association,2013.

5. WALLACE IF, BERKMAN ND, WASTON LR, et al. Screening for Speech and Language Delay in Children 5 Years Old and Younger: A Systematic Review. Pediatrics, 2015, 136(2): 448-462.

第五节　注意缺陷多动障碍

一、概述

　　注意缺陷多动障碍（attention deficit hyperactivity disorder, ADHD）是常见的神经发育障碍性疾病之一，起病于童年期，以持续存在的注意障碍、过度活动/冲动为临床核心症状，并能对患者的认知功能、情感和社交、学业成就乃至职业生涯等多方面造成损害。1995 年我国自然科学名词审定委员会将其定名为"注意缺陷多动障碍（ADHD），《国际疾病分类》（ICD-10）中将其命名为"儿童多动综合征"，2013 年颁布的 DSM-5 中仍称为注意缺陷多动障碍。研究发现在不同国家和社会经济文化阶层中，ADHD 患病率不同，据统计，我国儿童 ADHD 患病率为 6.26%。全球儿童发病率约为 7.2%，60%~80% 可持续至青少年期，约一半持续至成人期。男性发病率明显高于女性，为（4~9）：1，且该病随着年龄的增加，共患其他精神疾病的比例明显增加，约 65% 的 ADHD 患者共患一种或多种精神障碍。

二、病因及发病机制

　　注意缺陷多动障碍的病因和发病机制至今未明。大多数学者认为 ADHD 是受遗传、神经生物和社会心理三者共同作用导致的一种异质性疾病综合征，其中，遗传因素在 ADHD 发病中起重要作用。来自家系研究发现，ADHD 具有家庭聚集性，ADHD 患者的子女患 ADHD 的概率超过 50%，其一级亲属患 ADHD 的概率约是普通人群的 5~6 倍。双生子研究表明，ADHD 的遗传率大于等于 0.8，且 ADHD 症状越严重，遗传的影响越大。近年来随着分子遗传学方法的应用，已经发现了多种可能与 ADHD 相关联的易感性基因，主要集中在多巴胺、5-羟色胺、去甲肾上腺素等神经递质系统上的有关功能基因,包括Ⅳ型多巴胺受体基因(DRD4)、多巴胺转运体基因(DAT_1)多巴胺-β羟化酶基因、儿茶酚胺-O-甲基转移酶基因、单胺氧化酶基因、去甲肾上腺素转运体基因、5-羟色胺受体 1B 基因和 2C 基因等。不过,多数学者认为,ADHD 可能是多基因协同作用的遗传性疾病,且不仅受基因影响,而且也包括基因-环境的交互作用,早期暴露于不良环境可以导致 ADHD 的发病风险增加。

来自神经生物学和神经影像学的研究显示,有部分 ADHD 儿童存在额叶功能和皮质连接缺陷;也有报道 ADHD 儿童的前额皮质、基底节、胼胝体和顶叶体积异常。有学者认为 ADHD 儿童可能存在大脑皮层发育迟缓,尤其是大脑外侧额叶皮层,从而影响到执行功能,在临床上表现出注意控制、反应抑制、任务管理、工作记忆、计划组织等方面的问题。大脑中枢神经系统的活动主要通过神经递质作为媒介进行信息交换,有学者认为单胺类神经递质的代谢紊乱可能是活动过度的起源,但众多研究显示,尚没有哪一个单一的神经递质异常能够完全解释 ADHD 的成因,更多倾向于是包括去甲肾上腺素、多巴胺、儿茶酚胺、5-羟色胺等在内的多递质系统异常。对 ADHD 儿童的神经电生理功能研究结果显示,其脑电图检测多有阵发性或弥漫性的 θ 波增加,脑电功率谱分析显示也有慢病功率增加,α 波功率下降和平均频率下降,提升 ADHD 儿童具有觉醒不足的特点。有关 ADHD 儿童事件相关电位(event-related potential,ERP)的研究发现,其 N200 波幅降低,P300 波潜伏期延长和波幅降低,提示 ADHD 儿童存在注意和信息加工的缺陷。

社会心理因素对 ADHD 发病所起的作用虽然尚不明了,但其对 ADHD 的发展和结局起着一定的作用。有研究表明,父母患有精神或行为问题、母亲吸烟酗酒、严重的生活应激事件(如父母离异、亲人死亡、家庭暴力等)、童年早期中高浓度的铅暴露等是 ADHD 的高危影响因素。

三、临床表现和体征

1. 注意缺陷 注意可分为有意注意和无意注意二种。有意注意是指有预定目标、自觉的、需要人的意志活动来参与的注意过程,即可受人的意志进行自觉调节和支配的注意;而无意注意则是一种没有预定目标,也不需要做主观意识努力参与的注意过程。ADHD 儿童的注意缺陷表现为有意注意的减弱,且注意力集中时间短暂,注意力维持的时间明显短于同龄儿童。表现在玩玩具或游戏时很难保持专心;在上课时、写作业或做其他需要自觉集中精力的事情时,注意力集中困难,易被无关的刺激所吸引,从而导致预定目标不能完成。

2. 多动 表现为与年龄不相称的活动过多。这种活动过多的特点为不分场合、无明确目的的多动,包括喜欢喧闹捣乱、翻箱倒柜,常常将所在地的场景搞得乱七八糟;也包括小动作特别多,在上课或需要安坐时,坐不住,小动作多,手一刻也闲不住,东摸西扣;身体扭来扭去;还有常常表现为多话,喜欢不分时机的插嘴和干扰他人对话交流。这类活动过多常常特别容易讨人厌烦。

3. 冲动 ADHD 儿童自控能力弱,常常对环境刺激反应过度,不分场合,容易兴奋、急躁不安、行为冲动、不顾后果、难以自控,这些冲动行为往往容易伤害到他人或破坏财物。

4. 其他 ADHD 儿童往往在社交技能、应对挫折和情绪调控能力方面存在困难。临床上表现为易发脾气、任性不讲理,稍不容易如意就大吵大闹,容易与人发生冲突、争吵、打架。ADHD 儿童还常常伴有学习困难,但智力水平大多正常,其学业成绩常与智力水平不一致,其学习困难多数并非因智力因素所致,更多因注意力分散导致学业成绩不佳。ADHD 儿童因其多动/冲动的症状,经常被家长责备、老师批评、同学嘲笑,导致同伴关系不佳,自我评价低下、自信心不足,从而进一步出现退缩、回避、逃课、逃学等行为表现。

四、评估和辅助检查

1. 认知和行为评估 包括智力测验、注意测定和其他一些行为评估量表。智力测验常用的包括中国修订的韦氏学龄前儿童智力量表(WIPPS-CRR)和韦氏学龄儿童智力量表(WISC-CR)、学业成就测验(WRAT)和伊莉诺斯语言发育测验(ITPA);注意测定常用持续性操作测验(CPT);行为评估量表常用的包括 Conners 父母问卷(PSQ)、教师用量表(TRS)、ADHD 筛查量表(SNAP-IV)、Weiss 功能缺陷量表父母版(WFIRS-P)、学习困难筛查量表(PRS)、Achenbach 儿童行为量表(CBCL)和气质量表。

2. 实验室检测　必要时可进行血常规、血铅检测;若合并有其他发育障碍或畸形时,有条件也可进一步做分子诊断检测。

3. 脑电生理和神经影像检查　结合病史,必要时可进行脑电生理和神经影像学检查。

五、筛查标准和诊断标准

1. 筛查标准　基层儿童保健机构中,参考《儿童及青少年精神诊断在基层医疗分类:诊断和统计手册初级护理(DSM-PC)初级保健儿童青少年精神分类》(The Classification of Children and Adolescent Mental Diagnoses in Primary Care:Diagnostic and Statistical Manual for Primary Care.DSM-PC V65.49/V40.3)以区分和筛查不同程度的多动和冲动(表 6-3)。发现已偏离正常同龄儿童行为的现象,进行早期干预和定期随访评估。

表 6-3　儿童多动/冲动与正常儿童发育多样性行为的区别

多样性行为	正常儿童	多动/冲动儿童
多动/冲动	婴幼儿期常很活跃/冲动,精力旺盛,使精力不足或耐心不足的成人烦恼;至学龄儿和青少年期,通常在游戏时兴奋,也会出现正常的冲动行为,尤其在竞争性的场景下	儿童的多动/冲动行为已影响与他人的关系或获得相应年龄的技能;儿童出现某些多动或冲动症状,尚不足以诊断为 ADHD 行为障碍者,或异常行为问题;可伴有其他不良行为,如不良情绪或攻击性/对立违抗行为

续表

多样性行为	正常儿童	多动/冲动儿童
行为发育表现	婴儿期对刺激应答有个体差异,部分婴儿可能对触觉、声音、光线有过度的活跃,可表现为扭动以避开照料者;或婴儿的愉快应答表现为活动增多;儿童早期喜欢活动、提问等;儿童中期,游戏中可长时间玩得很兴奋,偶尔出现冲动行为;至青少年期喜欢长时间的活动类节目(如舞蹈),有时会与同伴一起做一些危险行为	婴儿期特别喜欢扭动、攀爬,以及伴有高活动水平的感觉运动;儿童早期在游戏中常会不顾场景来回冲撞、撞到人或物而易受伤,不愿进行安全的游戏,如看书、听故事;儿童中期,不遵守游戏规则,扰乱他人,不能如期完成指定任务;青少年期多不遵守课堂秩序、小动作多,做事凭意气用事,易惹他人生气

2. 诊断标准　依据 DSM-5 关于 ADHD 的诊断标准。具体如下描述:

(1) 一种持续的注意缺陷和/或多动-冲动模式干扰了功能或发育,其中被确定为"注意障碍""多动和冲动"的行为特征(表 6-4)。

表 6-4　注意障碍、多动和冲动的行为特征

注意障碍	多动/冲动
6 项(或更多)的下列症状持续至少 6 个月,且达到了与发育水平不相符的程度,并直接负性地影响了社会和学业/职业活动	6 项(或更多)的下列症状持续至少 6 个月,且达到了与发育水平不相符的程度,并直接负性地影响了社会和学业/职业活动
1. 经常不能密切关注细节或在作业、工作或其他活动中犯粗心大意的错误(如,忽视或遗漏细节,工作不精确); 2. 在任务或游戏活动中经常难以维持注意力(如,在听课、对话或长时间的阅读中难以维持注意力); 3. 当别人对其直接讲话时,经常看起来没有在听(如,即便在没有任何明显干扰的情况下,也显得心不在焉);	1. 经常手脚动个不停或在座位上扭动; 2. 当被期待坐在座位上时却经常离座(如,离开教室、办公室或其他工作场所,或是在其他情况下需要保持原地的位置); 3. 经常在不适当的场合跑来跑去或爬上爬下(对于青少年或成人,可以仅限于感到坐立不安);

续表

注意障碍	多动/冲动
4. 经常不遵循指示以致无法完成作业、家务或工作中的职责(如,可以开始任务但很快就失去注意力,容易分神); 5. 经常难以组织任务和活动(如,难以管理有条理的任务,难以把材料和物品放整齐,工作常凌乱、没头绪,时间管理不良,不能遵守截止日期); 6. 经常回避、厌恶或不情愿从事那些需要精神上持续努力的任务(如,学校作业或家庭作业,青少年和成人则为准备报告、完成表格或阅读冗长的文章); 7. 经常丢失任务或活动所需的物品(如,学校的资料、书本、学习用具、钱包、钥匙、眼镜、手机、文件等); 8. 经常容易被外界的刺激分神(青少年和成人可能包括不相关的想法); 9. 经常在日常活动中忘记事情(如,做家务、外出办事,青少年和成人忘记付账单、回电话、约会)	4. 经常无法安静地玩耍或从事休闲活动; 5. 经常"忙个不停",好像"被发动机驱动着"(如,在餐厅、会议中无法长时间保持不动或觉得不舒服,可能被他人感受为坐立不安或难以跟上); 6. 经常讲话太多; 7. 经常在提问还没有讲完之前就把答案脱口而出(如,接别人的话,不能等待交谈的顺序); 8. 经常难以等待(如,当需排队等待时); 9. 经常打断或侵扰他人(如,插入别人的对话、游戏或活动,没有询问或未经允许就开始使用他人的东西,对于青少年和成人,可能是侵扰或接管他人正在做的事情)
备注:这些症状不仅仅是对立行为、违拗、敌意的表现,或不能理解任务或指令。17 岁及以上的青少年和成人至少需要上述症状中的 5 项	备注:这些症状不仅仅是对立行为、违拗、敌意的表现,或不能理解任务或指令。17 岁及以上的青少年和成人至少需要上述症状中的 5 项

(2)注意障碍或多动-冲动的症状在 12 岁之前就已存在;

(3)注意障碍或多动-冲动的症状存在于 2 个或更多的场合(如,在家里、学校或工作中;与朋友或亲属互动中;在其他活动中);

(4)有明确的证据显示这些症状干扰或降低了社交、学业或职业功能的质量;

(5)这些症状不是出现在精神分裂症或其他精神病性障碍的病

程中,也不能用其他精神障碍来更好地解释(如,心境障碍、焦虑障碍、分离障碍、人格障碍、物质中毒或戒断)。

(6)细分类型:注意缺陷多动/冲动障碍:如果在过去的6个月内,同时符合注意障碍诊断标准和多动-冲动诊断标准;注意缺陷:如果在过去的6个月内,符合注意障碍诊断标准,但不符合多动-冲动诊断标准;多动/冲动:如果在过去的6个月内,符合多动-冲动诊断标准,但不符合注意障碍标准。

六、鉴别诊断

1. 正常儿童的多动 多发生在学龄前及学龄早期的儿童,男孩多见,表现出来的好动和有意注意时间相对较短。但其多动的表现多和环境及身体状态有关,如外界刺激过多、疲劳、注意缺乏训练、平时未养成做事有始有终的习惯等,且这些多动并没有导致儿童有任何社会功能受损;他们的多动是可控制的,且多有目的性。

2. 适应障碍 严重的生活应激事件,如父母离异、亲人生病或死亡、家庭的搬迁、转校等,均可造成儿童的适应障碍,可表现为多动、注意力不集中,但这些行为表现通常在可确定的应激源出现的3个月内,且无显著临床意义;一旦应激源或其行为结果终止,这些症状不会持续超过随后的6个月。

3. 品行障碍 这类儿童表现为明显的违反与年龄相应的社会规范或道德标准的行为,损害个人或公共利益,有较强的攻击性行为特征,单纯的品行障碍儿童没有注意缺陷、多动不宁等特征,智力正常。

4. 精神发育迟缓 精神发育迟缓儿童常伴有多动、注意力不集中,但其核心是整体智力水平下降,社会适应能力也多低下,智力测验有助于鉴别,其智力指数在70分以下。而ADHD儿童的IQ大多正常,至少也在临界水平。

5. 孤独症谱系障碍 相当一部分的孤独症谱系障碍儿童存在多动和注意力不集中现象,但其核心特征是社交和沟通障碍,并伴以刻板行为和感知觉异常。

6. 抽动障碍 这类儿童多动主要表现为不自主、间歇性、快速、多次重复的抽动,包括发音器官、不同部位(如嘴角、眼睑、脖子等)肌肉的抽动,抽动行为通常表现奇特,不同于一般的行为多动。

七、治疗

ADHD 的治疗包括药物治疗和非药物治疗,且需要医师、家长和老师共同参与和支持的综合措施,才能达到最佳治疗效果。

1. 药物治疗 主要包括中枢兴奋剂和去甲肾上腺素再摄取阻断剂。治疗依据个体化原则,从小剂量开始,逐渐调整,达到最佳剂量并维持治疗;同时定期评估药物疗效并监测可能出现的药物不良反应。

(1)中枢兴奋剂:可有效减少 ADHD 儿童多动、冲动和攻击性行为,并改善注意缺陷。国内使用的中枢兴奋剂主要为盐酸哌甲酯,根据疗效持续时间分为短效(3~6 小时)和长效(10~12 小时)两种剂型。短效盐酸哌甲酯适用于 6~17 岁儿童青少年,常用最适剂量为0.3~0.7mg/kg,通常从每次 5mg 开始,每天 1~2 次,多在早晨或中午饭后服用;治疗 1 周后不见疗效,可每次增加 5mg,每天最大总剂量不超过 60mg。长效盐酸哌甲酯从 18mg/d 开始,每天 1 次,每 1~2 周根据疗效和剂量滴定时间适当调整一次剂量。每天最大剂量小于 13 岁不超过 54mg、13 岁及以上儿童不超过 72mg。盐酸哌甲酯可能出现的不良反应包括食欲减退、入睡困难、腹痛或胃肠道不适、头痛、情绪不稳、易激惹、眩晕等短期不良反应,症状大多轻微,一般在调整剂量或用药 2 周后逐渐减退或消失。盐酸哌甲酯对 6 岁以下儿童慎用,其禁忌证包括青光眼、药物滥用、急性精神病患者、服用单氨氧化酶抑制剂患者。在使用中枢兴奋剂之前应对儿童健康状况进行全面综合评估,包括各类心脏疾病、昏厥、癫痫、猝死、抽动等家族史,并进行心血管系统的检查和神经系统的检查;治疗之前和治疗期间须进行血压、心率和肝肾功能监测,并定期监测儿童的体格生长。

(2)非中枢兴奋期:选择性去甲肾上腺素再摄取抑制剂托莫西汀是 ADHD 治疗的一种非兴奋剂药物,尤其是对中枢兴奋剂无效者,ADHD 共患抽动、焦虑、物质依赖、破坏性行为患者可选用。体重小于 70kg 的 ADHD 患儿,每天初始计量为 0.5mg/kg,至少 3 天,然后增

加至 1.2mg/kg,单次或分次服药,持续 2~4 周;若未达到有效反应者
可调整至 1.4mg/kg,每天最大剂量不可超过 100mg。体重大于等于
70kg,每天初始剂量为 40mg/d 开始,3 天后,可逐步增加至 80mg/d,单
次或分次给药,2~4 周后未达到有效反应者,可调整至每天最大剂量
100mg/d。停药时不需要逐渐减量。常见的药物不良反应包括食欲
减退、恶心、呕吐、疲劳、眩晕和情绪不稳,偶见肝损害。治疗之前和
治疗期间须进行血压、心率和肝肾功能监测,并定期监测儿童的体格
生长。

2. 非药物治疗   主要包括有行为治疗、认知行为训练、医教结合
综合干预等。

(1) 行为治疗:行为分析科学认为环境中链接事件和经验塑造了
个体的行为模式。通过应用行为分析,理解环境如何影响行为的调控
规律,采用正性强化、消退、惩罚、塑型、链接、泛化等行为技术来管理
ADHD 儿童的行为问题,达到促进其恰当合适行为的出现和维持,减
少其不良行为的目的。

(2) 认知行为训练:认知理论认为,认知水平是客观条件或外部
刺激与个体情感和行为的中介因素,是造成个体情感和行为等心理
和行为问题的重要原因。因此,针对临床上的各种心理和行为问题可
以通过认知心理治疗技术,提升个体认知方面能力,从而指导和提升
ADHD 儿童的行为认知、社交技能、情绪调控和解决问题的能力。

(3) 医教结合综合干预:学校是 ADHD 儿童的日常生活中非常重
要的一个场所,其行为同样会影响到学校的日常活动,因此需要特别
强调医生、家庭和学校三者的联合,医生的治疗计划需要得到家长和
老师的认同和配合,系统一致地管理儿童的行为并提供足够的支持,
从而才能实现最佳治疗效果。

八、共患病及处理

由于 ADHD 儿童因其疾病导致的相关行为问题,不仅会给学业
带来更大挑战,而且还会遭遇父母、老师、同学的冷落、嘲笑或其他不
良对待,因此,常易共患一些行为或精神障碍性疾病,如学习障碍、抽

动障碍、情绪障碍、对立违抗障碍、品行障碍等。ADHD 共患病的治疗原则和 ADHD 一样需进行综合治疗，包括行为和认知治疗，家庭和学校支持和必要的药物治疗。

1. 学习障碍 学习障碍是指智力正常儿童在标准化阅读、数学或写作能力显著低于其认知能力，并显著影响了学业成绩，是儿童时期最常见的神经发育障碍之一。ADHD 疾患直接影响到儿童作业和上课时的注意质量，存在注意强度弱、注意范围狭窄、注意力维持时间短暂等问题，不能很好分配注意及抓住注意对象的要点和重点，从而导致学业困难、成绩不良而致学习障碍。处理原则：①根据儿童所测得的智商和学校商，取得家长和老师对患儿学习的理解、鼓励和支持；②学校年级组织特别辅导小组进行个别学习辅导、认知和行为教育训练；③针对治疗学习障碍无"特效药"。

2. 抽动障碍 抽动障碍是一种运动性障碍，表现为简单或复杂的不自主、反复、快速的一个或多个部位肌肉抽动或发声抽动。其病程不一，可为短暂性、也可为长期性。有报道 ADHD 与抽动障碍的共患率在 15%~30%，多为轻度抽动，短暂性的，可通过行为和心理辅导治疗，有自愈趋势；中度及以上抽动障碍需在医生指导下合理用药治疗。

3. 焦虑障碍 焦虑障碍是指以持续的恐惧与不安为主的情绪障碍，其恐惧无具体的指向性，伴有自主的神经功能兴奋和过分警觉为特征的一种慢性精神障碍。ADHD 儿童因其学业不良、父母同伴关系不佳等因素，导致对自我认知产生偏差，长期处于苦恼、不安、不自信和恐惧等导致恐惧障碍。有报道 ADHD 共患焦虑障碍发生率在 15%~30% 左右，一旦发现有焦虑障碍须及时转诊给精神专科医生共同诊治。

4. 心境障碍 心境障碍包括抑郁障碍和双相情感障碍。ADHD 儿童会因为行为问题、学业问题等，经常受到批评、指责、歧视，甚至虐待，很少能听到表扬、鼓励和赞赏，长期以后导致不自信、自卑、哀怨等情绪障碍或双相情感障碍。一旦发现患儿有心境问题须及时转诊给精神专科医生共同诊治。

5. 对立违抗障碍 对立违抗障碍的特征是消极抵抗、易激惹、敌对挑战情绪，以及令人厌烦等行为，随年龄增长其发生率有增高趋势。须早发现早转诊给精神专科医生共同诊治。

6. 品行障碍 品行障碍是指在反复、持续出现的攻击性和反社会行为，这些行为违反了与年龄相适应的社会行为规范和道德标准，影响儿童自身学习、生活和社会化功能，并损害他人或公共利益。研究显示，ADHD儿童共患品行障碍的发生率较高，须及时发现及时转诊给精神专科医生共同诊治。

注意力缺陷多动症的诊治流程见图6-6。

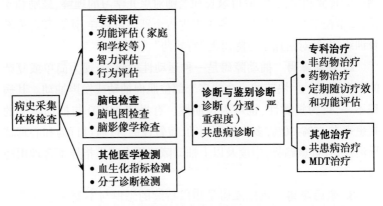

图6-6 注意力缺陷多动症的诊治流程

（徐 秀）

········· 参考文献 ·········

1. 中华医学会儿科分会发育行为学组.注意缺陷多动障碍早期识别、规范诊断和治疗的儿科专家共识.中华儿科杂志,2020,58(3):188-193.

2. 毛萌,江帆,徐秀,等.儿童保健学.第4版.北京:人民卫生出版社,2020.

3. 金星明,静进,江帆,等.发育与行为儿科学.北京:人民卫生出版社,2020.

4. 黎海芪,毛萌,李辉,等.实用儿童保健学手册.北京:人民卫生出版社,2018.

第六节 孤独症谱系障碍

一、概述

孤独症谱系障碍(autism spectrum disorders,ASD)也称自闭症,是一组以社会交往和沟通障碍、狭隘兴趣和重复刻板行为以及感知觉异常为主要特征的神经发育性疾病。自 1943 年 Leo Kanner 医生首次报道儿童孤独症以来,有关孤独症及其相关障碍的名称和诊断标准一直存在着诸多变迁和争议。2013 年,美国精神病学会发布《美国精神疾病诊断与统计手册》第 5 版(Diagnosis and Statistical Manual of Mental Disorders-fifth edition,DSM-V)中正式提出了孤独症谱系障碍的概念。

孤独症曾被报道为罕见病,近年来的流行病学调查数据显示,全球范围内 ASD 患病率均有上升趋势,据估计全球范围内 ASD 的发病率为 1%。2020 年美国 CDC 最新报告,美国 11 个 ASD 检测点 8 岁儿童 ASD 的患病率为 1.85%,其中男∶女比例为 4.3∶1。我国对 0~6 岁残疾儿童的抽样调查显示,ASD 在儿童致残原因中占据首位。2020 年根据全国 8 个城市 14 万余的 6~12 岁儿童流行病研究显示,我国 6~12 岁学龄期儿童的 ASD 患病率为 0.7%。ASD 属于复杂脑发育障碍,研究显示 80% 以上的 ASD 患儿共患注意缺陷多动障碍(ADHD)、焦虑、行为障碍、抑郁,45.0%~74.5% 伴有发育迟缓,30% 以上合并神经功能障碍和癫痫,成年后大多社会适应不良或终身障碍,成为社会和家庭巨大的经济和精神负担。因此,世界卫生组织(WHO)指出,ASD 是目前全球患病人数增长最快的严重疾病之一,已成为严重影响生存质量、影响人口健康的重大问题之一。联合国将每年的 4 月 2 日定为世界关爱孤独症日(World Autism Awareness Day),简称为世界孤独症日,旨在提高人们对孤独症谱系障碍的认识,同时宣传早期诊断和干预治疗孤独症谱系障碍的重要意义。

本节将就孤独症系谱障碍的病因与发病机制、临床表现特征、早期识别与筛查进行阐述。

二、病因与发病机制

ASD 的病因至今尚未明了,但可以肯定的是遗传因素在 ASD 的发病中起着非常重要的作用。同时,由于近年来 ASD 发病率显著上升,环境因素也被认为参与 ASD 的发生。

1. **遗传因素** 研究发现,同卵双生共患 ASD 的发生率高达 60%~82%,异卵双生的共患率为 15%~30%;ASD 的同胞患病率为 10%~20%,是群体中 ASD 患病率的 10~20 倍,存在家族聚集现象。近年来大量研究集中在查找与 ASD 相关的候选基因,但结果不一致,重复性差,需要在对 ASD 临床表型更明确分类的基础上进一步研究。多数研究认为 ASD 不是一个单基因遗传性疾病,而是多基因遗传,涉及多种遗传变异,包括核型异常、罕见和新发拷贝数变异、罕见和新发单核苷酸变异,以及常见变异等。虽然,目前已知的 ASD 易感或致病基因已达 100 多个,但这些发现仍然只能够解释约 30% 的 ASD。事实上,超过 70% 的 ASD 患儿病因依然不明。此外,单纯遗传因素不能解释 ASD 近年来发病率持续增高的现象。

2. **环境因素** ASD 发病与多种环境因素有关,包括母孕期和围产期压力、有毒化学物质、先天性感染、免疫、微量营养素和代谢等。母孕期遭受家庭不和、失业、至亲死亡等社会压力,以及飓风、热带风暴等自然外界压力也认为与 ASD 的发生有关。有研究发现孕期病毒感染后子代患 ASD 的概率增大,提示孕期感染可能与 ASD 发生相关。ASD 患儿的炎症因子、细胞调节因子和细胞激素水平较对照组显著增加,脑部组织小胶质细胞和星形胶质细胞的免疫反应增强。这些研究数据提示 ASD 的发生可能与免疫系统有关,免疫功能障碍在 ASD 的发生中起到某种重要作用。多项研究结果表明代谢异常、有毒化学物质暴露能够增加 ASD 发病的风险。其他环境因素,如母孕期长期用药史、先兆流产、分娩过程、抽搐史及新生儿缺血缺氧性脑病、新生儿黄疸等也可能是 ASD 发生的高危因素。但因研究的报道结果不一,环境因素在 ASD 病因学中的意义尚不确定。

3. 神经系统异常　神经解剖和影像学研究发现 ASD 患儿存在小脑异常,如小脑体积减小、浦肯野细胞数量减少,海马回、基底节、颞叶、大脑皮层异常。近年来采用功能性磁共振(fMRI)技术发现 ASD 患儿的脑功能异于正常儿童,包括杏仁核、海马回的大脑边缘系统、额叶和颞叶等部位。然而,目前尚缺乏与 ASD 病因相关的神经生物学证据。

4. 神经心理学异常　有学者提出一些神经心理学假说以解释 ASD 的异常行为,如心灵理论(theory of mind)认为 ASD 患儿缺乏对他人心理的认识解读能力,出现交流障碍、依恋异常和"自我中心"等行为。执行功能(executive function)理论认为 ASD 患儿缺乏对事物的组织、计划等能力,从而出现相关的行为混乱、多动等。中枢集合功能(central coherence)失调理论则认为,指 ASD 患儿偏重事物的细节而常常忽略整体,即"只见树木,不见森林",以致行为刻板或具有某些特殊能力。然而,上述假说或理论均不能完整解释 ASD 患儿的临床表现。

三、临床表现和特征

社会交往与交流障碍、狭隘兴趣和刻板行为及感知觉异常是 ASD 的两个主要症状群,同时患儿在智力、情绪等方面有相应的特征表现。一般在 1 岁前后,家长会逐渐发现 ASD 患儿与同龄正常儿童存在不同。

1. 社会交流和社会交往障碍　社会交流和交往障碍是 ASD 的核心症状,包括社会交往意愿、技能和情感分享等多方面的缺陷。患儿喜欢独自玩耍,对父母的多数指令常充耳不闻,但听力正常;患儿缺乏与他人的交流意愿或交流技巧,不愿意或不懂得如何与人互动,缺乏与亲人的目光对视,不能参加合作性游戏,但通常不怕陌生人;与父母之间似乎缺乏安全的依恋关系或是表现为延迟的依恋,对亲人离去和归来缺乏应有的悲伤与喜悦。

社交沟通技能领域,非言语沟通和言语沟通能力落后。患儿在非言语沟通-躯体语言方面,较少运用目光注视、共同注意、点头或摇头表示同意或拒绝、手指指点等肢体语言表达需求。多数 ASD 患儿因语言发育落后就诊,如 2、3 岁时还不会说话,或者在正常的语言发育后又出现语言倒退。部分 ASD 患儿具备语言能力甚至语言过多,但其语言缺乏交流性质,表现为多使用"指令"语句,单向交流,以自我为中心;或为无意义、重复刻板的语言,或是自言自语。ASD 患儿语言内容单调,常难以理解。很少主动寻求父母的关爱或安慰。

2. 狭隘的兴趣和重复刻板行为　ASD 患儿常对某些特别的物件或活动表现出超乎寻常的兴趣,并有重复、刻板的行为或动作,例如转圈、玩弄开关、来回奔走、排列玩具和积木、挥舞双手、特别依恋某一物件、反复观看电视广告或天气预报、爱听某一首或几首特别的音乐,但对动画片通常不感兴趣。

3. 感知觉异常　ASD 患儿可能对某些声音、图像特别恐惧或喜好。多数 ASD 患儿不喜欢被人拥抱,或痛觉迟钝。本体感觉异常,例如喜欢长时间坐车或摇晃,特别惧怕乘坐电梯等。ASD 儿童的感知觉和异常情绪表现与刻板行为可能有关。

4. 智力异常　过去认为 70% 左右的 ASD 患儿智力落后,目前认为 ASD 患儿智商从明显低下到天才能力呈谱系分布。约 30%~50% 左右的 ASD 儿童智力落后,50%~70% 智力在正常或超常。智力正常或超常的患儿称为高功能孤独症(high functioning autism,HFA)。尽管智力各异,多数 ASD 患儿可以在某些方面显现较强的能力,如音乐和记忆方面,尤其是机械记忆数字、路线、车牌、年代等。

5. 其他　大多数 ASD 患儿表现为明显的多动和注意分散。此外,发脾气、攻击、自伤等行为在 ASD 患儿中均较常见,而少数儿童则表现温顺安静。

四、早期识别和早期筛查

随着对 ASD 认识水平的提高,根据 DSM-5 的诊断标准,专业人员诊断典型 ASD 并不困难。然而,来自各国的流行病学研究显示,目前孤独症谱系障碍的诊断年龄平均都在 4 岁以上。而 ASD 疾患随着年龄的增加,对患儿大脑认知发育会产生瀑布样损害,同时,来自早期治疗众多临床实践均显示,始于 2 岁以前的 ASD 行为干预治疗能有效改善疾病症状和预后。因此,ASD 早期识别和早期筛查重要性受到业界的高度共识。儿童保健医生和儿科医生通过掌握婴幼儿 ASD 交流缺陷的早期行为标记,在工作中对父母做好科普宣传,同时在有条件的地区在儿童保健常规体检中开展孤独症谱系障碍的筛查,将极大有助于 ASD 幼儿的早期识别和早期诊断,从而实现早期干预的目标。

(一) 早期识别

1. ASD 幼儿的"五不"行为　ASD 的社交和沟通能力不足行为和部分刻板行为在幼儿早期即可出现,其中不(少)看、不(少)应、不(少)指、不(少)语和不当,简称"五不"行为,具有强有力的证据可作为 ASD 早期识别的五种行为标记。不(少)看,是指目光接触(eye contact)异常,ASD 儿童早期即开始表现出对有意义的社交刺激的视觉注视缺乏或减少,对人尤其是人眼部的注视减少,较少有被观察到能用目光与他人交流分享信息或情感,即察言观色能力弱。不(少)应,包括叫名反应(response to name)和共同注意(joint attention,JA)。幼儿对父母的呼唤声充耳不闻,通常是家长最早发现的 ASD 表现之一。共同注意是幼儿早期社会认知发展中的一种协调性注意能力,是指个体借助手指指向合并眼神,与他人实现同时关注某一物体或者事件的能力。研究显示,ASD 幼儿在 14~15 月龄即表现出共同注意的缺陷。不(少)指,是指缺乏恰当的肢体动作(body language),无法对需求或感兴趣的东西,通过如手指指物、点头表示等肢体语言来表达。不(少)语,是指幼儿出现的语言延迟。虽然语言发育延迟并非 ASD 诊断的必要条件,但对于有语言发育延迟的幼儿须考虑 ASD 的可能。不当,是指不恰当的物品使用及相关的感知觉异常,如表现出对于物品的不恰当使用,包括旋转、排列,以及对物品的持续视觉探索等;同时,言语的不当也须注意,包括正常语言出现后言语的倒退、重复刻板或鹦鹉学舌似的无意义语言。

2. 社交和沟通行为发育轨迹的异常　行为发育轨迹是指儿童行

为发育的水平、速度及方向。早期识别 ASD 幼儿,除了关注儿童早期某单一时点的发育情况外,还应关注其整个发育过程的轨迹。早期发育轨迹的异常可能是 ASD 的危险指标。有研究表明,在 6 月龄前,ASD 儿童与正常儿童的行为发育轨迹基本一致,随后其社交技能发育,包括目光注视、社交反应性微笑、发声频率等发育轨迹出现下降趋势。此外,发育倒退的现象也需引起重视。研究报道,约 30% 的 ASD 儿童在生后 1~2 年内发育轨迹正常,但随后出现已获得技能的丧失或逐渐丧失,可涉及语言、社交手势、运动等多个领域,这个发育倒退发生的平均年龄为 19~21 月龄。

3. 婴幼儿早期各年龄段的警示指标　①6 月龄后不能被逗笑,不表现大声笑,眼睛很少注视人;②10 月龄左右对叫自己名字没反应,听力正常;③12 月龄对于言语指令无反应,无咿呀学语、肢体语言,不能进行目光跟随,对于动作模仿不感兴趣;④16 月龄不说任何词汇,对语言反应少,不理睬别人说话;⑤18 月龄不能用手指指物或用眼睛追随他人手指指向,无显示、参照与给予行为;⑥24 月龄没有自发的双词短语;⑦任何年龄阶段出现语言功能倒退或社交技能倒退。

(二) 早期筛查

虽然 ASD 早期行为学标记研究已取得较大进展,但实现有效系统的早期发现 ASD 幼儿需要开展可操作性的规范筛查程序,建议各级医院儿科医师应依托我国儿童保健三级预防监测网络,对 9、18、24 个月的婴幼儿,在其他发育问题常规筛查同时,常规开展 ASD 早期筛查。以下介绍常用的 ASD 早期筛查量表。

1. 儿童心理行为发育问题预警征象　简称"预警征",是由国家卫计委于 2013 年组织国内儿童心理、发育领域资深专家经验制定,拟作为我国基层儿童心理行为发育问题的早期筛查工具。在 0~3 岁年龄范围内涉及 8 个时点,每个时点包含 4 个条目。若观察发现任何年龄段的任何一条预警征象阳性,提示有发育偏异的可能。预警征象可由专业人员、父母、其他代养人、老师等任何人提出。其中黑体字为与 ASD 有关的预警征象(表 6-5)。

表6-5 儿童心理行为发育问题预警征象筛查表(黑体字与ASD相关)

年龄	预警征象		年龄	预警征象	
3月龄	对很大声音没有反应	□	18月龄	**不会有意识叫"爸爸"**	□
	不注视人脸,不追视	□		**或"妈妈"**	
	移动人或物品			**不会按要求指人或物**	□
	逗引时不发音或不	□		不会独走	□
	会笑			**与人无目光对视**	□
	俯卧时不会抬头	□			
6月龄	发音少,不会笑出声	□	2岁	**无有意义的语言**	□
	紧握拳不松开	□		不会扶栏上楼梯/台阶	□
	不会伸手及抓物	□		不会跑	□
	不能扶坐	□		不会用匙吃饭	□
8月龄	听到声音无应答	□	2岁半	**兴趣单一、刻板**	□
	不会区分生人和熟人	□		**不会说2~3个字的短语**	□
	不会双手传递玩具	□		不会示意大小便	□
	不会独坐	□		走路经常跌倒	□
12月龄	**不会挥手表示"再见"**	□	3岁	不会双脚跳	□
	或拍手表示"欢迎"			不会模仿画圆	□
	呼唤名字无反应	□		**不能与其他儿童交流、**	□
	不会用拇示指对捏小	□		**游戏**	
	物品			不会说自己的名字	□
	不会扶物站立	□			

2. 修订的幼儿孤独症量表(Modified Checklist for Autism in Toddlers -23,CHAT-23) 该量表由香港大学黄珍妮教授编制,适用于18~24月龄ASD儿童的筛查,该量表由两部分组成。量表A部分是由23道问题组成,其中核心项为第2、5、7、9、13、15、23题。每道题目包含"没有""偶尔""有时""经常"4个选项,由儿童的主要照看者根据儿童的一贯表现对每道题目进行勾选。筛查阳性评定标准:总23项中≥6项阳性或7项核心项目中≥2项阳性。量表B部分为医生行为观察部分,由4道题组成,包括目光注视、共同注意、假装游戏等行为的测评,4道题目中2道失败为阳性。A问卷部分阳性加上B部分行为观察阳性,可认定为该量表筛查阳性。

3. 改良版幼儿孤独症筛查量表(Modified Checklist for Autism in Toddlers,Revised,M-CHAT-R/F) M-CHAT-R/F 适用于筛查 16~30 个月的婴幼儿,量表由 20 道问题组成,每道题目包含"是""否"两个选项。由儿童养育人根据儿童的一贯表现对每道题目进行勾选。量表测评结果计算的总得分等于阳性答案题目数。总分 0~2 分记为低风险;总分 3~7 分记为中等风险;总分 8~20 分记为高风险。对测评结果为中等风险的,则医生根据儿童在 M-CHAT-R 中没有通过的问题来选择后续问题并根据流程图询问,可现场询问也可通过电话询问,如儿童没有通过后续问题的任意两项,则访谈筛查结果为阳性。高风险和访谈筛查结果为阳性的,均被认定该量表筛查阳性。

4. 幼儿期孤独症筛查工具(Screening Tool for Autism in Two-year-olds,STAT) STAT 量表是由 Stone 等于 1997 年编制,是一套交互式的幼儿期孤独症筛查工具,适用于 24~36 月龄幼儿。评估包含 12 个项目,涉及游戏、动作模仿和沟通三个维度,由 4 个部分组成:游戏(2 个项目)、需求表达(2 个项目)、共享注意(4 个项目)与模仿(4 个项目)。整套测评时间约需 20 分钟。该量表常用于 ASD 的二级筛查。

5. 社交沟通问卷表(Socal Communication Questionnaire,SCQ) 由 Berument 等于 1999 年编制,是孤独症诊断量表 ADI-R 的伴随筛查工具,研究显示 SCQ 与 ADI-R 呈高度相关。该量表共有 40 个条目,可分为三大领域:社交互动领域(Social interaction domain,S 领域)、沟通领域(Communication domain,C 领域)和重复及刻板的行为模式领域(Restricted,Repetitive,Stereotyped Patterns of Behavior domain,R 领域)。SCQ 量表阳性截断值为总分大于等于 15 分,灵敏度为 0.85,特异度为 0.75。针对学龄前期 ASD 的筛查,该量表常用于 ASD 的二级筛查。

(三) ASD 高危儿随访

众多研究显示,有两条是已被明确的 ASD 高危因素:①有患 ASD 的兄弟姐妹;②有精神分裂、情绪障碍或其他精神及行为问题家族史者。对有这两条高危因素的儿童应建立 ASD 高危档案,追踪随访。

须指出,上述明确的 ASD 早期行为识别标记和量表筛查阳性均不能构成 ASD 诊断,无论家长还是儿科医生根据以上所列早期标记疑诊 ASD 或量表筛查阳性,须给予初步的家庭干预指导,同时进行全面的观察和评估或转诊有条件医院进一步的 ASD 诊断、评估。

早期识别和早期筛查是做好 ASD 疾患诊治非常重要的二级预防环节。通过大力普及社区科学育儿知识,重点介绍 0~3 岁婴幼儿各年龄阶段的社会行为和沟通技能里程碑,提高公众对婴幼儿成长过程中社会行为和沟通技能发育的熟悉程度;同时,系统培训社区儿童保健工作者,熟练掌握 0~3 岁婴幼儿各年龄阶段的社会行为和沟通技能的具体表现,尤其是针对 2 岁以内幼儿筛查的"五不"行为的具体表现,具备对幼儿行为的观察和判断能力,从而在儿童保健系统随访工作中能尽可能早期识别幼儿发育偏离和异常;而有条件的地区,积极建议采用已有的 ASD 筛查量表,对 18~24 月龄幼儿进行 ASD 的常规筛查。

孤独症早期筛查流程见图 6-7。

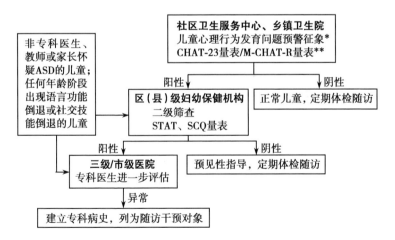

* 在 0~3 岁儿童常规体检的各个时点进行;** 在 18 及 24 月龄常规体检时进行

图 6-7 孤独症早期筛查流程

（徐　秀）

参考文献

1. 徐秀,邹小兵,李廷玉.孤独症谱系障碍儿童早期识别筛查和早期干预专家
共识.中华儿科杂志,2017,55(12):890-897.
2. 杨玉凤,杜亚松.儿童孤独症谱系障碍康复训练指导.北京:人民卫生出版
社,2020.

第七节 学习困难

一、概述

学习困难(learning difficulties,LD)对患儿终身都会产生负性的功能影响,包括学业成绩更低、辍学比例更高、接受高等教育机会更少、心理痛苦水平更高、总体精神健康更差,失业与不充分就业比例更高和收入更低等,同时也会给家庭、学校和社会带来严重不良影响,所以早期识别和干预学习困难儿童,最大限度地改善其预后非常重要。以往精神医学常把学习困难分为广义和狭义两种:广义的学习困难又称普遍性学习困难,包括智力障碍、语言障碍和部分孤独症谱系障碍等心理障碍导致的学习问题;狭义的学习困难是指特殊学习技能发育障碍,又称学习障碍(learning disabilities,LD)。

本节所述及的学习困难是狭义的学习困难,是指特定的学习能力障碍,表现为认知过程本身的缺陷,包括听、拼、读、写、计算等心理过程异常。在医学诊断系统中被称为学习技能发育障碍,属于特殊发育障碍,是指从发育早期开始,儿童获得学习技能的正常方式受损,这种损害不由缺乏学习机会、智力发育落后、脑外伤或脑部疾病引起,其智力正常。常见的学习困难包括阅读障碍、计算障碍、书写障碍等。目前不同国家的定义有所不同,内涵也略有不同。美国学习障碍协会(Association for Children with Learning Disabilities,LDA)、全美残疾儿童咨询委员会(National Advisory Committee on Handicapped Children,NACHC)的负责人 Kirk 在 1962 年首先提出了学习障碍的定

义。认为学习障碍儿童是指"那些能看、能听、又无显著的智力缺陷，但在心理与行为上表现出相当的偏差，以致无法在家庭中有良好的适应，在学校中无法依靠通常的教学方法有效学习的儿童"。在1968年将学习障碍称为"特殊学习障碍"（specific learning disabilities，SLD）。SLD儿童一般在一项或多项与阅读、书写、计算、思考等有关的心理过程方面存在障碍；导致这种障碍的原因包括感知觉障碍、大脑损伤、认知失调等，但不包括运动残疾、智力落后、情感障碍、学习机会或学习环境等导致的成绩落后。

以"学习困难"为名的现有研究中，仍然缺乏一致的判定标准，有些以学习成绩的名次作为标准，有些以家长的主观表述作为标准。所以学习困难的患病率很难确定，在学龄儿童中的患病率约为5%~15%。

目前，研究结果提示学习困难是遗传和环境因素的联合作用所致。遗传方面表现为家族聚集性，对于有阅读或数学学习困难的患者，他们的一级亲属相比没有学习困难患者的一级亲属来说，相对风险分别高出4~8倍和5~10倍；另外阅读困难的家族史和父母的读写技能可以预测后代的读写问题。在字母和非字母语言里，阅读能力和阅读障碍都具有高度遗传性。环境因素包括家庭环境、学校环境、社会文化环境等。家庭环境包括家庭结构、家庭社会经济地位、父母的受教育程度、教养方式、父母参与亲子学习情况、对孩子的学习期待等。学校环境包括教育条件的公平化、教师的教学态度、教师期待效应、班级的学习氛围等。社会文化环境包括教育制度、应试教育模式、教育评价系统等。儿童LD产生的原因可能与脑损伤、脑发育不良、遗传、感染、营养不良及微量元素的缺乏等因素有关。有学者发现早产和低出生体重儿被视为是LD的高危儿童。

学习困难的具体发病机制还不完全清楚。有研究在15号染色体的15q21区域发现了阅读障碍的候选基因。研究显示，阅读障碍和计算障碍的损害主要集中在大脑后半球，以感觉通道的信息加工、转换障碍为主要缺陷，而拼写障碍的发生主要涉及了听觉语音、视觉信息加工的中枢神经系统。

二、诊断

(一) 临床表现和体征

由于小学阶段的儿童需要学习阅读、拼写、书写和计算,学习困难的典型表现通常在此时出现,但症状常持续终身。学习困难的临床表现多变,依赖于个体学习困难的范围和严重程度、个体的学习能力、共病,以及可利用的支持系统和干预手段等各方面之间的相互作用。

学习困难的儿童可能自幼好动和哭闹,对外刺激敏感和过激反应;建立母子情感关系困难和养育困难。常有说话迟、发音不准、构音障碍等,还可能伴有啃咬指甲、攻击或退缩、伙伴交往不良、语言理解和表达缺陷等。

学龄前阶段常表现为对语言语音游戏不感兴趣(例如重复、押韵),以及可能学习儿歌有困难。频繁地使用儿语、发音错误的单词,并且记忆姓名、数字或星期几有困难。他们可能无法识别自己姓名中的字母并且学习数数有困难;常不能够识别和书写字母,不能书写自己的名字,或可能使用自创的拼写。

学龄阶段通常表现为流利单词解码、拼写或数学方面有明显的困难;朗读缓慢、不准确而费力,同时一些儿童很难理解口语或书面语数字所代表的大小。青少年阶段可能已经掌握了单词解码,但是阅读仍然缓慢而费力,显示出阅读理解、书面表达(包括拼写),以及掌握数学或解决数学问题等多方面的明显问题。在青少年时期及进入成人期,可能会继续犯无数的拼写错误以及阅读单个词和连贯文本缓慢、极其费力并难以发出多音节单词。他们可能常需要重复阅读材料以便理解或获得主要观点,并难以从书面文字中获得推论。学龄与青少年阶段学习困难的典型表现常为阅读障碍、书写障碍,以及数学计算障碍等。

1. 阅读障碍　阅读障碍的初期表现一般为入学后头 1~2 年存在阅读解码困难。患儿即使掌握了阅读解码技能,在升入高年级后阅读仍欠流利,常缓慢或费力。阅读不流利会妨碍阅读理解。阅读理解的问题常出现在小学阶段后期,因为这一阶段的重点在于从阅读中学习而不是学习阅读。有阅读障碍的儿童可能有注意力的问题,并且可能逃避阅读。其特征在于:总体阅读成绩或阅读能力相对于智力水平偏低。具体表现:①语言理解困难:语言理解和语言表达不良、词汇量少、构音或辅音发音困难。若伴有音乐理解困难则同时缺乏节奏感。常表现"充耳不闻"、不大理会父母或老师的话,易被视为不懂礼貌。②语言表达障碍:说话迟,开始说话常省略辅音,语句里少用关系词。言语理解尚可而语言表达困难。可模仿说出单音,但无法模仿说出词组。有类似口吃表现、说话词不达意、节律混乱、语调缺乏抑扬、说话伴身体摇晃、形体动作偏多等。

2. 书写障碍　书写障碍常见的表现:难以有效抄写黑板上的内容,语法和标点符号频繁出错,书写文本过于简单,行文杂乱,难以阅读。造成这些表现的基础在于书写障碍儿童精细运动缺陷或视觉-空间感知障碍,以及"编码"能力不足。编码能力是将语音与相应的字母或字母组合联系起来的能力。拼写障碍通常伴随阅读解码障碍,两者均提示在拼读方面存在问题。语法和句法(理解语言并用其写出语法规范的句子)障碍常表现为书写颠倒、上下颠倒或左右颠倒,被称为镜像文字。无论是字母、笔划文字或数字,均可发生颠倒,如将 P 写成 b、将 9 写成 6 等。

3. 数学计算障碍　数学计算障碍主要是缺乏数感、计算能力低下造成的,也有其他原因。主要表现在缺乏数感,难以准确进行数学计算,以及难以自动、高效地提取数学事实。此外,这类学生还可能难以理解数学语言(正确阅读并理解数字和符号),难以解答数学应用题(正确阅读并理解应用题的文本内容),以及不具备数学这门学科要求的视觉-空间和组织能力。有数学学习障碍的学生可能无法正确阅读并理解数字和数学符号。当他们大声阅读数字时,可能颠倒数字或犯错。数学学习障碍常与阅读或书写表达障碍共存。学生只有具备了正常语言能力,并能理解函数和应用题相关文字,才能进行数学运算。阅读困难会导致数学技能的掌握更加困难。有阅读障碍的学生无法理解应用题的句意,亦无法区分无关内容,因此难以解答应用题。计算时忘记计算过程的进位或错位,直式计算排位错误,数字顺序颠倒,数字记忆不良。

另外,非言语学习障碍(nonverbal learning disability,NVLD)是一种神经发育障碍,其特征是视觉空间处理能力不足,但阅读或语言能力正常,但数学计算、视觉执行功能、精细运动技能和社交技能方面的问题会经常出现。

学习困难可以表现为一个特定方面的问题如阅读障碍、拼写障碍或数学计算障碍,也可以几种障碍同时存在。学习困难儿童还多伴有多动、注意力不集中、情绪问题,自我评价低,不愿意上学、拒绝作业等表现。随年龄的增长,可以发生严重的焦虑发作或焦虑障碍,包括躯体主诉或惊恐发作。

体格检查可以发现患儿存在一些神经系统的病理特征、软体征,以及神经心理缺陷特征如感觉统合失调、共济失调、平衡感差等。

(二) 辅助检查

各种影像学、电生理检查和一般实验室检查可协助鉴别诊断。辅助心理测评包括学业成就测验、智力测验、神经心理测验、学习障碍筛查量表(PRS)等。

常用的学业评估工具有:

1. 学习障碍评估量表(Learning Disability Evaluation Scale,LDES-R2) 是由 S. B. McCarney 和 T. J. Arthaud 于 2007 年编制的。该工具旨在使教学人员能够记录儿童和青少年学习障碍的最具特色的表现行为,它可以提供基于最常被接受的学习障碍定义的学习困难者的概况,包括听、思维、说、读、写作、拼写和计算七个维度,共 88 个条目。

2. 学习障碍检核表(Learning Disabilities Checklist,LDC) 由美国国家学习障碍中心制定(NCLD,2007)。包括以下维度:大肌肉动作和精细运动技能、语言、阅读、书面语言、数学、注意力、社会情感和其他。该工具可用于评估学前儿童、中小学生和成人,共有 96 个条目。

3. 学生评估量表（the Pupil Rating Scale Revised，PRS） 该量表由美国心理和语言学家 H. Myklebust 于 1965 年编制，教师可以使用该量表检测那些在中枢听觉测试中有缺陷的学生。该量表是一个行为检核清单，教师可以用来评价学生在言语和非言语能力方面五大类的表现，包括听觉理解和记忆、语言、时间和方位判断、运动、个人与社会行为，共 24 个条目。该量表可用于评估 3~15 岁青少年，一般由教师或医生进行评定。由于该量表的权威性和在国际上的广泛影响，先后被我国学者修订并在实际中大量使用。

（三）诊断标准

目前诊断学习困难多采用 DSM-5 标准，也有应用 ICD-10 标准，DSM-5 标准为：

A. 学习和使用学业技能的困难，至少存在一项下列症状，且持续至少 6 个月，尽管针对这些困难存在干预措施：

1. 不准确或缓慢而费力的读字（例如，读单字时不正确地大声或缓慢、犹豫、频繁地猜测，难以念出字）。

2. 难以理解所阅读内容的意思（例如，可以准确的读出内容，但不能理解其顺序、关系、推论或更深层次的意义）。

3. 拼写方面的困难（例如，可能添加、省略或替代元音或辅音）。

4. 书面表达方面的困难（例如，在句子中出现多种语法或者标点符号的错误；段落组织差，书面表达的思想不清晰）。

5. 难以掌握数字感，数字事实或计算（例如，数字理解能力差，不能区分数字的大小和关系；用手指加个位数字而不是像同伴那样回忆数字事实；在算数计算中迷失，也可能转换步骤）。

6. 数学推理方面的困难（例如，应用数学概念、事实或步骤去解决数量的问题有严重困难）。

B. 受影响的学业技能显著地、可量化地低于个体实际年龄所预期的水平，显著地干扰了学业或职业表现或日常生活的活动，且被个体的标准化成就测评和综合临床评估确认。17 岁以上个体。其损害的学习困难的病史可以用标准化测评代替。

C. 学习方面的困难开始于学龄期，但直到那些对受影响的学业技能的要求,超过个体的有限能力时,才会完全表现出来(例如,在定时测试中,读或者写冗长、复杂的报告,并且有严格的截止日期或特别沉重的学业负担)。

D. 学习困难不能用智力障碍、未矫正的视觉或听觉的敏感性,其他的精神或神经病性障碍、心理社会的逆境、对学业指导的语言不精通或不充分的教育指导来更好地解释。

符合上述 4 项诊断标准是基于临床的个人史(发育、躯体、家庭、教育)、学校报告和心理教育评估。

学习困难的严重程度分为轻度、中度和重度:

轻度:在 1 个或 2 个学业领域存在一些学业技能的困难,但其严重程度非常轻微,当为其提供适当的便利和支持服务时,尤其是在学校期间,个体能够补偿或发挥功能。

中度:在 1 个或多个学业领域存在显著的学业技能的困难,在学校期间,如果没有间歇的强化和特殊的教育,个体不可能变得熟练。在学校、工作场所或在家的部分时间内,个体需要一些适当的便利和支持性服务来准确和有效地完成活动。

重度:严重的学业技能的困难影响了多个学业领域,在学校期间的大部分时间内,如果没有持续的、强化的、个体化的和特殊的教育,个体不可能学会这些技能。即使在学校、工作场所或在家庭,有很多适当的便利和支持性服务,个体可能仍然无法有效地完成所有活动。

三、鉴别诊断

LD 需要与以下情况相鉴别。

1. 学业成绩的正常变异　学习困难不同于由于外在因素(如缺少教育机会、持续的指导不良、在第二语言环境中学习)所致的学业成绩的正常变异。即使有充分的教育机会和与同伴受到同样的指导且能够熟练掌握指导语言,学习困难问题仍然持续存在。

2. 智力障碍　智力障碍是智力功能的总体损害,不限于某个特定的学业技能。学习困难出现在智力正常的儿童中,如果存在智力障碍,只有学习困难超出通常与智力障碍相关的程度时才能同时诊断学习困难。

3. 由神经性或感觉障碍所致的学习困难 由神经性或感觉障碍(如儿童中风、创伤性脑损伤、听觉损伤、视觉损伤)所致的学习困难在神经系统检查中会有异常发现。

4. 神经认知障碍 与神经退行性认知障碍不同的是学习困难的临床表现出现在发育阶段,同时这些困难并不表现为从正常状态的显著下降。

5. 注意缺陷多动障碍 尽管注意缺陷多动障碍与学习困难共同存在比单独出现更加常见,但两者的不同在于前者不存在学业技能方面的困难,而是由于注意力不集中、多动和/或冲动导致执行这些功能有缺陷。解决注意缺陷相关的问题后,ADHD的成绩会有大幅度的提高;而学习困难的儿童解决了注意缺陷的问题后,如果不给予特殊的技能辅导,学习成绩也难以提高。另外,ADHD儿童平时的学习情况常波动很大,起伏明显。

6. 精神分裂症 精神分裂症或精神病性症状有关的学业和认知加工困难经常导致在青少年或成年早期出现学业功能的快速下降,而学习困难当在小学阶段被要求阅读、书写、写作和算数时就变得明显。

四、治疗

学习困难的治疗提倡早期识别和干预,并强调游戏化、生活化,个体与小组训练相结合,专业训练与家庭训练相结合,积极开展医教结合。一对一的个性化教育可改善患儿的个性化困难。

干预方法包括心理行为干预、教育干预和医学干预三个方面。

(一) 心理行为干预

常用的心理行为干预方法有感统训练、注意力训练、执行功能训练、运动康复、行为干预、认知训练、父母培训、教师培训、心理咨询等。

目前对于认知训练的研究较多,如经颅电刺激干预阅读障碍的患儿，以促进标准的基于语音的训练效果。经颅随机噪声刺激（transcranial random noise stimulation，tRNS）是一种无痛、更直接的神经调节方法，有研究将 tRNS 与认知训练相结合提高了学习困难儿童的学习和认知能力。

(二) 教育干预

教育干预包括家庭教育和学校教育两个方面，要针对不同类型的学习困难进行教育和干预。如对于阅读障碍，应加强语音训练，大声朗读或拼音练习；对于书写问题，应该针对汉字的特点进行教学干预，如理解形声字和形义字结构等；对于数学障碍，可以让儿童多阅读物理或电子说明书等带有空间图解的文章，提升他们语言与空间互相转换的能力。教育性电子游戏在提高学习困难学生的动机、注意力等认知成分方面具有积极作用。视觉注意广度（VAS）的缺陷被认为会妨碍阅读障碍个体的阅读表现。研究表明，VAS 相关的训练可能有助于阅读障碍儿童提高他们的阅读技能。阅读障碍与语音和视觉注意缺陷有关。语音干预可以提高单词的准确性和字母发音知识，但不能提高阅读的流畅性。视觉知觉训练有利于阅读的流畅性和理解能力，视觉注意干预是治疗儿童阅读障碍的有效选择，与其他策略相比，视觉注意干预提高了阅读能力。

(三) 医学干预

医学干预主要基于神经生物学的理论基础，对学习困难的共患病进行药物治疗，如对于共患 ADHD 等的患儿，应用提高注意力的药物，对于共患情绪问题的儿童应用改善情绪的药物；另外还可应用改善贫血、营养不良以及铅中毒的治疗措施。

当然最常采用的还是综合干预，将心理行为干预、教育干预和医学干预结合起来。近年来，人工智能开始应用于儿童学习困难教育领域中，作为优化和提升学习困难的诊断、干预、评估和服务四种关键应用的方法和技术，可以促进学习困难儿童学业成绩的提高，帮助学习困难儿童核心素养的改善。

学习困难的诊治流程见图 6-8。

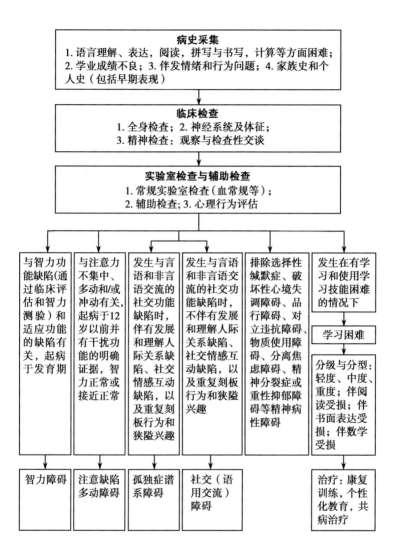

图 6-8　学习困难的诊治流程

（衣明纪）

357

参考文献

1. POLETTI M. Considerations on retrospective identification and classification of learning disabilities. JAMA Neurol, 2018, 75(12): 1574-1575.

2. MARGOLIS AE, BROITMAN J, DAVIS JM, et al. Estimated prevalence of nonverbal learning disability among north American children and adolescents. JAMA New Open, 2020, 3(4): e202551.

3. 张道龙. 精神障碍诊断与统计手册. 5 版. 北京: 北京大学出版社, 2016.

4. GARCÍA-REDONDO P, GARCÍA T, ARECES D, et al. Serious games and their effect improving attention in students with learning disabilities. Int J Environ Res Public Health, 2019, 16(14): 2480.

5. ZHAO J, LIU H, LI J, et al. Improving sentence reading performance in Chinese children with developmental dyslexia by training based on visual attention span. Sci Rep, 2019, 9(1): 18964.

第八节　情绪障碍

　　狭义的儿童情绪障碍是几种涉及焦虑的障碍。ICD-10 中特发于童年的情绪障碍分类,包括童年离别焦虑障碍、童年恐怖性焦虑障碍、童年社交性焦虑障碍、同胞竞争障碍、其他童年情绪障碍、广泛性焦虑障碍、童年情绪障碍未特定。

　　在 DSM-5 中,焦虑障碍不再区分儿童和成人,都采用相同的分类,主要包括社交性焦虑障碍、惊恐障碍、广场恐怖症、广泛性焦虑障碍、物质/药物引起的焦虑障碍。

　　广义的情绪障碍包括焦虑、抑郁等以情绪和情感(心境)症状为主的障碍。心境障碍主要包括双相障碍和重性抑郁障碍。其他经常出现情绪症状或与情绪表达明显有关的障碍还有强迫性障碍、应激相关障碍等。

一、焦虑障碍

(一) 概述

焦虑障碍(anxiety disorders)是一组以不安和恐惧为主的情绪障碍,其出现无明显原因的或是不现实的、先占性的情绪反应,伴恐惧、不安的认知和自主神经活动亢进的焦虑性躯体症状。

(二) 病因

生物学、家族史和环境因素对焦虑的发生、发展都很重要。家庭和环境因素包括不恰当的教养方式(溺爱、忽视、虐待)、不安全性依恋、应激生活事件以及创伤经历等。对于不同年龄儿童的广泛性焦虑障碍而言,生物遗传学因素的作用均不容忽视,但在青春期更为明显。青春期随着第二性征的出现,个体对自己在体态、生理和心理等方面的变化,会产生一种神秘感,甚至不知所措。诸如女孩由于乳房发育而不敢挺胸,因月经初潮而紧张不安;男孩出现性冲动、遗精、手淫后的追悔自责等,这些都将对青少年的心理、情绪及行为带来很大影响。

(三) 临床表现

焦虑障碍的症状在行为、生理和认知三个方面。

1. 行为的症状表现　回避行为,如拒绝上幼儿园或上学;烦躁、哭泣、吵闹而且难以安抚;胆小,退缩,缄默;粘人或不愿与照养人分离;不能静坐,坐立不安;茫然、失神、发呆;退行性行为,如吸吮手指、婴儿样说话、言语幼稚;神经性或紧张性行为,如易分心、咬指甲、咬笔、绞手指、揪衣服或头发、干咳、清嗓子等;对立违抗,攻击。

2. 躯体的症状表现　气促、心慌、胸闷、多汗、口干、头晕、恶心、呕吐、腹部不适、食欲减退、尿频、遗尿、便秘或便裤、睡眠不安、噩梦多、肌肉紧张、麻木、身体颤抖或抽搐,以及容易感到乏力、疲劳等。

3. 认知的症状表现　不能集中注意、注意减退;过分担心、害怕,如害怕失去家长、害怕自己会死去以及害怕学校作业、考试、被老师批评等;感到现实不真实,感到思维一片空白,感到要逃跑。不同年龄阶段的儿童表现有较大差异。低龄儿童以行为和躯体症状为主。婴儿的行为症状常表现为烦躁、哭闹不安,并伴有不肯睡觉、进食减少。学前幼儿常表现出胆小、黏人、哭闹、拒绝上幼儿园以及退行性行为。大龄儿童和青少年的躯体症状较多,还经常表现出认知症状,能体验到自己的紧张、害怕并能诉说出来。行为症状多为紧张性行为、易激惹、不愿上学、不安地走动。认知症状表现出反复说害怕的事情或寻求保证、爱抱怨、注意困难。

(1) 分离性焦虑障碍的症状:儿童与家长或依恋对象分离或将要分离时,产生与发育水平不符的过度焦虑(如主要的照养人、亲密的家庭成员),没有主要依恋者陪伴就不肯入睡;面临分离时过分忧伤(如发脾气);做与分离有关的噩梦;非常想家(被分离时渴望回家或与抚养人联系);经常性有躯体症状,如腹痛和心悸。

(2) 恐惧性焦虑障碍的症状:对某对象或处境产生过分的害怕,并且回避这类引起其产生害怕的情景。儿童可对各式各样的对象或处境产生恐惧,并可因年龄而异,例如:恐惧乘飞机、某种动物、血液、打针、乘电梯、高处空旷地区、学校等,或同时恐惧几种事物。儿童在恐惧时,常表现为哭闹、发脾气、发呆或黏人,导致回避或影响正常的活动、学习,如果很少接触恐惧的对象,则对日常生活影响不大。大些的儿童明知恐惧的对象不会对自己有特别的危险,但仍反复、突然地因此产生强烈的恐怖情绪。

(3) 社交性焦虑障碍的症状:患儿对陌生人的持久或反复的害怕或回避,其程度超出了与患儿年龄相符合的正常范围,并出现社会功能失常。但同时,患儿仍选择性地与熟悉的家人和小伙伴保持正常的交往。患儿经常有消极的先占观念,如怕自己说话或行为愚蠢、怕当众出丑、怕被同伴拒绝、怕说话脸红、怕当众失败等。同伴关系、学校功能和家庭功能因社交恐惧而受损。年幼的儿童往往不能认识到自己在社交场合的过分不安,而是表现为行为问题,如不肯离开父母、让他们见人就发脾气、拒绝与朋友玩、以躯体不适为由回避社交场合。

(4) 广泛性焦虑障碍:是持久、过分和不现实的担心,没有特定的对象或情景。在同样的环境中,这类儿童更过分地担心自己的成绩和能力,担心个人和家庭成员的安全,或担心自然灾害和将来要发生的事件。担心的内容有多种,可以变换,而且很难得到转变。过分的担心使儿童的日常生活、学习和完成其他活动的能力受损。不安全感导致儿童经常要寻求重复保证,干扰了他们的个人成长和社会关系。患儿的个性往往过分顺从、完美主义、自我批评,坚持重复做不重要的事情以达到他们认为"好"的标准。担心的焦点不符合焦虑障碍的其他诊断特点。

(5) 惊恐障碍(panic disorder):反复出现的恐惧发作,属于急性焦虑发作。在发作期间表现出胸闷、呼吸困难、窒息感、心悸、出汗、口干、恶心、头昏,有濒死感。伴随着躯体症状,患儿可能有"要疯了""要死了",以及失控感受和想法。症状在 10 分钟之内达到高峰,一般 30 分钟内缓解。发作可能没有明显诱发因素,或在某种有压力的场合中发作,如人多拥挤的地方。

(四) 诊断

【病史】

常有一些日常生活事件作为诱因,家庭和环境中的不利因素是发病的影响因素,患儿常有敏感、退缩、情绪消极的气质特点,家族史可作为参考,特别是对于广泛性焦虑障碍。

【诊断要点和标准】

1. 分离性焦虑障碍的诊断　对分离的恐惧是核心的症状,通常表现为明显的临床焦虑症状,如不现实和反复地担忧所喜爱人的安全,尤其与主要依恋者分离或分离时受到威胁。伴随着严重的担忧并持续相当一段时间不能改善而且社会功能受损。

按照 ICD-10,分离焦虑起病于 6 岁前,但实际上 6 岁以上儿童也经常出现,在 DSM-5 中对该诊断取消了年龄限制。

ICD-10 中 F93.0 童年离别焦虑障碍的诊断标准:

A. 至少有下列中的三条:

(1) 一种不现实的、持久性的忧虑,担心主要依恋对象可能遭受伤害或害怕失去他们(如害怕他们会一去不归,或不会再见到他们),或持久地担心依恋对象会死去。

(2) 一种不现实的、持久性的焦虑,担心某些不幸事件将使患儿和主要依附对象分离(如儿童走失、被绑架、住院或被杀)。

(3) 因害怕与依恋对象分离或为了待在家里而长期不愿或拒绝上学(不是由于其他原因,如害怕学校里的事情)。

(4) 夜间难以分开,表现为下列任何一条:①没有依恋对象陪伴总是不愿或拒绝睡觉;②夜里频繁地起身,看着依恋对象,或睡在其侧;③长期不愿或拒绝睡在自家以外的处所。

(5) 持续不恰当地害怕独处,如没有主要依附对象在家,即使白天也害怕。

(6) 经常做有关离别的噩梦。

(7) 与主要依恋对象分离时,如离家上学,或在其他离别场合(度假、野营等)反复出现躯体症状(如恶心、胃痛、头痛或呕吐)。

(8) 在与主要依恋对象分离前、分离时或刚刚分离即出现过分的、反复的苦恼(表现为焦虑、哭闹、发脾气;长时间不愿离开家、过分要求与父母交谈或渴望回家;愁苦、淡漠或社会退缩)。

B. 不符合童年广泛性焦虑障碍(F93.80)的标准。

C. 起病于 6 岁以前。

D. 并非下述情况的组成成分:更广泛的情绪、品行或人格紊乱,或者广泛性发育障碍、精神病性障碍或使用精神活性物质的障碍。

E. 病程至少 4 周。

2. 恐惧性焦虑障碍的诊断标准 儿童暴露于所恐惧对象时出现焦虑不安的恐惧表现,这种恐惧是过分、不合理的。对某对象或处境产生过分的害怕以及回避是其诊断要点,焦虑达到临床异常的程度,症状导致的回避性行为使患儿的日常生活、社交和学习受损,焦虑不是更广泛的障碍的一部分。ICD-10 中关于该障碍的诊断标准,如下:

F93.1 童年恐怖性焦虑障碍:

A. 表现为发育阶段相适应的(或起病于相应发育阶段的)持久或反复出现的害怕(恐怖),但它在程度上是异常的,并伴有明显的社交损害。

B. 不符合童年广泛性焦虑障碍(F93.80)的标准。

C. 并非下述情况的组成成分：更广泛的情绪、品行或人格紊乱，或者广泛性发育障碍、精神病性障碍或使用精神活性物质的障碍。

D. 病程至少 4 周。

3. 社交性焦虑障碍的诊断标准 患儿表现出对陌生人的持久或反复的害怕和/或回避，这种害怕可主要针对成人或小伙伴或两者兼有。同时伴有正常的选择性依恋父母或其他熟悉的人。害怕或回避见人在程度上超出了患儿的年龄所应有的正常界限，具有临床意义的社会功能失常，且不是某种更广泛的情绪紊乱的一部分。ICD-10 中关于该障碍的诊断标准如下：

F93.2 童年社交性焦虑障碍：

A. 儿童在面对陌生人，包括同龄人的社交场合存在持久的焦虑，表现出社交回避行为。

B. 当与陌生人交往时，儿童对其行为是否恰当有自我意识，表现出尴尬或过分关注。

C. 显著影响社交（包括与同龄人的）关系，导致交往受限；在进入新的社交环境或被人强拉到某种社交场合时，造成显著的痛苦和不适，表现出哭喊、缺少自发言语或退缩。

D. 患儿与熟人（家人或很熟的同伴）存在满意的社交关系。

E. 障碍的发生同步于特定的发育期，在此发育阶段这类焦虑反应被认为是恰如其分的。程度的异常、时间的延续及其伴发的损害必须表现于 6 岁以前。

F. 不符合童年广泛性焦虑障碍（F93.80）的标准。

G. 不是下述情况的组成成分：更广泛的情绪、品行或人格紊乱，或者广泛性发育障碍、精神病性障碍或使用精神活性物质的障碍。

H. 病程至少 4 周。

4. 广泛焦虑障碍的诊断标准 存在不能控制的对多种事件或活动的过分焦虑和担心，至少已 6 个月。ICD-10 关于该障碍的诊断标准如下：

F93.80 童年广泛性焦虑障碍：

在儿童和青少年中，广泛性焦虑障碍所表现出的主诉范围常常较成人少（见 F41.1），自主神经唤起的特定症状较少处于主导地位，诊断可按照下列标准：

A. 在至少 6 个月的时间内，至少有 1/2 的日子出现强烈的焦虑和担心（预感性恐惧），这种焦虑和担心至少见于几件事或活动（如工作或学业）。

B. 患儿发现难于控制这种担心。

C. 焦虑和担心伴有下列症状中的三条（其中至少两条在一半以上的日子存在）：

（1）烦躁不安，感到紧张或已到了崩溃边缘（可表现为精神紧张感与无法放松）。

（2）因担心或焦虑而感觉疲倦、精疲力竭或易疲劳。

（3）注意集中困难，或心里"一片空白"。

（4）易激惹。

（5）肌肉紧张。

（6）因担心或焦虑而睡眠紊乱（入睡困难或时睡时醒、睡眠不解乏或不满意）。

D. 多种焦虑与担心至少出现于两种场合、活动、境遇或环境之中。广泛的焦虑不呈间断发作的病程（如惊恐障碍），主要的担心也不局限于单一而重大的主题（如童年离别焦虑障碍或恐怖性障碍）（如在较大范围的广泛性焦虑中可辨认出较局限的焦虑，则广泛性焦虑在诊断上优先于其他焦虑障碍）。

E. 起病于童年或青少年（18 岁以前）。

F. 焦虑、担心或躯体症状在社交、职业或其他重要方面造成具有临床意义的功能紊乱或损害。

G. 不能归因于物质（如精神活性物质、药物）的直接作用或一般性疾病（如甲状腺功能亢进），亦非明确产生于心境障碍、精神病性障碍或广泛性发育障碍的病程之中。

【评估】

需要来自多方面的信息，以完成对焦虑症状病史的全面采集，包括躯体检查、心理行为发育状态检查、心理发育测验等。明确焦虑是否是与特定的刺激有关,社会和家庭中是否对症状的存在有强化因素。

1. 躯体检查 进行如心电图、甲状腺素功能检查,排除可能导致类似焦虑症状的躯体疾病。

2. 心理评估 了解儿童的生长发育过程、家庭教养方式和社会环境情况,包括焦虑障碍的家族史、个人成长经历中的相关事件、儿童气质特点、环境和同伴交往情况以及社会能力。家庭中是否存在经常强化焦虑的情况,如儿童没有被鼓励要适当地分离,反而奖励不分离(如当儿童拒绝离开时被给予过多的关注)。需要区分儿童在发育过程中可能出现的害怕、恐惧。这些害怕是切合实际的害怕,还是不太切合实际的害怕或过分担心。

对于 7 岁以上儿童焦虑的筛查,可用自我评估问卷——儿童焦虑性情绪障碍筛查表(SCARED,7~16 岁)。6 岁以上儿童焦虑的诊断性检查,可使用结构化访谈工具:儿童精神障碍诊断性访谈工具(Kiddie-SADS)和儿童精神病综合征访谈问卷(CHIPS)。

(五) 鉴别诊断

1. 与正常儿童的焦虑鉴别

(1) 分离性焦虑障碍与正常的分离焦虑:婴幼儿当实际或可能与他们所依恋的人离别时出现某种程度的焦虑是正常的。鉴别点在于其严重程度在统计学上属于少见(包括持续时间超长,超出了通常的特定年龄段),并且社会功能也伴有明显的问题。

许多涉及分离的情景也涉及其他潜在的应激源或焦虑源。诊断取决于能否证实,在各种场合下,引起焦虑的共同因素是与主要依恋之人的分离这一情景。它在发生时可能常与拒绝上学("恐怖症")有关。拒绝上学常是分离焦虑的表现,但有时(尤其在少年)并非如此。

(2) 恐惧性障碍与正常的恐惧:某些恐惧具有显著的发育阶段特定性并且(程度不等地)发生于大多数儿童,例如学龄前期害怕动物就可能属于这种情况。

(3) 社交恐惧性障碍与正常的社交焦虑:对陌生人的警惕在 0.5~1 岁时是正常现象。在童年早期,当儿童遇到崭新的、陌生的或具有社会性威胁的情景时出现一定程度的担心或焦虑也是正常的。

2. 分离性焦虑障碍与广泛性焦虑障碍的鉴别 分离焦虑障碍是儿童与所依恋的人(通常是父母或其他家庭成员)离别而产生的过度焦虑,不单单是针对许多场合的广泛性焦虑的一部分,对离别的恐惧构成焦虑的核心。广泛性焦虑是没有特定对象的过分担心,担心的内容多种多样、多变。

3. 躯体疾病、药物及其他精神疾病或发育障碍所致的焦虑鉴别 从病史采集、躯体检查和精神检查中可以发现相应的病史、躯体症状或其他精神症状。

(六) 治疗

焦虑障碍的总体治疗原则,一般以心理行为治疗为主,药物治疗为辅。家长参与治疗过程很重要,对儿童的治疗应与家长教育结合起来。

1. 心理支持和心理治疗 以支持性和认知行为治疗为主。首先要建立良好的医患关系,消除家长和患儿对躯体疾病的担心以及家长的焦虑情绪。行为治疗,如系统脱敏法、榜样示范法、角色扮演、想象、行为奖励、放松训练、游戏疗法等。对3、4岁后有一定认知领悟能力的幼儿,教给积极的自我言语、矫正不恰当的信念,教给应对策略。鼓励进行有规律的体育活动。生物反馈疗法是自我全身肌肉松弛的练习,对年长儿童青少年效果较好。

对于分离焦虑,建立应对分离的新反应方式,鼓励儿童和家庭尽量正常生活,预防继发性获益,预防功能受损。对于拒绝上幼儿园或上学的儿童,排除其他分离之外的恐惧因素,然后逐级练习分离令儿童尽快回到学校。

2. 家长教育和家庭治疗 为儿童提供一个稳定和支持性的家庭环境对预防和治疗焦虑有重要意义。家长需要参与治疗过程,了解焦虑的发生和持续原因,明确治疗目标、过程和预后。教给父母和其他主要抚养者应对儿童焦虑的策略和如何给做榜样,尽量减少心理社会应激或创伤事件。如,发现过分依恋障碍和倾向就应开始预防分离焦虑和拒绝上学的出现,进行咨询检查,教给家长与儿童分离的技术,处理家庭应激和同伴关系的方法。对有心理问题的家长进行咨询和治疗,改变家庭成员的精神躯体症状、焦虑、抑郁等问题。家长配合是治疗的关键之一。

3. 学校和社会治疗 针对儿童拒绝上学有关的学校和社会因素,如被欺负或担心学业失败、学习困难等,给予相应处理。解除诱发因素,如不良的家庭环境因素或学校教育因素等。

4. 药物治疗 焦虑经正规的心理治疗无效时,可选择小剂量的抗焦虑剂或有抗焦虑作用的抗抑郁药,首选 5-羟色胺再摄取抑制剂。幼儿尽量不用药物治疗。

(七) 预后

分离焦虑和恐惧性焦虑预后良好,症状往往随着年龄增长而减轻或消失。社交性焦虑和广泛性焦虑如果得到早期、有效的治疗,则预后良好,但仍有以后发生同类或其他类型焦虑的倾向。

(八) 预防

从小培养积极情绪和独立性,以鼓励为主。避免无端恐吓和过于呵护。在分离前或到陌生环境前提前告知、做好预先准备,避免在社交场合指责孩子。家长在孩子面前尽量保持镇静的情绪,避免过于紧张。

二、抑郁障碍

(一) 概述

抑郁障碍是一组以情绪低落为主要特征的情绪障碍,伴有相应的认知和行为改变。DSM-5 中将抑郁障碍单独分类,主要包括破坏性心境失调障碍、重性抑郁障碍、持续性抑郁障碍(恶劣心境)。

抑郁障碍是慢性、复发性疾病,需要早期识别和治疗。儿童期起病的抑郁如果得不到充分治疗,则预后不良,导致学业成绩差、社会功能缺陷、自杀行为、他杀意念、酒精和物质成瘾的危险性增高。因此,早期识别和充分治疗很重要。

(二) 病因

1. 遗传学 心境障碍有明显的遗传学证据。儿童重性抑郁的发生与抑郁障碍或双相障碍的家族史有关,家长中有抑郁患病者是儿童和青少年患病的强烈预测因子。

2. 生物学因素　一些生物学因素与心境障碍有关,包括皮质醇、促肾上腺皮质激素释放激素、甲状腺素、生长激素的调控以及睡眠脑电的异常。儿童患者与成人一致的发现是,去甲肾上腺素(NE)和5-羟色胺水平的异常。神经影像学提示心境障碍患者的前额叶、前扣带回等部位有异常。儿童青少年的磁共振研究发现,早发性心境障碍患者脑区的功能性、解剖学和生化异常,包括边缘系统-丘脑-前额叶环路和边缘系统-纹状体-苍白球-丘脑环路。

3. 环境因素　家庭的遗传和环境因素对心境障碍共同起作用。家长抑郁的家庭对孩子的指责批评较多、关怀少、冲突多、沟通差。家庭的婚姻矛盾、物质滥用、缺乏支持也会影响亲子关系,是儿童抑郁的高危因素。应激事件明显增加抑郁症状的发生。

4. 个人内在素质和应激事件的交互作用导致抑郁的发生　个人素质或与遗传和生物学倾向有关,或与认知因素有关,如不良的应对技能和消极的认知模式。

(三) 临床表现

儿童心境障碍的核心症状与成人相同,但受儿童认知和情绪发展水平的影响,儿童的临床表现经常与成人的典型临床表现不同,并因年龄阶段而有所差异。

抑郁发作的典型症状是情绪低落、兴趣或愉快感减退甚至丧失,精力不足或乏力,以及易激惹、睡眠障碍、食欲改变、缺乏自尊和自信、自我评价过低、社会退缩、自杀观念或行为等。

儿童抑郁的常见表现:缺乏动力或不爱玩,缺乏好奇和探索欲,感到无聊/厌烦;学业成绩下降;做负性的自我评价,如"你们恨我""我笨";集中注意或静坐困难;不活跃或缺乏互动,或过度好动、杂乱无章;易激惹,激越,攻击;难入睡或嗜睡;喜欢谈论死亡,声称"父母不应该生下我"或"我希望自己死了"。抑郁的儿童通常不会说他们感到"压抑""伤心"等常见的抑郁感受,但可能会说"没劲""生气",或当要他们做事情、上学、外出活动、找朋友玩时,显得没有动力,没有理由地不想做。婴儿的抑郁可以是继发于与家长的分离,表现为漠然、无兴趣或伤心的表情,对其他照养人无反应,生长延迟和严重的精神运动性发育迟缓。学前儿童的抑郁,快感缺乏更有特异性。儿童抑郁可表现出很多焦虑症状(包括恐惧和分离焦虑)和躯体主诉(如腹痛、头痛),经常被躯体症状所掩饰。

青少年抑郁的常见表现:情绪消极或过于敏感,易激惹,容易争辩,冲动;孤僻,无主动性,显得没有动力,不愿意参加活动;感到无聊/厌烦;静坐困难,坐立不安;不活跃或缺乏互动,或过度好动但无条理性;负性的自我评价,如"我胖""我丑""每个人都恨我";注意难集中,容易分心;难入睡、早醒或睡眠过多;躯体不适的主诉;食欲和体重改变;感到绝望,反复想死或与死亡有关的主题,声称想死或企图自杀。严重者有精神病性症状,如多疑、偏执、幻觉、妄想。

破坏性心境失调障碍(disruptive mood dysregulation disorder):DSM-5新提出的破坏性心境失调障碍,归于抑郁障碍诊断类别中,核心特征是慢性的、严重而持续性的易激惹。这种严重的易激惹有两个显著的临床表现:其一是频繁地发脾气,通常是对挫折的反应,可能是言语的或行为上的反应,这些情况的发生必须是频繁的,一般每周三次或以上,至少持续一年,至少在两个不同的情境出现,而且必须与发展阶段不适应;其二表现为在频繁发脾气的期间,存在慢性、持续性的易激惹或发怒的心境,儿童所特有的易激惹或发怒的心境则必须存在于几乎每一天的大部分时间,而且能被情境中的其他人观察到。脾气暴发与其发育阶段不一致。适用于 6~18岁儿童。

(四)诊断
【诊断依据】

诊断采用 ICD-10 和 DSM-5 标准,3 岁之前采用婴幼儿精神和发育障碍诊断分类(DC 0-3-R)。儿童的诊断标准与成人基本一致,在儿童青少年中易激惹可替代抑郁心境的表现。诊断的关键是异常低落的心境。

抑郁的典型特征是心境低落、兴趣和愉快感丧失、精力降低,其他常见症状是:①集中注意和注意的能力降低;②自我评价降低;③自罪观念和无价值感;④认为前途暗淡悲观;⑤自伤或自杀的观念或行为;⑥睡眠障碍;⑦食欲下降。ICD-10抑郁发作的诊断,要求符合上述典型症状2~3条加上其他症状2~4条至少2周,排除继发性抑郁。根据严重程度划分为轻度、中度和重度。儿童青少年恶劣心境的诊断持续1年即可。

破坏性心境失调障碍的诊断仅见于DSM-5,具体如下:

A. 频繁地脾气爆发,其激烈程度与情境或受到的激惹严重不相符,可以是言语(如言语的怒骂)和/或行为上的(如对人身或物品的攻击)。

B. 脾气爆发与发育水平不相符。

C. 脾气爆发平均每周发作至少3次。

D. 在发作间期,每天的大部分时间,几乎每天情绪都是处于持续的易激惹或愤怒状态,且能被周围人(如父母、老师、同伴)感知。

E. 标准A-D持续至少12个月,期间完全没有A-D症状的持续时间不超过3个月。

F. 标准A和D至少在以下3个情境中的2处存在(如家里、学校、和同伴一起时),且至少在1个情境中有严重发作。

G. 首次诊断不适用于年龄小于6岁或大于18岁者。

H. 病史及观察发现,标注A-E首发年龄小于10岁。

I. 发作期间,存在完全符合躁狂或轻躁狂诊断标准症状(不考虑病程)的时间不超过1天(注:与发育水平协调的情绪高涨,如有极其让人兴奋的事件或期待,不能视为躁狂或轻躁狂症状。)

J. 这类行为不仅限于抑郁症发作时存在,也不能被其他精神疾病所解释,如孤独症谱系障碍、创伤后应激障碍、分离性焦虑障碍、持续抑郁障碍/恶劣心境障碍。(注:此诊断不能与对立违抗障碍、间歇性爆发障碍、双相障碍等同时诊断。但可以与抑郁症、注意缺陷/多动障碍、品行障碍和物质滥用同时诊断。如果儿童的症状既符合破坏性心境失调障碍,又符合对立违抗障碍,那么只能诊断为破坏性心境障碍。如果儿童有过躁狂或轻躁狂发作,也不能再被诊断为破坏性心境失调障碍。

K. 症状存在不是由于物质、躯体或神经系统疾病的生理效应所致。

【检查和心理评估】

躯体、内分泌检查排除药物、躯体疾病所致心境异常。

1. 筛查问卷　精神症状筛查量表(Pediatric Symptom Checklist, PSC);儿童行为筛查量表(Child Behavior Checklist,CBCL);青少年自我报告量表(Youth Self-Report Scale,YSR);贝克抑郁症状量表Ⅱ-儿童抑郁调查表(Depressive Symptom Scales:Beck Depression Inventory-Ⅱ; Child Depression Inventory,CDI);儿童抑郁自评量表(Depression Self-rating Scale for Children,DSRSC)。

2. 结构化和半结构化访谈　2~5岁学前儿童精神病评估(Preschool Age Psychiatric Assessment,PAPA;preschool children aged 2 to 5); 6岁以上的儿童可使用儿童精神障碍诊断性访谈工具(schedule for affective disorders and schizophrenia for school-aged children,Kiddie-SADS)。

(五) 鉴别诊断

1. 焦虑障碍　广泛性焦虑障碍、社交焦虑障碍和选择性缄默需要与抑郁发作鉴别,焦虑障碍以持久的过分担忧为主,选择性缄默的不言语有情境性,兴趣、愉快感基本保持正常。

创伤后应激障碍:有闪回、回避、警觉性增高的症状表现,心境低落和高涨不明显,无发作性特点。

2. 对立违抗性障碍　以易激惹、发脾气、过分的不服从、违拗为主要表现,但具有情境性,在不涉及需要服从、听指令的场合则情绪表现正常,发脾气的程度较躁狂轻。

3. 精神分裂症　该病的早期可有孤僻、兴趣降低、退缩等类似抑郁的行为特点,但无心境低落的主观体验,随着病程的发展出现精神分裂症的特征性症状;在急性期可因幻觉、妄想而出现抑郁,仔细检查可发现导致抑郁的精神病性症状;在缓解期的青少年可因对自己疾病的认识出现自卑、对未来丧失信心等抑郁症状。

（六）治疗和预防

重性抑郁障碍的平均发作时间为 6~9 个月,2 年内的复发率 40%,5 年内的复发率为 70%。不论是采取什么方法的治疗,都有必要先进行家庭心理教育,告诉家长或青少年关于心境障碍的病因、病程等相关知识和治疗计划。

【心理治疗】

心理治疗适合轻或中度抑郁发作的患儿,以及在发作缓解期间进行心理支持。对于儿童青少年常采用认知行为治疗、家庭治疗、游戏治疗等。认知行为心理治疗更适合于轻至中度抑郁,寻找并确认患儿的负性信念,替代以积极合理的认知模式,予以放松、愤怒管理、沟通等行为技能训练。家庭治疗适合因家庭问题所致的抑郁,改善家长角色、养育模式和家庭成员之间的冲突,建立积极的沟通方式和家庭关系。对于低年龄儿童游戏治疗或沙盘治疗更容易进行。但心理治疗效果不佳,则要采取药物治疗。

【药物治疗】

药物治疗原则是足量足疗程,分 3 个治疗阶段:急性期、缓解期和维持期。

急性期治疗:

1. 抗抑郁剂 在抑郁发作期间使用三环类抗抑郁剂、5-羟色胺再摄取抑制剂(SSRIs)及其他的新型抗抑郁剂。对于儿童的抑郁,后两类已作为首选治疗药物。

2. 心境稳定剂 双相障碍的抑郁,需要同时用心境稳定剂治疗。

3. 新型抗精神病药物 如利培酮、奎硫平、奥氮平、阿立哌唑。伴或不伴精神病性症状的严重抑郁发作,或抑郁发作有激惹、自杀行为,躁狂和抑郁混合发作以及在抑郁转躁狂时期,需合并非典型抗精神病药物治疗。

情绪障碍的诊治流程见图 6-9。

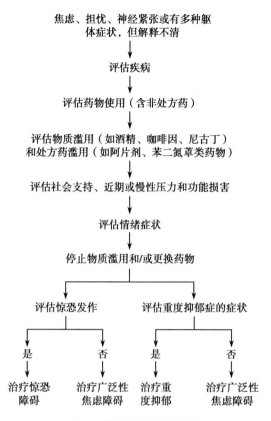

图 6-9 情绪障碍的诊治流程

（江　帆）

参考文献

1. FRANCESMONNERIS A, PINCUS H, FIRST M. Diagnostic and Statistical Manual of Mental Disorders: DSM-V. American Psychiatric Association, 2013.

2. JELLINEK MS. Pediatric Symptom Checklist: screening school-age children for psychosocial dysfunction. J Pediatr, 1988.

3. ORGANIZATION WH. The ICD-10 Classification of Mental and Behavioural Disorders: diagnostic criteria for research. Clinical Descriptions & Diagnostic

Guidelines Geneva, 1993.

4. SVEEN TH. Screening for persistent psychopathology in 4-year-old children. Pediatrics 2016, 138:4.

5. ZEBDI R, VANNETZEL L, PETOT D. L'Entretien Semi-structuré Kiddie-SADS-PL-Schedule For Affective Disorders and Schizophrenia for School Age Children Present and Lifetime Version. ANAE-Approche Neuropsychologique des Apprentissages chez l'Enfant, 2011, 115 (2011): 504-510.

第九节 睡 眠 问 题

儿童睡眠障碍(sleep disorders)主要是指从出生至青春期各个年龄阶段,发生于睡眠期的各种生理和/或行为的异常。近二十年来,有关儿童睡眠障碍研究的报道不断增多,对儿童睡眠障碍的发病机制、治疗方法及其对儿童身心影响都有了更多的认识。但是,相对于成人睡眠障碍的研究,目前对儿童睡眠障碍的了解还是非常有限。从发病特点来看,儿童睡眠障碍与成人睡眠障碍还是存在很大差别,例如有些睡眠障碍是儿童所特有的;有些则在儿童中有着不同的主诉、体征及病因;还有一些对于儿童和成人来说其存在有着完全不同的临床意义。从儿童睡眠障碍患病率来看,由于各研究者采用的调查方法及对象不同,其报道的患病率差异很大,大多数学者认可在儿童中目前患有或曾经有睡眠障碍的人群比例大约为25%。而国内,目前有关儿童睡眠障碍的研究相对较少,现有的有限的流行病学报道因为睡眠障碍的定义以及调查方法的不同,患病率在20%~50%。

儿童睡眠障碍不仅患病率较高,其对儿童身心影响也是非常广泛的。现有的研究证实,儿童睡眠障碍不仅会对儿童的身体健康造成短期或者长期的影响,而且会在一定程度上影响儿童的学业成绩、行为以及社会功能。此外,儿童睡眠障碍还会对家庭其他成员造成显著影响,研究发现有睡眠障碍儿童的父母更多地出现情绪低落、焦虑、疲劳甚至工作效率显著下降。但是儿童睡眠障碍的治疗始终没有得到很好的重视,很多家长甚至儿科医师都认为儿童睡眠障碍是一过性的,会自然缓解。近年越来越多的研究证实儿童期睡眠障碍如果得不到很好地控制与治疗,很多会持续到成人期,或者缓解一段时间后再次复发。本节将介绍最常见的儿童睡眠障碍的评估和诊治方案。

一、儿童睡眠评估方法

目前用于儿童睡眠评估的方法有主观评估法和客观评估法,其中主观评估法包括睡眠问卷、睡眠日记,客观评估方法包括手表式活动记录仪和多导睡眠监测。

(一) 标准化睡眠问卷/量表

标准化问卷或量表对于评估儿童睡眠障碍具有一定的临床应用价值。国内目前儿童和青少年睡眠模式及质量评估的标准化问卷/量表有儿童睡眠习惯问卷(Children's Sleep Habits Questionnaire,CSHQ)和儿童睡眠紊乱量表(Sleep Disturbance Scale for Children,SDSC)。CSHQ适用于4~10岁儿童,SDSC适用于6~14岁儿童。婴幼儿阶段国内尚无标准化问卷,仅有的简明婴儿睡眠问卷(Brief Infant Sleep Questionnaire,BISQ)可用于了解0~3岁婴幼儿的睡眠状况,但没有评分系统及界值点确立,因此无法作为睡眠问题的筛查用。

(二) 睡眠日记

睡眠日记(sleep diaries/log)能够反映儿童入睡潜伏期过长(入睡或睡眠发起困难)、夜醒和早醒(睡眠维持困难)方面的情况,帮助确定儿童的睡眠现状和严重程度、睡眠节律以及睡眠时间等。睡眠日记还可提供就寝或睡前活动、药物使用和日间活动等方面的信息。睡眠日记需持续记录两周或以上,以确认儿童的睡眠-觉醒规律和变动性。

(三) 多导睡眠监测

多导睡眠监测(polysomnography,PSG)是睡眠障碍诊断性检查,需在睡眠实验室进行。适应证包括疑似睡眠呼吸障碍、持续气道正压通气(CPAP)或双水平式呼吸道正压呼吸(BiPAP)滴定、周期性腿动(PLMs);无法解释的日间嗜睡、阵发性夜间活动等。但是,不推荐PSG单纯用于评估儿童失眠,即PSG并非评估儿童失眠的必要程序。标准整晚PSG记录睡眠过程中的各种生理参数,如睡眠阶段(脑电图、下颌肌电图、眼电图)、呼吸频率和动度(使用电感体积描记法记录胸廓和腹部的活动)、气流(口鼻热感受器或气压传感器)、血氧饱和度(脉搏血氧仪)、心率、伴有呼吸事件或腿/肢体活动、腿动(胫骨前肌肌电)、体位和活动度(视频记录),以及打鼾(扩音器)。有的睡眠实验室还包括通气量测定(鼻腔和口腔或经皮采集呼气末 PCO_2)。

(四)腕表式活动记录仪

腕表式活动记录仪(actigraphy)记录与储存一段时间内(1~2 周)身体运动信息,可用于客观评估睡眠模式和诊断昼夜节律障碍(提前或延迟睡眠时相),尤其适用于评估睡眠主诉和日间表现不一致的儿童青少年,适用于各年龄儿童(图 6-10)。

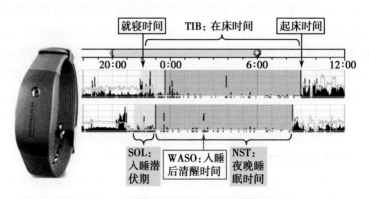

图 6-10　腕表式活动记录仪及睡眠参数说明

二、儿童常见睡眠障碍

(一)夜醒

【概述】

夜醒(night wakings)并不是一个睡眠障碍的诊断,本身只是一个症状的描述,通常是指儿童从睡眠中醒来需要父母帮助后重新入睡。儿科医生常常遇到父母提及儿童的夜醒问题。尽管从儿童的发育来看,绝大多数婴儿在 6 月龄时可无夜醒,但是研究表明 25%~50% 的婴儿仍可有夜醒,1 岁左右仍然有 30% 的儿童有夜醒,1~3 岁儿童发生率降至 15%~20%。

引起夜醒的原因包括躯体疾病(疼痛、胃食管反流)、其他睡眠障碍(不宁腿综合征、阻塞性睡眠呼吸暂停)、行为限制不足、睡眠不充足、暂时性睡眠问题(疾病或环境改变等因素出现一过性睡眠问题)、环境因素等,但是婴幼儿期最常见的引起夜醒的原因是睡眠启动相关障碍(Sleep-Onset Association Type)。该障碍属于 2014 年国际睡眠障碍分类(第 3 版)中慢性失眠障碍的一个诊断类别。

【诊断】

国际睡眠障碍分类中列出的慢性失眠障碍的诊断标准(ICD-10:F51.01)为:

A. 患者、患者父母、患者看护者观察到患者出现以下一种或者多种症状:

1. 入睡困难;

2. 睡眠维持困难;

3. 早醒;

4. 在适当的时间拒绝上床睡觉;

5. 在没有父母或者看护人的干预下难以入睡。

B. 患者、患者父母、患者看护者观察到患者因为夜间睡眠困难而出现以下一种或者多种症状:

1. 疲劳、心神不宁;

2. 注意力、专注力难以集中或者记忆力下降;

3. 在社交时、家庭中、面对同僚、职业领域工作表现不如以前;

4. 情绪易烦躁,易激动;

5. 白天嗜睡;

6. 举止异常(比如:多动、冲动、攻击性);

7. 懒洋洋、缺乏活力、缺乏动力;

8. 易犯错、易出事故;

9. 对自己的睡眠质量有疑问或不满意。

C. 睡眠/觉醒的异常不是单纯由于不充足的睡眠机会(比如:充足的睡眠时间)或者不合适的睡眠环境(比如:环境是黑暗、安静、安全、舒适的)而导致的。

　　D. 睡眠困难和白天的相关症状出现至少每周三次以上。

　　E. 睡眠困难和白天的相关症状持续至少 3 个月。

　　F. 睡眠/觉醒困难不能被其他的睡眠障碍所解释。

　　标准 A~F 必须均满足。

　　备注:儿童在 3~6 个月龄前尚未有规律睡眠,所以 6 月龄是第一个合适考虑是否患有失眠的年龄段,除非之前的睡眠就已经非常规律。而儿童夜醒的诊断直接依据临床表现即可诊断,且多是由于不良的睡眠启动相关行为引起的。婴幼儿睡眠启动相关行为比较常见,所以只有在以下症状出现时才能诊断失眠:①睡眠启动相关行为存在问题或要求较高(例如:持续摇、乘车等);②无睡眠启动相关行为时,入睡时间明显延长或者出现睡眠中段;③睡眠启动和再次入睡时,需要看护者的干预和帮助。

　　【鉴别诊断】

　　在诊断睡眠启动相关障碍引起的夜醒时,必须排除其他一些可能导致儿童夜醒的情况。

　　1. 躯体疾病　胃食管反流、疼痛(尤其是中耳炎引起的疼痛)引起的频繁夜醒,但是这种夜醒通常患儿在各种条件下都很难被安抚,并且哭闹持续时间也比较长、哭闹比较剧烈。但是,有些患儿在躯体疾病治愈后,因为养成的依赖习惯,也会转化成睡眠启动相关障碍。这点也需要引起重视。

　　2. 其他睡眠障碍　如不宁腿综合征以及阻塞性睡眠呼吸暂停也会引起夜醒,这些疾病都有其自身特点,比较容易被鉴别。

　　3. 行为限制不足　通常指父母对幼儿入睡前的行为无法进行限制,或限制力不足。例如,有的幼儿在入睡过程中要求父母一个故事接着一个故事讲,有的幼儿一会提出要求喝水一会上厕所,有的幼儿则提出要求边看电视边睡觉。而父母对于这些行为缺乏限制,导致幼儿入睡困难,甚至影响夜间睡眠。

　　4. 睡眠不充足　有些家长因为婴幼儿夜醒会采取减少其白天睡眠时间以期待晚上因为疲倦会减少夜醒情况。事实上,婴幼儿因为睡眠不足会出现更为频繁的夜醒。而平时睡眠不规律、睡得晚、白天经常因为各种原因中断午睡等,都有可能导致夜醒频繁发生。

5. 暂时性睡眠问题　通常出现在原来睡眠一直都很好的儿童中,他们因为疾病或者环境改变等因素出现一过性睡眠问题。但是,在这些暂时性睡眠问题中,如果父母养成了儿童的依赖行为,也会转化成睡眠启动相关障碍。

6. 环境因素　不适宜的睡眠环境也会引起婴幼儿频繁夜醒。例如,环境过于嘈杂、室内温度过高或者被子盖得过多等,都会影响婴幼儿睡眠。

【治疗】

在睡眠启动相关障碍导致夜醒的治疗中,必须首先排除患儿有各种躯体或者心理因素引起的夜醒,治疗方法的选择也切忌生搬硬套。方法的选择需要考虑不同患儿的气质特点、家长的治疗期望与耐受,并结合家庭特点进行综合考虑。例如,有的家庭很难忍受患儿的任何哭闹声音,而有的家庭则比较能够耐受患儿一个人哭吵一段时间,针对这两种不同的家庭制订治疗干预计划的策略也完全不同。下面介绍几种最常用的治疗睡眠启动相关障碍所致夜醒的方法。

1. 消退法　要求家长在患儿出现睡意后将其放床上,然后忽略其间任何哭闹,直到第二日早晨起床时间。这种消退法曾被报道很好地治疗了一些频繁夜醒的患儿。但是在现实生活中,绝大部分家长都无法忍受任由患儿哭闹而不去理睬的方法。

2. 逐步消退法　由美国著名的儿童睡眠专家 Ferber 提出,所以又被称作 Ferber 方法。要求父母在患儿思睡但没有完全睡着的时候将其独自放到床上,按照事先设定的时间在患儿的卧室门口等待,然后渐渐延长每次在门口等待的时间间隔,直到最后患儿独立睡着。常用的等待时间间隔(表 6-6)。例如,第一日,刚开始在门外第 1 次等待 5 分钟后,进去看望他,首先确定患儿没有身体的不适,然后在他的床边尽量用言语而不是身体接触去安抚他,时间不超过 2 分钟。安抚结束后出来,然后第 2 次等待间隔 10 分钟去看望患儿,用同样的方法安慰他,当到达等待的最大极限时,必须坚持直至患儿在这一过程中睡去。每次夜醒时,重复使用这个方法。第二晚,看望患儿的时间间隔可以进一步延长。午睡也采用该办法,如果患儿坚持不睡则放弃午睡。治疗过程中要给予父母充分的支持,做好睡眠记录,增强其信心。一般治疗1周即会有明显的进展。当然,患儿不良睡眠习惯形成的时间越长,治疗所需的时间也越长。在治疗过程中应与大人分床,最好是分房睡。在治疗过程中可适当延迟患儿上床睡觉时间半小时。治疗期间一定要保证患儿作息时间规律。

表 6-6　逐步消退法举例[在进入儿童卧室前等待的时间(分钟)]

天数	第 1 次等待	若儿童继续哭		
		第 2 次等待	第 3 次等待	第 4 次等待
1	5	10	15	15
2	10	15	20	20
3	15	20	25	25
4	20	25	30	30
5	25	30	35	35
6	30	35	40	40
7	35	40	45	45

3. 改良逐步消退法　根据每个家庭的特点,可以对上述经典的逐步消退法进行改良后使用。例如,在入睡过程采用逐步消退法,而有的家庭在患儿半夜醒来时无法采用同样的方法,这时可以允许在夜醒期间仍然维持原来的做法,例如,还是抱或者摇晃,但是入睡过程坚持用逐步消退法。通常情况下,随着患儿入睡能力的提高,治疗第2周其夜醒的次数也会明显下降。对于无法忍受患儿持续哭闹5分钟的家庭,第1次等待的时间可以是1分钟,延长的间隔时间也可以短些。当然,一般改良法最终需要的治疗时间要明显长于经典的逐步消退法。

夜醒的诊治流程见图6-11。

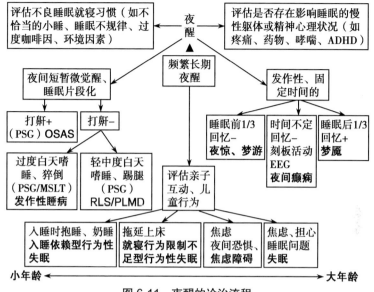

图 6-11 夜醒的诊治流程

(二)觉醒性异态睡眠

【概述】

觉醒性异态睡眠是指一类睡眠障碍,同时具有觉醒以及深睡眠的行为特征,具有自主神经功能、骨骼肌功能紊乱、定向障碍等特点,具体有梦游、睡惊及觉醒紊乱三种类型,这些睡眠障碍因为有相似的病理生理改变,具有类似的临床症状,且在儿童中常会同时存在,因此经常在一起论述。梦游、睡惊和觉醒紊乱都发生在慢波睡眠阶段,也就是非快速眼动的第三期,通常所说的深睡眠阶段。尽管这类睡眠障碍通常都发生在夜间睡眠时段,但是如果白天小睡的时候有慢波睡眠出现,也有可能在白天出现这些症状。症状通常发生在睡眠开始后的数小时内,持续几分钟至一小时不等,发作后患儿对过程无法回忆。发作过程中,儿童或青少年看起来像是醒着,多数儿童很难被安抚安静下来,因此父母往往会因此非常困扰。这类睡眠障碍在儿童中的发生率明显高于成人期,这可能与儿童期慢波睡眠的占比相对较高有关,通常情况下 10 岁以后这些睡眠障碍的患病率就会出现大幅下降,且男女患病率无显著差异。

1. **梦游**　是一种异态睡眠,主要发生在慢波睡眠阶段,尤其夜间入睡后的最初几个小时。很多儿童(15%~40%)有过梦游的经历,一些研究表明大约 17% 的儿童会经常性地梦游,而 3%~4% 的儿童频繁梦游。梦游可能会持续到成年,而在成年群体中的发生率大约为 4%。有梦游家族史的儿童梦游的发生率会增加近 10 倍。应当注意的是,梦游的发生率有可能因其发作时没有被观察到或被误认为睡惊而低估。梦游通常始发于 4~6 岁间,而 8~12 岁间出现高峰。大概 1/3 的梦游儿童有超过 5 年的发作期;大约 10% 的儿童梦游可持续 10 年。多数梦游的儿童在年幼时还伴有觉醒紊乱。

2. **睡惊**　也称夜惊,是指从慢波睡眠中突然觉醒,并伴随强烈恐惧的自主神经症状和行为表现为特征的睡眠障碍,因为目前发现其发作不仅仅只在夜间,可以发生在睡眠的任何阶段,包括白天睡眠过程中,因此现更多称为睡惊。大约 1 %~6% 的儿童经历过睡惊,多见于学龄前或学龄阶段,一般始发于 4~12 岁间。

睡惊始发期,出现的频率通常最高,而且始发年龄越小发作频率越高。睡惊与梦游有着共同的遗传易感性,因此约 10% 梦游的儿童伴有睡惊。绝大多数会在青春期间随着年龄增长而消失,但是也有在婴儿或者在成年任何阶段发作的睡惊,但是在这些年龄段发生的睡惊人数要少得多。

3. **觉醒紊乱**　有时也被称为睡醉,是一种夜间发作性障碍,当从慢波睡眠中醒来或被强制唤醒后出现错乱,定向障碍,昏昏沉沉,有时也伴随不安行为。与梦游以及睡惊相类似的是,它也开始于慢波睡眠,患儿有定向力障碍,对环境无应答,对发作无法回忆等。因为觉醒紊乱可能不易被察觉或者被儿科医师所识别,其发生率很难确定,但一项研究表明其在 3~13 岁的儿童中发生率大约为 17%,觉醒紊乱常常与梦游、睡惊共发。始发年龄通常在 5 岁以前,持续 6 个月到 13 年不等。

觉醒性异态睡眠的常见特征:

(1) 通常发生在夜间入睡后的最初几个小时。

（2）不安、迷惑、恍惚、定向障碍。

（3）父母安抚或尝试叫醒不起作用或者不安反而加重。

（4）事后无法回忆发作过程。

（5）把患儿从慢波睡眠中强制叫醒会使发作加重。

（6）睡眠不足和片段化睡眠会加重病情发作。

（7）有阳性家族史。

【病因】

1. 遗传因素 觉醒性异态睡眠通常和遗传（基因）因素有关。双生子的研究表明，50%~65% 的梦游患者涉及遗传问题。双亲中均没有该障碍的儿童梦游的发生率为 22%，有一方患有该障碍的儿童发生率为 45%，双方均有该障碍的儿童发生率为 60%。

2. 发育因素 在睡眠结构的发育中，年龄越小，慢波睡眠越深且持续时间越长，到了青少年期，慢波睡眠所占的比例明显减少，睡眠变浅，因此觉醒性异态睡眠在年幼儿童中更为多见，至青少年期逐渐减少和消失。

3. 睡眠因素 在儿童各类睡眠障碍中，有许多与睡眠因素本身有关，如睡眠剥夺和睡眠-觉醒周期紊乱均影响与觉醒性异态睡眠相关的慢波睡眠的深度、持续时间和统一性。父母常发现孩子的发作最多见于其非常累的晚上，因为在睡眠剥夺的恢复中，慢波睡眠反跳性地加深、延长，使儿童在睡眠阶段的交替中困难增加，导致觉醒性异态睡眠的出现。很多父母在孩子的发作中总是努力将其唤醒，反而使儿童的总体睡眠时间减少，在以后的睡眠中更容易发生觉醒性异态睡眠。睡眠-觉醒节律的不规则，使从慢波睡眠出来进入下一个睡眠周期的外在时间标记与内在生理要持续慢波睡眠之间出现不同步，从而易发生觉醒性异态睡眠。

4. 心理因素 进入学龄期，尤其是步入青少年期后，从慢波睡眠中觉醒或过渡至其他睡眠阶段变得容易。这时，持续的觉醒性异态睡眠的发作可能与心理因素有关。不同气质的儿童对觉醒性异态睡眠的易感性不同。许多精神疾患，如焦虑、抑郁等都会使睡眠结构发生变化，出现较多的觉醒紊乱、梦游或睡惊。尤其年长儿的夜惊，应寻找其潜在的心理和社会因素,如与父母分离、父母离婚、家庭搬迁、手术治疗、父母虐待孩子等。心理因素可以是年长儿和成人睡惊的主要原因。明确和减少潜在的压力能明显地减少觉醒性异态睡眠的发生次数和严重性。

5. 疾病因素 觉醒性异态睡眠在偏头痛和 Tourette 综合征患者中更为普遍,可能和血清素代谢的紊乱有关。

觉醒性异态睡眠通常发作还有一些诱发因素存在,以下是儿童觉醒性异态睡眠常见的诱发因素:

(1) 睡眠不足(急性或慢性)。

(2) 不规律的作息安排。

(3) 睡眠作息的改变,如中断一直持续的午睡习惯,开始参加日托班或上学。

(4) 睡眠干扰因素,如睡眠呼吸障碍和周期性眼动障碍。

(5) 发热和生病。

(6) 增加慢波睡眠的药物(如锂)或停用后导致慢波睡眠反弹的药物(如苯二氮䓬类、三环类抗抑郁剂等)。

(7) 咖啡。

(8) 睡眠环境改变。

(9) 噪声和光线。

(10) 压力和焦虑。

【诊断】

1. 临床表现和症状 觉醒性异态睡眠通常发生在睡眠开始后的几个小时,持续数分钟至 30 分钟不等。发生的频率从一次性事件到每夜发生一次,一些儿童可每夜多次发作。此外,发作可能是间歇性的,即在一段未发作期后,连续数夜至数周每夜都发生。

(1) 梦游:儿童梦游时常表现为神情恍惚,通常睁着眼睛,或喃喃有声,或不能回答旁人的提问。梦游者通常显得笨拙,也可能做出一些怪异的动作,如在储物柜里小便。梦游者可能会安静地走进父母的房间,下楼,离开房间,或者走上阳台或房顶。大部分的患儿梦游时表现比较安静,但是也有梦游的儿童看起来十分不安,情绪激动。梦游可偶尔发生,也可每夜均发生。尽管梦游通常无害,并且具有一定的自限性(一般在青春期消失),但相关的一些安全问题(如从窗台上摔下、户外漫游)还是需要引起足够的重视。梦游特别容易导致身体受伤,如楼梯上跌倒、走入交通繁忙的区域、在寒冷的天气穿着较少走到户外。确保安全是处理梦游时的首要关注问题。

(2)睡惊:睡惊往往会突然发作,发作期间儿童看起来十分不安、恍惚,常伴有哭泣或喊叫,强烈的生理唤醒(如过度换气、心动过速、出汗、瞳孔放大)也十分常见。但是,睡惊也可能比较温和(有时候会被描述为觉醒紊乱),孩子只是看起来略有不安。睡惊的孩子常常十分笨拙,摇摇晃晃,推开父母,或者有怪异的行为。尽管睡惊和唤醒混淆不伴随离开床,但是儿童可能会因来回翻动,滚下床,且十分拒绝父母的约束和安抚。因为睡惊发作症状明显,父母或许会担心孩子是不是遭受了情感或躯体创伤;有时父母会怀疑睡惊本身会对孩子身体造成伤害。更多(专业人员)认为,睡惊对患儿带来的伤害还不如梦魇,因为梦魇时,患儿因为噩梦会惊醒,在清醒状态下回忆梦境反而会给儿童带来心理压力与负担。此外,睡惊在年龄非常小的婴儿上发作时症状可以非常不典型,例如发作时间持续较长(30~45分钟),或者睡惊发作症状不明显,只是抽泣或身体摇晃。

(3)觉醒紊乱:常常发生在强制性唤醒时,尤其是上半夜,但也可能发生在早晨被试图唤醒时激发。与睡惊相比,觉醒紊乱的发作是逐渐开始的,而不像睡惊一样突然从睡眠中惊醒发作,表现为不安、哭泣或呻吟("不,不!")、定向障碍,一般情况下患儿不会离开床。觉醒紊乱最显著的特征就是睡眠惯性(sleep inertia),即从慢波睡眠唤醒后会有持续15~30分钟至1小时的恍惚错乱,特别是刚唤醒时反应慢(睡眠惯性)。发作的时间通常为5~15分钟,但有时也能持续数小时。尽管压力、焦虑可以加重觉醒紊乱,但精神问题很少与其共发;但有报道显示觉醒紊乱的儿童存在中枢神经系统的损伤。

觉醒性异态睡眠还会伴发其他一些状况,例如患儿因为潜在的尴尬或可能的受伤,很多患有异态睡眠的儿童和青少年回避社交情景,如在朋友家过夜和夏令营。此外,由于这些反常情况的出现,父母们经常会焦虑,担心是否有潜在的危险以及如何进行应答,而且会考虑去掉一些他们所认为的不良因素(比如,不再雇佣保姆,避免参加家庭聚会)。

2. 诊断

(1) 病史:觉醒性异态睡眠通常为一良性现象,但应注意是否有引起睡眠障碍的其他因素,如阻塞性睡眠障碍低通气综合征、不宁腿综合征或者周期性腿动。询问病史中也必须要排除癫痫,怀疑癫痫的危险因素包括:有癫痫的病史,发作期的异常特征,如刻板表现、夜间多次发作、出现年龄晚(青春期)。

(2) 发育及学业表现:表现通常是正常的。有发育落后现象时注意有癫痫的可能性。

(3) 家族史:梦语症、睡行症和睡惊通常都有阳性家族史。

(4) 行为评估:大部分儿童都没有特别的行为问题。因为人在半觉醒的异态睡眠期间实际还是处于睡眠状态,睡眠障碍如果伴随日间的困倦则属于异常现象。

(5) 体格检查:体检一般无阳性体征。

(6) 诊断测试:

① PSG:PSG 并不是觉醒异态睡眠的常规检测方法。因为这是片段发生的事件,在单纯一个晚上的检测中有可能捕捉不到。但是,如果考虑有其他睡眠障碍的可能(如睡眠呼吸障碍、周期性腿动等),整夜的睡眠检测是需要的。PSG 也可以用于区分异态睡眠和癫痫(考虑到只有部分睡眠中心具备齐全的癫痫检查设备)。

② 家庭录像:对于发作频率不高的儿童,由家长将其夜间发作片段录下来是一个更有效的捕捉和记录事件的好办法。回放这些片段可以有助于医师区分异态睡眠和其他夜间行为,尤其是癫痫。

③ 睡眠日记:可以帮助我们评估可能的影响因素,例如睡眠剥夺和不规律的睡眠作息。

2014 年国际睡眠障碍分类(第 3 版)中列出梦游的诊断标准:A. 需要符合 NREM 觉醒紊乱的一般标准;B. 觉醒紊乱伴有离床活动

和其他床以外的复杂行为。标准 A 和 B 必须均满足。

2014 年国际睡眠障碍分类(第 3 版)中列出睡惊的诊断标准：A.需要符合 NREM 觉醒紊乱的一般标准;B.以突然地惊吓发作为特征,典型者以惊人的发声(如可怕的尖叫声)开始;C.发作期间有极度的恐惧及自主神经兴奋症状(瞳孔放大、心率加快、呼吸加快及出汗)。标准 A-C 必须均满足。

觉醒紊乱的诊断标准为:A.反复发作的不完全觉醒(从睡眠中);B.发作期间对他人的干预或者重新定向有不恰当的反应或者缺乏反应;C.没有或仅有少量认知或梦境内容;D.对发作部分或完全遗忘;E.该情况不能被其他睡眠障碍、精神障碍、躯体疾病、药物或物质使用所更好地解释。标准 A~E 必须均满足。

【鉴别诊断】

1. 夜间发作癫痫　有时觉醒性异态睡眠与夜间发作的癫痫很难鉴别,尤其是发作不典型时。表 6-7 列出了常见的觉醒性异态睡眠、梦魇与癫痫的鉴别诊断。通常情况下,癫痫发作时会有刻板行为和强直性阵挛性运动,一晚会有多次发作,较多发生于睡眠和觉醒的转换期,并伴有日间困倦。

表 6-7　夜间癫痫、觉醒性异态睡眠和梦魇的症状特点

项目	夜间癫痫	觉醒性异态睡眠 (夜惊、梦游)	梦魇
夜间发生时间	睡眠的任何时候,经常在睡眠启动时	睡眠的前 1/3 时间	睡眠中间至后 1/3 时间
行为	重复、刻板,有时强烈	多样性	很少有运动行为
意识水平	发作期间没有觉醒,觉醒后意识混乱	没有觉醒,如果唤醒意识非常混乱	发作后完全清醒
对发作的记忆	无	无	生动的回忆
家族史	可有可无	普遍	没有
受伤可能	中等	低	低

续表

项目	夜间癫痫	觉醒性异态睡眠 (夜惊、梦游)	梦魇
流行率	低	普遍	非常普遍
睡眠阶段	绝大多数发生于 NREM 睡眠期,极少数出现在 REM 睡眠期	大多数在 NREM 睡眠第三、四期,少数在浅 NREM 睡眠期	REM 睡眠期
白天嗜睡	经常	不普遍	不普遍

注:NREM 指非快速眼球运动(non-rapid eye movement);REM 指快速眼球运动(rapid eye movement)

2. 夜间惊恐发作 患者通常在白天也会出现相似的症状,并且夜间惊恐发作后第二天早晨儿童可以回忆起来。

【治疗】

1. 健康宣教 觉醒性异态睡眠的首要干预应该是对家长进行正确的健康宣教,让家长或者年长儿童意识到这些睡眠障碍的良性特点以及自限性病程,告诉家长大部分孩子到青春期梦游和睡惊现象就会停止。临时的解决措施应包括为保证儿童睡眠安全而在居所采取的相应措施和询问病史找到可能的诱因,强调睡眠卫生和行为控制的重要性。是否要治疗还要基于觉醒性异态睡眠发生的频率和严重程度,可以包括药物应用和规律唤醒的方法。对家长进行的宣教包括以下一些内容:

(1) 安全措施宣教:包括关好门(大门/楼梯口的门),锁好通向外面的门和窗户,打开走廊的灯,确保睡眠环境的安全(移开地面上凌乱的物品);或者安装警报系统或在卧室的门上连接一个铃铛,以在发作时能够及时唤醒父母;对不在家睡的儿童,要告知其看护人儿童有梦游的可能性,以确保在外就寝时安全。

(2) 睡眠卫生习惯:包括要保证儿童有充足的睡眠和规律的睡眠觉醒节律,因为睡眠剥夺是异态睡眠的主要危险因素。要避免咖啡因,因为咖啡因会增加睡眠紊乱,降低睡眠效率,造成睡眠剥夺。

（3）事件发生时父母的回应:避免唤醒,因为在异态睡眠中的唤醒会进一步扰乱睡眠节律并且会使状况更严重。发作时,应该引导儿童回到床上,鼓励孩子恢复正常睡眠。非常重要的一点是,避免第二天讨论事件发作,因为这样会造成孩子心理上的负担,有可能会导致孩子不愿睡觉而造成睡眠剥夺。

2. 行为治疗 规律唤醒是一种治疗觉醒性异态睡眠的行为学方法,对于夜间发作时间非常规律的儿童有很好的疗效。首先,需要父母对患儿每天发作的时间有精确的日记记录下来。然后,父母根据睡眠日记中记录的常规发作时间点的前 30 分钟,在孩子微觉醒的时候（正好翻身或喃喃自语）叫醒孩子。例如,一个孩子通常 8:30 睡觉,到 10:00 会出现梦游,那么父母就应该在 9:30 的时候叫醒孩子。这种夜间唤醒应该持续 2~4 周。如果在夜间唤醒后又出现了症状,那么可以重新采用这种方法并再坚持几周。

3. 药物治疗 因为治疗觉醒性异态睡眠的药物本身有一定的副作用,所以药物治疗仅用于觉醒性异态睡眠发生频率高且较严重、受伤的可能性大、有暴力行为或对家庭产生严重的扰乱情况下。药物作用的机制通常是抑制觉醒性异态睡眠发作的慢波睡眠,常用的药物有苯二氮䓬类和三环类抗抑郁药。

（1）短效苯二氮䓬类:苯二氮䓬类药物（如地西泮 1~2mg）单独小剂量地应用 3~6 个月。小剂量的长效苯二氮䓬类药物也会有效,但更容易引起晨起宿醉。对于异态睡眠出现一段时间又消失一段时间的间歇发作也可以采用间歇用药的方法。突然停药往往会导致慢波睡眠的显著增加,所以持续几周逐渐减量至停药是非常关键的。

（2）抗抑郁药:三环类抗抑郁药（氯米帕明、地昔帕明）也可在睡前应用于对苯二氮䓬类药物无效的患儿。虽然选择性 5-羟色胺再摄取抑制剂也是有效的慢波睡眠抑制剂,但它们很少被用于觉醒性异态睡眠的治疗。

【预后】

大部分儿童期梦游和睡惊的现象随年龄增加会停止。到 8 岁时,

50% 有梦游和睡惊的孩子都不会再发生,大部分的病例到青春期随着慢波睡眠的大量减少都会自愈。然而,大约 10% 的梦游症会出现 10 年或 10 年以上的发作。

(三) 梦魇

【概述】

梦魇(nightmares)是可怕的梦,通常使儿童或青少年从睡梦中惊醒,使其害怕、担心并寻求安慰。梦魇发作时,常常使睡眠者从快速眼动睡眠中醒来,影响快速眼动睡眠。研究表明,大约 75% 的儿童声称在他们的生活中至少体验一次梦魇,约 50% 的成人承认至少有过一次梦魇。可能有 1% 的成人有每周一次或一次以上的频繁梦魇。虽然间断性梦魇是十分常见的,但频繁梦魇发作不是很常见。一个研究报道慢性梦魇(梦魇问题持续存在超过 3 个月)的流行率为 2~5 岁为 24%,6~10 岁为 41%。梦魇通常起始于 3~6 岁,流行的高峰年龄为 6~10 岁,但可发生于任何年龄。儿童中的患病率无性别差异,但成人的研究显示,男女之比为 2~4:1,确切的比例尚不肯定。至于家族倾向尚无定论,有研究表明,频繁发作、持续终身的梦魇有家族倾向。

【病因】

1. 遗传基础 双胞胎研究已经证实了频繁梦魇的遗传学基础。

2. 既往梦魇经历 噩梦的出现有时呈现一种稳定态势。

3. 应急或创伤性事件 包括虐待儿童。

4. 焦虑和焦虑障碍 可引起梦魇频率和严重度的增加。分离焦虑通常与梦魇或噩梦有关。

5. 睡眠剥夺 由于提高了快速动眼睡眠的转换,可以形成强烈而生动的梦。

6. 失眠 经常与梦魇共存。

7. 药物 特别是对快速动眼睡眠有直接影响的那些药品,这些药品可能增加快速动眼睡眠密度的量或抑制快速动眼睡眠,当停药后,可引起快速动眼睡眠的"反弹"诱发梦魇。例如,抗抑郁药物安非拉酮会增加快速眼动睡眠的比例,而中枢神经系统兴奋剂会抑制快速眼动睡眠,所以长期用药后快速的停药也可能出现快速眼动睡眠反弹。

【诊断】

1. 临床表现　梦魇的总是长而复杂的梦,从开始到结束其内容越来越恐怖。觉醒发生于 REM 睡眠期,有时不是立即觉醒,但是觉醒后能够清晰地表述梦境内容。梦魇时很少有讲话、尖叫、行走,这就有别于夜惊和 REM 睡眠行为障碍时患儿惊醒后出现的哭吵、害怕等情绪表现。梦魇的儿童惊醒后,他们往往害怕再次入睡,并且经常寻求父母安慰。梦魇通常涉及恐惧和焦虑,但也可能包括其他消极情绪,如愤怒、悲伤、窘迫或厌恶。梦魇的内容通常随年龄而有所不同,且与其神经心理发育水平密切相关。例如,很多小婴儿担心与父母分离而出现梦魇。到 2 岁时,典型的梦魇开始包括野兽和其他可怕的幻想的生物。对于年幼的孩子可能也涉及一起最近的创伤性事件(如走丢、去医院打针、一条大狗朝他吠叫)。较大的孩子梦魇经常涉及可怕的或恐怖电影、电视节目、故事。梦魇也可能与最近发生的事件密切相关(如在外面过夜、进入一个新学校)。此外,梦魇还有其他一些伴随症状,如白天恐惧或者更多的焦虑症状,有些儿童由于把睡眠与梦魇联系在一起,他们会出现对床、卧室、就寝时间等表现出拒绝或回避现象。

2. 诊断

(1) 既往梦魇史评估:在诊断梦魇时,慢性和重度梦魇应该仔细评估,因为重度梦魇更有可能与精神疾病有关。

(2) 发育水平评估:要认识到发育迟缓儿童有时尽管是梦魇发作,但是由于受发育水平限制,而无法用语言描述梦境。

(3) 家庭成员发作情况:梦魇在一般人群中普遍存在,因此通常很难表述是家族遗传性。然而,自身体验频繁梦魇的父母可能对其孩子的梦魇的反应会更关心,同时表现出更多焦虑。

(4) 行为及情绪评估:如果患儿有更显著的焦虑症状、发育倒退或严重及频繁的梦魇发作,提示可能有被虐待的可能,需要进一步进行相关的行为及情绪评估。

(5) 体格检查:躯体症状通常不会直接造成梦魇发生。

(6) 睡眠日记:用睡眠日记记录梦魇最近几周内的发生频率以及与梦魇相关的夜醒时间等也有助于诊断。

2014 年国际睡眠障碍分类(第 3 版)中列出的梦魇诊断标准:

A. 反复出现的广泛性、极度恐惧并记忆清晰的梦境,这些梦境中常出现危及生命、安全、身体完整性的状况;

B. 从恐怖的梦境中醒来,患者迅速变得警觉和定向力完整;

C. 梦境经历,或从梦境唤醒所致的睡眠障碍,会引起以下一种或多种社交、职业或其他重要功能的损害:①情绪障碍(例如,噩梦的持续影响,焦虑,恐惧);②抗拒睡眠(例如,睡前焦虑,对睡眠/随后梦魇发生的恐惧);③认知障碍(例如,侵入性的噩梦般的图像,注意力或记忆力受损);④对照养者或家庭功能的负面影响;⑤行为问题(拒绝上床、怕黑);⑥白天嗜睡;⑦疲劳或缺乏精力;⑧职业或教育功能受损;⑨人际或社交功能受损。

标准 A~C 必须均满足。

【鉴别诊断】

1. 睡惊和梦游　家长常难以区别梦魇和部分觉醒性异态睡眠,如睡惊和梦游,应注意许多有睡惊或梦游的孩子也会伴有梦魇。与部分觉醒性异态睡眠相比,梦魇常有以下特征:

(1) 多发生于后半夜以快速眼动睡眠占主导地位的时间。

(2) 能回忆全部或部分梦的内容。

(3) 能回想起整个事件。

(4) 没有混淆或定位错误。

(5) 再次入睡困难。

2. 其他夜间发作　夜间癫痫,常与梦魇混淆,但有典型的运动和感觉特征且常包括刻板的特质。

3. 精神疾病　频发的梦魇可能与精神疾病有关,包括焦虑障碍、双向障碍、精神分裂症,以及最显著的创伤后应激障碍。

4. 快动眼时相行为障碍(rapid eye movement phase behavior disorde,RBD)　是一种罕见的睡眠障碍,常发生于快速眼动睡眠期,但是 RBD 患者的快速眼动期不会有典型的肌张力消失特征(如肌无力),相反患者会将动的常带暴力色彩的梦境通过带有攻击性的行为或动作表现出来,甚至造成患者及其床伴严重的伤害。这种疾病与神经退化进程有关,如在老年人中的帕金森病。此外,尽管在神经性疾患儿童中也有报道,但在儿童中这种疾病还是极为罕见的。

【治疗】

1. 健康宣教　健康宣教是治疗梦魇的重要手段,对家长进行积极的睡眠健康教育:解释梦魇是非常普遍的,是儿童正常认知发育的一个部分,在 6~10 岁时为发生高峰。帮助父母为儿童制定合理的睡眠时间,保障充足睡眠,避免睡眠剥夺。了解最近可能引起梦魇的所有压力来源或创伤事件,但也与家长说明绝大多数时间梦魇是一个单独现象。并与父母讨论给出与儿童发育水平相当的适当的应答以及处理梦魇的对策。当然,如果梦魇持续或症状严重且简单的行为干预并不能改善时,应及时转诊进行心理评估。

(1) 减少梦魇的措施:避免接触恐怖或过于刺激的画面,包括恐怖故事、电影和电视,尤其在就寝前;减少压力来源,因为持续的梦魇可能提示有应激或某种进行性担忧;保证充足的睡眠,睡眠剥夺可导致梦魇频率增加。

(2) 家长对梦魇的正确应答:梦魇发作后,家长应该安慰孩子:"这只是一个梦"。家长保持平静及理所当然是十分重要的,并安慰孩子注意不要引起过度关注。如果孩子离开床,家长可冷静地将孩子护送上床,并在床边安抚片刻。在发作当时不要过多地讨论梦境,以便更加延迟儿童再次入睡。此外,还可以让儿童在睡眠过程中有一些能让其感到安全的物品,例如有些儿童在有绒毛玩具陪伴时会比较安心,更容易入睡。儿童如果有明显的焦虑、怕黑,可以开一盏昏暗的、低亮度的夜光。在梦境发生后第二天,鼓励会说话的孩子运用他们的想象能力来缓和梦魇。有效的措施还包括画一张代表噩梦的画,然后将其撕碎并扔掉,为梦设计一个好的结局,或者在床旁悬挂一个噩梦捕捉器等。

2. 行为治疗

（1）放松疗法：包括渐进肌肉放松及指导想象，尤其适用于伴有轻度焦虑的患儿。其原理是应用一种方法，让患儿学会把全身肌肉松弛下来，控制自己的情绪，变得轻松起来，这样就可以应付许多紧张、焦虑不安等心理不适的情况。

帮助患儿松弛下来的行为治疗是"全身松弛法"，即练习如何按照自己的意志，逐步放松全身的随意肌紧张情况，以此而获得心理上的松弛。方法是每天定时进行放松动作。让患儿以舒适的姿势靠在沙发或躺椅上，首先把眼睛闭起来，将注意力移到头部，把牙关咬紧，使两边面颊感到很紧；然后令其牙关松开，咬牙的肌肉就会产生松弛感，逐次一一将头部各处肌肉都放松下来。接着把注意力转移到颈部，尽量使脖子的肌肉全部放松，觉得轻松为止。下一步把注意力集中到两手上来，将两手用力握紧，直至发麻、酸痛时，两手开始放松，然后放置舒服位置并保持松软无力状态。再下一步是把注意力指向胸部，开始让患儿深吸气，憋一两秒钟，缓缓把气吐出来，再吸气，反复几次，让胸部也觉得轻松。就这样依次类推，将注意力集中肩部、腹部、腿部逐一放松。最终达到全身处于轻松状态，使患儿心情也变得轻松起来。

（2）系统脱敏疗法：与放松治疗相结合，可用于缓和焦虑反应。系统脱敏包括制定一系列从低到高不同等级的引发孩子恐惧的活动或想法（如，看狗的图片，看一个朋友和狗玩，驯养个大宠物狗）。这些活动或想法与其他放松活动（深呼吸，渐进肌肉放松）匹配以中和恐惧反应。这一技术对于反复特定主题的梦魇效果显著。

【预后】

梦魇通常是短暂的，但有时在一些儿童或青少年中可持续出现，尤其是当梦魇与创伤事件有关时。

（四）发作性睡病

【概述】

发作性睡病是一种慢性终身中枢神经系统疾病，通常表现在青春期和成年早期，其特征是日间过度嗜睡并导致显著的器官功能损害。与发作性睡病相关的其他常见症状包括猝倒症,入睡前或半醒幻觉,睡眠瘫痪,自动行为和夜间睡眠紊乱。发作性睡病的发病率据报道在每万人中有 3~16 人,最近估计猝倒型发作性睡病的年发生率为每 10 万人中有 0.74 例,非猝倒型发作性睡病的年发病率为每 10 万人中有 1.37 例。

发作性睡病的病因目前尚不明确,多为环境因素与遗传因素相互作用的结果。发作性睡病的病理生理改变主要位于中枢神经系统,尤其是调节睡眠-觉醒的区域功能受到损害。近年研究发现,发作性睡病的发生源于神经肽 HRCT-1 和 HRCT-2 水平的降低。目前动物和人类研究都有力地提示在猝倒型发作性睡病患者中下丘脑 Hypocretin(Hcrt)/Orexin 神经递质系统具有特定的缺陷。Hcrt/Orexin 系统影响单胺能和胆碱能活性,有研究表明其不仅涉及警觉性的维持和睡眠觉醒状态的稳定,还与饥饿感和饱腹感,能量代谢,情绪过程和自发运动有关。通常认为发作性睡病的潜在发病机制涉及 70 000 个促醒神经肽 HCRT(食欲素)的后下丘脑神经元的丧失;脑脊液(CSF)中 HRCT/食欲素在大多数猝倒型发作性睡病患者中减少或检测不到,尤其是在那些人类白细胞抗原(HLA)阳性的患者中。据推测,可能涉及由病毒感染或疫苗引起的自身免疫机制以及遗传倾向和环境因素。认为家族性发作性睡病与 HRCT 系统中合成肽或其受体的基因突变有关。继发性发作性睡病也可能与其他疾病有关,如 Prader-Willi 综合征和 I 型强直性肌营养不良;中枢神经系统损伤(例如闭合性颅脑损伤后);脑肿瘤,如星形细胞瘤和颅咽管瘤(特别是在第三脑室、丘脑后部和脑干区域)以及其他恶性肿瘤如神经母细胞瘤;以及下丘脑的各种血管和感染性疾病。这些继发性(或"症状性")发作性睡病病例的发病年龄通常较低(即学龄期或更为年轻),并且有明显的内科或神经系统症状和体征。

【诊断】

1. 临床表现 发作性睡病症状典型的四联征为:

(1)白天嗜睡:白天睡眠时间较多,并且会在清醒状态下突然发作快速眼动(rapid eye movement,REM)睡眠,白天困倦加重。

（2）猝倒：强烈情绪如大笑、生气等诱导下出现的骨骼肌张力消失，可有眼睑下垂、下颚下垂、视物模糊、膝关节突然屈曲，甚至全身肌张力消失导致摔倒。

（3）睡眠幻觉：幻觉最多发生在觉醒—睡眠交替阶段，通常包括视、听和触觉的成分，常常出现类似于梦境的稀奇古怪的画面，但对外界环境的意识通常存在。

（4）睡眠瘫痪：在睡眠开始或结束时突然出现的持续几秒或几分钟肢体无法活动或无法说话的情况，常可自发结束，也会于感觉外界刺激后终止。

但是大部分患儿并非同时存在上述 4 项症状。据估计，大约一半的成人发作性睡病患者都具有以上四个主要症状。但是儿童病例分析提示，与成人相比，白天过度嗜睡以外的症状相对常见，可能会降低儿童的诊断率，特别是年龄偏小的儿童，他们可能无法准确地描述这些症状。此外发作性睡病患者还伴随其他症状：夜间睡眠障碍、肥胖、情绪问题等。

发作性睡病的明确诊断应结合临床表现、实验室检查和客观量表评价，主要包括日间 MSLT 试验、PSG 监测、血清人类白细胞抗原分型和脑脊液 Hcrt/Orexin 测定。

2014 年国际睡眠障碍分类（第 3 版）列出发作性睡病 1 型及 2 型的诊断标准如下；

（1）发作性睡病 1 型须同时满足以下 2 项条件：

1）患者存在白天难以遏制的困倦和睡眠发作，症状持续至少 3 个月以上。

2）满足以下 1 项或 2 项条件：①有猝倒发作（符合定义的基本特征）。经过标准的多次小睡潜伏期试验（multiple sleep latency test，MSLT）检查平均睡眠潜伏期≤8 分钟，且出现≥2 次睡眠始发 REM 期（SOREMPs）。推荐 MSLT 检查前进行夜间多导睡眠监测（nPSG）检查。nPSG 出现 SOREMP 可以替代 1 次白天 MSLT 中的 SOREMP。②免疫反应法检测脑脊液中 Hcrt-1 浓度≤110pg/ml 或＜正常参考值的1/3。

备注:①幼儿期的发作性睡病可能表现为夜晚睡眠时间过长或白天打盹时间延长;②如果临床强烈怀疑发作性睡病 1 型,但 MSLT 的诊断标准不能满足,推荐重复 MSLT 检查。

(2) 发作性睡病 2 型须同时满足以下 5 项条件:①患者存在白天难以遏制的困倦和睡眠发作,症状持续至少 3 个月以上。②标准 MSLT 检查平均睡眠潜伏期≤8 分钟,且出现≥2 次 SOREMPs,推荐 MSLT 检查前进行 nPSG 检查,nPSG 出现 SOREMP 可以替代 1 次白天 MSLT 中的 SOREMP。③无猝倒发作。④脑脊液中 Hcrt-1 浓度没有进行检测,或免疫反应法测量值 >110pg/ml 或 > 正常参考值的 1/3。⑤嗜睡症状和/或 MSLT 结果无法用其他睡眠障碍如睡眠不足、OSAS、睡眠时相延迟障碍、药物使用或撤药所解释。

备注:①如果患者随后出现猝倒发作,应重新诊断为发作性睡病 1 型;②如果诊断后,检测脑脊液中 Hcrt-1 浓度≤110pg/ml 或 < 正常参考值的 1/3,应重新诊断为发作性睡病 1 型。

2. 辅助检查

(1) 睡眠日记:即使有充足的夜间睡眠时间,仍推荐记录睡眠日记,可助于记录日间过度嗜睡和午睡。

(2) 嗜睡量表:儿童和青少年的小儿日间嗜睡量表、克利夫兰青少年嗜睡量表和大龄儿童和青少年的改良 Epworth 嗜睡量表可能有助于描述日间过度嗜睡的严重程度。

(3) PSG 和 MSLT:评估患有严重原因不明的日间嗜睡或可疑发作性睡病的患者。PSG 的目的是评估可能导致 EDS 的原发性睡眠障碍,MSLT 提供了日间嗜睡的基本和客观定量,并评估睡眠始发 REM 期(SOREMPs)的存在,这是发作性睡病的主要特征。

(4) 神经影像学(磁共振成像):不是常规指征,但如果日间过度嗜睡突然发病,存在神经系统症状和/或神经系统查体异常,或有近期头部创伤史,应强烈推荐。

(5) HLA 检测:发作性睡病 HLA 检测不是强制性的,但在某些情况下对诊断有所帮助。大多数发作性睡病和猝倒症患者 HLA 都是阳性(75%~90%),但应该记住,在正常人中约 25% 对 DQ 抗原也是阳性的。

（6）脑脊液 Hcrt/Orexin 水平：发作性睡病可以通过对脑脊液中的 Hcrt-1 的检测来确诊。典型猝倒症患者的这种测试具有较高的敏感性和特异性。尽管诊断不需要，且目前尚没有广泛使用，脑脊液水平可能有助于筛选通过 MSLT 确诊但难以处理或解释的病例。

【鉴别诊断】

发作性睡病需与慢性睡眠剥夺及睡眠无规律者、长睡眠者、潜在的导致睡眠紊乱的疾病（包括阻塞性睡眠呼吸暂停、不宁腿综合征、周期性腿动等）、特发性嗜睡症、Kleine-Levin 综合征、精神疾病、其他神经系统疾病（创伤和嗜睡症、药物及物质滥用所致嗜睡）进行鉴别诊断。

【治疗】

发现疑似发作性睡病的儿童或青少年应转诊至睡眠专科医生或小儿神经科医师进行诊断和治疗。目前没有治愈发作性睡病的方法，但是通常可以控制症状，使患有发作性睡病的儿童或青少年可以过正常的生活。治疗的最终目标是保证患者能够适应正常生活，提高生活质量。个性化治疗方案通常涉及教育、行为改变和药物治疗。

1. 患者和家庭教育　发作性睡病如果没有适当的教育，可能是一种毁灭性的疾病。教育不仅应该包括所有的家庭成员，还应该包括教师、辅导员和朋友。尤其是应该通知学校领导为学生提供宿舍可能是必要的（例如安排小睡、减少家庭作业以确保足够的睡眠时间）。

2. 健康的睡眠习惯　对于发作性睡病的儿童和青少年来说，良好的睡眠习惯是必不可少的。

3. 小睡　每天一次或两次短时间的小睡（15 分钟）可以帮助控制日间嗜睡，但其作为初级治疗方法还是不够的。

4. 行为改变　生活方式改变可以显著改善症状。严格遵循睡眠-觉醒时间表确保充足的睡眠是必不可少的。增加体育活动可能会有帮助。

5. 密切监督可能有危险性的活动　例如开车、游泳或做饭是至关重要的。所有发作性睡病的青少年在取得驾照之前,症状都必须得到很好的控制。

6. 体重管理　特别是针对异常的饮食行为和鼓励体育锻炼对BMI升高的儿童很重要。

7. 合并睡眠障碍的治疗　特别是OSA(例如腺样体扁桃体切除术)和PLM(例如补充铁剂)的适应性干预可能有助于减轻嗜睡症症状,并且改善发作性睡病患者的日间功能。

8. 药物治疗　对白天过度嗜睡的药物主要是神经系统兴奋药,包括传统的中枢兴奋药如盐酸哌甲酯、安非他命,新型中枢兴奋药如莫达非尼、r-羟丁酸钠,此外,单胺氧化酶抑制剂(MAOI)司来吉兰对白天过度嗜睡和猝倒也有效。

r-羟丁酸钠、司来吉兰同时具有抗猝倒作用。此外,三环类抗抑郁药如丙咪嗪、氯丙咪嗪、普罗替林也是常用的抗猝倒药且对睡眠瘫痪和睡眠幻觉有效。新型选择性5-羟色胺再摄取抑制剂(SSRI)如氟西汀、帕罗西汀以及5-羟色胺和去甲肾上腺素再摄取抑制剂(SNRI)如文拉法辛对猝倒发作也有效,抗猝倒剂量高于抗抑郁剂量,不良反应较少,但疗效弱于三环类抗抑郁药。对于猝倒严重的患儿,应首选r-羟丁酸钠。

【预后】

发作性睡病是慢性、持续终身并需长期治疗的疾病。发作性睡病患者通常具有正常的寿命。虽然猝倒型发作性睡病被认为有稳定期,但纵向研究很少,特别是在童年发作的发作性睡病。

(江帆　余晓丹)

参考文献

1. MINDELL JA, OWENS JA. A Clinical Guide to Pediatric Sleep: Diagnosis and Management of Sleep Problems. Lippincott Williams & Wilkins, 2009.

2. American Academy of Sleep Medicine. International classification of sleep

disorders, 3rd ed. Darien, IL: American Academy of Sleep Medicine, 2014.

3. 沈晓明. 儿童睡眠与睡眠障碍. 北京: 人民卫生出版社, 2012.

4. 黎海芪. 实用儿童保健学. 北京: 人民卫生出版社, 2016.

5. 陈荣华, 赵正言, 刘湘云. 儿童保健学. 5 版. 南京: 江苏凤凰科学技术出版社, 2017.

第七章　儿童伤害

第一节　概　述

一、伤害的定义

伤害指因外来的、突发的、非本义的、非疾病的周围环境的能量（急性）作用导致的躯体损伤，它超越躯体自身的承受力或恢复力；这里指的能量有可能是机械、热能、电能、电离辐射或化学能（中毒或窒息）等。国内学者建议我国伤害的操作性定位为："经医疗单位诊断为某一类损伤或因损伤请假（休工、休学、休息）一天以上"。伤害是我国儿童死亡的首位死因，也是儿童致残的主因。除了身体受到伤害以外，还会由于各种刺激给儿童造成心理伤害。大多数情况的儿童伤害是可以预防的，采取干预措施也是有效的。

二、伤害的分类

伤害属于一类疾病。根据儿童伤害的特点，对照 ICD-10 伤害分类，儿童伤害的分类包括交通伤害、跌落伤、被下落物击中、锐器伤、钝器伤、烧烫伤、溺水、动物伤害、意外窒息、中毒、电击伤、他伤/攻击伤等（表 7-1）。

按伤害的影响程度，儿童伤害也可分为致死性伤害和非致死性伤害。致死性伤害是指导致儿童死亡的伤害事件，是儿童总死亡的第一位原因，在我国主要是溺水和道路交通伤害。非致死性伤害是指造成了就医或误学 1 天及以上（学龄前儿童，影响日常生活如吃饭、穿衣、洗澡、上厕所或移动物体 1 天及以上）的伤害事件，在我国主要是跌落和钝/锐器伤。

表 7-1 常见儿童伤害的分类及定义

伤害分类	定义
交通伤害	由于道路交通碰撞,导致的致死性的或者非致死性的伤害。道路交通碰撞是指发生在公共的道路上,至少牵涉一辆行进中车辆的碰撞
跌落伤	由于重力的作用,人体突然跌倒或坠落(跌、摔、滑、绊),撞击在同一或较低的水平面而导致的伤害
被下落物击中	物体从高处失控跌落时,因其重力、惯性力和冲击力对人体撞击而导致的伤害
锐器伤	尖细的锐器刺破皮肤及组织所致伤或是由于刃面较大的锐器切破皮肤及组织所致伤
钝器伤	由于钝器的打击、碰撞、挫压等作用所造成的伤害。钝器是指那些无锐利刃口和尖端的钝性物体,例如棍棒、锤子、石块、皮带、拳头、足尖等。有些致伤物的钝性作用面,如斧背、刀背等,也可造成钝器伤
烧烫伤	可由热力或化学能所致(火焰、高温固/液体、化学物质、锅炉、烟火、爆竹炸伤、电灼伤)。热力烧烫伤由热液(沸水、油、汤等)、炽热固体(热水袋、保暖瓶、取暖器)、火焰、蒸汽等对皮肤造成损伤;化学烧伤则由化学物质如酸、碱等所致
溺水	人淹没于水或其他液体介质中并受到伤害的状况。水充满呼吸道和肺泡引起缺氧窒息;吸收到血液循环的水引起血液渗透压改变、电解质紊乱和组织损害;最后造成呼吸停止和心脏停搏而死亡
动物伤害	人被动物(犬、猫、老鼠等)咬伤后,病毒通过伤口进入人体内,引起相应的一系列症状的疾病。叮咬伤是人被昆虫类(蚊虫、螫刺等)叮咬所引起的一系列疼痛、瘙痒等不适感,严重者可危及生命
意外窒息	异物,压、闷、捂窒息,鱼刺/骨头卡喉等导致呼吸道内部或外部障碍引起血液缺氧的状态,不包括新生儿出生时由于缺血缺氧引起的新生儿出生窒息
中毒	暴露有害物质(药品、化学物质、一氧化碳等有毒气体,农药、鼠药、杀虫剂等)引起的与中毒相关的死亡和非致命性结果的所有意外中毒。食物中毒是指摄入了含有生物性、化学性有毒有害物质的食品,或者把有毒有害物质当作食品摄入后出现的非传染性的急性、亚急性疾病

伤害分类	定义
电击伤	俗称"触电",是指超过一定剂量的电流通过人体产生的机体损伤或功能障碍
他伤/攻击伤	也可以理解为故意伤害,是指有意加害于他人所造成的伤害

三、不同年龄阶段儿童的伤害特点

(一) 0~3 岁儿童

0~3 岁儿童由完全没有自理能力,逐步生长发育到会爬、行走、跑,他们活动的范围逐渐扩大;开始模仿成人的行为,喜欢把东西放在嘴里;对周围任何东西感到好奇,特别是从未见过的东西,都想去碰碰摸摸。儿童皮肤薄嫩,对热的反应强烈,接触温度不太高的液体或固体也可导致烫伤。他们对大多数危险没有意识,缺乏识别危险事物的能力和自我保护的能力。这时期常见的损伤有溺水、道路交通伤害、烧(烫)伤、跌落伤、窒息、中毒等。

(二) 4~6 岁儿童

4~6 岁儿童动作发育逐渐协调,喜欢活动,独立性增强。他们模仿成人行为,喜欢小工具、器具等真实的东西,还喜欢玩火。因儿童皮肤薄而嫩的特点容易导致烫伤。他们对未知事物充满好奇心,逐渐发育的运动能力使他们活动范围进一步扩大、活动能力进一步增强,但对危险因素的认识能力和自我保护能力与其运动能力不匹配,不能及时躲避伤害风险。这时期常见的损伤有道路交通伤害、跌落伤、割(刺)伤、烧(烫)伤、中毒、溺水、窒息等。

(三) 7 岁及以上儿童

7 岁及以上儿童在生理上和活动范围上逐渐成熟,到青少年时期逐渐接近成人,表现为叛逆冒险,在学习和生活过程中接触危险因素的机会也比小年龄儿童多,发生各类伤害的概率也接近成人,主要伤害为道路交通伤害,其次为溺水、跌落伤等。青少年期因心理问题发生自杀、自伤的案例也时有报道。

四、流行现状

儿童青少年正处于运动和感觉等机能发育时期,当危险情况出现时,识别应变能力差,易受到意外事故的伤害,故是意外事故的高发人群。世界卫生组织的全球疾病数据显示,意外伤害是造成儿童出生后死亡的首要原因,每死亡一名儿童,就伴有几千名儿童不同程度的残疾。《世界预防儿童伤害报告》中指出:伤害是全世界范围内导致儿童死亡的主要原因,每年因伤害而死亡的 18 岁以下儿童约为 95万人,其中 95% 以上的儿童伤害死亡发生在中、低收入国家。另外,每年有数千万儿童所发生的非故意伤害事件虽未导致死亡,但往往需要住院治疗和康复服务,许多儿童因伤害造成了残疾失能状态。

在我国,每年有超过 5.4 万余名儿童死于伤害,平均每天 148 人。1990—2017 年,我国伤害的总体发生率增长了 50.6%。2010—2015 年期间,我国 0~18 岁儿童伤害死亡率呈波动下降,但伤害一直是我国0~18 岁儿童死亡的首要原因,占所有死亡的 40%~50%,溺水、道路交通伤害和跌倒/坠落是前三位伤害死因。来自全国伤害监测系统的门急诊监测数据显示,2010—2015 年,门急诊 0~18 岁儿童伤害病例中,1~4 岁年龄组占比最高,家中是伤害发生最多的场所,7~8 个月伤害发生相对较多,跌倒/坠落是门急诊病例最常见的伤害类型。2015 年我国 0~18 岁儿童意外伤害人数和伤害类型分布情况如图 7-1 和文末彩图 7-2 所示。

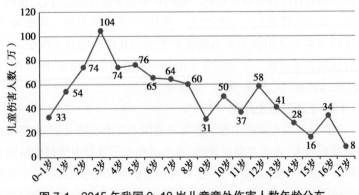

图 7-1　2015 年我国 0~18 岁儿童意外伤害人数年龄分布

(徐韬　王燕)

参考文献

1. World Health Organization. World report on child injury prevention. Geneva：World Health Organization，2008.

2. 孙辉，黄小娜. 重视儿童伤害预防 落实有效干预措施. 中华流行病学杂志，2021，42（08）：1376-1379.

3. 李明阳，王淑霞，马明艳，等. 2000—2017 年中国 5 岁以下儿童死亡率变化趋势及死因研究. 现代预防医学，2021，48（03）：389-392+397.

4. 纪翠蓉，段蕾蕾，陆治名，等. 中国 2015—2018 年 6~17 岁儿童伤害病例流行病学特征分析. 中国学校卫生，2020，41（07）：979-982.

5. 国家卫生和计划生育委员会统计信息中心. 中国死因监测数据集 2015. 北京：中国科学技术出版社，2016.

第二节 气 道 异 物

一、概述

气道异物是指内源性或外源性异物进入喉、气管、支气管后引起一系列呼吸系统症状，甚至危及生命的一种疾病。内源性异物包括血块、脓痂等，外源性异物指外界的各种异物。

气道异物是造成儿童窒息死亡的主要原因，多发生在 5 岁以下儿童。出现气道异物时，孩子可能会表现为突然剧烈呛咳、声音嘶哑、口唇及脸色发绀，也可能出现不能咳嗽、不能呼吸、不能说话，同时脸色青紫，如不及时抢救则会出现意识丧失，继而心搏停止。气道异物可造成突然死亡，也可因诊断不及时，拖延了治疗时间，导致支气管炎、支气管扩张、肺气肿、肺不张、肺炎、肺脓肿等严重合并症。

二、预防措施

1. 要在孩子平静时喂药，如果孩子哭闹或不配合，不可强行灌入。

2. 给孩子准备大小性状合适的食物,并教育孩子在进食,尤其是进食液体时不要说话、嬉笑、哭闹、打骂,更不可跑跳,要尽量平静、安静地进食。

3. 4 岁以下儿童尽量避免食用容易进入气道的食物,如果冻、爆米花、坚果、葡萄、豆类等;给儿童吃水果的时候也要小心果核及瓜籽,不要让儿童自己吸食有核有籽的水果,而应当由家长处理后再送入儿童嘴里。

4. 平时要教育孩子培养良好生活习惯,不可将瓶盖、笔帽等小物品随便放入或含于口中。如发现婴幼儿口内含物时,应诱其吐出,不可强取。

5. 家里的零碎杂物如玻璃球、纽扣等要收好,放在儿童拿不到的地方。给孩子玩具时要检查上面的小部件是否牢固,确保安全后再交给孩子。

三、院前急救原则

若条件允许,且孩子气道未完全阻塞、可以忍受的话应立即到医院经直接喉镜迅速钳取异物,但应注意不可抱着孩子去医院,因为这样可能使异物掉得更深,甚至有时原来不全堵塞、因为跑动造成完全堵塞而导致呼吸困难和窒息。如果孩子一时能忍受,施救者可立刻叫救护车送医院急救。若条件不允许,可采用"海姆立克手法"进行院前急救。

1. 通过冲击上腹部而使膈肌瞬间抬高,肺内压力骤然增高造成人工咳嗽,利用肺内气流将气道内的异物冲击出来。

2. 对于小婴儿,可以一手固定婴儿的头部,使其面部朝下、头低臀高,另一只手用手掌根部连续叩击肩胛骨区 5 次后,将婴儿翻转成面部朝上、头低臀高位,检查婴儿口中是否有异物。如果没有异物,立即用示指、中指连续冲击两乳头中点正下方 5 次,再将婴儿面部朝下重复之前的背部叩击法。背部叩击与胸部冲击反复交替进行,直至气道内异物排出。如异物冲击到口腔,要迅速用手指钩出(图 7-3)。

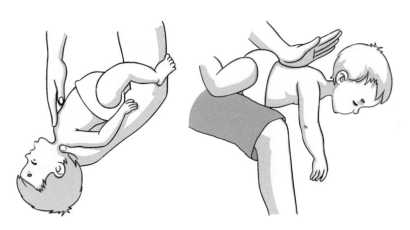

图 7-3　小婴儿气道异物的海姆立克手法

3. 对于意识清醒的儿童可以采用立位上腹部冲击法,即儿童取立位,抢救者在儿童身后,身体贴在孩子后背,将一手的二横指或三横指置于孩子脐上一横指上的部位,另一手的二横指或三横指重叠放于孩子脐上,突然连续用力向上腹部的后上方快速冲击,直至气道内异物排出(图 7-4)。

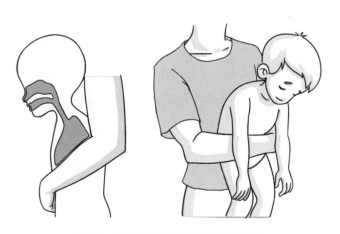

图 7-4　儿童气道异物的海姆立克手法

（徐韬　王燕）

参考文献

1. World Health Organization. World report on child injury prevention. Geneva：World Health Organization，2008.

2. 段蕾蕾，王临虹.伤害与暴力预防控制理论与方法.北京：人民卫生出版社，2020.

3. 耳玉亮，陆治名，汪媛，等.中国2018年伤害监测系统0~5岁儿童伤害病例特征分析.中国学校卫生，2020，41（07）：971-975.

4. 周义夕，高刘伟，费高强，等.我国儿童非故意伤害现状研究进展.伤害医学（电子版），2019，8（01）：47-52.

5. 徐韬，王硕.儿童安全促进方案.北京：北京大学医学出版社，2018.

第三节　跌　　落

一、概述

跌落是指由于重力的作用，人体突然跌倒或坠落，撞击在同一或较低的水平面而导致的伤害，不包括加害、跌落入燃烧的建筑物、火焰、水中、运转的机械和运输车辆、故意自害等，属于疾病范畴。

根据世界卫生组织的报道，每年有近4.7万名20岁以下儿童青少年因跌落而死亡，即每天约有129名。每个因跌落致死的儿童就伴随有690名儿童因跌伤而缺课或无法工作。跌落伤是导致0~14岁儿童伤残的主要原因，是潜在寿命损失的最重要原因，还可引起儿童骨折、头损伤、软组织损伤等。男孩发生跌落伤的危险高于女孩，7岁以下是儿童发生跌落伤的高峰期。跌落伤在蹒跚学步的儿童多因走路不稳从高处跌下，学龄前儿童则因嬉戏追逐所致。跌落伤的损伤类型和严重程度与跌落高度息息相关，也与地面类型有关。跌落伤主要发生在家庭，还可发生在路上、幼儿园、学校、游戏场所等。

二、预防措施

1. 无论何时都不可将年幼的孩子单独留在家中,也不可把儿童独自放置于餐桌、床、椅子等高处。

2. 平时要告诫孩子不可擅自攀爬高处,不可随意从高处往下跳,滑冰、滑板、骑自行车等活动时佩戴好防护品。

3. 不要把床、凳子、椅子等放在窗前或阳台上,也不可在窗边放置孩子可攀爬的杂物。

4. 高层住宅应在窗户及阳台安装防护栏,且防护栏应为竖栏,不可设置横向护栏;护栏高度不低于 1.2m,栏间距离不可大于 10cm。

5. 对于小婴儿,尽量不用学步车。如果必须使用,则应在家长的视线范围内,且远离有水的地面。

6. 不让儿童坐在超市手推车篮子里,也不可让儿童骑在手推车侧面或前面。6 岁以下儿童不可睡在双层床的上铺。

7. 确保家庭环境整洁,若地面有水则及时清理,浴缸使用防滑表面,清除地上的电线、绳索等障碍物。检查住房周围有无水沟、下水道等危险环境,并教育孩子远离。

8. 乘电梯时要待电梯门开启后,看清地板后再进入,以防坠入电梯井中。

9. 当儿童在运动场上玩耍时,6 岁以下儿童不可爬上高于 1.2m 的器械,稍年长的儿童不可以爬上高于 1.8m 的器械(图 7-5)。

三、院前急救原则

如果发生或怀疑发生了跌落,在送医治疗前应做如下处理:

1. 查看跌落的高度和儿童跌落地面的坚硬程度,以判断跌落伤害的程度和类型。检查是否发生头部伤害,注意瞳孔大小是否一致,鼻子、耳朵或嘴里是否有液体流出,以及是否有意识丧失或嗜睡等表现。

2. 不要轻易移动儿童。尤其怀疑有头部受伤时,要让儿童保持静止。

加强儿童监护

安装护栏

设计、制造和使用安全的儿童娱乐设施

清除家中容易导致儿童跌倒的环境危险因素

设计和使用安全的儿童产品

运动时使用护具做好热身活动

制定、完善和宣传儿童跌倒相关法律、法规

完善儿童跌倒医疗康复

图 7-5　预防儿童跌倒策略

3. 检查儿童气道是否开放,儿童是否有呼吸。若儿童没有呼吸,立即进行人工呼吸,必要时进行心肺复苏。

4. 检查儿童是否发生骨折。注意儿童肢体形状异常或剧烈疼痛,观察儿童是否特别小心地活动某个肢体或身体的某些部分活动受限。当发现孩子手脚可能有骨折或脱位时,立刻用绷带或夹板等材料进行固定,没有时用腰带、头巾、绳子等替代。固定之前,在骨突处垫上棉花等软物,防止突出部位皮肤损伤。

5. 当伤口为开放性且出血较多时,用干净的毛巾或纱布盖在伤口上,并用压迫止血法止血,及时送往医院。

(徐　韬　王　燕)

参考文献

1. National Center for Injury Prevention and Control. Prevention falls: a guide to implementing effective community-based fall prevention program. 2nd ed. Atlanta, GA: Centers for Control and Prevention, 2015.

2. 中国疾病预防控制中心. 预防儿童跌倒技术指南. 北京:三辰影库音像出版社, 2016.

3. 郝秀奇,代涛. 中国基于学校儿童青少年意外伤害综合干预效果的 Meta 分析.中国学校卫生,2018,39(08):1206-1209+1212.

4. 闫蓓,黄丽妹,彭娟娟,等.上海市儿童跌倒伤害干预项目效果评价.中华疾病控制杂志,2017,21(08):775-779.

5. 夏庆华,姜玉.预防和控制跌倒,机遇和挑战共存.伤害医学(电子版),2015,4(02):1-4.

第四节　烧　烫　伤

一、概述

烧烫伤是指各种热源(火焰、开水、热油、蒸汽、汽油、强酸、强碱、生石灰、磷、电灼等固体、液体、气体)作用于人体后,造成的特殊性损伤。

烧烫伤具体表现多种多样,如酒精燃烧、火锅、燃放烟花爆竹、家庭火灾烧伤、玩火自焚、跌入或撞倒盛放热物的器皿、倒开水烫伤、洗澡水烫伤、热油灼伤、热水袋保暖不慎、热毛巾热敷烫伤等。一般分4型:烫伤,即热水、热汤、热油、稀饭等热液;火焰,即火焰、硝火、热草木灰等;电烧伤,即电流通过或接触电;化学烧伤,即酸碱等;其他,包括热排气管、热铁等。

被热液烫伤是儿童常见的伤害,特别是年龄比较小的儿童;火焰烧伤在农村较多见;电击伤常由于家庭电器设备使用不当、爬高压电线杆或变压器安装不合格等所致。儿童皮肤柔嫩,表皮较薄,同样的热力在他们身上造成的损伤比成人严重,致残率高。

全世界每年约有9.6万儿童因被烧伤或灼伤而死亡。烧烫伤还是重要的致残因素,容易导致肢体的残疾和皮肤的疤痕,在下肢致残原因中烧烫伤居于首位,已成为危害儿童身心健康的重要因素。

二、预防措施

平时要告诫孩子不可随意触碰有烫伤潜在危险的物品,另外要注意:

1. 家中的开水壶、热水杯、热粥、热菜等应放置在孩子不易接触到的地方，切不可放置于桌子或灶台的边缘处。

2. 不可在放置开水壶等物品的台面上铺不固定的台布，尤其是有垂下来的部分，会由于孩子拉扯而引发烫伤。

3. 化学药品如酸碱类应放进箱子里并上锁，不可让孩子接触。

4. 洗澡时要注意先放冷水后放热水，以防儿童误入热水烫伤。

5. 冬季不可给孩子使用"暖宝宝"之类的取暖产品。用热水袋取暖时要用毛巾裹住热水袋，且热水袋温度不可过高，且需拧紧防止漏水。使用电热毯、电热器等取暖设备时要控制温度，做好安全防护。

6. 家中不使用的插线板全部插上安全插头，不使用的电器及时断电，家用电器及线路定期检查维护，使用来源安全、质量合格的电器。

三、院前急救原则

(一) 烫伤

烧烫伤的严重程度取决于面积大小、部位和深度，从这三方面决定儿童是否立即需要到医疗机构接受治疗。烧烫伤面积估计可用"手掌法"，即伤者手掌大约相当于 1% 的体表面积。烧烫伤的深度用分度来描述：Ⅰ度烧伤又称红斑性烧伤，仅伤及皮肤表层，皮肤发红但没有水疱，有疼痛和烧灼感。Ⅱ度烧伤又称非通透性烧伤，烧伤深达真皮，但没有伤及皮肤全层，局部出现水疱，有中重度疼痛。Ⅲ度烧伤又称通透性烧伤，伤及皮肤全层、皮下深层组织、肌肉及神经，创面呈瓷白色、焦黄或炭黑色，质硬或焦皮样改变。创面轻微或无疼痛，但周围组织有剧烈疼痛。根据以上情况，作出相应的处理。

1. 立即脱离热源或任何致烧伤的有害环境，设法降低烧伤局部的温度，尽快用冷水冲淋或冷水浸泡至少 20 分钟，以最大限度缓解创面疼痛、减轻水肿、避免热力的继续深入，还可促进愈合、减轻瘢痕的形成。如果有的部位无法放在冷水中冲淋，如面部，可用冷湿毛巾敷在局部，然后 1~2 分钟换一次毛巾，或者毛巾包冰块冷敷。在局部降温时用干净的被单盖在儿童身上保温。

2. 如果烫伤部位有衣服覆盖,应在冷水中解脱,如果衣服与皮肤粘连,可用剪刀沿伤口周围剪开,剪去未粘连部分,不能强行撕扯以免加重损伤。

3. 如果烫伤时佩戴有手表、戒指等,应尽快摘掉,以免肿胀后影响局部血液循环。

4. 皮肤仅有红、肿、痛,局部可涂烫伤药膏。如果烫伤创面出现水疱,切勿将水疱挑破,以免发生感染。

5. 切不可在创面涂抹牙膏、酱油、草木灰等,以免造成感染。

6. 烫伤面积较大时用清洁被单覆盖后立即送医院。如果有面部、手或脚、生殖器烧伤,烧伤面积超过体表面积1%,或有Ⅲ度烧伤的,必须立即拨打120或急送医院。

(二) 强酸、强碱烧伤

1. 立即用毛巾、衣服等布类吸干酸碱溶液,再用大量冷水彻底冲洗,以免扩大烧伤面积。如果酸碱进入眼内,更要用冷水彻底冲洗。再立即拨打120或送医院。

2. 当消化道被强酸烧伤时,应立即口服牛奶、蛋清、豆浆、食用植物油等。不可口服碳酸氢钠,以免产生二氧化碳而导致消化道穿孔。切不可催吐或洗胃,以免消化道穿孔。

3. 当消化道被强碱烧伤时,可立即口服食醋、柠檬汁、1%的醋酸等,也可口服牛奶、蛋清、食用植物油等。切不可催吐或洗胃,以免消化道穿孔。

(三) 电烧伤

1. 迅速关闭电闸,或用木棍、塑料等绝缘体将孩子和导电物体分开。

2. 如果发生心搏骤停,立即拨打120急救电话,同时做心肺复苏。

(徐 韬　王 燕)

参考文献

1. OPALUWA AS, ORKAR SK. Emphasise burns prevention in developing

countries.BMJ,2004,329:801.

2. World Health Organization. A WHO plan for burn prevention and care. Geneva: World Health Organization,2008.

3. 金叶,叶鹏鹏,邓晓,等.中国 1990 年与 2013 年烧烫伤疾病负担分析.中华流行病学杂志,2017,38(06):767-771.

4. 张日厚.中国小儿烫伤网络调查:流行情况与家用暖水瓶使用情况的关系.山东大学,2018.

5. 施尚鹏,周香,屠琳,等.黔北农村地区留守儿童烧烫伤特点及其家长认知水平.中国学校卫生,2020,41(07):976-978+982.

第五节　溺　　水

一、概述

溺水是指人淹没或浸入在液体中造成呼吸受阻的过程。水充满呼吸道和肺泡引起缺氧窒息;吸收到血液循环的水引起血液渗透压改变、电解质紊乱和组织损害;甚至造成呼吸停止和心脏停搏而死亡。溺水后引起窒息合并心搏停止的成为"溺死",如心搏没有停止则成为"近乎溺死",统称为溺水。

全世界每年约有 36 万人死于溺水,其中儿童占 45% 左右。我国儿童溺水死亡主要集中在南方各省,包括四川、重庆、贵州、广西和江西等省的农村地区。溺水可能发生在游泳池、浴盆、自然水域,也可能由于自然灾害如洪水、水上交通事故等。不同年龄组儿童溺水的地点有所不同,1~4 岁主要发生在室内脸盆、水缸及浴池,5~9 岁主要发生在水渠、池塘和水库,10 岁以上主要发生在池塘、湖泊和江河。溺水一年四季均会出现,但多发生于 4~9 月,7 月为高峰。

儿童溺水的常见原因包括疲劳、抽筋、饥饿、疾病发作等。通常,人体沉入水中后不久身体因自然浮力会再上升到水面,但是当呼救并挣扎时,人会因为气道吸入水分而呛咳,挣扎沉浮几次后精疲力竭沉入水中。一般约 2~3 分钟后丧失意识,随后呼吸停止,几分钟后心搏停止。

二、预防措施

1. 强化成年人的监护是预防儿童溺水的重要措施。家长或看护人监管缺失或片刻疏忽是 1~4 岁儿童溺水的根本原因。5 岁以下儿童家长或看护人应该做到以下方面：

（1）绝不能将儿童单独留在浴缸、浴盆里，或待在开放的水源边，不能把儿童独自留在卫生间和浴室。

（2）无论儿童在家里、室外或其他地点的水中或水旁，家长与儿童的距离要伸手可及，专心看管，不能分心，如打电话、聊天、做家务。

（3）儿童一定要由成人监管，不能将 5 岁以下的儿童交给未成年人看护。

（4）在儿童乘船、嬉水、学习游泳时，家长应为儿童准备并使用合格的漂浮设备，如救生衣等。

2. 对家长和儿童看护人进行溺水事故风险教育，强调监护的重要性，提高他们对儿童溺水危险的认识，促进看护行为改变。特别要告诫他们 5 岁以下儿童独自或与其他幼童一起留在水源附近的危险性。鼓励父母和看护人积极参加社区的溺水干预专题培训，学习相关知识、掌握技能、配合工作，并在学习前理清问题，有目的地学习。社区医生对 5 岁以下儿童的家庭进行定期访问，指导家长用家庭儿童安全清单定期检查家庭的溺水隐患，帮助家长发现家中存在的潜在危险，并监督其消除可能导致溺水的危险环境。

3. 帮助孩子掌握游泳这项自救技能。国外多项研究表明，5 岁以上儿童学会游泳可以起到保护作用，教儿童游泳是预防溺水的有效办法。儿童下水前一定要做好充分的热身，避免下水后出现抽筋等现象；在水中不可吃东西。教育儿童不可逞强，遇到危急情况时不要贸然下水施救。

三、院前急救原则

对于溺水儿童，要尽早将儿童从水中救出，并尽早开始现场急救。现场急救的要点包括：

1. 迅速将溺水者救离水中。溺水者在水中待的时间越短,从抢救到心肺复苏成功的间隔越短、预后越好。注意施救者切不可从正面去拉溺水者,以免被溺水者拉扯而无法动弹。

2. 不对溺水者控水,以免引起胃内容物反流和误吸,或延误开展心肺复苏的时间,丧失最佳救治时机。

3. 检查儿童的气道是否开放,迅速清除口、鼻内的污泥、杂草及分泌物。

4. 对于意识清楚的孩子,要注意为其保暖,尽快脱去其衣服,用干毛毯或棉被包裹保暖。对于意识丧失但有呼吸心搏者,取"稳定侧卧位"以防窒息。对于意识丧失且呼吸心搏停止者,立即进行心肺复苏。有些儿童在冰冷的水中溺水超过 1 小时仍可被成功地抢救过来,所以不要轻易放弃。

5. 立即寻求医疗帮助。即使复苏抢救后儿童恢复了生命体征,仍需要接受医疗帮助,以确保不会发生感染、呼吸问题或其他并发症。

（徐 韬 王 燕）

参考文献

1. World Health Organization.Global report on drowning,preventing a leading killer. Geneva：World Health Organization,2017.

2. HYDER AA,BORSE N,BLUM L,et al. Childhood drowning in low-and middle-income countries：urgent need for intervention trials. Journal of Paediatrics and Child Health,2008,44(4):221-227.

3. 李蕾,张志泉,郑成中,等.儿童溺水的防治方案专家共识.中国当代儿科杂志,2021,23(01):12-17.

4. 黄锦裕,佘宇航,李丽萍,等.全球溺水负担:GBD 2017 全球疾病负担死亡率的估计研究.伤害医学(电子版),2020,9(04):61-64.

5. 李胜,刘应焱,王红英,等.2005—2019 年中国溺水死亡现状及趋势分析.现代预防医学,2021,48(15):2705-2709+2715.

第六节　中　　毒

一、概述

急性中毒是指大量毒物短时间内接触或进入人体,经消化道、皮肤、呼吸道、创面等途径吸收后,与组织、器官或体液发生相互作用,引起功能性或器质性病变,破坏机体正常生理功能,造成机体暂时性或永久性病理改变或死亡的过程。

儿童有强烈的好奇心,容易误服或误碰有毒植物果实、家用有毒化学品、成人的药物、灭鼠药诱饵等而中毒。儿童中毒常见的还有煤气中毒(一氧化碳中毒)和食物中毒。食物中毒是指摄入了含有生物性、化学性有毒有害物质的食品,或者把有毒有害物质当作食品摄入后出现的非传染性的急性、亚急性疾病。

儿童急性中毒的主要特点:突然起病,病前无感染的征象,通常伴有消化道症状如恶心、呕吐、腹痛等,集体同时或先后发病并临床表现相似。煤气中毒常表现为全身无力、头痛、头晕、恶心、呕吐、昏迷等。

二、预防措施

(一) 煤气中毒

1. 不在装有煤气灶的房间睡觉,临睡前注意将煤气总阀门关闭。

2. 正确安装和使用各种燃气淋浴器和燃气取暖器。使用燃气设备时房间要有良好的通风设备,定时通风。

3. 严禁儿童玩弄煤气灶、燃气取暖器等。

(二) 食物中毒

1. 从小培养孩子良好的卫生习惯,饭前便后要洗手。

2. 购买食用新鲜、来源可靠的食物,不买不用腐败变质、过期、来源不明的食物,不吃存放时间过长的食物,也不食用发芽的马铃薯、野生蘑菇等可能含有毒素的食品。

3. 食物储存时注意生熟分开,按照食物的储存条件妥善储存。剩菜剩饭要冷藏保存。

4. 生食的水果蔬菜要彻底洗净,剩菜剩饭再食用前彻底加热。

(三) 药品、化学品等中毒

1. 家中的化妆品、家用清洁剂、药品等都要妥善保存,放在孩子够不到的地方,必要时放在上锁的抽屉里。

2. 喂药时不可欺骗孩子说是糖果,以避免孩子在无人时自己尝试。告知孩子药品的作用,并告诫必须由大人提供时才可用。

3. 教育孩子遇到不认识或来源不明的东西要先询问大人能不能吃,不可轻易尝试。

三、院前急救原则

(一) 煤气中毒或其他吸入性中毒

1. 立即脱离中毒现场。如发生煤气中毒时,施救者以弯腰姿势进入现场,立即打开门窗通风,并将孩子转移到室外。

2. 儿童如果有反应,则立即拨打 120 急救电话,同时给孩子做好保暖。

3. 儿童如果没有反应,也没有自主呼吸,需立即进行呼吸急救,确保气道通畅,取侧卧位防呕吐引起窒息,同时立即拨打 120 急救电话。

(二) 食物或化学品中毒

1. 如果儿童口中还有毒物,则用毛巾或纸巾包住手指,去除儿童口中的毒物,并放在单独的容器中。

2. 如果儿童比较清醒,对刺激有反应,则实施"催吐法",让儿童身体前倾取头低位,用干净的手指刺激舌根部,以引起儿童的恶心呕吐反射。催吐可重复进行,直至毒物排出。同时拨打 120 急救电话,之后送儿童到医院。

3. 如果儿童对刺激没有反应,也没有自主呼吸,则禁止催吐,应立即进行胸外心肺复苏,呼吸急救,同时拨打 120 急救电话。

4. 如果是接触而非食用毒物,则立即脱去污染的衣服,用肥皂和流动水冲洗接触过毒物的皮肤、毛发、指甲。如果眼睛或口腔接触了毒物则用清水冲洗眼睛或口腔。之后根据孩子的反应情况确定是否需要进行呼吸急救,并拨打 120 急救电话。

(徐　韬　王　燕)

参考文献

1. World Health Organization. Guidelines for posion control. Geneva:World Health Organization,1997.
2. 任引津,张寿林,倪为民,等.实用急性中毒全书.北京:人民卫生出版社,2003.
3. SANDILANDS EA,BATEMAN DN. The epidemiology of poisoning. Epidemilogy,2015,44(2):76-79.
4. 王临虹,段蕾蕾,汪媛,等.全国伤害医院监测数据集.北京:人民卫生出版社,2016.
5. 孙承业.突发事件卫生应急培训教材——中毒事件处置.北京:人民卫生出版社,2013.

第七节　道路交通伤害

一、概述

道路交通伤害是儿童伤害中严重程度、疾病负担最重的一种。WHO 发布的《2018 年全球道路安全现状报告》显示,全球每年有 18.63 万儿童死于道路交通伤害,而且每年因道路交通事故遭受非致死性伤害的儿童人数估计达 1 000 万以上,数十万的儿童致残。在我国,道路交通伤害是儿童伤害死亡的第二位原因,2017 年《中国道路交通事故统计年报》显示,我国每年有 2 954 名儿童死于道路交通事故,13 939 名儿童在道路交通事故中受伤。与成人相比,由于儿童青少年在道路上的目标较小,再加上缺乏基本的安全常识、自我保护能力差,因而在道路上更容易发生车祸或因车祸致死和致伤。

道路交通伤害发生率在不同性别、地区、年龄均有很大差异,男童道路交通伤害发生率显著高于女童;城市儿童的道路交通伤害发生率高于农村儿童;不同年级的儿童中,小学 1~3 年级学生的道路交通伤害发生率较低,未入园儿童及初中生的道路交通伤害发生率相对较高;头部是低龄段儿童的易受伤部位。在发达国家,道路交通伤害的主要对象是司机和乘客,而在发展中国家,受伤对象主要是骑自行车者和行人。我国儿童在发生道路交通伤害时,前四位的活动依次是玩耍/娱乐、骑/乘电动自行车、步行、骑/乘自行车。

二、预防措施

预防儿童交通伤害,应采取系统全面相结合的方法进行有针对性的预防,可以借鉴 Haddon 模型,按照表 7-2 制定相应策略。

表 7-2 Haddon 模型应用于儿童道路交通事故的应对策略

发生阶段	宿主因素	保护因子	环境因素	
			物理基础环境	社会文化环境
发生前	交通知识安全教育,使用安全带、车内儿童座椅、头盔,加强司机安全管理	设计合理的交通工具,车辆安全性检查	合理规划道路网络建设,增设隔离设施,修建单行道,人车分流	修订限速、限酒等法律,紧急援助体系,适当补贴、免费派发交通保护设备
发生中	司机应变能力和儿童自我保护意识	交通工具的保护性能	迅速高效的医疗救助,改善卫生保健设施	紧急救助和创伤治疗
发生后	康复治疗,事故后心理干预,明确学校责任	改善道路环境,研发儿童保护性装置	道路安全性评估,修正路面、增设必要安全设施	立法和行为标准,完善相关制度,应急措施

儿童道路交通伤害的预防措施方面,应针对不同阶段的儿童、致

伤原因和环境开展针对性的预防和干预。

（一）完善儿童交通安全法规，加强执法

1. 通过立法，推行强制使用儿童约束系统和儿童安全头盔，逐步立法完善儿童校车制度。

2. 执法方面，在学校周围增加交通警力，加强违法交通行为执法，特别是针对未满 16 周岁骑行电动自行车的行为，以及 1.4m 以下儿童乘车不使用儿童约束系统的行为。在强制佩戴头盔地区，在执法过程中还要关注骑/乘电动自行车不佩戴头盔的行为。对违章驾驶员进行严格执法。

（二）加强道路安全相关的健康教育和技能培养

1. 将道路安全教育贯穿于课堂之中，帮助儿童从小养成道路安全的良好习惯。

2. 健康教育的形式要更多地考虑参与性，多采用情景体验戏剧表演、知识竞赛等形式传递道路安全知识。

3. 健康教育的内容不仅要包含步行安全、骑行安全、乘车安全，还要加入道路安全相关法律法规的普及，以帮助儿童提升守法意识。

4. 在儿童开展健康教育，特别是对低龄儿童开展道路安全教育时，要调动家长的参与积极性。

5. 健康教育的对象不只有儿童，还要加强对家长、看护教师的交通安全宣传教育，尽量避免儿童在交通易肇事路段玩耍，加强儿童看管。

（三）完善交通基础设施建设

1. 为儿童提供安全的玩耍和活动场地，设计安全的活动场地要与城市规划、学校设施建设以及社区配套结合起来。

2. 为学生提供安全的上下学路线，学校和交警部门要共同协作，帮助家长为学生选择安全的上学线路。

（四）为儿童提供安全的设施和有效的看护

根据儿童身高、体重，为儿童提供合适的儿童约束系统。为骑/乘自行车、电动自行车的儿童提供合适的安全头盔。为儿童在衣服或书包上贴反光条，以提高儿童可视性。

三、院前急救原则

伤后 1 小时为"黄金一小时",现场急救的反应时间直接决定着对伤者救治时间的早晚。现场应急处理的主要目的是保住生命减少致残,提前对伤病的发展实施医疗干预、医疗救治时间前移有利于把握抢救时机,为下一步院内救治赢得宝贵时间,可大大减少伤者的伤残和病死率。现场应急处理要求迅速、有效、合理,尽可能缩短检查和处置时间。

1. 实行先救命、后治伤的原则,对生命构成威胁的创伤要给予优先处理,如呼吸心搏停止、活动性大血管出血,呼吸道梗阻、张力性气胸、连枷胸等创伤要立即处置。

2. 如遇心搏呼吸停止的伤员应立即实施心肺复苏术。对于颅脑损伤应特别注意保持呼吸道的通畅,必要时行气管插管或气管切开。

3. 控制严重出血,以免失血过多引起休克。可以用手掌或手指直接按在伤口上,并保持压力 15 分钟以上,通过直接加压法止血。也可以采取高举法,即举起伤者出血的肢体,高于心脏部位,以减缓出血部位的血夜流动,有条件的可在伤口敷一块消毒纱布或垫干净的衣物包扎。当四肢有严重出血时,可压迫肢体的重要动脉通过压迫止血法控制出血。

4. 对重伤员就地检查伤势和初步处理后再搬运。搬运方法根据伤势情况、伤者的体质和搬运的远近及道路情况而定,按伤势先重后轻的顺序运送。搬抬时注意有骨折者必须给予妥善固定;怀疑有脊柱损伤者应保证头与躯体保持一致,搬运时不能扭动。

(徐韬　王燕)

参考文献

1. World Health Organization. Global status report on road safety. Geneva：World Health Organization，2018.

2. JIANG B，LIANG S，PENG ZR，et al. Transport and public health in China：the

road to a healthy future. The Lancet, 2017, 390 (10104): 1781-1791.

3. 中国疾病预防控制中心. 预防儿童道路交通伤害技术指南. 北京: 三辰影库音像出版社, 2016.

4. 叶鹏鹏, 金叶, 段蕾蕾. 1990-2015 年中国 0~14 岁儿童道路交通伤害死亡状况分析. 中华疾病控制杂志, 2018, 22 (07): 656-662.

5. 董晓梅, 彭淋, 王声湧. 道路交通伤害干预研究进展. 中国公共卫生, 2012, 28 (05): 569-571.

第八章 青春期常见问题

青春期（adolescence）是儿童至成人的过渡时期。我国将青春期定义为，男 13~20 岁，女 11~18 岁，个体相差 2~4 岁；WHO 将青少年定义为 10~19 岁，将青年定义为 15~24 岁，而年轻人包括 10~24 岁的整个年龄组。《柳叶刀》青少年健康和福利委员会将青春期进一步分为三个 5 岁年龄组：青春期早期（10~14 岁）：以青春期和性发育为主；青春期晚期（15~19 岁）：有青春期成熟的特征，但不像早期青春期那么明显；青年成年期（20~24 岁）：相当于成年人的角色和责任。

由于儿童死亡率明显下降，近年来年轻人人口急剧增加，特别是在低收入和中等收入国家，他们成为历史上人数最多的一代年轻人。年龄在 10~24 岁之间的年轻人占全球人口的四分之一，是所有年龄组中最健康的年龄组，也是最有能力提高居住国经济生产力的年龄组。2012 年，世界上有 18 亿年轻人，其中 90% 生活在低收入和中等收入国家。值得注意的是，青春期发育提前产生的两个"裂隙"影响健康：

体格-精神心理发育间的裂隙，即性成熟和人格成熟的不同步，生理-心理发育的不同步。生理上发育提前了，但智力与心理发育并没有随之提前。

生理发育-社会需求间的裂隙，现代技术的进步，要求青少年接受知识技能训练的时间延长，进入社会的年龄相对后移，使性成熟至可进行合法性生活的年龄差距变长。

青春期是从儿童过渡到成人的重要阶段，也是一个生理、性、神经和行为迅速变化的时期，体格快速生长，心理、性器官和认知发育日趋成熟，而且各个器官也逐渐发育成熟，为进入成年人的角色和责任奠定了基础，包括向就业和经济独立的过渡，以及生活伙伴关系的形成。儿童到成年人的过渡阶段,是人体生长发育的最后一个阶段,经历了体格、形态、生理、心理和社会功能的快速变化,是儿童发育过程中较为特殊的时期。认识青春期发育规律,研究青春期的特殊问题,对保证青春期儿童的健康生长、社会稳定和发展都具有特殊重要意义。青春期医学是一门相对年轻的医学分支学科,属于医学的亚专业,重点关注的是处于发育期 10~24 岁的儿童青少年(年轻人)。

青春期医学研究内容包括青春期的正常发育过程,以及青春期如何保健;研究青春期的异常发育过程,疾病如何发生发展、诊断、治疗和预防。

青春期保健应是以儿童青少年为主的医疗保健中心。包含健康(含生长发育)监测、健康评估、风险干预和健康促进。其中健康监测是日常工作,健康评估是基础,风险干预和健康促进是核心,而促进和改善儿童健康是目的。对其生长发育(含性发育、心理行为发育)的监测、评估和促进是其重中之重。青春期生理特点、疾病特点及保健原则见表 8-1。

表 8-1 青春期生理特点、疾病特点及保健原则

生理特点	疾病特点	保健原则
生殖系统迅速发育	性相关性疾病	生理卫生知识(性知识教育)
体格生长加快	营养问题	营养和锻炼
神经和行为迅速变化	精神行为问题	教育与引导
心理和认知发育日趋成熟	心理、情绪不稳定	心理卫生知识教育
各个器官逐渐发育成熟	成年期疾病	健康的生活方式
神经内分泌调节功能不稳定	内分泌疾病、伤害	伤害预防等
进入成年人的角色和责任(就业和经济独立及生活伙伴关系)		社会责任教育

青春期疾病特点及分类:

(1)性相关性问题:如性行为提早、青春期妊娠、宫颈发育不良和

宫颈癌危险增加、性传播疾病、社会问题等。

(2) 青春期营养问题:营养不良(营养不足、超重/肥胖)、微量营养素缺乏(缺铁性贫血、碘缺乏、维生素 D 缺乏、钙缺乏、维生素 A 缺乏等)。怀孕的青春期少女营养问题、进食障碍(神经性厌食症、神经性贪食症、暴饮暴食症等)。

(3) 青春期内分泌问题:身材矮小、高身材、肥胖症、多毛症、多囊卵巢综合征、甲状腺肿大、青春期女性乳房发育、低钙血症、高钙血症、低血糖、低钠血症。

(4) 青春期和月经周期异常:性早熟、性发育延迟、初潮年龄月经少、继发性闭经、异常子宫出血(月经过多、子宫出血和功能失调性子宫出血),以及男性遗精、手淫等。

(5) 神经精神障碍:抑郁、情绪低落,身体形象差、自尊心低下,失恋所致的暴力、自杀,精神分裂症,药物滥用等。

(6) 其他:如伤害、成年期疾病等。

第一节　青春期发育有关问题

一、月经问题

月经是指在内分泌调节下子宫内膜周期性地脱落出血。第一次来月经称为月经初潮(menarche)。月经初潮年龄可早至 11 岁,晚到 18 岁。月经出血的第 1 天为月经周期的开始,两次月经的间隔时间称为月经周期,一般为 28~30 天,提前或延后 7 天仍属正常范围。每个女性的月经周期有自身的规律。月经期为月经持续出血的天数,一般为 3~7 天。月经量的多少很难估计,一次月经的出血量约为 50ml。月经的第 2~3 天,子宫内膜剥脱最多,所以出血量也最多。随着子宫内膜的修复,经血逐渐减少,待子宫内膜全部被修复,出血停止。许多女孩子在月经初潮后 6~12 个月月经周期不规则,这是因为此时卵巢尚未完全发育成熟。当生活环境和情绪突然变动时也容易出现月经失调现象,如月经量过多或过少、经期提前或推后、痛经、子宫功能性出血等。月经周期前后及行经期间发生腹痛和其他不适,以致影响生活、工作,称为痛经(dysmenorrhea)。在此期间仅有下腹部轻微胀痛、腰酸、乳房发胀、情绪不稳、易疲劳等,属于生理现象,无须特殊处理。痛经分为原发性和继发性两种。原发性痛经亦称功能性痛经,无明显的器质性疾病,一般认为是由于子宫过度收缩引起的。原发性痛经多见于未婚和未生育过的妇女,多发生在月经初潮后不久,在生育以后会逐渐减轻或消失。需强调的是任何青少年抱怨异常阴道出血都应该评估。评估包括家庭、个人病史和临床检查,尤其是性成熟度评定、全身性疾病或基因异常的迹象、雄激素过量、甲状腺功能不全、溢乳、异常子宫出血患者的血流动力学稳定性、出血障碍的体征及其潜在原因。

【病因】

1. 原发性痛经　与心理和精神因素有关,如有些女孩对月经怀有本能的恐惧和焦虑,有沉重的精神负担,从而加重了对痛觉的敏感性。当经血伴随子宫内膜大块排出时,引起经血暂时性的排流不畅,也会引起痛经,但排出后疼痛即可消失。另外,在月经期间进行会引起负压增加的剧烈运动、淋雨受寒、接触冷水、吃过多的冷饮等,也会引起子宫剧烈收缩,造成经血排出不畅,引发痛经。

2. 继发性痛经　是由于生殖器官器质性病变引起的,最常见的原因有子宫内膜异位症、子宫肌瘤,以及子宫颈或阴道的某部分梗阻,妨碍经血排出。已婚妇女的痛经大多属于这种情况。

【治疗】

对痛经患者,应明确病因。继发性痛经应针对病因积极治疗。原发性痛经可对症处理。同时注意体育锻炼,增强体质;生活有规律,注意劳逸结合,保证充足的睡眠;精神愉快,消除对月经的恐惧和各种不必要的思想负担;注意经期卫生等,均有利于减轻痛经。

二、遗精

遗精系指没有性刺激、手淫、性生活情况下,由于性腺分泌精液充盈精囊腺,当夜间勃起时,精囊腺刺激前列腺和球海绵体肌,导致睡梦中无意识自主射精过程。正常男性在青春期前后会出现明显遗精现象,青春期前后男性由于没有正常性生活,常在睡梦中发生自发排精,属于正常生理现象。正常男性每周进行 1~2 次遗精或每个月1~2 次遗精,称为生理性遗精。2003—2005 年间采用全国协作性横向调查中国九大城市男孩青春发育的平均年龄。发现首次遗精的中位年龄是 14.05（95%*CI* 13.80-14.32）岁。

当男性出现频繁遗精现象时,常提示病理性遗精,需警惕泌尿生殖系感染等。

生理性遗精重点是对青春期男童进行心理指导,教育男童正确对待,应进行生活方式调整,尽可能保持良好的心理状态,避免受焦虑、抑郁等不良健康情况的困扰,并进行一定体育运动,保持规律作息习惯、良好睡眠状态。

病理性遗精需针对病因进行治疗,通过规范药物治疗,多数遗精症状可明显好转。

（向　伟）

第二节　青春期心理行为问题

一、神经性厌食症

神经性厌食症（anorexia nervosa）是一种由不良心理社会因素引起的饮食障碍,长期主动节食、拒食、厌食,导致体重明显减轻,伴体象障碍的一种进食障碍,常引起营养不良,代谢和内分泌障碍,可伴有间歇性发作性多食。本症以女性多见,常于青春期起病,呈慢性病程,可以持续到成年以后,一般起病年龄为 8~30 岁,起病高峰在13~14 岁和 17~18 岁,女性通常在 16~18 岁起病,很少 30 岁以后起病,男性起病年龄在 12 岁左右。青年女性中发病率为 1%~2%,近年来发病率呈上升趋势。

【高危因素】

本病病因尚不清楚,一般认为与神经精神心理因素有关。高危因素：

（1）情绪紊乱，病前多有拘谨、保守、偏食、焦虑、强迫或癔病样性格的特征。

（2）家庭不和或父母教养方法不当，使儿童敏感、任性自负、固执己见。

（3）有的青春期儿童盲目追求体型美，为了身材"苗条"而过度节食，逐渐出现营养不良。

（4）部分神经性厌食儿童有生物源性胺类神经传递介质的异常。

【临床表现】

开始时因肥胖而节食，每天进食量较发病前减少 2/3 以上，不愿意摄入高热量食物，喜欢参加剧烈的活动；继而出现厌食、呕吐、消瘦；后期常见的有心动过缓和直立性低血压；女性表现为闭经；脱水、肾小球滤过率降低，血清尿素氮升高或正常；周围血白细胞计数减少，贫血，少数患者血小板减少；便秘；水电解质紊乱；低体温；睡眠紊乱；皮肤粗糙等。

【诊断】

神经性厌食诊断主要根据临床表现，其诊断标准如下：

1. 发病年龄在 10 岁以上，患儿以苗条为美，唯恐长胖，主动拒食或限制自己饮食量，宁愿挨饿。

2. 体重明显减轻，体型消瘦　患儿体重比标准体重低 25%，或除计算比原有减轻的体重外，还需加上随年龄增长应加上的体重，两者相加值达原体重值的 25%，或比同年龄和身高的标准体重至少低15%。

3. 体象障碍　已经明显消瘦，但仍觉得太胖，过分夸大自己对体重或体型的评价，或者否认目前体重过低的严重性，拒绝保持体重在相应年龄及身高的最低水平。并可有心动过缓，消瘦、呕吐、发作性食欲亢进等症状。

4. 下丘脑-垂体-性腺轴功能紊乱　女性表现闭经，至少 3 个月；如月经未来潮的少女，常常有月经来潮推迟、乳房不发育或发育延迟；男性表现为性欲减退、第二性征缺如。

5. **无其他躯体疾病及精神障碍** 本病诊断需排除其他器质性病变,如脑垂体功能低下、结核病、严重的肝病、溃疡病、慢性腹泻病、恶性肿瘤等。

【治疗】

神经性厌食症尚无系统性治疗方法,以心理治疗为主,结合行为调节和营养康复。对抑郁症伴饮食紊乱的患者可采用抗抑郁药物治疗。

1. **心理行为治疗**

(1) 需诚恳、耐心、严肃的态度对待患者,充分取得患者信任。

(2) 调节好家庭关系,帮助建立与他人的良好关系。

(3) 作好细微的心理工作,纠正患者对体重与进食的错误认识和顽固的偏见。

2. **饮食治疗** 以良好的精神行为治疗为基础,进行合理的饮食治疗会迅速获得明显效果。因为没有任何药物比护理及饮食更重要。目标是儿童按正常体重生长曲线。治疗目标是每周体重增加225~1 350g。治疗开始时在维持体重所需要的基础上,每天加2 134kJ(510kcal)热量的食物。体重增长期需要293~418kJ(70~100kcal)/(kg·d)热量;体重维持期需要167~251kJ(40~60kcal)/(kg·d)热量。另一方法是在维持标准体重所需要的热量基础上加10%~20%。对严重营养不良及危及生命者可用鼻饲或静脉营养方法。给患者液体食物可使之多进热量。

3. **药物治疗** 主要针对患者对食物的焦虑,改善胃排空的功能及恢复下丘脑-垂体-性腺轴的功能。

对抑郁症伴饮食紊乱的患儿必要时可采用抗抑郁药物治疗。由于体重恢复后,抑郁症常可改善,故应观察一阶段后再决定是否需要抗抑郁药物治疗。

对因减肥导致的神经性厌食者应耐心劝说,精心护理,鼓励少吃多餐,吃营养丰富的食物,引导青春期女性树立正确的审美观,提倡健康美。

二、神经性贪食症

神经性贪食症(bulimia nervosa)是一种无法控制的多食、暴食病症。多见于女性儿童和少年,并可同时伴发神经性厌食。

【病因】

病因尚不清楚。某些个性特征、家庭因素、社会文化因素及生物学因素等可以诱发,也可能与青春期下丘脑功能改变有关。

【临床表现】

临床特征为反复发作的和不可抗拒的摄食欲望及暴食行为。有暴食、呕吐反复发作典型表现,即发作时有强烈的进食冲动,食量惊人,常吃到难受为止。暴食行为可伴有情绪烦躁、人际关系不良,继而担心暴食后体重增加,又采用催吐等方法控制,可伴发神经性厌食。

(1) 贪食:极度饥饿感、贪婪的食欲,对多食行为具有不可被冲击的力量。通常也发生在神经性厌食症的女性中,在短时间内摄取大量的食物,食后又以多种方式导吐,呕吐出大量的胃内容物。患者要满足饥饿感就不停地吃,平均1~2小时吃1次,每次可获热量4 810kJ(1 150kcal)。

每天食物大量地被消化,摄取热量高达20 920kJ(5 000kcal)。在病程中,平均每天热量获得14 230kJ(3 400kcal)。主要食物为冰激凌、面包、薯片、糕点、果仁及软饮料等。通常1顿饭1种食物。经常一个人晚上到外边吃,通常都是暴饮暴食高热量食品,暴食后经常用牙刷、手指等物引吐。这些患者恐惧肥胖,将引吐作为控制体重的一种方式,直到都吐出来才感到满意,在一部分患者中可能有偷吃的行为。其他控制体重的方式,如过度锻炼、利尿剂及泻药的使用也很常见。

(2) 恐惧症:害怕身体变胖,对肥胖具有恐惧感。非贪食性神经性厌食由害怕胖而表现在控制饮食上有惊人毅力以致拒食。相反,神经性贪食患者对摄食失去控制的能力,表现贪婪的食欲而暴饮暴食;食后引吐、催吐及泻药。

(3) 心理、精神异常:神经性厌食与神经性贪食的家庭背景差不多,其发病与家庭状况有关。神经性贪食患者的母亲多半有肥胖,神经性贪食患者对吃食物的驱动力是不可抗拒的,对吃东西的想法是持续的,甚至在梦中都是以吃为中心。要满足吃的欲望就不停地吃,以致有偷吃行为、精神压抑、强迫观念等。

(4)其他表现:神经性贪食患者体重减轻不严重,有的呈肥胖型。有的患者面部呈满月脸伴腮腺的增大、瘢痕体质及龋齿。神经性贪食患者通常不消瘦,因此,发生闭经者少见,偶有月经过少。常伴腹泻、腹胀、腹鸣及便秘,因频繁剧烈的呕吐而致低钾血症、肌无力及痉挛。

许多暴食症患者进食量正常,但主观上存在过量的体验,之前曾将这一类情况描述为"主观性"暴食。有研究表明,客观暴食和主观暴食的患者除暴食行为外的其他临床表现不存在显著性差异。尽管前者可能存在更高的体重指数、更强的冲动性,但两者在共病和疗效方面表现一致。

【诊断】

1. 反复多次狂进饮食,特征为以下两者:①发作性不可抗拒的摄食欲望或行为,在短时间内一次可进大量食物;②发作时对于进食缺乏控制的感觉。

2. 反复出现不合适的行为以预防体重增加,如自己设法呕吐;滥用泻药、利尿药、灌肠或其他药物;绝食或过量剧烈运动。

3. 暴食及不合适补偿行为,平均在 3 个月内至少每周有 2 次暴食。

4. 对自己的体型及体重作不正确的评价。

5. 此障碍不包括神经系统病变所致的暴食,也非癫痫、精神分裂症等继发的暴食。

【治疗】

神经性贪食症和神经性厌食症治疗原则基本一致,心理治疗可以有长期和短期的效果,即使没有抑郁症,应用抗抑郁药也有一定好处,但心理治疗长期效果比后者要好。

【预后】

神经性贪食症和神经性厌食症患者若不接受积极治疗,死亡率高达 5%~20%,死亡的原因可能是自杀、营养不良、感染、心脏抑制。若积极接受治疗,预后较好,患者经过一定时期治疗后就可能获得明显的营养改善,体重增加,月经来潮。若治疗彻底,复发率较低,但部分患者可能会发生情感异常。

三、青春期焦虑障碍

焦虑障碍(anxiety disorder)是由一组情绪反应组成的综合征,患者以焦虑情绪反应为主要症状,同时伴有明显的自主神经系统功能紊乱。因其特点不同分为广泛性焦虑障碍、特殊恐惧症、社交恐惧症、分离性焦虑、陌生环境恐怖症及惊恐性障碍。女童多于男童。

【病因】

青春期是焦虑障碍的易发期,广泛性焦虑障碍在青春期发病率约为 3%~6%。美国 NIH 公布的数据,13~18 岁青少年中,焦虑障碍患者终身患病率为 25.1%。其病因与社会心理因素及遗传因素有关。这个时期个体的发育加快,身心变化处于一个转折点。随着第二性征的出现,个体对自己在体态、生理和心理等方面的变化,会产生一种神秘感,甚至不知所措。诸如女孩由于乳房发育而不敢挺胸,因月经初潮而紧张不安;男孩出现性冲动、遗精、手淫后的追悔自责等,这些都将对青少年的心理、情绪及行为带来很大影响。

【临床表现】

具体症状包括以下四类:身体紧张、自主神经系统反应性过强、对未来无名的担心、过分机警。这些症状可以是单独出现,也可以是一起出现。如出现恐惧、紧张、羞涩、孤独、自卑和烦恼,还可能伴发头晕头痛、失眠多梦、眩晕乏力、口干厌食、心悸气促、神经过敏、情绪不稳、体重下降和焦虑不安等症状。

【诊断】

儿童焦虑障碍诊断标准见表 8-2。

【治疗】

青春期焦虑症会严重危害青少年的身心健康,可持续到成年期,因此必须及时予以合理治疗。

表 8-2 儿童焦虑障碍诊断标准

诊断标准	内容
过度焦虑和担心	对许多事件或活动过度焦虑和担心持续 6 个月以上
难以控制担忧	难以控制的焦虑和担心 焦虑和担心症状(至少 3 种):①坐立不安或感觉紧张;②容易疲劳;③难以集中注意力或头脑空白;④容易兴奋;⑤肌肉紧张;⑥睡眠障碍(难以入睡、易惊醒或睡眠不宁)

1. 解除诱发因素 如家庭环境因素、家庭或学校教育因素、缺乏母爱等。

2. 心理治疗 认知行为治疗包括重现自我、榜样、暴露、角色扮演、放松训练和认知增强训练等,≥10 岁的儿童青少年采用认知治疗有效。

3. 家庭辅导治疗 家长配合是治疗的关键之一。

4. 生物反馈治疗 是自我全身肌肉松弛的练习,对年长儿童青少年效果较好。

5. 药物治疗 中、重度焦虑障碍或有共患病的儿童心理治疗宜联合药物治疗效果较好,常用的药物有选择性 5-羟色胺再摄取抑制剂(一线用药)和抗焦虑药。

四、青春期抑郁障碍

抑郁症(depression)是青春期常见的情绪障碍性疾病,以情绪抑郁为主要特征,伴有相应的认知和行为改变。DSM-5 分类包括破坏性心境失调障碍、重性抑郁障碍、持续性抑郁障碍(恶劣心境)。儿童期患病率为 0.4%~2.5%,青春期为 0.4%~8.3%,青少年患者终身患病率为 20%。女性是男性的 2~3 倍。

【病因】

遗传学、生物学因素、环境因素,以及个人内在素质和应激事件的交互作用导致抑郁的发生。由于性成熟、学习紧张、神经系统承受的压力大,尤其是在遇到挫折和烦恼的情况下,神经系统的功能很容易失调,如果反应异乎寻常的强烈和低下,可以出现持续性的紧张、焦虑、抑郁、内疚、恐慌等状态,以致发生抑郁症。

【临床表现】

抑郁发作的典型症状是情绪低落、兴趣或愉快感减退甚至丧失,精力不足或乏力,以及易激惹、睡眠障碍、食欲改变、缺乏自尊和自信、自我评价过低、社会退缩、自杀观念或行为等。

儿童青少年因语言不能完全表达自己的感受,抑郁症诊断困难。2005年美国精神病学会、美国儿童青少年精神病学会共同发表的"儿童青少年抑郁症治疗医疗指南"中描述的以下临床症状提示儿童有抑郁症。

- 易怒、伤心、哭或发脾气;
- 对参加活动无兴趣;
- 学习成绩下降;
- 食欲缺乏/体重下降;
- 睡眠改变;
- 感觉疲倦,或缺乏活力,头痛,头晕,胸闷气短;
- 感觉自己无价值或负罪感;
- 难以集中精力;
- 有自杀或自伤作为;
- 躯体症状常诉躯体不适,如疲乏无力、食欲减退、睡眠障碍等。

1. 青少年抑郁 主要表现:①情绪消极或过于敏感,易激惹,容易争辩,冲动;②孤僻,无主动性,显得没有动力,不愿意参加活动;③感到无聊,厌烦;④静坐困难,坐立不安;⑤不活跃或缺乏互动,或过度好动,无条理性;⑥负性的自我评价,如"我胖""我丑""每个人都恨我";⑦注意力难集中,容易分心;⑧难入睡、早醒或睡眠过多;⑨躯体不适的主诉,食欲和体重改变;⑩感到绝望,反复想死或想与死亡有关的事情,声称想死或企图自杀。严重者有精神病性症状,多疑、偏执、幻觉、妄想。

2. 破坏性心境失调障碍 DSM-5提出的破坏性心境失调障碍临床表现为持续的易激惹和频繁发作的极端行为失控,在程度和持续时间上严重超乎所处情形。用于年龄≥12岁的儿童。

【诊断】

诊断的关键是异常低落的心境,诊断标准主要采用ICD-10,儿童青少年诊断标准与成人基本一致,在儿童青少年中易激惹可替代抑郁心境的表现。

抑郁的典型特征是心境低落、兴趣和愉快感丧失、精力降低。其他常见症状:①集中注意和注意的能力降低;②自我评价降低;③自罪观念和无价值感;④认为前途暗淡悲观;⑤自伤或自杀的观念或行为;⑥睡眠障碍;⑦食欲下降。ICD-10抑郁发作的诊断,要求符合上述典型症状2~3条加上其他症状2~4条至少持续2周,排除继发性抑郁。根据严重程度分为轻中重度。儿童青少年恶劣心境的诊断持续1年以上。

本病需与焦虑障碍、创伤后应激障碍、精神分裂症等进行鉴别。

【治疗】

儿科医生处理关键是对病例的早期发现,并及时请心理医师会诊。

根据2007年美国与加拿大儿科学会专家小组共同撰写的青少年抑郁处理指南,应教育家长,提供抑郁和治疗的专业咨询。与家长讨论儿童表现,消除家长对隐私的正确理解,积极配合治疗。治疗目标包括定期锻炼、适当的营养与定期会议解决家庭问题,同时治疗中应有安全计划,包括限制致命手段及发展预防病情恶化的应急联络机制,特别是在治疗初期需注意安全。同时,初诊儿科医生需与社区的精神卫生机构建立密切联系,学习有关知识与解决疑难问题。

按病情轻重,治疗分为急性、持续与维持期三个阶段。急性期治疗目的是达到治疗反应并最终缓解全部症状;持续期治疗以巩固急性期的治疗反应;维持期治疗以避免症状复发。包括心理教育、心理行为治疗、药物治疗、支持管理等。强调每一阶段的治疗都需要家庭及学校多方面参与支持。

药物治疗强调足量、足疗程,分急性期、缓解期(巩固期)和维持期3个阶段。常用药物:抗抑郁剂,儿童抑郁发作期间,首选选择性

5-羟色胺再摄取抑制剂及其他新型抗抑郁药;其次,可使用三环类抗抑郁药;心境稳定剂用于双相障碍的抑郁,必要时应用新型抗精神病药物。

（向 伟）

参考文献

1. 杜敏联.儿科医生要加强青春期医学的学习和临床实践.中国实用儿科杂志,2006,21(7):481-482.

2. 陈新.青春期科研中的医学伦理学问题.中国学校卫生,2000,21(1):3-4.

3. SAWYER SM,AZZOPARDI PS,WICKREMARATHNE D,et al. The age of adolescence. Lancet Child Adolesc Health,2018,2(3):223-228.

4. SAWYER SM,AFIFI RA,BEARINGER LH,et al. Adolescence:a foundation for future health. Lancet,2012,379(9826):1630-1640.

5. ORBEN A,TOMOVA L,BLAKEMORE SJ. The effects of social deprivation on adolescent development and mental health. Lancet Child Adolesc Health,2020,4(8):634-640.

第九章 儿童保健临床基本技术

第一节 儿童体格生长监测技术规范

对儿童体格发育的测量和评估是儿童保健的重要工作,也是儿童保健工作者的一项基本技能。掌握儿童体格发育的规律,熟悉儿童生长监测常用的指标,选用合适的测量方法,可更好地了解儿童个体生长的量的变化。

一、体重

体重是身体各部分、各种组织重量的总和,包括肌肉、骨骼、内脏、体液和体脂等。体重构成成分中,体液和体脂变化最活跃,致使体重易于波动,可呈双向变化。体重是儿童生长发育最为重要的指标之一,测量方便,灵敏性高,可有效反映儿童体格生长和近期营养状况。

(一)新生儿期

新生儿出生体重与其性别、胎龄、胎次和宫内营养状况等有关,我国 2015 年的九市城区调查数据显示,足月男婴平均出生体重为 3.38kg ± 0.40kg,女婴为 3.26kg ± 0.40kg,与世界卫生组织 2006 年的参考值相近(男 3.3kg,女 3.2kg)。新生儿出生后 2~3 天,由于胎粪的排出、水分丧失较多及摄入奶量少,可出现暂时性的体重下降,体重减轻可达出生体重的 6%~9%,7~10 天后可恢复至出生体重,称为生理性体重下降。若下降超过出生体重的 10%,或生后第 10 天仍未回升到出生时水平,则需要警惕病理状态,应及时分析原因,尽早干预。

(二)婴儿期

出生后最初 3 个月婴儿的体重增长速度最快,之后随月龄增长速度逐渐减慢。3月龄时婴儿体重可达出生体重的 2 倍,12 月龄约为出生体重的 3 倍。体重计算公式:1~6 个月体重(kg)= 出生体重(kg)+月龄 × 0.7(kg);7~12 个月体重(kg)= 出生体重(kg)+6 × 0.7(kg)+(月龄–6)× 0.3(kg),或者为:3~12 个月婴儿体重(kg)=[年龄(月)+9]/2。可见婴儿期体格生长呈现非匀速过程,前 3 个月的增长值与后 9 个月几乎相等,因此,熟悉各年龄段生长速率有助于在儿童保健门诊工作中尽早发现生长偏离儿童并进行早期干预。

(三)儿童期

幼儿期体重增长速度减慢,12 月龄到 24 月龄体重增加约为 2.5~3kg,达到出生体重的 4 倍左右。2 岁至青春期前体重增长较幼儿期减慢,一般每年体重增长约为 2kg,速度趋于平稳。此期体重计算公式如下:2 岁至青春期前体重(kg)= 年龄(岁)× 2(kg)+8(kg),或为:1~6 岁儿童体重(kg)= 年龄(岁)× 2+8kg;7~12 岁儿童体重(kg)=[年龄(岁)× 7–5kg]/2,或为:年龄(岁)× 3+2kg。

(四)青春期

青春期是童年到成人的过渡期,也是体重的第二生长高峰。一般男孩体重增长值大于女孩,每年约 5kg,女孩每年约 4kg,持续约 2~3 年。另外,体重增长的规律可用生长曲线表示,这是监测儿童生长发育是否正常的重要途径,且简便易行。

(五)测量方法

体重测量应空腹时进行,嘱儿童尽量排空大小便,脱去衣服(或穿背心、短裤),避免接触其他物体,以保证测量的准确性。1~3 岁采用坐位,3 岁以上可站位。婴儿采用载重 15kg 的盘式杠杆秤,误差不超过 0.01kg;幼儿采用载重 20~30kg 的坐式杠杆秤,误差不超过 0.05kg;学龄前儿童采用载重 50kg 的立式杠杆秤,误差不超过 0.1kg;7 岁以上学龄儿童采用最大载重 100kg 的立式杠杆秤,误差不超过 0.1kg。测量前应校正秤的"零点",放置砝码的数量可参考儿童体重接近的范围,迅速调整游锤至杠杆正中水平,读数以千克为单位,精确至小数点后两位。

二、身长(高)

身长(高)是指头部、脊柱和下肢的总长度,短期内不易波动,是反映儿童长期营养状况及骨骼发育的重要指标。身高受遗传、种族、营养、运动和内分泌等多种因素影响,个体差异性大。增长速度过缓需要考虑长期的严重的营养问题,或器质性疾病。

(一) 婴儿期

身长(高)增长规律与体重相似,身长的增长为非等速增加,年龄越小增长速度越快,呈现第一个生长高峰。出生时,婴儿平均身长为50cm,生后第一年身长增长最快,约为25cm。正常足月婴儿生后前3个月,平均每月增长4cm,3月龄时身长可达62cm;3~6月龄,平均每月增长2cm;7~12月龄每月增长1.0cm,至12月龄时身长约75cm。可见,前3个月的身长增长约等于后9个月的增长值。

(二) 儿童期

12~24月龄,增长速度减慢,平均增长10~12cm,2周岁时身长约为87cm。2岁至青春前期平均每年增长约6~7cm。常用的身长(高)估算公式:2~12岁的身高(cm) = 年龄(岁)×7+77(cm)。2岁以后每年身高增长低于5cm,可视为儿童生长速度不足。

(三) 青春期

青春期受内分泌影响,身高出现第二个生长高峰,男性一年身高增长约9cm,女性增加约8cm。影响身高的主要因素包括遗传、种族、内分泌、环境和营养健康状况等,受营养的短期影响不明显,但与长期营养状况有关系。

(四) 测量方法

身长测量应脱去帽、鞋、袜。3岁以内婴幼儿采用卧位测量法,被测者仰卧于量床底板中线上,助手将头扶正,使头顶接触头板,测量者位于婴幼儿右侧,左手握住双膝,使腿部保持伸直位,右手移动足板使其紧贴两足跟部。读数时应注意量床两侧读数应一致,误差不超过0.1cm。对于双下肢不等长者,则分别测量。3岁以上儿童测量时取立正姿势,两眼正视前方,挺起胸部,微收腹部,手臂自然下垂,足跟并拢,脚尖分开约 60°,应注意脚跟、臀部和肩胛同时靠着立柱,读数时应保持目光与刻度数于同一水平,误差不超过 0.1cm。立位身高与仰卧位身高测量值相差 0.7~1cm。

三、头围

头围指自眉弓上缘经枕骨粗隆最高点绕头一周的围度,反映了脑与颅骨的发育状况。

(一) 头围增长

胎儿期脑部生长处于全身各系统之首,婴儿出生头围平均为 34cm。生后 3 个月头围增长约 6cm,约等于后 9 个月增长值之和,至 12 月龄时头围约 46cm。生后第 2 年头围增长速度减慢,增长约 2cm,2 岁时头围 48cm。5 岁时头围约 50cm,至 15 岁时接近成人水平 54~58cm。头围增长代表了脑发育状况,连续追踪测量 2 岁内的头围具有重要临床价值。

(二) 头围测量

采用校正过的无伸缩性软尺测量,取坐位、立位或仰卧位。测量者自儿童的前方或右方,用软尺从头部右侧眉弓上缘经枕骨粗隆,从左侧眉弓上缘回至零点,测量时应紧贴头部,女童如有辫子,则将辫子分开,读取与零点交叉的刻度,误差不超过 0.1cm。

四、胸围

胸围反映了胸廓和肺部发育状况,代表了胸廓、胸部骨骼、胸背肌肉、脂肪层及肺的发育,是衡量其发育程度的重要指标。

(一) 胸围增长

生后婴儿期胸廓呈圆筒状,前后径、左右径相等。出生时胸围平均约为 32cm,比头围小 1~2cm;至 1 周岁时,胸围约等于头围,平均为 46cm,形成了头胸围交叉。1 岁后胸围逐渐增大,至 2 岁时增加 3cm,约为 49cm。3~12 岁胸围平均每年增加 1cm,至青春期后增长又加速。2 岁后胸围大于头围,其差数约等于儿童的年龄(岁)。对于婴儿时期营养良好者,其头胸围交叉时间出现早。儿童胸廓生长与营养、体格锻炼的活动质量有关。

(二) 胸围测量

3岁以下儿童取卧位或立位,3岁以上取立位。胸围测量时被测者双手自然下垂,双眼平视,采用校正过的软尺测量,测量者立于前方或右方,左手拇指固定软尺零点于被测者胸前乳头下缘,右手持软尺经肩胛下角下缘,对侧乳头回至零点,读取与零点交叉的刻度,取平静呼吸气时的平均值,误差不超过0.1cm。

五、腹围

腹围反映腹部发育状况,腹围测量值易受多种因素的影响,故一般不测量腹围。

(一) 腹围增长

新生儿期由于肠管相对较长,且腹壁肌肉薄弱,腹部多饱满,以后逐渐变平。2岁前腹围与胸围相等,随着年龄增长,腹围逐渐小于胸围。腹围在正常范围内伸缩性很大,出现腹水、巨结肠时,要及时测量腹围。若腹围过小,则不利于肝脏发育。

(二) 腹围测量

采用校正后的无伸缩性软尺测量,使受测者取仰卧位,以脐部为中心,绕腹一周。

六、指距

指距代表上肢长骨的发育状况,双上肢水平伸展时左、右手中指尖之间的距离。

(一) 指距增长

指距有匀速发育、快速增长、缓慢增长、发育稳定这几个阶段。指距的发育不仅和身高、年龄的增长有着重要的关系,还可以有效反映儿童的生活环境,包括生活水平的高低,以及所生活地区的医疗卫生情况。指距和身高之间的关系还能够明显反映人的身体状况,正常儿童指距小于身高。若指距大于身高1~2cm,对诊断长骨的异常生长有一定的参考价值。

(二) 指距测量

采用无伸缩性的软尺测量,取立位,两手伸平,手掌向前,左右两侧自然伸平直,双上臂长轴与地面平直,与身体中线垂直,测量两中指指尖距离,读数数值精确至 0.1cm。

七、上臂围

上臂围反映了上臂骨骼、肌肉、皮下组织和皮肤的综合发育,可用于反映儿童的营养状况。

(一) 上臂围增长

出生后上臂围增长较快,第一年从 11cm 增长至 16cm;1~5 岁间增长 1~2cm。特别适合 5 岁以下儿童筛查营养状况,1~5 岁上臂围大于 13.5cm 为营养良好,12.5~13.5cm 之间为营养中等,小于 12.5cm 则为营养不良。

(二) 上臂围测量

采用校正后的无伸缩性软尺,立位,两手自然下垂,测量者位于被测者左侧,软尺零点置于左侧肩峰至尺骨鹰嘴连线的中点,紧贴皮肤绕臂一周,取与零点交叉的读数,误差不超过 0.1cm。

八、皮脂(褶)厚度

皮脂(褶)厚度是反映营养状况和肥胖程度的重要指标之一,可判断人的胖瘦情况及反映皮下脂肪的分布情况。

皮下脂肪测量:采用皮褶卡钳(钳头面积 0.6cm×1.5cm)测量,常可选取上臂中部、腋中线、肩胛下角及腹壁等处。测量者左手拇指、示指捏起测量部位的皮肤和皮下脂肪,两指距离为 3cm,应避免捏起脂肪下的肌肉,右手握钳,然后测量皮褶厚度,读数精确至 0.5cm。上臂中部测量时,被测者左上肢自然放松下垂,肩峰与鹰嘴连线的中点,平行于上臂长轴方向捏测皮褶。肩胛下角测量取左肩肩胛骨角下稍偏外侧处,从下向上与脊柱呈 45° 角捏测皮褶。进行腹壁测量时,取锁骨中线上平脐处,皮褶方向与躯体长轴平行。

九、骨骼发育与牙齿发育

(一) 骨骼发育

骨骼发育包括两个过程,即骨骼的骨化与生长,受甲状腺素、性激素及生长激素的影响。婴儿骨骼柔软,主要由软骨组成。出生后矿物质逐渐沉积,使骨骼变硬。骨化过程始于出生前,持续至青少年。骨化分两种形式:一种是膜化骨,包括颅盖诸骨及面骨,是由间充质细胞演变为成纤维细胞,形成结缔组织膜,膜的一定部位开始骨化,形成骨化中心并逐渐扩大至发育完全;另一种是软骨内化骨,包括颅底骨、躯干骨和四肢骨等,由间充质细胞演变为软骨原基,成骨细胞的骨化活动形成原始骨化中心,进一步出现继发骨化中心。随着骨化中心的扩大,原始和继发骨化中心愈合,四肢骨和躯干增长,骨骼发育完成。

1. 颅骨 临床上颅骨的发育状况主要通过头围、骨缝闭合、前囟及后囟闭合时间来判断。儿童的颅骨随脑发育而增长,出生后骨缝略分开,额缝常在生后 2 年内骨性闭合,其余骨缝多在 20 岁左右骨性闭合。前囟指额骨和顶骨形成的菱形间隙。生后前半年,前囟随头围增长而增大,之后逐渐骨化缩小。前囟的闭合时间存在很大的个体差异性,一般在 12~18 月龄闭合,也有延至 2 岁左右闭合。评估前囟的大小和张力的变化在儿科临床中具有重要的意义,且判断有无异常应结合临床全面分析。如果出现颅骨畸形、脑发育不良时,前囟可有早闭或过小;前囟闭合延迟则需要警惕佝偻病、甲状腺功能减退或脑积水等疾病。前囟饱满需注意颅内压增高;前囟凹陷要排查严重脱水或营养不良。后囟由顶骨与枕骨的骨缝构成,呈三角形,出生时很小或已闭合,约至生后 6~8 周闭合。

2. 脊柱 脊椎的增长代表脊椎骨的发育。出生后第一年脊柱增长快于四肢,以后逐渐落后于四肢。新生儿脊柱是直的,随着动作的发育脊柱呈现弯曲,生后 2~3 个月,随着婴儿学会抬头,颈部脊柱前凸出现第一个弯曲;至 6 个月时能坐后,胸部脊柱后弯,出现第二个弯曲;到 1 岁幼儿能走后,则出现腰部脊柱前凸,即第三个弯曲。脊柱的自然弯曲到 6~7 岁时被韧带固定,若坐立、背包、写字姿势异常可致脊柱的发育异常。青春后期的脊柱增长主要是椎间垫的持续形成。脊柱的生理弯曲有助于加强脊柱弹性,利于直立行走,减少活动对脑部的震荡。

3. 长骨 长骨的生长发育主要经长骨干骺端的软骨逐步骨化,骨膜下成骨,使长骨增长、增粗,骨骺与骨干的融合意味着长骨发育成熟。临床可通过 X 线检查长骨骨骺端的骨化中心,依据骨化中心出现的时间、数目、形态及其融合时间来判断长骨的成熟程度。正常儿童的骨化中心随年龄增长按一定时间和顺序先后出现,该年龄称为骨龄。骨龄常选腕部摄片,出生时由于腕部无骨化中心,而股骨远端和胫骨近端已有骨化中心,因此小婴儿及骨发育明显延迟的儿童应增加膝部摄片,是判断儿童早期骨骼发育延迟的重要部位。婴儿 4~6 月龄,腕部出现头状骨及钩状骨,2~3 岁三角骨出现,4~5 岁出现月状骨、舟状骨及大多角骨、小多角骨,6~8 岁则出现尺骨远端的骨化中心,9~13 岁时出现豆状骨(图 9-1)。6~8 岁前腕部骨化中心数目约为年龄(岁)+1,女孩的骨化速度快于男孩,黑种人比白种人快。骨发育受甲状腺素、性激素和生长激素的影响,正常骨化中心出现的年龄差异较大,在诊断骨龄延迟时需身高、体重等指标综合评价。

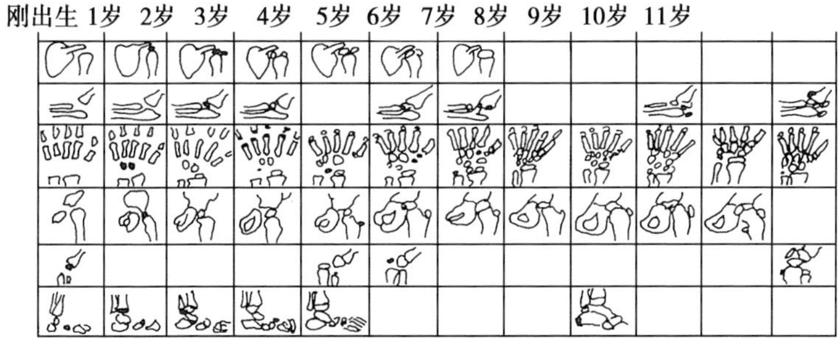

刚出生 1岁 2岁 3岁 4岁 5岁 6岁 7岁 8岁 9岁 10岁 11岁

图 9-1 骨化中心出现的顺序

(二)牙齿发育

牙齿发育是牙齿萌出和更换的过程,虽与骨骼生长有一定关系,但由于胚胎来源不完全相同,两者发育并不完全平行。牙由外胚层与外胚间叶发育而来,从胚胎第 6 周开始至 25 岁左右,共有乳牙和恒牙两套牙,因此,牙齿的发育是长期复杂的过程。

1. **乳牙** 新生儿出生时乳牙未萌出,但已骨化完成,乳牙牙胚被牙龈覆盖,隐藏在颌骨中。乳牙萌出的时间和出牙顺序有较大的个体性差异(图 9-2),与遗传、内分泌和食物性状等相关,早的可于 4 月龄出牙,晚的可至 10~12 月龄,2 岁半乳牙出齐。乳牙的萌出顺序一般为下颌先于上颌,由前向后生长。首先下颌 2 个中切牙萌出,然后上颌 2 个中切牙及侧切牙萌出,继而萌出第一乳磨牙、尖牙和第二乳磨牙。临床上通常将 13 月龄乳牙未萌出者称为萌牙延迟。

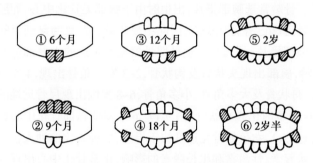

图 9-2 乳牙萌出的时间和顺序

2. **恒牙** 乳牙胚发育时,颌骨内乳牙胚的舌侧开始构筑恒牙胚,之后发育成恒牙。乳牙脱落顺序与萌出顺序基本一致。6 岁萌出第一颗恒牙,即第一磨牙,12 岁萌出第二恒磨牙,17~18 岁后萌出第三恒磨牙,即智齿,亦有部分人智齿终身不萌出。恒牙共计 32 个,一般 20~30 岁出齐。恒牙萌出时间见表 9-1。

表 9-1 恒牙萌出时间

牙齿	萌出年龄(岁)	
	上颌	下颌
第一磨牙	6~7	6~7
中切牙	7~8	6~7
侧切牙	8~9	7~8

牙齿	萌出年龄（岁）	
	上颌	下颌
第一前磨牙	10~11	10~12
尖牙	11~12	9~11
第二前磨牙	10~12	11~13
第二磨牙	12~13	12~13
第三磨牙	17~22	17~22

牙齿的健康发育需要健康的身体、甲状腺激素，以及多种营养素，包括蛋白质、钙、磷、维生素 C 与维生素 D 等。食物的咀嚼有助于牙齿发育。牙齿发育异常可见于甲状腺功能减退症、佝偻病及严重营养不良等疾病。

十、青春期体格生长特征

因受性激素影响，青春期儿童体格生长增长迅速，出现生长的第二个高峰，身高增加值约占最终身高的 15%，女孩身高增长高峰约早于男孩 2 年，男孩的身高增长值比女孩大，具有明显的性别差异。青春期以男童的睾丸增大（11~13 岁）和女童的乳房增大（9~11 岁）为标志。身高突然增加时间一般约为 3 年，男童每年平均增加 10cm（7~12cm），整个青春期平均长高 28cm；女孩每年平均增加 9cm（6~11cm），整个青春期平均长高 25cm。女童约于 18 岁，男童约于 20 岁时身高停止增长。因生长期相同（7~10 年），故身高突增提前儿童，身高发育停止的时间也提前；若身高突增延后儿童，身高发育较慢，不过最终身高仍可达正常范围。男孩骨龄 15 岁、女孩骨龄 13 岁时，为最终身高的 95%。此期儿童体形随之改变，男孩出现肩部增宽，肌肉增强，下肢变长；女童耻骨与髂骨下部的生长与脂肪堆积，臀围出现增加，呈现男女童不同的体形特点。

（陈津津）

参考文献

1. 胡燕.体格生长评价—体重与身材测量的临床意义.中国实用儿科杂志，2019,34(10):823-825.
2. 黎海芪.实用儿童保健学.北京:人民卫生出版社,2016.
3. 刘湘云,陈荣华,赵正言.儿童保健学.4版.南京:江苏凤凰科学技术出版社,2011.

第二节 儿童体格生长评价

体格生长评价是一种以生长标准为依据,判断个体儿童或群体儿童生长状况的过程。儿童体格生长评价是儿童保健和临床工作的一项重要内容。因为处于快速生长发育中的儿童身体形态变化较大,临床医生可通过定期对儿童进行体格测量,如体重、身高、头围、胸围及上臂围等,并对测量结果做出正确合理的评价,以及时发现问题,采取有效措施,保证儿童健康成长。

一、生长监测的主要指标

临床上常用反映体格生长的指标主要包括体重、身高(长)和头围;特殊情况下可测量皮褶厚度、上臂围、腰围。

体重指人体的总质量,包括儿童的骨骼、肌肉、皮下脂肪、内脏及体液的综合重量,是衡量营养状况最重要的指标。

身高(长)指头顶到足底的垂直距离,是人体线性生长的重要指标,与长期营养或遗传关系密切。

头围表示头颅的大小和脑的发育程度,是筛查婴幼儿潜在脑发育或神经功能异常的常用指标。

上臂围是在身高、体重获取困难的情况下的一种替代指标,用以评价营养状况。

皮褶厚度是测定身体皮下脂肪的指标,可用于衡量儿童营养状况及肥胖程度。

二、体格评价的基本要求

1. 可靠的测量数据　测量体格生长指标,必须采用规范、准确、恒定的工具及正确的测量方法;测量需由受过训练的专业人员进行。如采用杠杆秤(砝码、游锤、杠杆)测量儿童体重;3 岁内儿童仰卧位测量身长,3 岁后立位测量身高;3 岁内采用软尺测量头围等。

临床上当无条件测量儿童体重、身长时,可按公式进行粗略估算(表 9-2)。此方法主要用于计算药量及静脉输液量,不能以此作为个体体格评价资料。

表 9-2　儿童体重、身材计算公式

体重 年龄	公式(kg)
出生	3.25
3~12 个月	[年龄(月)+9]/2
1~6 岁	年龄(岁)×2+8
7~12 岁	[年龄(岁)×7−5]/2
身长(高) **年龄**	**公式(cm)**
出生	50
1 岁	75~77
2~6 岁	年龄(岁)×7+75
7~12 岁	年龄(岁)×6+80

2. 横向比较并定期纵向观察　横向比较即应用儿童体格测量资料与可供参考的数据相比较,以了解个体在同龄人群中所处位置,全面评价儿童生长状况,以利于尽早发现并纠正问题。通常年龄越小生长速度较快,纠正后恢复快。而定期纵向观察更易发现个体生长轨道,了解儿童生长趋势。通常建议 <6 月龄儿童每个月、6~12 月龄每 2 个月、1~3 岁每 3 个月、3~6 岁每半年、≥6 岁每年进行体格测量;高

危儿童宜适当增加观察次数。

3. 选择合适的参照人群值   目前 WHO 2006 年已发布世界儿童体格生长参数表及曲线图;我国也已确定将 2005 年调查的中国九大城市儿童体格生长数据作为中国儿童的体格生长参照值,用于比较儿童生长及营养状态。临床使用时建议采用中国 0~18 岁儿童生长参照标准及生长曲线进行评价,婴幼儿阶段,尤其是母乳喂养者也可采用 WHO 生长标准。

三、参照值常用的统计学表示方法

1. 离差法(标准差法)   是用标准差(SD)与平均值($\bar{X}$)距离的远近来划分评价等级的方法。适用于正态分布状况,一般以 $\bar{X} \pm 2SD$ 为正常范围,也可分为三或五个等级。离差法的优点是列表简单,计算方便,但对非正态分布的数据易出现小的偏差(尤其在 $\pm 2SD$ 以上时)。

2. 百分位数法   是以中位数为基准值,以其余各百分位数为离散距的等分评价方法。当变量值呈现非正态分布时,百分位数能更准确地反映出所测数值的分布情况。一般以第 3~97 百分位数为正常范围,并制成表格或曲线图供临床使用。百分位数法可用于非正态分布数据,但缺点是计算复杂,所需表格远远大于离差法。

3. 标准差记分法(Z-score)   采用 $\bar{X}$ 和 SD 的数学模型 $[Z=(X-\bar{X})/SD]$ 计算各种变量的标准差记分值 Z,其中 X 代表个体儿童的实际测量值,$\bar{X}$ 和 SD 分别代表参照人群相应指标的平均值和标准差。Z 值的结果有三种,即为 0、正数或负数。一般 Z 值在 ± 2 以内为正常范围。Z 值可用于不同质人群间比较,用偏离该年龄组标准差的程度来反映生长情况,结果表示较精确;但 Z 值为一相对值,且需计算获得,故多用于科研工作。

四、常规体格生长评价的内容

儿童体格生长评价必须包括生长水平、生长速度和匀称度三方面内容。

1. **生长水平**（growth level）　将某一年龄时点所获得的某单项体格生长测量值（如体重）与参照人群值比较,得到该儿童在同年龄、同性别人群中所处的位置,即为此儿童该项体格生长指标在此年龄的生长水平。通常将 $\bar{X} \pm 2SD$ 或第 3~97 百分位数之间视为正常范围;对生长水平明显偏离正常范围的儿童应及时进行全面检查和分析,以便发现或排除病理性因素。生长水平评价简单易行、直观形象,能较准确地反映个体或群体儿童目前的体格生长状况,但不能反映儿童的生长变化过程。早产儿体格生长有一个允许的"落后"年龄范围,进行生长水平评价时应矫正胎龄至 40 周(足月)后再评价。一般身长 40 月龄、头围至 18 月龄、体重 24 月龄后不再矫正。

2. **生长速度**（growth velocity）　生长水平不能充分反映生长中的个体差异,因而临床上常同时应用生长速度以反映生长的获得过程。生长速度是对某单项体格生长指标进行定期连续测量,以获得该项指标在某一年龄阶段的增长趋势,即计算两次连续测量值的差,再与参数中相同年龄的数值差进行比较。其结果以正常、加速、增长不足、不增或下降表示。生长速度能反映个体差异,也即反映了遗传、环境的影响。定期体格测量是生长速度评价的关键,生长速度正常的儿童生长基本正常。

3. **匀称度**（proportion of body）　是对各体格生长指标进行的综合评价,包括体型匀称度和身材匀称度。体型匀称度反映体型发育的比例关系,临床上可通过身长(高)的体重反映一定身高的相应体重值范围;亦可计算体重指数（body mass index, BMI）,即［体重(kg)/身高(m)^2］,反映单位面积中所含的体重数。身材匀称度通常以计算坐高/身高的比值获得,反映下肢发育情况,按实际测量值计算,结果与参照人群值计算结果比较,小于等于参照值即为匀称,否则为不匀称。身材匀称度对于协助诊断内分泌及骨骼发育异常疾病有帮助,此时坐高/身高比值常大于参数。儿童期坐高/身高比例参照值见表 9-3。

表 9-3　2005 年 9 市城区男女儿童坐高与身高比例

分类	出生		3 月		6 月		12 月		2 岁		4 岁		6 岁	
	男	女	男	女	男	女	男	女	男	女	男	女	男	女
坐高（cm）	33.5	33.2	41.7	40.7	44.8	43.9	48.8	47.8	54.7	54.0	60.7	59.9	66.6	65.8
身高（cm）	50.4	49.7	63.3	62.0	69.8	68.1	78.3	76.8	91.2	88.9	106.0	104.9	120.0	118.9
坐高/身高（%）	66.5	66.8	65.9	65.6	64.2	64.5	62.3	62.2	60.0	60.7	57.3	57.1	55.5	55.3

五、成熟度评价

在儿童保健临床工作中,医生可以通过体格生长评价获知儿童目前生长及健康状况;同时,当儿童出现生长偏离时,能通过发育年龄了解其已达到的年龄水平,以利于制订干预计划,及时实现生长追赶。

发育年龄是指用身体的某些形态、功能、第二性征等指标的发育平均水平及其正常变异,制成标准年龄,评价个体的发育状况。常用发育年龄包括形态年龄(体格生长年龄)、智龄(心理发育年龄)、骨龄、性成熟年龄等。与实际年龄(chronological age,CA)相比,发育年龄能更好地反映儿童的成熟程度。

1. 体格生长年龄 生长为动态过程,一次测量值不能反映正常范围的异常生长过程,或是低水平的正常生长。例如,当某儿童年龄的体重低于同年龄、同性别儿童的第 3 百分位数时,可能存在三种情况,即体重下降、正常或从低水平恢复。因此,单从生长水平不能直接估计各指标的生长过程。故在临床工作中,若发现儿童存在生长偏离时,可以通过体格生长指标的测量值对应某年龄的第 50 百分位数水平反映该儿童的体格生长年龄,更易于被家长理解。如某 2 岁女童身长 76cm,其生长水平 $<P_3$,相当于 1 岁女童身长的第 50 百分位数水平,可以表述为"虽然该女童的实际年龄为 2 岁,但其身长的生长年龄为 1 岁"。与生长水平评价相比,生长年龄可以从年龄角度反映出儿童体格生长偏离程度。

2. 骨龄 骨的成熟与生长有直接关系,可通过 X 线检查长骨骨骺端的骨化中心进行判断。通过了解骨化中心出现的时间、数目、形态变化及干骺愈合程度等,并与骨发育标准进行比较可获得个体骨成熟年龄,即骨龄。骨龄是反映个体发育水平和成熟程度较精确的指标,能较客观、精确地反映从出生到成熟过程中各阶段的发育水平,比个体实际年龄更为准确,因此在各种发育年龄中应用最广泛。

骨龄评定方法不同可致判定结果差异,常用方法包括计数法、图谱法和评分法。其中,图谱法简便易行,常用于筛查儿童生长发育疾病。但是,图谱法主观性强,同时每个个体的手腕骨发育存在不均衡性和差异性,限制评估的准确性和可重复性。骨龄没有性别差异。由于正常骨化中心出现的年龄个体差异较大,因此存在一定的正常值范围,即骨龄在实际年龄加或减 2 个标准差的范围内可能都是正常的。

骨的发育受遗传基因的表达、内分泌激素(生长激素、甲状腺素、性激素等)作用,以及营养因素的影响。骨龄的测量在临床工作中有重要意义,如生长激素缺乏症、甲状腺功能减退症的儿童骨龄明显落后于实际年龄;真性性早熟和先天性肾上腺皮质增生症的儿童骨龄提前,最终身高不能达到遗传赋予的潜力。需要注意的是,单次骨龄检测只能反映该检测时间节点的发育状况,不能据此预测未来身高;此外,由于低年龄段儿童正常骨发育存在较大的变异性,骨龄评估诊断价值有限,故不推荐 6 岁以下儿童常规检测骨龄。

3. 性发育程度　性发育程度评估主要包括第二性征、性器官发育与性功能水平。第二性征发育常规采用 Tanner 分期评价(图 9-3);性器官发育评估采用 B 超检测卵巢容积、子宫大小或测定阴茎、睾丸长径。当卵巢容积超过 1~3ml、睾丸长径≥2.5cm 提示进入青春期。

青春期开始、持续的时间及第二性征出现的顺序有很大的个体差异。性早熟指女童在 8 岁前、男童在 9 岁前出现第二性征,即青春期提前。多数性早熟为特发性性早熟,部分与肿瘤有关。若女童 13 岁、男童 14 岁后仍无第二性征出现,为性发育延迟,多与遗传及疾病有关。无论性早熟或性发育延迟均需转诊至儿童内分泌科进行进一步评估。

六、生长曲线的应用

生长曲线(growth chart)是将不同年龄的体格生长参照值按百分位数法或 Z 值绘成曲线图,其优点是简便、直观,不仅能准确、快速地

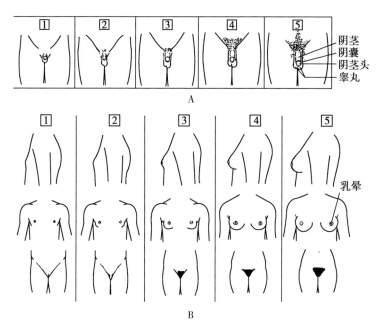

图 9-3　Tanner 分期

A. 男性生殖系统发育；B. 女性生殖系统发育

了解儿童的生长水平，还能通过连续追踪获得儿童的生长"轨道"，以及时发现生长偏离现象，分析原因并采取措施。生长曲线图特别适用于临床医生及儿童保健医生，有助于直观、快速地评价儿童的体格生长状况，是生长监测的重要工具之一。

临床常用 5 种不同性别的生长曲线：年龄的体重、年龄的身长（高）、年龄的头围、身长（高）的体重和年龄的体重指数。每一生长曲线图上有 5~7 条百分位数曲线，表明不同年龄儿童体格生长指标的分布。百分位数曲线表明 X 轴上一定年龄儿童的体格测量值低于该曲线对应的 Y 轴参照值的百分比。以男童年龄的体重曲线为例，X 轴上 9 月龄垂直线与第 25 百分位数线相交于 8.6kg，提示 25% 的 9 月龄男童体重小于 8.6kg。通常以第 3、第 97 百分位数作为异常界值点，其对应的等级划分见表 9-4。

表 9-4　生长水平评价的等级划分标准

方法	下	中下	中	中上	上
均值离差法	$\overline{X}-2SD$	$\overline{X}-(1\text{~}2)SD$	$\overline{X}\pm1SD$	$\overline{X}+(1\text{~}2)SD$	$\overline{X}+2SD$
百分位数法	$<P_3$	$P_3\text{~}P_{25}$	$P_{25}\text{~}P_{75}$	$P_{75}\text{~}P_{97}$	$>P_{97}$

需注意的是,生长为动态过程,儿童年龄的体重低于第 3 百分位数可能是正常生长、疾病所致生长下降或是疾病后的加速生长,这取决于其生长趋势。临床上常将每次测量值描记在相应的生长曲线图上,不仅可以判断该儿童在同质人群中的生长水平,还可通过连续的数据标记观察生长速度和生长轨道,从而做出正确全面的评价。此外,体格评价只能作为疾病诊断的线索和依据之一,必须结合病史、体检和实验室检查等才能做出诊断。

临床常用的生长曲线图包括:WHO 2006 年发布的世界儿童体格生长曲线、中国 2005 年或 2015 年九大城市儿童体格生长曲线图;供早产儿使用的 Fenton 曲线、中国不同出生胎龄新生儿体格生长曲线。因病例收集困难,我国目前尚缺少特殊疾病状态儿童的生长曲线,临床上可以参考国外资料进行评价,包括极低出生体重儿、唐氏综合征、脑瘫、软骨发育不良、Turner 及 Klinefelter 综合征儿童的生长曲线。

七、简化的评价方法

由于体格生长在儿童中的个体差异非常显著,故结合生长曲线对生长水平、生长速度及匀称度进行综合评价非常重要。但当无法获得参数表或生长曲线进行评价时,可根据儿童体格生长的一般规律进行初步评价。

1. 对于健康足月婴儿,体重增加应达到以下指标:

(1) 生后头 3 个月内,每周增加 200g。

(2) 第 2 个 3 个月内,每周增加 130g。

(3) 第 3 个 3 个月内,每周增加 85g。

(4) 第 4 个 3 个月内,每周增加 75g。

生后 3~4 个月的体重约为出生体重的 2 倍,12 个月时约为出生体重的 3 倍,24 个月时约为出生体重的 4 倍。

2. 对于健康儿童,身高应达到以下指标:

(1) 生后第 1 年增加 25cm。

(2) 生后第 2 年增加 12cm。

(3) 2 岁至学龄前期每年增加 6~7cm。

(4) 学龄期至青春期前每年增加 5~7cm。

3. 对于健康儿童,头围应该达到以下指标:

(1) 生后第 1 年,每月增加 1cm。

(2) 生后第 2 年,总共增加 2cm。

(3) 2 岁时达到成人时的头围的 80%。

八、评价结果的合理解释

对体格生长评价结果的解释应考虑遗传及环境的影响,同时还应区别个体儿童与群体儿童评价方法。因人体测量仅为粗略的评价方法,不能代表机体功能,故作出结论时应谨慎;需避免过度解释测量资料或将评价结果等同于临床诊断。儿童体格评价结果应结合其他临床表现、体格检查、实验室检测综合判断。定期、连续测量比一次数据更重要,当儿童稳定地沿着自己的"轨道"生长,即使是低于参照人群的生长水平,亦无须太过担心;只有当儿童的生长曲线从原稳定的生长轨道偏离 2 条主百分数线,则提示生长异常。

九、生长异常的转诊指征

儿童生长受到内外环境因素的影响,具有自身的规律和特点。正确评价其生长状况并定期监测,便于尽早发现生长波动(生长轨道离开原稳定的生长曲线超过 1 条主百分位数线者为生长波动)和异常,通过积极寻找原因并给予适当的指导与干预,对于促进儿童的健康生长非常重要。因此,生长监测有助于临床疾病的早期筛查并为转诊提供线索。临床医生可参考生长监测流程图进行鉴别诊断(图 9-4)。

正确解释儿童生长异常的原因不仅需要体格生长的基础知识,还需要丰富的临床经验。体格测量与评价结果仅能为疾病诊断提供

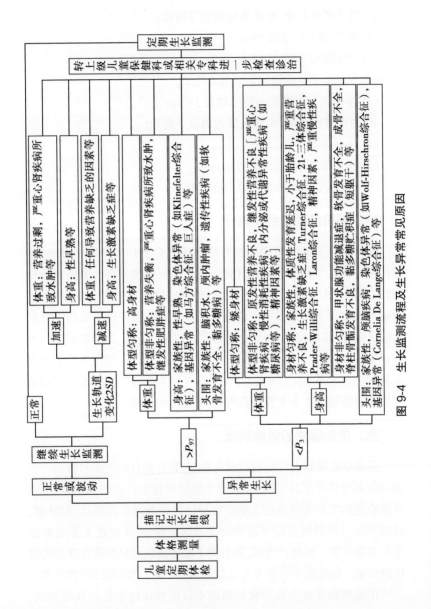

图 9-4 生长监测流程及生长异常常见原因

线索,不能代表机体功能测定;应避免过分解释测量和评价结果,如简单、片面地将生长异常等同于"营养问题"或病因诊断。

当发现生长异常时,应结合病史、临床表现、体格检查、必要的实验室检查结果进行综合判断,寻找可能病因,对因治疗。处理生长异常应注意:

1. 生长监测过程中,当生长水平或体型匀称度低于第 25 百分位数或高于第 75 百分位数,或系列测量过程中出现生长波动时,应适当增加监测频率。

2. 出现与遗传潜力相符的生长水平异常,但生长速度正常时,常规生长监测即可。

3. 出现与遗传潜力不相符的生长水平异常,即使生长速度正常,亦应寻找病因,针对性处理。

4. 生长水平正常而生长速度异常时,应积极寻找病因,并在治疗管理过程中增加随访频率。

5. 生长异常程度越重,病理因素所致的可能性越大。

6. 原发性营养低下多见于年幼儿童,年长儿营养低下多继发于其他疾病。

7. 身高增长速度、身材匀称度(当按实际测量计算结果 > 参照人群值计算结果时为非匀称性矮小,反之为匀称性矮小)、性发育水平及遗传潜力评估有助于鉴别身高偏离原因(图 9-4)。

8. 中度身材矮小者[年龄的身高 $< \bar{X} - (2\sim3SD)$]若伴有消瘦,尤其是婴幼儿,应考虑营养因素所致;若不伴消瘦或为重度矮小[年龄的身高 $< \bar{X} - 3SD)$],则其他病理因素所致矮小可能性更大。

9. 头围与身高或体重生长相平行,身材匀称,智力正常时,考虑遗传因素影响;而疾病所致头围生长偏离常伴有特殊面容和/或发育迟缓。

10. 体型匀称度评价可为个体的生长和营养状态提供不同于单独使用年龄的体重或年龄的身长信息。但 BMI 可能会略微高估矮身材或肌肉量较多儿童的肥胖程度;也可能会低估相当一部分儿童的肥胖程度。

11. 管理过程中应以促进适宜的生长为目标,避免追赶过快或减速过快带来的近期和远期危害。

当儿童出现生长偏离时,应及时寻找病因,对因处理,并根据偏离程度确定随访间隔周期。若随访 1~2 次生长偏离情况无改善,需转诊至上一级儿童保健机构/相关专科进一步检查诊治(表 9-5)。

表 9-5　生长偏离的常见类型及转诊指征

年龄	生长水平偏离	生长速度偏离	体型匀称度偏离	预测身高*	身材匀称度
0~3 岁	年龄的体重、身长或头围 $<P_3$ 或 $>P_{97}$	①向上或向下跨 2 条主百分位线;②<6 月龄:两次测量间体重生长轨道低于原有轨道;③6~12 月龄:2~3 个月间体重不增	W/H>P_{85} 或 W/H<P_5	低于或高于(>2 岁)	坐高/身长 > 年龄参考值
3~6 岁	年龄的体重、身长或头围 $<P_3$ 或 $>P_{97}$	①向上或向下跨 2 条主百分位线;②两次测量间体重生长轨道低于原有轨道;③身高增长每年 <5cm	BMI>P_{85} 或 BMI<P_5	低于或高于	①坐高/身高 > 年龄参考值;②指距 > 身高
>6 岁	身高 $<P_3$ 或 $>P_{97}$	向上或向下跨 2 条主百分位线	BMI>P_{85} BMI< P_5	低于或高于	①坐高/身高 > 年龄参考值;②指距 > 身高

* 男童遗传靶身高(cm)=(父亲身高 + 母亲身高 +13)÷2 ± 6.5;
　女童遗传靶身高(cm)=(父亲身高 + 母亲身高 −13)÷2 ± 6.5

(胡　燕)

参考文献

1. 毛萌,江帆.儿童保健学.4 版.北京:人民卫生出版社,2020.

2. 中华人民共和国卫生部妇幼保健与社区卫生司,九市儿童体格发育调查研究协作组,首都儿科研究所. 2005 年中国九市 7 岁以下儿童体格发育调查研究. 北京:人民卫生出版社,2008.

3. 中华医学会儿科学分会儿童保健学组. 中国儿童体格评价建议. 中华儿科杂志,2015,53(12):887-892.

4. 中华医学会儿科学分会内分泌学组、儿童保健学组. 儿童体格发育评估与管理实践专家共识. 中华儿科杂志,2021,59(3):169-174.

第三节　智能测评方法

一、概述

　　智能又称智力,1905 法国心理学家比奈(A.Binet)和助手西蒙(T.Simon)为了解入学儿童的智力水平首次编制第一个儿童心理测验的智力量表,即著名的比奈-西蒙量表。自此以后,智能测试的量表陆续问世。20 世纪 40 年代智能测试进入全面发展期,如桑代克成就测验、韦克斯勒智力量表等重要的智能测验方法相继发表。50 年代后智能测试研究逐步发展,进一步拓展了测试目标范围,完善了测试方法,并沿用至今。

　　我国儿童智能测试发展经历较长时期。1915 年我国心理学家开始使用记忆测试,1915—1940 年是中国智力测量史上重要的发展时期,学者们开创性的工作极大推动中国智力测验研究迅速发展。改革开放以后,我国林传鼎、张厚璨等参考国外资料编制儿童学习能力测试方法,同年成立心理测试协助组,修订国外常用的智力测试量表。20 世纪 80~90 年代我国心理学家开始编制适合中国儿童的智力测验量表,如首都儿科研究所牵头编制的《中国儿童发育量表》,即"儿心量表";上海医科大学儿科医院(复旦大学附属儿科医院)郑慕时等人编制符合我国国情的"0~6 岁儿童智能发育筛查测验"。

　　尽管如此,目前国内使用的儿童智力量表仍多源于西方发达国家。虽然国际上量表在使用中不断修订和完善,但引进和新修订国外量表受到版权及文化背景限制。因此,研发编制拥有自主产权的儿童智力测评量表是中国儿童心理行为专业发展的方向之一。

二、基本概念

(一) 智力的定义

在心理学界,智力的定义一直存在着非常多的争议。现代心理学家们多认为智力是一种一般的心理能力,包括推理、计划、问题解决、抽象思维、理解复杂思想、快速学习和从经验中学习等能力,且认同智力具有多种成分,可以分别测量。其中最有代表性的是美国心理学家韦克斯勒(D.Wechsler)采用综合的观点,认为智力是一个人有目的地行为、合理地思维并有效地处理周围事物的整体能力。我国心理学家认为,智力是各种认识能力的综合表现,是观察、记忆、想象和思维等能力的综合,其中思维能力是智力的核心。情感、动机、注意等属于非智力因素,但对智力发展会产生一定的影响。

(二) 智力测验

智力测验也叫智力测评,属于心理测量的一种。它是指在一定的条件下,使用特定的标准化测试量表对被试者施加刺激,从被试者的相应反应中测量其智力的高低。更规范地说,智力测评是指由经过专业培训的测评师采用标准化的测验量表对人的智力水平进行科学测量的一个过程。智力测评过程包括标准化的量表,即测量工具;在合理的条件下实施测评,并给予正确评分;对智力测试结果的科学、客观解释。因此,智力测验是对表现一个人的智力水平的行为样组进行测量,用数字加以描述,是给人的智力行为确定一种数量化的值。智力测验是一种间接测验。

(三) 智龄

1908 年法国实验心理学家比奈(Alfred Binet,1857—1911)在比奈-西蒙量表(第 2 版)首次提出用智龄(mental age,MA)的概念,即描述一个人智力发育水平的年龄。如一个人智力测试的结果是 7 岁智龄,则智力水平相当于 7 岁儿童。若智龄大于生理年龄的儿童被认为智力水平高,智龄等于生理年龄的智力是中等,智龄低于生理年龄的则智力落后。

(四) 比值智商

1916 年德国汉堡大学心理学教授斯腾 (William Stern) 提出心理商数概念,即智龄与生理年龄的比值(心理商数 = 智龄/生理年龄)。美国斯坦福大学著名心理学家教授推孟 (LM.Terman) 将心理商数修改为比值智商 (intelligence quotient, IQ),即 IQ=(智龄/生理年龄)× 100。IQ 用以表示一个人的智力水平,采用 IQ 可比较不同年龄儿童的智力水平。如 5 岁儿童智龄为 5 岁,则 IQ 为 100;若 5 岁儿童智龄为 3 岁,则 IQ 为 60。因智商结果表示的是相对智力水平,可进行不同年龄儿童的智力水平比较。如比较一名 5 岁儿童(6 岁智龄)与另一名 10 岁儿童(11 岁智龄)智力水平,如用智龄难以了解两人的智力水平;但如以 IQ 表示,5 岁儿童的 IQ 为 120,10 岁儿童 IQ 为 110,即可清楚表达两人的智力水平。智商和智力是两个不同的概念。智力是心理测试的绝对分数,随年龄增长智力分数增加;但智商是智力水平(测试分数)与同龄儿童的平均数之比,因此智商相对稳定。

(五) 离差智商

比值智商的基本假设是智力发展和年龄增长成正比,即线性的关系。但在应用比值智商过程中,心理学家们发现各个年龄阶段智力发展的发展速率不同,即年龄越小发展越快,随着年龄增长速率逐渐减慢,成人早期比值智商不再发展,出现年龄越大智商越低的现象,即智力为非等速发展或非无限发展。1949 年美国心理学家韦克斯勒 (David. Wechsler) 首次在儿童智力量表中采用离差智商 (deviation IQ) 概念,沿用至今。他认为各年龄期儿童智力分布为常态分布,被测试儿童的智力水平与同龄人的智力水平分布的离差程度有关。离差智商的计算则采用统计学中的均数和标准差,公式为: $IQ=100+15Z=100+15(X-M)/S$,表示被测试儿童的测试分数 (X) 偏离该年龄组平均测试分数 (M) 或分布有关 ($Z=X-M/S$),设同龄人 IQ 均值为 100,标准差为 15,S 为该年龄组分数的标准差。

(六) 发育商

婴幼儿处在中枢神经系统和感知、运动、语言发展迅速而更趋完善时期,可用发育测试来评价婴幼儿神经心理行为发展,了解被测儿童神经心理的发展所达到的程度。结果用发育商(developmental quotient,DQ)表示。DQ=〔发育年龄(DA)/生理年龄(CA)〕×100。

三、智力测试方法的可行性检验

智力测试量表是按照一定规则编制的测量工具,用以在标准情境中抽取评估对象的行为样本。因此,智力测试量表的研制过程必须具备标准化、信度和效度,即经过三个维度的可行性检验。

1. 标准化 是指在同一条件下,测试方法统一,严格遵循设计程序,包括测试方法的编制、实施过程、计分方法及解释测试结果,以保证结果可靠,即测试的客观性和准确性。达到测试的标准化需要满足:

(1)测试题目标准化:即呈现给所有被测试者面前的测试题目与设定的条件相同。

(2)实施过程和计分方法标准化:即所有被测试者在相同的环境,按统一的标准化指导说明进行测试。计分方法亦须遵循标准化的程序,目的是儿童被不同测试者测试结果无显著差别。

(3)常模标准化:心理测试常模的建立须按统计学抽取一组有代表性的人群作为样本,按测试规则进行测试;结果采用统计学方法分析处理,获得儿童心理行为发育的正常值范围。实际测试个体心理行为水平时常模是作为比较的标准,结果说明该个体心理行为相对于正常同类人群的状况。因此,抽取样本的代表性是常模可靠或达到标准化的关键。不同国家或地区人群引用某一心理行为量表时需重新制定该国或该地区常模。

2. 信度 反映测验方法的可靠性、稳定性和一致性的方法,即测试结果反映被测试者稳定的一贯的真实特征。因此,信度(reliability)是检验量表可靠程度的重要心理测试指标。常用的有两人信度和重测信度。两人信度用以比较两个主试者测试结果的可靠或稳定程度,即两个主试者采用同一心理测试方法测试同一被测试者,比较两个测验结果的一致性和相关程度。若采用同一心理测试方法间隔一定时间连续 2 次测试同一个体,则 2 次测试结果的一致性和相关程度反映重测信度。相关系数越高(趋近于 1),则测试的可信度越高。

3. 效度　是检验心理测试方法的有效性和准确性,即测试结果反映测评内容的真实程度。效度(validity)越高,说明测试结果越能代表被测个体的心理行为的真实特征。常用的效度指标有内容效度、结构效度和效标效度。

(1) 内容效度:表示某一测试对所要测定内容的覆盖程度。内容效度(content validity)是编制测试必须考虑的基本内容。

(2) 结构效度:指心理学理论对所测行为的解释程度,即结构效度(construct validity)能据某种心理学结构解释测试结果。

(3) 效标效度:又称统计效度或实证效度,效标效度(criterion-related validity)指某个测试与某些效标变量之间的相关程度以检验测试的有效性。

四、智力测试方法分类

(一) 按测试功能分类

1. 能力测试　测试个体所具备的能力或潜在的能力,包括一般能力和特殊能力。一般能力即是智力,常用的智力测试均属于能力测试;特殊能力包括音乐、美术、体育、机械等方面的特殊能力。潜在能力是指个体所具备但尚未表现出来的能力,潜在能力测试又称能力倾向测试或职业选拔测试。

2. 学业成绩测试　测试个体经过某种正规教育或训练之后对知识和技能掌握的程度。如学校里的各种学科测试以及一些经过标准化的综合测试。

(二) 按测试组织形式分类

1. 个别测试　一个主试者每次只能测试一个被试者,即一对一进行的测验。绝大多数的智力测验都是个别测试,如斯坦福-比奈量表、韦克斯勒智力量表等。

2. 集体测试　一个主试者可以同时测试多个被试者。各种学科测验、瑞文测试等都可采用集体测试的形式。

(三) 按测试性质分类

1. 文字测试　即由语言和文字组成的测试项目,被试者对这些语言/文字类的测试项目作出回答。大多数的人格测验和言语类测试都属于文字测试。

2. 非文字测试　测试材料以图形、照片、拼板、仪器、工具、模型等组成。被试者通过操作来反应,无须用语言和文字,不受文化因素的影响。如瑞文测试,韦氏智力量表中的操作分测试。

(四) 按测试目的分类

1. 筛查测试　设计的测试方法内容只能达到粗略了解被测个体的心理特征的目的,如某个人的智力水平正常/延迟,或筛查疑诊或高危人群,以早期诊断和治疗。筛查测试结果不够精准,不能确定智力落后的程度。

2. 诊断测试　设计的测试方法内容较全面、详细,可达到确定某些行为问题的性质与严重程度的目的。临床上,测试对象来源于筛查测试结果异常者或临床疑诊异常者。诊断测试评估内容全面,测试结果比较准确可靠。

五、常用智能测试方法

(一) 筛查性智能测评方法

详见第六章常见发育行为问题。

(二) 诊断性智能测评方法

1. 盖塞尔婴儿发育量表　1925 年美国心理学家盖塞尔(A.Gesell)编制的盖塞尔发育量表(Gesell Development Diagnosis Scale,GDDS)是最早的婴儿发育量表之一,至今仍是各国公认的临床广泛使用的经典智力发育诊断量表。20 世纪 20 年代盖塞尔及其同事通过家庭记录、日志、临床儿童行为报告等形式记录不同年龄阶段婴幼儿行为发育,提炼出特殊发育阶段的里程碑似的特征,如婴幼儿在 4 周龄、16 周龄、28 周龄、40 周龄、52 周龄、18 月龄、24 月龄和 36 月龄阶段出现大运动、精细动作、适应能力、语言和社交行为 5 个方面的特殊飞跃发展,如第一次用手去抓握物体、第一次说一个词语、第一次独走等不同行为模式,盖塞尔称该发育年龄阶段为"关键年龄";并以"关键年龄"出现的行为作为检测项目和诊断标准,设计编制婴幼儿行为发育测试方法-盖塞尔发育诊断量表。于 1940 年正式出版第一版 Gesell 发育量表,1950 年,在保留了 Gesell 发育量表原有的从出生到 3 岁阶段内容基础上,继续发展适用于年龄较大幼儿。Gesell 研究院的 Frances IIg 医生和 Louise Bates Ames 医生分别在 1964、1965、1972 和 1979 年对 Gesell 量表进行多次修订和完善。1974 年版的盖塞尔发育诊断量表版本将婴幼儿行为分为粗大运动、精细动作、适应、语言、个人-社会 5 个能区,检测 4 周龄至 60 月龄的儿童。目前,来自耶鲁大学 Gesell 研究院资料显示,在 2011 年 Gesell 发育量表进行了再次修订,最新版本是 2012 年出版的 Gesell 发育观察量表修订版(Gesell Developmental Observation-Revised,GDO-R)适用于 2 岁半到 9 岁的儿童。

1981 年我国林传家教授引进盖塞尔发育诊断量表(1974 年版),修订 0~3 岁部分的量表,建立北京常模;1991 年张秀玲等又再修订盖泽尔量表的 3 岁半至 6 岁部分,制订 3 岁半至 6 岁常模,与 0~3 岁部分衔接起来。从此,中国有了 0~6 岁盖塞尔儿童智力发育诊断量表修订版,适用于 4 周至 6 岁的儿童。

盖塞尔婴幼儿发育量表具有较强的专业性,以正常婴幼儿行为模式为标准观察被测婴幼儿的行为模式,判断被测婴幼儿神经系统完善和功能成熟的程度。盖塞尔婴幼儿发育量表采用粗大运动、精细运动、适应性行为、语言和个人-社交 5 个分量表检测,结果用发育商(developmental quot ience,DQ)表示。

发育年龄(developmemt age,DA)为被检测儿童的行为年龄。如 DQ<85,提示被检测儿童可能存在神经系统器质性损伤;如 DQ<75,提示被检测儿童发育落后。因此,盖泽尔发育量表检测结果可了解婴幼儿的行为发育水平,亦可帮助判断婴幼儿神经系统障碍。

2. 贝利婴幼儿发育量表　美国儿童心理学家 Nancy Bayley 综合盖塞尔(Gesell)、加利福尼亚学前心理量表等量表的优点,经过对数千名婴幼儿测试,1933 年研制贝利婴幼儿发展量表(Bayley Scale of Infant Development,BSID)的最早版本,是评定婴幼儿行为发展的工具。1969年正式发表贝利婴幼儿发育量表适用2~30月龄婴幼儿;于1993年进行修订,出版第2版BSID。于2006年进行第3次修订,修订后的BSID-Ⅲ在BSID-Ⅱ的3个量表(智能发育量表、运动发育量表和行为评定量表)的基础上,增加了社会-情感及适应性的评估;并将智能量表中的认知技能与语言技能分离,从而更好地避免各种能区间评分的相互影响,可以独立评价每个能区的发育水平。需要说明的是,在BSID-Ⅲ标化资料收集时,除正常发育婴幼儿外,还纳入了10%的存在发育问题的样本,用以反映美国总体认可情况,以期提高高危儿具体发育问题的识别能力。2017年BSID进行了再次修订,并于2019年最新出版BSID(第4版),新版贝利婴幼儿发育量表保留了评估的5个能区:认知、语言、运动、社交-情绪和适应性行为区,其中适应性行为评估内容来自最新第3版的文莱适应性行为量表。欧美国家和亚洲、非洲国家多已引用或修订BSID为自己国家的常模,成为国际通用的婴幼儿发展量表之一。

1992年湖南医科大学易受蓉等修订和标准化贝利婴幼儿发育量表(1969年版),制定出中国城市常模,编制贝利中国城市修订版(BSID-CR)。BSID-CR测验内容儿童部分包括3个分量表(智能量表、运动量表与行为量表),以及照养人问卷。智能量表评估儿童的认知、言语和社会适应和生活自理能力水平,项目包括对记忆、问题解决、早期数字概念、概括、分类、语言和社会性技巧和适应行为的测试;如物品归类、简单数数、寻找被藏的玩具、完成指令等。运动量表评价儿童大运动和精细动作的发展,项目包括与爬行、坐立、站立、行走、手指抓取等活动相关的内容测试。行为量表评估儿童的注意唤醒水平、对任务的指向性和投入程度、情绪调节,以及动作的质量。抚养人问卷结果可补充婴幼儿社会情感和适应性行为。测试结果根据智能量表和运动量表分数获得发育商(DQ)。

贝利婴幼儿发育量表评估内容较全面、操作简单、易评分,有较高的信度和效度,国际上应用广泛。贝利婴幼儿发育量表检测结果可评估婴幼儿的心理发展水平,亦可帮助制定综合干预措施。随访可疑发育延迟婴幼儿,鉴别正常与异常。

3. 格里菲斯精神发育量表　1954 年英国心理学家 Ruth Griffiths 博士编制"格里菲斯精神发育量表"（Griffiths Mental Scale），用于 0~2 岁儿童的发育评价，并于 1960 年 Griffiths 博士增加实际推理领域拓展为 Griffiths 精神评估量表延伸版，用于测试 2~8 岁儿童，两者合一，使格里菲斯精神发育量表能用于 0~8 岁儿童的发育评价。其中，在 0~2 岁年龄段，量表评估包括运动、个人-社会、语言、手眼协调及表现 5 个领域的测试；在 2~8 岁年龄段，量表评估再增加一项实际推理领域，为 6 个领域的测试。量表项目从易到难排列，分量表测评结果可评估与比较儿童各领域能力。2006 年 5 月，英国婴儿与儿童发育研究会（Association for Research in infant and Child Development，ARICD）发布了格里菲斯精神发育量表第 3 次修订版本-格里菲斯精神发育量表-延伸修订版（GMDS-ER）。格里菲斯精神发育评估是通过观察、测试儿童运动、社会及认知能力，结合抚养人的描述获得综合性评价结果。格里菲斯神经发育量表的特点是每个测试的领域都标准化，从而能更可靠、准确地跨领域比较儿童能力。格里菲斯精神发育量表有较好信度与效度，在英国、法国、德国、爱尔兰、葡萄牙、南非、印度、加拿大、澳大利亚等国作为儿童发育评估工具被广泛使用。

2007 年，昆明医学院夏晓玲教授与格里菲斯精神发育量表版权所有者英国婴儿与儿童发育研究会（ARICO）合作，在中国开始对 2006 年版的格里菲斯精神发育量表-延伸修订版（GMDS-ER）进行试点性研究，于 2009 年 11 月 7 日中国格里菲斯精神发育量表中国标准化研究项目正式启动，并于 2011—2013 年正式进行多中心的格里菲斯精神发育量表中文版的信效度研究，共同制订 0~8 岁格里菲斯精神发育量表中国常模，于 2016 年 12 月常模修订完成，2016 年 12 月 16 日正式出版 Griffiths 发育评估量表-中文版（GDS-C）的指导手册和常模。

4. 斯坦福-比奈智力量表　比奈智力量表（Binet intelligence scale，BIS）是现代心理测验中第一个智力测验，1905 年法国实验心理学家比奈·阿尔弗雷德及助手 T. 西蒙共同编制完成。初版的比奈-西蒙智力量表包括 30 个由易到难排列的项目，根据智力表现对智力进行测试。1908 年、1911 年比奈和西蒙对该量表进行两次修订,据年龄水平对测验项目进行分组,并引入了智龄的概念。比奈-西蒙智力量表对智力测验工作具有重要的历史意义,引起全世界心理学家广泛关注。

1916 年斯坦福大学著名心理学家教授推孟(Lewis Terman)和同事翻译并出版比奈量表的修订版用于美国儿童,称为斯坦福-比奈智力量表(Stanford-Binet Intelligence Scale,S-B 量表)。1937 年、1960 年2 次修订 S-B 量表,第 3 版的量表中采用离差智商(deviation IQ)表示被测试者的智力水平。斯坦福-比奈智力量表发表后,很快成为临床心理学、精神病学和教育咨询中的标准工具,各国广泛应用至今。1~3版斯坦福-比奈智力量表均是一年龄量表,结果是被测试者相应年龄组项目的整体智力,不能满足个别分析。因各年龄组分测验的项目也不尽相同,包含内容较多,如记忆、言语、操作等,结果难以说明某一能力的水平,临床应用受限。

1986 年罗伯特·桑代克(Thorndike,R.L.)及其同事对斯坦福-比奈智力量表进行再次全面修订,为第 4 版斯坦福-比奈智力量表(Stanford-Binet intelligence scale:Fourth edition,S-B4)。S-B4 不再沿用年龄量表格式,采用同类条目归类的构成分量表,补充部分新项目,包含 4 个能区,15 个分测试项目,17 个年龄段,适于测试 0 至 23 岁11 月龄的儿童青少年。

2003 年 Roid 等对斯坦福-比奈智力量表进行第 5 次修订,第 5 版的斯坦福-比奈智力量表(Stanford-Binet intelligence scale:Fifth edition,S-B5)。S-B5 基本沿用第 4 版的结构,补充测试和认知能力的最新研究内容。S-B5 版的修订的主要内容,包括:①5 个能区:即流体推理能力、知识能区、数量推理能区、抽象/视觉推理能区和短时记忆能区;共10 个分测验,每个分测验由开放式的问题或任务所组成;②改变主试者对被测试者的回应方式,尤其体现在那些低年龄的分测验中;③增加非言语内容:占总测验的 50%;④增加测验的内容范围:可更全面测试被试者的智力水平,包括智力发育迟缓和智力超常者;扩大测试年龄范围(2~89 岁);⑤提高测验的应用价值:提供丰富的分数以及简单的分数说明;⑥具有极高的量表信度:总量表智力(FSIQ)和 2 个领域分数（NIQ、VIQ）的各年龄组内部一致性信度为 0.95~0.98；5 个能区分数的内部一致性信度为 0.90~0.92；10 个分量表的内部一致性信度为 0.84~0.89。

5. 韦氏智力量表　韦氏智力量表（Wechsler intelligence scales）由美国心理学家大卫·韦克斯勒编制，用于学龄前期儿童、学龄期儿童和成年人的一系列智力量表总称。韦克斯勒编制智力测验的工作始于 1934 年，也是第一个用于成人编制的智力量表。1946 年韦克斯勒修订 W-B 为 Wechsler-Bellevue Ⅱ型智力量表（W-BⅡ）。1955 年韦克斯勒对 W-BⅡ再次修订和标准化，为韦克斯勒成人智力量表（Wechsler adults intelligence scales，WAIS）。1981 年、1997 年、2008 年分别经过 3 次修订，形成目前最新韦氏成人智力量表的版本——韦氏成人智力量表第 4 版（WAIS-Ⅳ）。

韦氏儿童智力量表经过 1991 年、2003 年两次修订，为韦氏儿童智力量表第 4 版（WSIC-Ⅳ）。WSIC-Ⅳ更新原量表的智力基础，吸收现代智力测验理论的相关知识，强调从现代认知心理学视角中的工作记忆和加工速度等概念对智力进行测试。重新编排分量表，不再使用言语量表和非言语量表，扩展为 4 个分量表，即言语理解、知觉推理、工作记忆和加工速度。评价智力的指标为 4 个分量表分和 1 个全量表分 5 个指标。

1967 年发表的韦氏学龄前期儿童智力量表（Wechsler preschool and primary scale of intelligence，WPPSI），适用 4~6 岁儿童。WPPSI 经 1989 年、2003 年、2012 年 3 次修订，为目前最新的韦氏学龄前儿童智力量表第 4 版（WPPSI-Ⅳ）。与 WSIC-Ⅳ的修订原则一样，WPPSI-Ⅳ吸收现代智力测验理论，分测验扩展到 13 个分测验，分为两个年龄段：2 岁 6 个月至 3 岁 11 个月和 4 岁至 6 岁 11 个月。将衡量智力的指标更加细化，合成评估指标由总智商、5 个主要指数和 4 个辅助指数组成，分别为总体智力（FSIQ）；5 个主要指数分布为言语理解指数（VCI）、视觉空间指数（VSI）、流体推理指数（FRI）、工作记忆指数（WMI）、加工速度系数（PSI）；4 个辅助指数分别为语言接受指数（VAI）、非言语指数（NVI）、一般智力指数（GAI）、认知效率指数（CPI）。

中国韦氏智力量表修订版是在全国心理测验协作组在龚耀先教授主持下于 1981 年将 WAIS 翻译成中文,并修订建立中国常模,形成韦氏成人智力量表中国修订版(WAIS-RC)。林传鼎、张厚璨教授则修订 WISC-R,建立中国常模,即韦氏儿童智力量表中国修订版(WISC-CR)。1986 年龚耀先和戴晓阳教授修订 WPPSI,形成中国-韦氏幼儿智力量表(C-WYCSI),常模分为城市和农村两个版本。1991 年龚耀先和蔡太生再次修订 WISC-R,即中国韦氏儿童智力量表(C-WISC)。中国修订不同年龄的 WISC 应用至今。WISC 和 C-WYSCI 的信度和效度均较好,是目前国内应用最为广泛的个体智力诊断量表,临床上用以评估儿童智力水平。李丹和朱月妹也分别修订 WISC-R 和 WPPSI,建立上海常模。

中国-韦氏幼儿智力量表(C-WYCSI)适用年龄为 3 岁半至 6 岁 9 个月儿童,中国韦氏儿童智力量表(C-WISC)适用年龄为 6 岁半至 16 岁 11 个月龄儿童。两套测验内容编排相近,难度不同,主要测试儿童一般智力水平、言语和操作水平,以及各种具体能力,如计算、记忆、抽象思维等。C-WYSCI 包括言语和操作两个分量表和 11 个分测验,言语量表包括常识、词汇、算术、理解、类同和背诵语句;操作量表包括动物房、画图填缺、迷宫、几何图案和木块拼图。C-WISC 包括言语和操作两个分量表和 12 个分测验,言语量表包括知识、领悟、算术、分类、背数和词汇;操作量表包括译码、填图、积木、图片排列、拼图、迷津。各分测验量表分反映被测试儿童各方面能力水平,总智商则是对总智力的评估。该量表起点难以评估低智力儿童水平,结果分析解释需要有较强的专业背景。

6. 麦卡锡幼儿能力量表 由 1972 年美国心理学家麦卡锡(D.A. McCarthy)编制麦卡锡儿童能力量表(McCarthy Scale of Children's Abilities, MSCA),适用于 2.5~8.5 岁儿童的认知能力测验。1992 年上海华东师范大学李丹和陈国鹏修订麦卡锡儿童能力量表,建立中国常模。麦卡锡儿童智力量表有非常好的信度,但效度相差较大;与斯坦福-比奈量表、韦氏幼儿和儿童智力量表的相关性在 0.45~0.91。我国学者研究显示麦卡锡儿童能力量表中国修订版的平均智商与 WPPSI 的 FIQ、

VIQ 和 PIQ 的相关性分别为 0.74、0.72 和 0.56,与上海版 WPPSI 平均 FIQ 无显著性差异。麦肯锡幼儿能力量表有 5 个分量表(为言语、知觉-操作、数量、记忆和运动分量表),18 个分测验。言语、知觉-操作、数量 3 个分量表为一般认知能力量表(General cognitive scale),结果以一般认知能力指数(General cognitive index,GCI)表示。

六、智力等级划分

美国斯坦福大学著名心理学家教授推孟(Lewis Terman)曾将智力等级划分成 9 个级别。同时他强调每一类的界限都是假定存在的,且每个人并不完全属于同一类,也即智力存在多领域性,智力等级划分存在相对性和不确定性的特征。韦克斯勒在推孟的等级划分基础上,进一步提出自己智力等级的划分(表 9-6),目前临床上更多应用的是这套韦氏智力等级的划分。

表 9-6 韦克斯勒的智力划分标准

智商	等级名称	理论百分数(%)
>130	非常优秀	2.2
120~129	优秀	6.7
110~119	聪明(中上)	16.1
90~109	中等	50
80~89	迟钝(中下)	16.1
70~79	临界状态	6.7
<70	智力缺陷	2.2

智力缺陷,是指人的智力明显低于一般人水平并显示出适应行为的障碍。根据韦氏智力测验和斯坦福-比奈智力测验结果,对智力缺陷及程度做出的进一步等级划分(表 9-7)。

七、智力测评的临床意义

1. **评价目的** 儿科临床应用儿童智力发育评价的目的:①评价

表9-7 智力缺陷及程度等级划分

等级	类别	智商(韦氏)	智商(斯坦福-比奈)
5	低常边缘	83~68	84~70
4	轻度	67~52	69~55
3	中度	52~36	54~40
2	重度	35~20	39~25
1	极重度	<20	<25

儿童生长发育过程中智力发育水平(正常、偏离正常以及偏离的程度);②辅助神经精神发育障碍的诊断和鉴别诊断,如神经发育迟滞、学习困难、注意缺陷多动障碍等;③辅助评价疗效和判断预后,如干预治疗的效果评估。

2. 预测智力发展 虽然比较准确的智力测试结果可在一定程度上预测儿童将来的智力水平及成绩,尤其可预测群体儿童的智力水平。但测试的儿童年龄越小,预测性越差,尤其是婴幼儿期的智力测试结果不能完全预测以后的智力发展。因婴幼儿期的心理行为发育测试内容侧重于感知觉和运动发育水平,而儿童期的智力测试着重于言语、抽象思维、逻辑推理和问题解决等能力。同时,婴幼儿期的智力发展可变性大,易受环境的变化影响,包括家庭养育环境、教育环境、疾病和康复训练干预等。一般,6岁后各年龄组儿童间智力水平的变动性逐渐缩小,即随年龄增长儿童的智力逐渐趋于稳定。

3. 工种选择 应用时可据教育、心理、医学、体育、军事、职业选择和劳动工种选择等不同目的或标准而采用不同心理测试方法。

(徐 秀)

참고문헌

1. 陈强,徐云.智力测评技术.北京:科学出版社,2011.

2. 杨玉凤.儿童发育行为心理评定量表.北京:人民卫生出版社,2016.

3. 马力,温晓红.贝莉婴幼儿发育量表Ⅲ的应用研究.中华儿科杂志,2016,54
(9):715-716.

第四节　新生儿遗传代谢病筛查

一、新生儿遗传代谢病筛查概述

新生儿遗传代谢病筛查(neonatal screening,NS)是指在新生
儿群体中,用快速、简便、敏感的检验方法,对一些危害儿童生命、
导致儿童体格及智能发育障碍的先天性或遗传性疾病进行筛检,
作出早期诊断,在患儿临床症状出现之前,给予及时治疗,避免患
儿机体各器官受到不可逆损害的一项系统保健服务。新生儿遗传
代谢病筛查作为出生缺陷预防措施之一,是防治儿童智力低下、
提高出生人口素质的基本手段,也是时代进步和科学技术发展的
标志。

1961 年,美国 Guthrie 教授应用细菌抑制法,检测新生儿干燥滤
纸血片中苯丙氨酸的浓度筛查苯丙酮尿症(phenylketonuria,PKU)获
得成功,由此开创了新生儿遗传代谢病筛查的历史,以良好的社会效
益和经济效益为以后进行更多新生儿遗传代谢病筛查提供了范例。
1973 年,加拿大 Dussault 医师,采用新生儿干滤纸血片,成功测定甲
状腺素(T_4),筛查先天性甲状腺功能减退症(congenitalhypothyroidism,
CH)。1975 年,日本的 Lrie 和 Naruse 医师采用干滤纸血片测定 TSH
用于筛查 CH 也取得了成功。由于方法简便、费用低廉及治疗效果
好,因此,新生儿遗传代谢病筛查在世界各地广泛开展,普及西欧及
北美、日本、澳大利亚等国家。由于新生儿遗传代谢病各国发病率不
一,且有些疾病受地理、民族及人种的影响,因此,各国新生儿筛查的
疾病种类不一。

中国新生儿遗传代谢病筛查起步于 20 世纪 80 年代,但真正进入
快速发展阶段是在 90 年代中期以后。1994 年,《中华人民共和国母
婴保健法》颁布。该法第一次提出了"逐步开展新生儿遗传代谢病筛

查",从此新生儿遗传代谢病筛查工作有了根本的法律保障。在《母婴保健法》颁布后不久,1995年卫生部就起草了《新生儿疾病筛查管理办法》,曾多次组织专家进行讨论修改,并征求各省市卫生厅意见。经过十年的实践,卫生部于2009年在总结经验基础上,出台了《新生儿疾病筛查管理办法》。该管理办法规范了全国新生儿遗传代谢病筛查工作。也进一步推动了全国新生儿遗传代谢病筛查的深入开展。2009年,原卫生部组织专家制定了《全国新生儿遗传代谢病筛查工作规划》,就新生儿遗传代谢病筛查工作的指导思想、基本原则、工作重点和目标以及保障体系的建设及新生儿遗传代谢病筛查的管理与考核评估作了明确规定。强调知情同意原则、尊重个人意愿原则。提出到2012年以省为单位初步建立新生儿遗传代谢病筛查服务网络,东、中、西部地区筛查率分别达到90%、50%和40%。到2015年,以省为单位建立覆盖全地区、布局合理的新生儿遗传代谢病筛查网络。东、中、西部地区筛查率分别达到95%、80%及60%。以上目标至2015年均以提前达到,2020年东、中、西部地区新生儿遗传代谢病筛查率分别达到98.3%、98%及93.8%。

1985—2019年我国已累计筛查新生儿175 958 215例:诊断CH 80 861例,发病率为1:2 176,东部地区发病率高于中西部地区;诊断PKU 12 814例,发病率为1:13 743,西北部地区发病率高于东、南部地区。新生儿遗传代谢病筛查管理模式见图9-5。

二、新生儿遗传代谢病筛查原则

1967年,世界卫生组织(WHO)制定了筛查病种的选择原则:

(1) 筛查的疾病应该是重要的公共卫生问题。

(2) 对于患有所识别疾病的患儿能够提供可接受的治疗方法。

(3) 对患儿的诊断和治疗在财政方面能得到保证。

(4) 应该有适宜的检测或检验手段。

(5) 检测或检验方法应为人群所接受。

(6) 对疾病的自然史包括潜伏期发展到明确的临床疾病,应该有足够的了解。

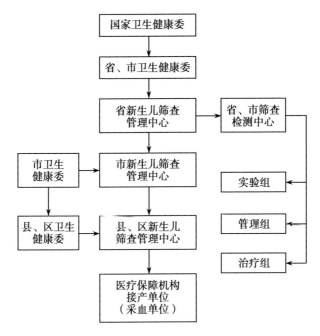

图 9-5 新生儿遗传代谢病筛查管理模式图

(7) 病例发现应该是一个连续的过程,而不是"最后一次"进行的项目等。

经过 60 年的新生儿遗传代谢病筛查,各国对该标准有了更深刻的理解。目前国际上公认的新生儿遗传代谢病筛查病种的选择原则为:

(1) 疾病危害严重,可导致残疾或死亡。

(2) 疾病的发生率相对较高,且发病机制与异常产物已阐明。

(3) 疾病早期无特殊症状,但有实验室指标能显示阳性。

(4) 有准确可靠、适合在新生儿群体中大规模进行筛查的方法,假阳性率和假阴性率均较低,并易为家长所接受。

(5) 已建立有效治疗方法,特别是通过早期治疗,能逆转或减慢疾病发展,或者改善其预后。

(6) 筛查费用、医学治疗效果及社会经济效益的比例合理。

三、新生儿遗传代谢病筛查注意事项

(一) 采血前准备

筛查前应将新生儿遗传代谢病筛查的项目、筛查病种、方式、费用等情况如实告知新生儿的监护人,并应遵循知情选择的原则,认真填写采血卡片,要求字迹清楚、登记完整。卡片内容包括:采血单位、母亲姓名、住院号、居住地址、联系地址、新生儿性别、孕周、出生体重、出生日期、采血日期及开奶时间等。

(二) 采血时间及方法

应避免在新生儿血中异常代谢物尚未达到一定浓度前采血。正常采血时间为出生 48 小时后,因各种原因(早产生、低体重儿、正在治疗疾病的新生儿、提前出院者等)导致未能采血者,采血时间一般不超过出生后 20 天,或在体重超过 2 500g 时复查,同胞(双胎或多胎)可能存在宫内输血出现假阴性,筛检正常也需复检。

(三) 采血部位

多选择婴儿足跟内或外侧缘,血滴缓慢渗透滤纸,血斑直径应≥8mm。

(四) 标本保存

将血片置于清洁空气中,避免阳光直射,自然晾干呈深褐色,并登记造册后,置于塑料袋内,保存在 2~8℃冰箱中。

(五) 复筛与确诊

凡筛查结果阳性者,对原血片进行再次筛查,如两次实验结果均大于阳性切值的,须召回可疑病例进行相应的实验室检查确诊。

(六) 复查

对于筛查实验结果大于切值的可疑阳性新生儿,均应立即通过固定电话、手机、短信、电子邮件或书信等方式通知家长,召回到筛查中心进行复查,确诊后尽早给予治疗及干预。

(七) 采血工作质量控制

新生儿筛查采血流程见图 9-6。

1. 血片采集的滤纸应当选择新生儿遗传代谢病筛查专用滤纸。

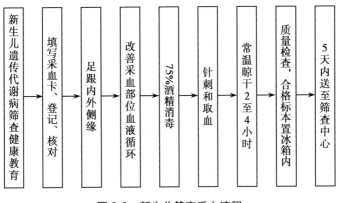

图 9-6 新生儿筛查采血流程

2. 采血针必须一人一针,使用后的采血针应按利器医疗废物处理。

3. 合格滤纸干血片应当为滤纸血斑个数满足检测需求,每个血斑直径大于≥8mm。

4. 滤纸干血片应当在采集后及时递送。

(八)治疗、随访及评估

疾病确诊后应立即治疗。治疗越早越好,一般在出生后1月龄内开始治疗,并定期检测与随访。医师应向父母提供遗传咨询,使儿童与家长有较好的依从性,定期评估儿童生长发育包括智力发育。

四、新生儿遗传代谢病筛查内容

(一)先天性甲状腺功能减退症

先天性甲状腺功能减退症(congenital hypothyroidism,CH)是儿科常见的内分泌疾病之一,其主要临床表现为体格和智能发育障碍。

按病因可分为散发性甲状腺功能减退症及地方性甲状腺功能减退症:前者是由于甲状腺发育不全、异位或甲状腺激素合成及功能障碍所造成的,临床上较常见;后者多出现在地方性甲状腺肿流行区,由发育早期碘缺乏所致,一般占甲状腺肿地区人口的1%~5%。CH可通过新生儿遗传代谢病筛查获得早期诊断、治疗,其预后良好。

1. 标本采集 参见新生儿遗传代谢病筛查注意事项。

2. 筛查指标

(1) TSH:随着科学技术的发展,测定 TSH 的方法有了很大进展,如放射免疫法(RIA)、酶标法(EIA)、酶联免疫吸附法(ELISA)、酶免疫荧光分析法(EFIA)和时间分辨荧光免疫分析法(Tr-FIA)等。在 1998 年以前,我国 CH 筛查以 RIA 法为主;1998 年开始,主要采用灵敏度较高的 Tr-FIA 法,少数地区采用 ELISA 法和 EFIA 法,RIA 法已基本不再采用。TSH 浓度的阳性切值,根据各地实验室及试剂盒而定,一般为 $8\sim20\mu IU/ml$,超过切值者召回复查。此法可造成漏筛的疾病有甲状腺素结合球蛋白(TBG)缺乏、中枢性甲低、低甲状腺素血症等、低出生体重儿及极低出生体重儿,由于下丘脑-垂体-甲状腺轴反馈建立延迟,可使 TSH 延迟升高,导致筛查假阴性。

(2) T_4:少数国家采用此指标,适用于筛查的疾病为原发性甲低、中枢性甲低及甲状腺素结合球蛋白缺乏。与 TSH 筛查方法相比,其筛查敏感性及特异性较低,且测试费用较高、操作复杂,虽然其筛查可及时发现迟发性 TSH 增高的患儿及高甲状腺素血症的患儿,但在初期 T_4 正常的延迟性 TSH 升高患儿中可漏诊。

(3) TSH+T_4:是较为理想的筛查方法,有些国家甚至采用 T_4-TSH-TBG 筛查方法,即在 T_4 为主筛查的基础上,若 $T_4\leqslant-0.8SD$,加筛 TSH;$T_4\leqslant-1.6SD$,加筛 TBG,对各种原因导致的 CH 筛查的敏感性和特异性分别达 98% 及 99%,但是成本比较高,绝大多数筛查机构尚未采用。

筛查假阴性:由于筛查过程中存在筛查方法选择、实验操作过程及出生时的患病、生后输血、早产、低体重等因素,使筛查存在漏诊的可能(假阴性)。按照 TSH 筛查方法,漏诊率可达 10%,北美漏诊率为 6%~12%。为了减少漏诊,美国部分地区 CH 筛查设定在 2 个时间段,分别为生后 2~4 天及 2 周。在 2 周时筛查,检出的 CH 患儿占总的 CH 患儿的 10%,基于这一阶段筛查增加的 CH 发病率大概为 1:30 000,主要见于轻度或延迟增高 TSH 的低体重儿或极低体重儿,其中有一些病例可能是由于甲状腺发育异常或内分泌功能障碍所致。

典型 CH 患者新生儿期或婴儿期可能表现为嗜睡、少动、少哭、喂养困难、哭声嘶哑、眼睑水肿、体温过低、皮肤花纹状、皮肤干燥、腹胀、脐疝、便秘、黄疸消退延迟、前囟宽四肢短小、肌张力低、反射减弱等;由于呼吸道黏液水肿可导致鼻塞、呼吸困难;消化功能障碍、心血管功能障碍、心动过缓、低血压伴脉压小。皮肤黄疸以间接高胆红素增高为主,贫血等。随着新生儿筛查的开展,CH 一经确诊应立即开始治疗,因此多数患儿并未出现典型临床表现。

如 CH 患者未获得及时诊治,婴幼儿期及儿童期可表现出智力低下和体格发育落后、身材矮小等典型的症状体征。出现眼距宽、鼻梁塌,唇厚舌大、面色苍黄、眼睑肿胀等特殊面容特征;反应迟钝;皮肤粗糙,头发干枯;脐疝、腹胀、便秘等。

未经治疗或治疗不规范儿童导致假性性早熟,如睾丸增大和乳房早发育,这是由于 TSH 对卵泡刺激素受体有交叉反应,但是缺乏生长加速和骨成熟。

3. 诊断

(1) 确诊指标:血清促甲状腺素(TSH)、游离甲状腺素(FT_4)浓度。

1) 血 TSH 增高、FT_4 降低者,诊断为 CH。

2) 血 TSH 增高、FT_4 正常者,诊断为高 TSH 血症。

(2) 早产儿或极低出生体重儿甲状腺功能减退症可出现游离甲状腺素降低,促甲状腺素延迟升高。

(3) 甲状腺超声检查、骨龄测定及放射性核素扫描可辅助诊断。

4. 治疗原则

一旦确诊,立即甲状腺素替代治疗,定期随访甲状腺功能,监测生长发育。

(1) CH:首选左旋甲状腺素,确诊患儿初始剂量为 10~15μg/(kg·d),每天一次口服,使游离甲状腺素在 2 周、促甲状腺素在 4 周内达到正常。对合并严重先天性心脏病患儿,初始剂量应减少。

(2) 高促甲状腺素血症:促甲状腺素持续大于 10mIU/L,给予左旋甲状腺素治疗,剂量酌减。对于促甲状腺素 6~10mIU/L 之间的婴儿,建议间隔 1 个月随访复查甲状腺功能,观察临床症状及评估生长发育,如长期维持在 6~10mIU/L 之间,可给予小剂量左旋甲状腺素替代治疗。

(3) 定期复查甲状腺功能,调整左旋甲状腺素剂量。初次治疗后 2 周复查,1 岁内每 2~3 个月复查 1 次,1 岁以上 3~4 个月复查 1 次,3 岁以上 6 个月复查 1 次,剂量改变后应在 1 个月后复查。

(4) 定期生长发育评估

1) 神经发育预后评估(建议在 18~24 个月和学龄前进行评估),定期评估儿童的精神运动发育和学业进展:有否语音延迟、注意力和记忆力问题,以及行为问题。少数表现出明显精神运动发育迟缓和 CH 综合征并伴有脑部异常的 CH 儿童中,要排除 CH 以外的其他智力障碍原因。

2) 甲状腺肿在甲状腺功能障碍中发展的评估,原发性 CH 的儿童和青少年可能会由于甲状腺素生成障碍出现甲状腺肿和结节。在此情况下,应将血清 TSH 小心地控制在正常范围的下限,建议定期进行超声检查以监测甲状腺容量。

3) 骨骼、代谢和心血管健康的评估。

(5) 甲状腺发育异常者需终身治疗,其他患儿可在正规治疗 2~3 年,尝试减量或停药 1 个月,复查甲状腺功能;如果减量或停药后出现促甲状腺素增高或伴有游离甲状腺素降低者,则为永久性甲低,应给予甲状腺素终身治疗。

(二) 苯丙酮尿症

苯丙酮尿症(phenylketonuria,PKU)属常染色体隐性遗传性疾病。

PKU 是先天性遗传代谢病中发生率相对较高的一种疾病,也是引起儿童智能发育障碍较为常见的原因之一。PKU 是可早诊断、早治疗,并可预防其智能落后的先天性遗传病之一。血液中苯丙氨酸(phenylalanine,Phe)浓度高于 2mg/dl(120μmol/L)称高苯丙氨酸血症(hyperphenylalaninemia,HPA)。遗传性高苯丙氨酸血症有两大类原因:一类为肝脏苯丙氨酸羟化酶(PAH)活性下降或丧失,是导致遗传性高苯丙氨酸血症的主要原因,占 70%~90%,各个国家与地区有所不同,我国北方地区约占 90%;另一类为四氢生物蝶呤酶(BH4)缺乏症,两类疾病临床表现相似,但诊断与治疗方法不同。早期鉴别诊断至关重要。

在不同种族人群中,其发病率各不同,白人发病率较高,黑人和黄种人较低。各个国家与地区 HPA 的发病率及疾病谱亦有所不同,美国为 1/14 085,BH4 占 1%~2%;日本约为 1/77 000,BH4 占 4%;我国 1985—2011 年 3 500 万新生儿筛查资料显示,HPA 患病率为 1/10 397,北方地区发病率显著高于南方地区,800 多例 HPA 患者中 PAII 缺乏症占 91.8%,BH4 缺乏症占 8.2%,BH4 缺乏症患者中 96% 为 PTPS 缺乏,2.4% 为 DHPR 缺乏,南方地区 BH4 缺乏症发病率较高,台湾地区发病率最高。

PKU 是由于 PAH 基因突变,导致 PAH 活性降低或丧失,苯丙氨酸代谢紊乱,使体内 Phe 羟化成酪氨酸的代谢途径发生障碍,引起高苯丙氨酸血症及其有害旁路代谢产物蓄积而致病。蓄积于体内的苯丙氨酸及其有害旁路代谢产物对脑的发育和生理功能有直接的毒性作用,并可抑制其他酶的活性,引起继发性代谢紊乱。苯乳酸的蓄积可抑制多巴胺脱羧酶的活性,从而使血中去甲肾上腺素减少,并抑制谷氨酸脱羧酶的活性,可使 α-氨基丁酸减少,而后者是脑发育所必需的物质。

苯丙氨酸及其有害旁路代谢产物还可影响 5-羟色胺的生成,其合成减少影响了脑功能。另外,苯乙酸和苯乳酸从尿中大量排出,使患者尿液具有特殊的鼠尿臭味。高浓度的 Phe 及其异常代谢产物抑制酪氨酸酶,使黑色素合成障碍,导致皮肤变白、头发发黄。

未经治疗的经典 PKU 主要表现为神经精神异常,不同程度智力发育落后,近半数合并癫痫。大多数患儿有烦躁、易激惹、抑郁、多动、孤独症倾向等精神行为异常,患儿毛发变黄,皮肤较白,有鼠尿体臭。BH4 缺乏患儿多在婴儿期出现惊厥、发育落后、吞咽困难、躯干肌张力低下。

1. 标本采集 参见新生儿遗传代谢病筛查注意事项。

2. 筛查指标

（1）血 Phe 浓度测量：血 Phe 浓度 >120μmol/L，为可疑 PKU 患者，需召回复查。在空腹或低蛋白饮食状态下，轻度高苯丙氨酸血症患儿血 Phe 浓度可能低于 2mg/dl，对于可疑患儿需多次复查。

（2）尿蝶呤分析和 BH4 负荷测验：除 PAH 缺陷外，10%~30% 的高苯丙氨酸血症是由于 BH4 缺乏引起的。BH4 是一种重要的神经递质，其缺乏不仅可导致体内苯丙氨酸蓄积，还可导致脑内多巴胺、5-羟色胺合成障碍，导致严重的神经系统损害。尿蝶呤分析是鉴别 BH4 缺乏症的主要方法之一，而 BH4 负荷试验是诊断和鉴别 BH4 缺乏症的快速、可靠方法。血 Phe 基础浓度 >600μmol/L 的患者，可直接进行该试验；血 Phe 基础浓度低于 600μmol/L 的患者，应进行 Phe-四氢生物蝶呤联合负荷试验。PAH 基因位于染色体 12q22-24.1，迄今已发现 500 余种突变，其种类和频度有地区和人种差异。很多国家和地区进行了 PKU 的分子流行病学研究、杂合子筛查及产前诊断。

3. PKU 和四氢生物蝶呤缺乏症（BH4D）的诊断

凡新生儿血 Phe 浓度持续≥120μmol/L 为高苯丙氨酸血症（HPA）。所有 HPA 均应进行尿蝶呤谱分析、血二氢蝶啶还原酶（DHPR）活性测定和 BH4 负荷试验，以鉴别 Phe 羟化酶（PAH）缺乏症和四氢生物蝶呤（BH4）缺乏症。

（1）PKU：持续 Phe≥360μmol/L 为 PKU，血 Phe<360μmol/L 为 HPA。根据对 BH4 反应程度又分为 BH4 反应性 PKU（口服 BH420mg/kg 后血 Phe 浓度下降 30% 以上，尿蝶呤谱正常）及 BH4 无反应性 PKU。

（2）四氢生物蝶呤缺乏症：最常见为 6-丙酮酰四氢蝶呤合成酶（PTPS）缺乏症（尿新蝶呤增高，生物蝶呤及其百分比极低），其次为二氢蝶啶还原酶（DHPR）缺乏症（DHPR 活性明显降低），其他类型少见。

4. PKU、HPA、BH$_4$D 的治疗

治疗原则：一旦确诊，立即治疗，需终身治疗。

（1）苯丙氨酸羟化酶缺乏症：血苯丙氨酸持续 >360μmol/L 者均应当给予低苯丙氨酸饮食治疗，血苯丙氨酸≤360μmol/L 者需定期随访观察。

苯丙氨酸浓度监测:低苯丙氨酸饮食治疗者,如血苯丙氨酸浓度异常,每周需监测 1 次;如血苯丙氨酸浓度控制在理想范围内可每月监测 1~2 次。不同年龄患儿血苯丙氨酸适宜范围:0~1 岁为 120~240μmol/L;1~12 岁为 120~360μmol/L;>12 岁为 120~600μmol/L。

定期进行体格发育评估,在 1 岁、2 岁、3 岁、6 岁时进行智能发育评估。

(2)四氢生物蝶呤缺乏症:按不同病因给予四氢生物蝶呤或低苯丙氨酸饮食治疗、神经递质前质左旋多巴等联合治疗。

治疗至少到青春发育期后,需终身治疗。PKU 患者怀孕之前 6 个月起严格控制血 Phe 浓度在 120~360μmol/L,直至分娩。

(三)先天性肾上腺皮质增生症

先天性肾上腺皮质增生症(congenital adrenal cortical hyperplasia,CAH),是由于肾上腺皮质激素合成过程中酶的缺陷所引起的疾病,属常染色体隐性遗传病。

CAH 全球发病率约为 1:15 000,有高度地区差异。有些国家地区如埃及、土耳其、东部欧洲等,发生率高达 1:7 700 以上。2019 年我国共 23 个省市开展了 CAH 筛查,共筛查 800 余万例,各省发病率差异较大,宁夏回族自治区 CAH 发病率最高,达 0.8/万。

CAH 根据酶缺陷(基因缺陷)的种类分为:21-羟化酶(P450c21)缺陷(基因 CYP21A2,OMIM201910)、11β-羟化酶(P450c11)缺陷(基因 CYP11B1,OMIM202010)、17α-羟化酶缺陷/17,20-裂解酶缺陷(P450c17)(基因 CYP17A1,OMIM202110)、3β-羟类固醇脱氢酶(3βHSD)缺陷(基因 HSD3B2,OMIM201810)、先天性类脂类肾上腺皮质增生症(StAR,OMIM 201710)、细胞色素 P450 氧化还原酶(POR,OMIM 613571)缺乏症(P450 oxidoreductase deficiency,PORD)、胆固醇侧链裂解酶(P450scc)缺陷(基因 CYP11A1,OMIM 613743)等。其中最常见的是 21α-羟化酶缺乏症,占 90%~95%,其次为 11β-羟化酶缺乏症,约占 3%~5%;17α-羟化酶缺乏症和/或 17,20-裂解酶缺乏症、3β-羟类固醇脱氢酶缺乏症,约占 1% 左右,其他类型更少见。

多数病例是由于肾上腺分泌糖皮质激素、盐皮质激素不足而雄性激素过多,故临床上出现不同程度的肾上腺皮质功能减退,伴有女孩男性化,而男孩则表现性早熟,此外,尚可有低血钠或高血钾等多种综合征。本症以女孩多见,男女之比约为 1:2。此病的新生儿筛查,主要是新生儿 21-羟化酶缺乏症的筛查。目的是预防危及生命的肾上腺皮质危象以及由此导致的脑损伤或死亡,预防女性患儿由于外生殖器男性化造成性别判断错误,预防过多雄激素造成的身材矮小,以及心理、生理发育等障碍,使患儿在临床症状出现之前及早得到诊治。

1. 标本采集　参见新生儿遗传代谢病筛查注意事项。

2. 筛查指标　血液中 17-OHP 浓度测定。正常婴儿出生后 17-OHP>90nmol/L,12~24 小时后降至正常。17-OHP 水平与出生体重有一定关系,正常足月儿 17-OHP 水平约为 30nmol/L,出生低体重儿(<2 500g)为 40nmol/L,极低体重儿(<1 500g)为 50nmol/L,出生后的新生儿如合并某些心肺疾病时 17-OHP 也会上升,由于上述原因可导致假阳性率和召回率升高。一般筛查时 17-OHP>500nmol/L 为典型 CAH,150~200nmol/L 可见于各种类型的 CAH 或假阳性。17-OHP 筛查的阳性切割点仍应根据各实验室的方法制定,并通过长期观察、总结经验来加以调整。阳性病例需密切随访,通过测定血浆皮质醇、睾酮、DHEA、DHA 及 17-OHP 水平等以确诊。根据临床症状、体征和试验检测结果,CAH 诊断为三种类型:失盐型、单纯男性化型及非典型(晚发型)CAH。

3. 产前诊断　CAH 是常染色体隐性遗传病,每生育一胎即有 1/4 的概率为 CAH 患者。对家族中有本病先症者的父母应进行 21-羟化酶基因分析。在孕 9~11 周时取绒毛膜活检,进行染色体核型分析及 *CYP21B* 基因分析,孕 16~20 周取羊水检测,包括胎儿细胞 DNA 基因分析、羊水激素(孕三醇、17-OHP 等)水平测定等。

4. 治疗

原则:确诊为 21-羟化酶缺乏症,应立即肾上腺皮质激素替代治疗,需终身治疗。

(1) 糖皮质激素:氢化可的松初始剂量 25~50mg/(m²·d),以尽快控制代谢紊乱。临床症状好转、电解质正常后则减至维持量 8~12mg/（m²·d），分 3 次（每 8 小时）口服。

（2）盐皮质激素：经典型患儿需给予盐皮质激素。9α-氟氢可的松 0.05~0.2mg/d，分 1~2 次口服。失盐型患儿每天补充氯化钠 1~2g。

（3）应激状态处理：在发热超过 38.5℃、肠胃炎伴脱水、全麻手术、严重外伤等应激情况下，增加氢化可的松剂量至维持量的 2~3 倍，预防肾上腺皮质功能危象发生。危重情况下可增加氢化可的松剂量至 50~100mg/（m²·d）。

（4）外生殖器矫形治疗：对阴蒂肥大及阴唇融合的女性患者，在代谢紊乱控制后，应咨询专科医生。

（5）随访：治疗初期每 2 周至 1 个月随访 1 次，≤2 岁每 3 个月随访 1 次，>2 岁每 3~4 个月随访 1 次。监测身高、体重、血压、17-羟孕酮、雄烯二酮、睾酮、促肾上腺素、电解质、肾素等，每半年或一年评估骨龄。

（四）葡萄糖-6-磷酸脱氢酶缺乏症

葡萄糖-6-磷酸脱氢酶缺乏症（glucose-6-phosphatedehy-drogenase-deficiency，G-6-PD）是一种遗传性溶血性疾病。

G-6-PD 缺乏症患者遍及世界各地，但不同地区、不同民族间发生率有很大差异，高发地区为地中海沿岸国家、东南亚、印度、菲律宾、巴西和古巴等。在我国，此病主要见于长江流域及其以南各省，以四川、广东、广西、云南、福建、海南等省（自治区）为多见，其中以广东省发病率最高，北方地区较为少见（表 9-8）。

G-6-PD 基因突变是 G-6-PD 活性降低的根本原因，基因定位于染色体 Xq28 上，由 13 个外显子和 12 个内含子组成编码 515 个氨基酸，呈 X 连锁不完全显性遗传。患者男性多于女性。男性只有一条 X 染色体，G-6-PD 基因缺陷称半合子，酶活性呈显著缺乏；女性两条 X 染色体上的 G-6-PD 基因均缺陷者称为纯合子，酶活性亦呈显著缺乏，但少见；女性只有一条 X 染色体的 G-6-PD 基因有缺陷者，称为杂合子。杂合子女性 G-6-PD 活性取决于缺乏 G-6-PD 的红细胞数量在细胞群中所占的比例，酶活性可接近正常亦可显著缺乏。男性半合子和女性正常

表 9-8 2006—2009 年中国部分省市 G-6-PD 发病率

地区	2006 年			2007 年		
	筛查数	确诊数	发病率（‰）	筛查数	确诊数	发病率（‰）
上海	未开展			41 386	42	1
山东	6 731	2	0.3	7 292	30	4
福建	10 955	64	5.8	14 093	113	8
广东	377 440	15 600	41.3	475 991	15 713	33
湖南	3 283	7	2.1	4 729	4	0.9
海南	未开展			20 412	74	3.6
云南	7 999	9	1.1	5 311	24	4.5
新疆	410	0	0	420	0	0

地区	2008 年			2009 年		
	筛查数	确诊数	发病率（‰）	筛查数	确诊数	发病率（‰）
上海	174 435	185	1.1	177 159	246	1.4
山东	10 428	4	0.4	154 422	45	0.3
福建	17 928	147	8.2	18 448	173	9.4
广东	763 803	14 226	18.6	853 542	21 986	25.8
湖南	5 918	17	2.9	13 426	39	2.9
海南	41 946	481	11.5	53 998	775	14.3
云南	3 576	17	4.8	7 165	31	4.3
新疆	1 039	0	0	1 264	2	1.6

人婚配，则女儿均为杂合子，儿子全部正常。女性杂合子与正常男性婚配，儿子有 50% 为 G-6-PD 活性显著缺乏，女儿中则有 50% 为杂合子。

基因的突变型已有 122 种以上，我国报告有 17 种。根据世界卫生组织（WHO）对 G-6-PD 生化变异型的鉴定标准，全世界已发现 400 多种酶的变异型。中国变异型有香港型、广东型、客家型、台湾型等。G-6-PD 缺乏症在高发区可引起新生儿高胆红素血症，进行新生儿筛查及产前筛查可早期诊断、早期防治高胆红素血症的发生。

1. 标本采集　参见新生儿遗传代谢病筛查注意事项。

2. 筛查指标　G-6-PD 活性检测为特异性的直接诊断方法。

(1) Zinkham 法(世界卫生组织推荐):正常值为(12.1±2.09)IU/gHb。

(2) Clock 与 Melean 法(国际血液学标准化委员会推荐):正常值为(8.34±1.59)IU/gHb。

(3) NBT 定量法:正常值为 13.1~30.0NBT 单位。影响 G-6-PD 活性的因素有新生儿感染、病理产程、缺氧、溶血症等,可能会掩盖 G-6-PD 缺乏症的诊断;对高度怀疑者,应在血液指标恢复正常,溶血停止后 2~3 个月再复查 G-6-PD 活性,以免漏诊。

(4) 荧光斑点试验对男性半合子和女性纯合子的检出率高达 100%,对 G-6-PD 活性正常者,与直接测定法(分光光度法)比较,符合率为 98.3%。因此,荧光斑点法灵敏度高,实验程序、操作步骤简便、耗时少、结果客观正确且费用低廉,适用于 G-6-PD 的群体筛查。阳性切值 G-6-PD≤2.5U/gHb,G-6-PD/6-PGD≤1.3,阳性切值应根据正常人群的 G-6-PD 参考值范围和本地区 G-6-PD 缺乏症的发病率而定。低于切值者即为 G-6-PD 缺乏症阳性,建议不同地区的实验室应建立自己的阳性切值,实验室操作时,应保持环境洁净,室温在 18~25℃,空气应保持干燥,潮湿季节需有抽湿装备,使室内湿度保持在 30%~80%,待测标本应足够新鲜,筛查血片最好在采集 3 天内检测,1 周内仍具有检测可接受性,超过 1 周检测,假阳性明显增多。干血斑 G-6-PD 活性随检测时间的推移而下降,第 72 小时、7 天、14 天检测者比 24 小时内检测者分别衰减 20%、32% 及 52.4%。血片漂浮对 G-6-PD 测定将造成影响,在荧光测定时最好能使血片沉于井底。另外,建议每一块板都使用标准品和质控,因为不同板块的标准品、质控品和未知标本的荧光值可能有变化。对可疑缺乏者,召回婴儿进行 G-6-PD 活性确诊试验。

3. 产前筛查和脐血筛查　孕妇产前服用预防溶血的药物,可降低由 G-6-PD 缺乏所致的新生儿高胆红素血症的发生率。其方法是对产前检查的孕妇及其丈夫进行 G-6-PD 活性测定,凡一方有 G-6-PD 缺乏者,孕妇从妊娠 36 周起,每晚服苯巴比妥 30~60mg,每天 3 次,每次服叶酸 10mg、维生素 E50mg、复合维生素 B,直到分娩。产后对每例新生儿保留脐血进行 G-6-PD 活性测定,最好在出生后 2~3 天内获得实验结果。对 G-6-PD 缺乏的新生儿可早期采用防治高胆红素血症的措施,降低新生儿高胆红素血症的发生率。

4. 预防和治疗

(1) 预防:对于 G-6-PD 缺乏症患者及家属须及时给予健康教育,避免进食干鲜蚕豆及其制品,避免接触樟脑丸(萘)等日用品,并给予患儿 G-6-PD 缺乏携带卡,指导患儿预防用药,尤其避免使用氧化类药物(表 9-9)。

表 9-9 葡萄糖-6-磷酸脱氢酶缺乏症禁用及慎用的部分药物 *

药物分类	禁用	慎用
抗疟药	伯氨喹,氯喹,扑疟喹,戊胺喹,阿的平	奎宁,乙胺嘧啶
砜类	噻唑砜,氨苯砜	
磺胺类	磺胺甲噁唑,磺胺二甲嘧啶,磺胺吡啶,柳氮磺胺吡啶	磺胺嘧啶,磺胺甲嘧啶
解热镇痛药	乙酰苯肼,乙酰苯胺	氨基比林,安替比林,保泰松,对乙酰氨基酚,阿司匹林,非那西丁
其他	呋喃坦啶,呋喃唑酮,呋喃西林,呋喃妥英,黄连素,硝咪唑,硝酸异山梨醇,二巯基丙醇,亚甲蓝,三氢化砷,维生素 K_3,维生素 K_4	氯霉素,链霉素,异烟肼,环丙沙星,氧氟沙星,左氧氟沙星,诺氟沙星,萘啶酸,布林佐胺,多佐胺,甲氧苄氨嘧啶,普鲁卡因酰胺,奎尼丁,格列本脲,苯海拉明,氯苯那敏,秋水仙碱,左旋多巴,苯妥英钠,苯海索,丙磺舒,对氨基苯甲酸,维生素 C,链霉素
中药	川莲,珍珠粉,金银花,蜡梅花,牛黄,茵栀黄	

注:禁用指常规剂量可导致溶血;慎用指大剂量或特殊情况可导致溶血。

* 参考《中华人民共和国药典临床用药须知》2010 年版、化学药和生物制品卷(中国医药科技出版社)及意大利 G-6-PD 缺乏症联盟网站

(2) 治疗：出现急性溶血时，立即阻断诱因，对症治疗。当合并慢性溶血性贫血时，应根据贫血程度选择相应治疗，严重贫血可输入葡萄糖-6-磷酸脱氢酶活性正常的红细胞或全血。

(五) 新生儿遗传代谢疾病的串联质谱筛查

遗传代谢病是由于遗传性代谢途径的缺陷，引起异常代谢物的蓄积或重要生理活性物质的缺乏，而导致相应临床症状的疾病。涉及氨基酸、有机酸、脂肪酸、尿素循环、碳水化合物、类固醇、维生素等多种物质的代谢异常，可导致多个系统受损。该类疾病种类繁多，目前已发现 500 余种，是人类疾病中病种最多的一类疾病。虽然每种遗传代谢病发病率低，但总体发病率可达到 1/4 000~1/5 000。2009—2019 年浙江大学医学院附属儿童医院串联质谱筛查累计 4 283 176 例，确诊 924 例，检出率为 1/4 635；氨基酸代谢障碍 357 例，总发病率为 1/9 888；脂肪酸代谢障碍 315 例，总发病率为 1/19 139；有机酸代谢障碍 252 例，总发病率为 1/19 347。有些遗传性代谢病在新生儿早期，例如出生后数小时或几天内即发病，部分疾病却可在幼儿期、学龄前期与学龄期、青少年期，甚至成年期发病。如果不及早发现，对机体可造成不可逆转的严重损害，如智力低下、终身残疾，甚至死亡。

串联质谱 (tandem mass spectrometry, MS/MS) 技术是近年来发展起来的一种直接分析复杂混合物的新技术，它比色谱-质谱技术更能适应复杂样品的分析，且样品甚至不经任何预处理而直接分析。遗传代谢病筛查的原理：串联质谱 (MS/MS) 的基本原理是将两个质谱仪经一个碰撞室串联而成，既用质谱仪做混合物样品的分离器，又用质谱仪作为组分的鉴定器。当在直接进样系统中导入一个混合物样品并经离子源电离时，首先调节第 1 个质谱仪的磁场，经过质量分析的质量分离，离子按质量数的不同而分开，然后选择需要分析鉴定的离子进入碰撞室，经碰撞活化后，使其进一步裂解，产生的子离子再进入第 2 个质量分析器分离，然后经过不同的扫描记录即可得到串联质谱图谱，进一步将代谢物质谱转换成有意义的临床结果，根据质谱峰的质荷比 (m/z) 进行定性。质谱峰的强度与它代表的分析物的浓度成正比，通过测定离子峰的强度进行定量，这一过程主要通过计算分析物离子丰度而得,即未知分析物的丰度与其相应的内标物的丰度之比,由内标物的已知浓度计算出分析物的含量。1990年,美国杜克大学陈垣崇教授研究团队中的Dr.Millington首先提出了利用串联质谱仪进行新生儿筛查。1995年,RashedMS等将电喷雾-串联质谱技术(ESI-MS/MS)应用于新生儿遗传代谢性疾病筛查,检测出丙酸血症、甲基丙二酸血症、短链及中链酰基辅酶A脱氢酶缺乏症等多种疾病。ESI-MS/MS引入了离子化技术,该技术可以与连续自动进样器联用,自动进样器的联用增加了分析的准确度以及分析样品的数量,使得一个进样序列可以连续分析200个样品(每个样品分析时间在3分钟左右),为大规模地开展新生儿遗传代谢病筛查提供了有利的条件。自此,世界各地的公共卫生实验室就开始使用MS/MS分析开展新生儿遗传代谢病筛查工作,到目前为止,有超过60种代谢产物,约30多种遗传代谢性疾病可以通过MS/MS筛查。串联质谱技术在新生儿遗传代谢病筛查中也得到了广泛的应用。实现了由传统新生儿遗传代谢病筛查的"一项实验检测一种疾病"向"一项实验检测多种疾病"的转变。由于MS/MS检测快速、灵敏、高通量和选择性强等特点,在新生儿遗传代谢病筛查应用中扩展了筛查疾病谱,提高了筛查效率及筛查特异性、敏感性,使得新生儿遗传代谢病筛查跨入一个新的纪元。

美国遗传学会建议筛查的新生儿遗传代谢病为25种,推荐筛查的为29种。我国上海、浙江、广东筛查的常见新生儿遗传代谢病为26种以上。表9-10为串联质谱筛查常见的新生儿遗传代谢病。

1. 诊断原则

(1) 串联质谱检测指标显著异常,需立即召回,召回时若发现新生儿处于发病状态,采血复查同时直接进入确诊及治疗程序。

(2) 根据不同疾病选择相关的生化检测,包括但不限于尿气相色谱质谱检测、血常规、尿常规、血气分析、电解质、肝功能、肾功能、血糖、血氨、乳酸、肌酸激酶、同型半胱氨酸及甲胎蛋白等。

(3) 筛查阳性新生儿经检测提示相应遗传代谢病,均需要进行鉴别诊断和基因检测。

表 9-10　串联质谱筛查常见的新生儿遗传代谢病名称、分析物及截断值

疾病种类	分析物及其比值	可能疾病
氨基酸类	氨基酸	
	PHE（PHE/TYR）	苯丙酮尿症 生物蝶呤缺乏
	↑MET	高胱氨酸尿症
	↑LEU	枫糖尿症
	↑VAL	
	↑TYR	酪氨酸血症
	↑CIT	瓜氨酸血症 瓜氨酸血症Ⅱ型
	↑ARG	精氨酸血症
	↓CIT ↑ORN	鸟氨酸氨甲酰转移酶缺乏症
有机酸类	酰基肉碱	
	↑C3（C3/C2） ±C4DC	甲基丙二酸血症 丙酸血症
	↑C3DC	丙二酸血症
	↑C4, C5,C8,C14,C16, C12,	戊二酸血症Ⅱ型
	↑C5	异戊酸血症
	↑C5DC	戊二酸血症Ⅰ型
	↑C5OH（±C5:1） （±C6DC）	3-甲基巴豆酰辅酶 A 羧化酶缺乏症 3-羟基-3 甲基戊二酰辅酶 A 裂解酶缺乏症
	（±C3）	多种羧化酶缺乏症
	↑C5:1（±C5OH）	β 酮硫解酶缺乏

续表

疾病种类	分析物及其比值	可能疾病
脂肪酸类	酰基肉碱	
	↓C0 ↓C2	肉碱吸收障碍
	↑C0，C0/（C16+C18）	肉碱棕榈酰转移酶缺乏症I型
	↑C4	短链酰基辅酶A脱氢酶缺乏症
	↑C8（C8/C10） （±C6 C10:1）	中链酰基辅酶A脱氢酶缺乏症
	↑C14:1（C14:1/C16） （±C14 C16，C18:1）	极长链酰基辅酶A脱氢酶缺乏症
	↑C16 C18 C18:1	肉碱穿透障碍 肉碱棕榈酰转移酶缺乏症II型
	↑C16OH C18OH C18:1OH	长链羟酰基辅酶A脱氢酶缺乏症 三功能蛋白缺乏症

注：Arg：精氨酸，Cit：瓜氨酸，Met：蛋氨酸，Orn：鸟氨酸，Phe：苯丙氨酸，Tyr：酪氨酸，Val：缬氨酸，C0：游离肉碱，C2：乙酰基肉碱，C3：丙酰基肉碱，C3DC：丙二酰基肉碱，C4：丁酰基肉碱，C4DC：甲基丙二酰基肉碱，C5：异戊酰基肉碱，C5:1：甲基巴豆酰基肉碱，C5OH：3-羟基异戊酰基肉碱，C5DC：戊二酰基肉碱，C6：己酰基肉碱，C10：癸酰基肉碱，C10:1：癸烯酰基肉碱，C12：十二烷酰基肉碱，C14：十四烷酰基肉碱，C14:1：十四烯酰基肉碱，C16：十六烷酰基肉碱，C16OH：3-羟基十六烷酰基肉碱，C18：十八烷酰基肉碱，C18:1：十八烯酰基肉碱，C18OH：3-羟基十八烷酰基肉碱，C18:1OH：3-羟基十八烯酰基肉碱

2. 治疗原则

（1）一旦确诊，尽快治疗。

（2）根据疾病种类及严重程度选择不同的治疗方法,包括饮食治疗、药物治疗、透析治疗、器官及细胞移植治疗、康复治疗等。

（3）需要饮食治疗的代谢病,治疗过程中要根据疾病特点定期监测血氨基酸谱和肉碱谱浓度,避免这些物质过低或过高对机体造成危害。

（赵正言）

参考文献

1. 赵正言,顾学范.新生儿遗传代谢病筛查.北京:人民卫生出版社,2015.

2. 徐艳华,秦玉峰,赵正言.中国新生儿先天性甲状腺功能减退症与苯丙酮尿症筛查 22 年回顾.中华儿科杂志,2009,47(1):18-22.

3. American Academy of Pediatrics,Section on Endocrinologyan,Committee on Genetics,American Thyroid Association,Committee on Public Health. Update of newborn screening and therapy for congenital hypothyroidism. Pediatrics,2006, 117:2290-2303.

4. FISHER DA. Disorders of the thyroid in the newborn and infant In:Sperling MA. Clinical Pediatric and Adolescent Endocrinology.Philadelphia,PA: Saunders,2002:164.

5. CALACIURA F,MOTTO RM,MISCIO G,et al. Subclinical hypothyroidism in early childhood:a frequent outcome of transient neonatal hyperthyrotropinemia. J Clin Endocrinol Metab,2002,87:3209-3214.

6. DALIVA AL,LINDER B,DIMARTINO-NARDI J,et al. Three-year follow-up of borderline congenital hypothyroidism. J Pediatr,2000,136:53-56.

7. MEHTA A,HINDMARSH PC,STANHOPE RG,et al. Is the thyrotropin-releasing hormone test necessary in the diagnosis of central hypothyroidism in children? J ClinEndocrinolMetab,2003,88:56963214.

8. DHONDT JL. Neonatal screening:from the "Guthrie age" to the "genetic age". J inherit Metab Dis,2007,30:418-422.

9. SINGH RH,ROHR F,FRAZIER D,et al. Recommendations for the nutrition

management of phenylalanine hydroxylase deficiency. Genet Med,2014,16:121.

10. NU DM,CHEN YS,CHANG CC,et al. Nationwide survey of extended newborn screening by tandem mass spectrometry in Taiwan.J Inherit Metab Dis,2010,33:295-305.

第五节 听 力 筛 查

一、概述

正常的听力是儿童语言学习的前提。一般情况下,听力正常的婴儿在 4~9 个月期间开始咿呀学语,最晚不超过 11 个月,但是听力损失儿童早期缺乏语言刺激,不能在关键阶段开始启动语言学习,最终重者导致聋哑,轻者导致语言-言语障碍、社会适应能力低下、学习困难及就业困难等。听力损失是常见出生缺陷之一,国外研究表明,先天性听力损失发病率为 1‰~3‰,而学龄前儿童迟发性听力损失总患病率随儿童年龄的增加而逐渐增加,一项英国的统计数据表明,相对于同一人群而言,纯音听阈大于 40dB HL 者的患病率从出生时 1.06‰,到 9 岁时上升至 1.66‰(校正后可达 2.05‰)。

如果在新生儿期或者婴儿早期能够及时发现听力损失,并通过声放大技术等方法重建其语言刺激环境,这样可以大大减弱语言损害导致的严重后果。而对于儿童听力损失,最有效的措施即进行相应的听力筛查,对象应包括 0~6 岁儿童。2004 年,国家正式将听力筛查与遗传代谢病(苯丙酮尿症和先天性甲状腺功能减退症)一起纳入新生儿遗传代谢病筛查,2010 年卫生部发布《新生儿听力筛查技术规范》,进一步对新生儿听力筛查进行管理和实施。2012 年国家发布《国家儿童耳和听力保健技术规范》,指出新生儿听力筛查后,进入儿童保健系统管理,在婴幼儿每一次常规健康体检的同时进行耳及听力保健,将听力保健常态化。目前经过十余年的努力,新生儿听力筛查工作取得了巨大的成绩,以省为单位的新生儿遗传代谢病筛查服务网络也逐步完善。在 0~6 岁儿童耳及听力保健方向也取得了相应的成绩和进步。

正常儿童听觉发育里程碑：

1. 新生儿 听到响声出现惊跳反射(Moro 反射)、眼睑反射或觉醒反射。

2. 1 个月 突然声响会觉醒或哭泣；成人声音可停止哭泣或活动。

3. 2 个月 对成人声音会高兴地发出"啊"或"哦"。

4. 3~4 个月 脸转向声源，对不同语气反应。

5. 5~6 个月 对其他声音好奇，可定位声源，可与声音互动。

6. 7~8 个月 倾听自己发出的声音和别人发出的声音，能把声音和内容建立联系，模仿发音。

7. 9 个月 对低音敏感，对不同语气有反应，会表一简单婴儿游戏；可爬向邻近有声音的房间或呼叫者。

8. 10~11 个月 模仿说"妈妈""奶奶"。

9. 12 个月 听懂几个简单指令，做出表示；表达单词。

10. 15 个月 听从简单指令，指认五官。

11. 18 个月 用单词或短语表达自己的需要。

12. 2 岁 理解指令更好，会说一些简单句。

13. 3 岁 语言发育飞速，词汇丰富起来，能够学会一些复合句；能够唱儿歌，叙述简单事情。

14. 4~5 岁 能辨别语音的微小差别。

15. 6 岁 熟练辨别本民族语言所包括的各种语音。

二、筛查目的

1. 早期筛查和发现听力损失的儿童，给予及时的转诊与进一步诊断。

2. 对听力损失的儿童及时进行干预。

3. 尽可能减少听力损失的儿童语言发育和其他神经心理发育水平的影响，提高其生命质量。

三、筛查对象

(一) 新生儿听力筛查对象

筛查对象包括所有的新生儿,有听力损失高危因素的新生儿为重点对象。有高危因素的新生儿为筛查重点,并听力随访 3 年(包括初次筛查结果正常者),每年至少进行 1 次听力筛查。

听力损失高危因素包括:

1. 新生儿重症监护病房(NICU)住院超过 5 天。

2. 儿童期永久性听力障碍家族史。

3. 出生体重低于 1 500g。

4. 颅面形态畸形,包括耳廓及耳道畸形等。

5. 高胆红素血症达到换血要求。

6. 巨细胞病毒、风疹病毒、疱疹病毒、梅毒或毒浆体原虫(弓形体)病等引起的宫内感染。

7. 病毒性或细菌性脑膜炎。

8. 新生儿窒息(Apgar 评分 1 分钟 0~4 分或 5 分钟 0~6 分)。

9. 早产儿呼吸窘迫综合征。

10. 体外膜氧。

11. 机械通气超过 48 小时。

12. 母亲孕期曾使用过耳毒性药物或祥利尿剂,或滥用药物和酒精。

13. 临床上存在或怀疑有与听力障碍有关的综合征或遗传病。

(二) 通过新生儿听力筛查的 0~6 岁儿童

随着年龄的增加,儿童听力损失的发生率随之增加。发生在任何年龄阶段的听力损失均会对儿童产生不同程度的负面影响,进而影响其认知和学习的能力。因此,对通过新生儿听力筛查的儿童进行定期的听力检测是必要的,尤其是有听力损失高危因素的儿童。2013年国家颁布了儿童耳和听力保健技术规范,要求 0~6 岁儿童进行定期的听力筛查,同时要进行耳外观检查、保健指导,对发现的阳性指标,及时转诊至有资格的听力诊治机构进一步诊治。

四、筛查时间

(一)新生儿听力筛查时间

2~3 日龄新生儿,特殊情况者延后。新生儿重症监护病房(NICU)婴儿达到出院条件进行自动听性脑干反应(automated auditory brainstem response,AABR)筛查。

(二)通过新生儿听力筛查的 0~6 岁儿童听力筛查时间

听力筛查与定期儿童健康检查时间同步,分别为 3、6、8、12、18、24、30、36 月龄。

五、听力筛查方法、流程与转诊指标

(一)新生儿听力筛查方法

一般推荐耳声发射(evoked otoacoustic emission,OAE)和/或自动听性脑干反应(AABR)。目前国际上使用以下几种方案:①初筛、复筛均采用耳声发射;②初筛用 OAE,复筛用 AABR;③初筛复筛均使用AABR。新生儿重症监护病房(NICU)婴儿达到出院条件进行 AABR筛查,如异常,应及时进行听力诊断。

OAE 由耳蜗螺旋器中毛细胞的主动运动所产生,由内耳向中耳、外耳道逆行传播,在一定意义上反映耳蜗的功能状态。因此,耳蜗病变、毛细胞功能障碍时无法产生耳声发射。目前用于筛查的有瞬态声诱发耳声发射(TEOAE)、畸变产物耳声发射(DPOAE)。此方法简单易行,但可漏诊听神经病变。测试时注意事项:①选择与新生儿外耳道匹配的探头,且操作时探头不能接触外耳道壁;②检查环境安静,以免影响检测结果;③及时清理探头,防止堵塞;④新生儿为安静状态;⑤需排除因中耳炎、耵聍栓塞、探头安置不正确、探头堵塞等因素所致的假阳性结果。

AABR 是 20 世纪 80 年代开始,在常规听性脑干反应(auditory brainstem response,ABR)基础上发展出来的新技术,采用 35dB nHL的短声刺激,频谱范围 700~5 000Hz 刺激声相位交替,应用模板检测算法从脑电图 EEG 中提取 ABR 的 V 波,将获得的波形与模板进行统计比较,得到概率比(LR),自动产生通过(Pass)或转诊(Refer)结果。AABR 反应外耳、中耳、鼓膜、听神经直至脑干功能状态。与 OAE 在新生儿听力筛查中的应用范围对比见表 9-11。

表 9-11　OAE 与 AABR 技术在新生儿听力筛查中的应用范围对比

	OAE	AABR
目标人群	新生儿、婴幼儿	新生儿、婴幼儿
优点	客观测试,自动给出结果,利于推广应用	客观测试,自动给出结果,利于推广应用
	均有假阳性和假阴性	均有假阳性和假阴性
	无创	无创
	操作简单,易于推广	操作简单,易于推广
	无须镇静剂	无须镇静剂
	测试快	测试快
	费用低	费用较高
	不用电极	用电极
缺点	仅测试到耳蜗水平	可检测听神经病变,仅能测试脑干以下水平的听觉功能
	测试准确性依赖于外耳及中耳结构正常	测试准确性依赖于外耳、中耳、内耳、听神经、脑干发育等因素,建议 NICU 新生儿达到出院条件时进行筛查
	对全频率听力损失敏感,发现听力损失 >30~40dB HL(TE)或 40~50dB HL(DP)	对中-高频听力损失敏感,发现听力损失 >30~35dB HL
	微小及轻度听力损失不能发现	对低频不敏感
	不能代替儿童的周期性筛查	不能代替儿童的周期性筛查

(二) 新生儿听力筛查流程

《新生儿听力筛查技术规范》要求,推荐进行新生儿听力初筛与复筛方案(图 9-7)。初筛未通过者及漏筛者于 42 天内均应当进行双耳复筛。初筛次数的临床标准:①在确保操作正确的前提下,对同一测试对象实施一次听力筛查;②如果有必要在出院前进行一次复查;③两次使用同样的技术方法。

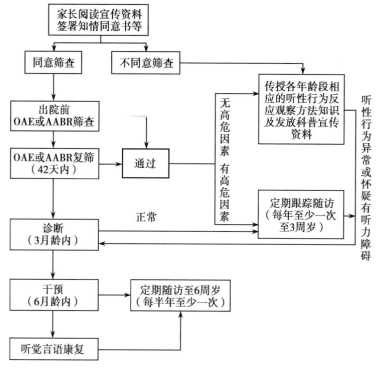

图 9-7 新生儿听力筛查流程

初筛未通过的临床标准:一般情况下,对新生儿测试一次通过者,视为通过;如果新生儿首次筛查测试没有通过,在确认后重复测试一次仍未通过,即确定其为首次筛查未通过,两次测试均使用同样的技术方法。

(三) 新生儿听力筛查未通过的转诊、诊断、干预、康复及随访

1. 转诊 "复筛"仍未通过或疑诊听力损失者(包括单侧未通过者)出生后 3 月龄内需转诊至有资质的儿童听力障碍诊治机构进行

听力学诊断评估。

2. 诊断

（1）复筛未通过的新生儿应当在出生3个月内进行听力学诊断。

（2）筛查未通过的 NICU 患儿应当直接转诊到有资质的儿童听力障碍诊治机构进行听力诊断。

（3）完整的听力学诊断,应当包括询问病史、耳部检查、电生理和行为听力测试内容,包括声导抗(含1 000Hz 探测音)、诊断型耳声发射(OAE)、听性脑干反应(ABR)和行为测听等基本测试,必要时进行相关影像学和实验室辅助检查。

（4）听力诊断应当根据测试结果进行交叉印证,确定听力损失程度和性质。疑有其他缺陷或全身疾病患儿,指导其到相关科室就诊;疑有遗传因素致听力损失,进行遗传学咨询。

（5）听力损失分级(表9-12)

表 9-12 听力损失分级(WHO,2021 年)

分级	较好耳听阈	安静环境下	噪声环境下
正常	<20dB HL	正常	正常或轻度不适
轻度听力下降	20≤听阈 <35dB HL	正常	交谈有障碍
中度听力下降	35≤听阈 <50dB HL	交谈有障碍	交谈有障碍
中重度听力下降	50≤听阈 <65dB HL	交谈有障碍,需提高音量	交谈有障碍
重度听力下降	65≤听阈 <80dB HL	大部分交谈费劲,提高音量仍改善不佳	交谈特别费劲
极重度听力下降	80≤听阈 <95dB HL	大声说话也特别费劲	听不见交谈声
全聋(完全听力丧失)	≥95dB HL	言语声及大部分环境声听不见	言语声及大部分环境声听不见
单侧听力下降	好耳 <20dB HL 差耳≥35dB HL	整体听功能大部分正常,声源定位有困难	听言语声和参与交谈困难,声源定位困难

3. 干预　确诊为永久性听力损失的患儿应当在出生后 6 个月内进行相应的临床医学和听力学干预。

4. 康复　使用人工听觉装置的儿童,应去专业康复机构进行专业的听觉及言语康复训练,定期复查并调试。另外,指导听力损失儿童的家长或监护人,到居民所在地有关部门和残联备案,以接受家庭康复指导服务。

5. 随访

(1) 筛查机构负责初筛未通过者的随访和复筛,复筛未通过者及时转诊。

(2) 诊治机构应当负责可疑患儿的追访,对确诊为听力损失的患儿每 6 个月至少复诊 1 次。

(3) 各地应当制定追踪随访工作要求和流程,并纳入儿童保健工作常规。

新生儿听力筛查工作任重道远,需要建立起一支听力筛查、诊断及言语康复的专业队伍,提倡优生优育,预防先天性耳聋,减少高危因素的发生。各地目前依托三级儿童保健网络逐渐建立筛查、转诊、干预、康复及随访的流程,确保每位患儿得到相应的救治。

(四)通过新生儿听力筛查的 0~6 岁儿童听力筛查方法

1. 听觉行为观察法　通过询问儿童抚养人以及观察儿童对外界声音的反应程度来判断听力的一种方法,该方法简单、无创,但是较粗糙,无法定量分析。如使用听性行为观察法,阳性的指标见表 9-13。

表 9-13　0~3 岁儿童听觉观察法听力筛查阳性指标

年龄	听觉行为反应
6 月龄	不会寻找声源
12 月龄	对近旁的呼唤无反应 不能发单字词音
24 月龄	不能按照成人的指令完成相关动作 不能模仿成人说话(不看口型)或说话别人听不懂
36 月龄	吐字不清或不会说话 总要求别人重复讲话 经常用手势表示主观愿望

2. 便携式听觉评估仪 一种便携式听觉检测设备,由微电脑控制,可发出啭音,由操作者自行选择不同频率及声强,观察孩子的行为反应来判断听觉,操作较简便。

如使用便携式评估仪,则阳性指标见表 9-14。

表 9-14 0~6 岁儿童听觉评估仪听力筛查阳性指标

年龄	测试音强度	测试音频率	筛查阳性结果
12 月龄	60(dB SPL,声场)	2kHz(啭音)	无听觉反应
24 月龄	55(dB SPL,声场)	2、4kHz(啭音)	任一频率无听觉反应
3~6 岁	45(dB HL,耳机或声场)	1、2、4kHz(纯音)	任一频率无听觉反应

注:室内本底噪声≤45dB(A)

3. 耳声发射 在有条件的基层社区可采用筛查型耳声发射进行听力筛查,阳性指标为耳声发射未过者。

儿童听觉系统逐步发育,因此听力评估和诊断应有连续性,不可孤立地去看待单次筛查/诊断的结果。儿童听力筛查的连续性、准确性的把控,需要依托儿童保健三级防控网络,在 0~6 岁儿童的保健服务中,进行早期识别、干预和预防。此外,上级主管部门需要制定一系列的规范,进行相应的质量控制,引导各级部门逐步实施。

儿童的听力损失往往和全身状况息息相关,应实施多学科合作原则,全面评估患儿的发育问题。

(五) 通过新生儿听力筛查的 0~6 岁儿童听力筛查流程

根据《儿童耳和听力保健技术规范》,通过新生儿听力筛查的 0~6 岁儿童听力筛查推荐方案见图 9-8。

(六) 通过新生儿听力筛查的 0~6 岁儿童听力转诊、诊断、干预、康复及随访

1. 转诊 在儿童听力筛查中,有阳性指标者应立即转诊至有资质的儿童听力诊断机构进行进一步听力诊断,以明确听力损失的有无、性质及程度。

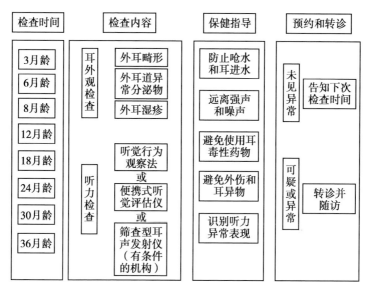

图 9-8　0~6 岁儿童耳和听力保健的流程

2. 诊断　包括询问病史、耳部检查、电生理和行为听力测试内容，根据小儿年龄及发育程度选择不同的听力测试组合方式。包括声导抗、诊断型耳声发射（OAE）、听性脑干反应（ABR）和行为测听等，必要时进行相关影像学、耳聋基因检测等实验室辅助检查。

3. 干预　根据听力损失的程度及性质，选择不同的干预方式。

4. 康复及随访　使用人工听觉装置的儿童，应去专业康复机构进行专业的听觉及言语康复训练，定期复查并调试。各地应制定相应的随访流程，纳入儿童保健常规，确诊为听力损失的患儿每 6 个月至少复诊 1 次。

六、迟发性、微小及轻度听力损失

（一）迟发性听力损失

儿童迟发性听力损失是指出生时不表现听力损失，出生后发生的耳聋。对于迟发性听力损伤，仅通过新生儿听力筛查无法给予诊断。对于此类患儿临床需要对其进行早期诊断并给予治疗。临床研究发现,如不能及时诊断儿童迟发性听力损失则会严重影响其听觉、行为、言语发育等,因此,对儿童永久性听力损失进行早期诊断与治疗在临床上具有非常重要的价值,能够有助于患儿获取较好的社会心理发育。为方便及时对迟发性听力损失患儿的确认,临床应加强对学龄前儿童进行周期性听力筛查,同时对新生儿听力筛查系统诊断与干预服务加强完善。学龄前儿童发生迟发性听力损失的原因有多种,主要包括遗传性耳聋家族史、母亲围产期疾病、儿童颅面异常或畸形等,临床上应积极预防与治疗以降低疾病的发生。

(二) 微小及轻度听力损失

1. 微小听力损失(minimal hearing loss)

(1) 双侧轻微听力损失:0.5、1.0 和 2.0kHz 纯音的平均听阈在 16~25dB HL。

(2) 高频听力损失:2.0kHz 以上两个或两个以上频率的纯音听阈低于 20dB HL。

(3) 单侧听力损失:患耳在 0.5、1.0 和 2.0kHz 的纯音听阈平均大于等于 20dB HL 或在 2kHz 以上的两个或两个以上的频率,纯音听阈大于 25dB HL,对侧耳听力正常。

(4) 反复发作分泌性中耳炎致传导性听力损失。

2. 轻度听力损失　轻度听力损失定义为听阈在 20~35dB HL 的听力损失。

这两种程度的听力损失似乎并不严重,但会对儿童的学习生活造成影响。与听力正常的儿童相比,这类儿童患有语言延迟和障碍的概率更高。当听觉信息减弱时,儿童需要花费更多的精力去倾听,因此经常会变得烦躁,甚至在最需要倾听的时候变得心不在焉,注意力不集中,出现学习和行为方面的问题。

这类儿童,需要定期监测听力、言语和语言的发育,以及其他发育方面;提供相关的心理咨询和教育;避免过度的噪声暴露;与老师沟通优先安排距离声源较近的教室座位;如果因听力问题导致言语语言发育落后则需要考虑验配助听器;如果在有背景噪声的环境中听力有困难,无法专心完成任务,或表现出学习或行为问题时,可考虑使用个人低增益调频系统或教室中安置扩音器。

（童梅玲）

参考文献

1. 童梅玲.重视高危儿视听监测和早期干预.中国儿童保健杂志,2020,28（12）:1301-1304.

2. 黄丽辉,王雪瑶.儿童迟发性听力损失:值得重视.中华耳鼻咽喉头颈外科杂志,2018,53（03）:172-176.

3. GARBARUK ES, SAVENKO Ⅳ. Minimal Hearing Loss in Children:Current State of the Problem.Human Physiology,2020,46（3）:300-305.

第六节　视　力　筛　查

一、概述

儿童视力筛查是依据儿童视觉发育特点和规律,运用相应的评估与检查技术,针对不同年龄阶段儿童进行眼病和视力的筛查,以便早期发现存在眼病和视力问题的个体,给予进一步的眼科检查和诊断,尽早矫治。

儿童期是视觉发育的关键期（0~3岁）和敏感期（0~12岁）,只有在良好的视觉环境下,视力才有可能发育正常。在此阶段,各种眼病、中枢或全身疾病,以及环境等其他不利因素,往往会影响到儿童视力的发育,表现为视力低常,因此在筛查中应全面考虑眼、脑、全身发育异常所致的视力问题。通过开展广泛的视力筛查,早期发现儿童的眼病和视力问题并给予早期干预和治疗,最终促进儿童视力和视觉功能的良好发育。

（一）正常儿童视觉发育里程碑

1. 新生儿　对光已有反应,在强光刺激下会闭上眼睛。

2. 2~3个月　有了双眼固视的能力,目光能随物体的移动而移动。

3. 4~6 个月　出现手-眼协调运动。

4. 7~9 个月　会察言观色,会模仿大人的动作,能同时玩两个以上物体。

5. 1 岁左右　能用手指端准确取起细小的物体,如黄豆、花生米。

6. 1.5 岁　会翻、看图书,会搭积木,会识别简单的形状。

7. 2 岁前后　能模仿画线条。

8. 3 岁左右　能认识更复杂的形状,如菱形、椭圆形等,能识别颜色,能区分色彩的不同饱和度等。

根据儿童视觉发育过程中具有年龄特征的行为表现可以用来评估儿童的视力状况,筛查者应关注落后于视觉发育里程碑的表现。

(二) 正常儿童各年龄段视力发育水平

儿童的视力是逐步发育成熟的,不同的年龄视力水平不同,同时也会因为不同的检查方法检出的视力正常值会有所不同。采用国际标准视力表或标准对数视力表检查儿童视力:4 岁儿童裸眼视力一般可达 4.8(0.6) 以上,5 岁及以上儿童裸眼视力一般可达 4.9(0.8) 以上。

考虑到儿童年龄和发育的特点,中国儿童弱视防治专家共识 (2021 年)认为,年龄在 3~5 岁儿童视力的正常值下限为 0.5,6 岁及以上儿童视力的正常值下限为 0.7。0~6 岁儿童的视力正处于发育阶段,筛查者要用动态的理念去观察儿童视力发育的进程。

二、筛查目的

1. 早期发现儿童在发育过程中出现的视力问题,及时转诊至专科进一步检查。

2. 早期发现、诊断和治疗弱视和其他一些常见眼病,最大程度地减少视力损害。

3. 早期预防,为儿童视觉发育创造良好的发育环境。

三、筛查对象

筛查对象为 0~6 岁儿童。

四、筛查时间

根据我国儿童保健工作的实际情况,建议儿童视力筛查的时间和定期的体格检查时间结合在一起。依据《0~6 岁儿童眼保健及视力检查服务规范(试行)》,共为 0~6 岁儿童提供 13 次眼保健和视力检查服务(表 9-15)。如果发现存在影响视力发育的一些高危因素如早产或低出生体重儿、患遗传代谢综合征、父母或家族有屈光不正、斜视、弱视等视力低常者需增加监测次数。

表 9-15 0~6 岁儿童视力筛查时间

筛查对象	筛查年龄	目的
新生儿	家庭访视、满月	出生早期排除眼病
婴儿	3、6、8、12 月龄	阶段性筛查眼病及视力异常
幼儿	18、24、30、36 月龄	
学龄前儿童	4、5、6 岁	

五、筛查方法与转诊指征

(一) 病史采集

儿童视力筛查需要详细了解儿童个人史、家族史、既往视力情况,明确是否存在影响视力的高危因素(表 9-16)。

转诊指征:出生体重 <2 000g 的低出生体重儿或出生孕周 <32 周的早产儿,出生后 4~6 周或矫正胎龄 32 周时,未按要求进行眼底检查;存在其他眼病高危因素,未做过眼科专科检查。

(二) 观察和询问视觉异常表现

需要筛查者细心观察与询问家长,了解儿童日常视物时是否存在异常表现,有潜在视力问题的儿童在外观上会表现出一些症状和

表 9-16　影响儿童视力的高危因素

		高危因素
新生儿	出生情况	出生体重 <2 000g 或出生孕周 <32 周的早产儿 新生儿重症监护病房(NICU)住院 >7 天,有连续吸高浓度氧病史
	疾病	母孕期有巨细胞病毒、风疹病毒、疱疹病毒、梅毒或弓形体等引起的宫内感染 颜面部畸形、大面积颜面血管瘤,或者哭闹时眼球外凸 眼部持续流泪、有大量分泌物
家族史		遗传性眼病家族史,家庭存在眼病相关综合征,包括近视家族史、先天性白内障、先天性青光眼、先天性小眼球、眼球震颤、视网膜母细胞瘤等

特征。婴儿期:3 月龄时不与家人对视、对外界反应差,6 月龄时视物明显歪头或距离近,畏光、眯眼或经常揉眼等;幼儿及学龄前儿童:询问家长时应增加儿童日常视物时避让障碍物是否迟缓、暗处行走是否困难、有无视物明显歪头或视物过近,有无畏光、眯眼或经常揉眼等行为表现。

转诊指征:有上述视物行为异常表现的需转诊。

(三) 眼外观及结构筛查

新生儿期需观察眼睑有无缺损和上睑下垂,眼部有无脓性分泌物、持续流泪,双眼球大小是否对称,结膜有无充血,角膜是否透明、双侧对称,瞳孔是否居中、形圆、双侧对称,瞳孔区是否发白,巩膜是否黄染;婴儿期在 6 月龄及以后需增加观察有无眼球震颤;幼儿期及学龄前期在婴儿期基础上,需增加筛查眼睑有无红肿或肿物,眼睑有无内、外翻,是否倒睫。

转诊指征:儿童各年龄段出现相应的眼外观及结构异常,需要转诊。

(四) 视觉行为筛查

婴幼儿难以合作,检查视力应与行为判断相结合。

【新生儿】

光照反应(满月健康管理时)用来评估新生儿有无光感。

（1）检查条件及设备：室内自然光线，电源能量充足的聚光手电灯光源。

（2）操作：室内自然光线下检查者将手电灯快速移至受检者眼前照亮瞳孔区，重复多次，双眼分别进行。

（3）正常：受检者出现反射性闭目动作，表明有光感。

【婴儿（3、6、8、12 月龄）】

1. 瞬目反射（3 月龄时） 评估婴儿的近距离视力能力。

（1）操作：受检者取顺光方向，检查者以手或大物体在受检者眼前快速移动，不接触到受检者。

（2）正常：婴儿立刻出现反射性防御性的眨眼动作为正常。

2. 红球试验（3 月龄时） 评估婴儿眼睛追随及注视能力。

（1）操作：在婴儿眼前 20~33cm 处，用直径 5cm 左右的红色小球缓慢移动，重复 2~3 次。

（2）正常：婴儿表现出短暂寻找或追随注视红球为正常。

转诊指征：以上检查如不能引出正常反应，应予转诊。

（五）眼位检查

适用于 6 月龄以上的儿童，筛查儿童是否存在斜视。

1. 检查条件及设备 室内自然光线，电源能量充足的聚光手电灯光源，遮眼板。

2. 操作 手电灯放至受检者眼前 33cm 照亮瞳孔区，吸引儿童注视光源，检查双眼角膜反光点是否在瞳孔中央。用遮眼板分别遮盖儿童的左、右眼，观察眼球有无水平或上下的移动。

3. 正常 两眼能固定注视光源，瞳孔中心各有一反光点，分别遮盖左、右眼时没有明显的眼球移动。

转诊指征：出现角膜映光点偏离瞳孔中心，分别遮盖时出现眼球明显的摆动，应予转诊。

（六）单眼遮盖厌恶试验

适用于 6 月龄以上的婴幼儿，评估儿童双眼视力是否存在较大差距。

1. 操作 用遮眼板分别遮挡儿童双眼，观察儿童行为反应是否一致。

2. 正常 双眼视力对称的儿童,分别遮挡双眼时的反应等同。

转诊指征:若一眼对遮挡明显抗拒而另一眼不抗拒,提示双眼视力差距较大,需转诊。

(七)视力检查

采用国际标准视力表或标准对数视力表检查儿童视力。根据中华人民共和国卫生行业标准《儿童少年弱视的诊断及疗效评价》(WS/T 201-2001),视力检测基本条件为检测距离 5m,视力表照度为 500Lux,视力表 1.0 行高度为受检者眼睛高度。

1. 操作 检查时,遮挡一眼,勿压迫眼球,按照先右后左顺序,单眼检查。自上而下辨认视标,直到不能辨认的一行时为止,其上一行即可记录为儿童的视力。

2. 正常 4 岁儿童裸眼视力一般可达 4.8(0.6)以上,5 岁及以上儿童裸眼视力一般可达 4.9(0.8)以上。

转诊指征:以儿童单眼裸眼视力值作为判断视力是否异常的标准。对 4 岁裸眼视力≤4.8(0.6)、5 岁及以上视力≤4.9(0.6),或双眼视力相差两行及以上(标准对数视力表),或双眼视力相差 0.2 及以上(国际标准视力表)的儿童应及时转诊。

(八)屈光筛查

面向 24 月龄、36 月龄及 3 岁、4 岁、5 岁儿童。采用屈光筛查仪开展眼球屈光度筛查,了解儿童眼球屈光状态,早期发现远视、近视、散光、屈光参差、弱视等危险因素。若屈光筛查结果异常,但低于高度屈光不正及屈光参差转诊指征,应半年后再次复查。

转诊指征:以下情况需转诊。

1. 屈光筛查结果异常的儿童,可能导致弱视,标准如下。

(1) 24 月龄:散光 >2.00D,远视 >+4.50D,近视 <-3.50D;双眼球镜度(近视、远视)差值 >1.50D 或双眼柱镜度(散光)差值 >1.00D。

(2) 36 月龄:散光 >2.00D,远视 >+4.00D,近视 <-3.00D;双眼球镜度(近视、远视)差值 >1.50D 或双眼柱镜度(散光)差值 >1.00D。

(3) 4 岁:散光 >2.00D,远视 >+4.00D,近视 <-3.00D;双眼球镜度

（近视、远视）差值 >1.50D 或双眼柱镜度（散光）差值 >1.00D。

（4）5 岁、6 岁：散光 >1.50D，远视 >+3.50D，近视 <-1.50D；双眼球镜度（近视、远视）差值 >1.50D 或双眼柱镜度（散光）差值 >1.00D。

2. 屈光筛查结果数值超过仪器检查正常值范围，但低于上述标准，且半年后复查结果仍异常。

（1）可疑远视储备量不足：等效球镜度数 <0.00D（等效球镜度数 = 球镜度数 +1/2 柱镜度数）。

（2）若儿童配合良好，同一天反复三次屈光检查，不能检测出数值且排除设备问题，提示为可疑屈光不正或器质性眼病。

（九）红光反射检查

婴儿 6 月龄时开展红光反射检查，以评估瞳孔区视轴上是否存在混浊或占位性病变。

1. **操作** 采用直接检眼镜，在半暗室内，检查距离约 50cm，直接检眼镜屈光度调至 0，照射光斑调至大光斑。在婴儿清醒状态，将光斑同时照射双眼，观察双眼瞳孔区的红色反光。

2. **正常** 应为双眼对称一致的明亮红色反光。

转诊指征：若双眼反光亮度不一致、红光反射消失、暗淡或出现黑斑为异常，应予转诊。

六、建议各年龄段儿童视力筛查项目

由于儿童年龄的特点和存在众多影响视觉发育的因素，目前儿童视力筛查还不能完全依赖医疗设备或单一的检查方法去完成，更多需要依赖检查者的技术和经验，根据不同年龄段采取不同的筛查方法。为此，在儿童视力筛查时，每个年龄段除了都需要了解高危因素和观察询问视觉异常表现外，2021 年国家卫生健康委制定的《0~6 岁儿童眼保健及视力检查服务规范（试行）》建议各年龄段筛查项目如表 9-17。

七、筛查结果登记与转诊服务

乡镇卫生院（社区卫生服务中心）、县级妇幼保健机构或具备相应条件的县级医疗机构以及县级以上医疗机构，开展眼病筛查及视力

表9-17　0~6岁儿童各年龄段视力筛查项目

儿童年龄	筛查项目
新生儿	①眼外观;②眼病高危因素;③光照反应检查
婴儿期(3、6、8、12月龄)	①眼外观;②瞬目反射;③红球试验(3月龄);④视物行为观察;⑤红光反射检查;⑥眼位检查;⑦单眼遮盖厌恶试验(6月龄时)
幼儿期(18、24、30、36月龄)	①眼外观;②视物行为观察;③眼位检查;④单眼遮盖厌恶试验;⑤屈光筛查
学龄前儿童(4、5、6岁)	①眼外观;②视物行为观察;③视力检查;④眼位检查;⑤屈光筛查

评估、健康指导、转诊和接诊服务时,应记录相关内容,建立机构间筛查、复查、诊断等信息双向交换机制,及时完善儿童眼健康档案,做到一人一档。各地应逐步建立儿童眼健康电子档案,联通各级诊疗机构,做到信息及时更新、互联共享,并随儿童青少年入学实时转移。

(一)筛查结果登记

根据检查结果,填写《0~6岁儿童眼保健及视力检查记录表》。综合分析,未见异常的,告知家长后续定期带儿童接受眼保健和视力检查;发现异常的,指导家长及时带儿童转诊。

(二)转诊服务

1. **乡镇卫生院(社区卫生服务中心)**　将尚未接受红光反射、眼位检查、单眼遮盖厌恶试验和屈光筛查的儿童,以及检查结果异常的儿童,转诊至县级妇幼保健院或其他具备条件的县级医疗机构。填写转诊建议及转诊单,指导家长及时转诊。转诊单一式两联,一联由乡镇卫生院(社区卫生服务中心)留存,另一联由儿童家长交至县级妇幼保健机构或其他具备条件的县级医疗机构。

2. **县级妇幼保健机构或其他具备条件的县级医疗机构**　填写回执单,记录本机构开展的各种专项检查结果,以及复查、诊断结果或进一步转诊信息,将其反馈至乡镇卫生院(社区卫生服务中心)。由乡镇卫生院(社区卫生服务中心)归入儿童眼健康档案。

3. **其他具备条件的县级以上医疗机构**　接收转诊儿童,进一步开展眼病及视力异常的诊断、治疗和干预服务。及时将诊治结果反馈至妇幼保健机构,并由妇幼保健机构将结果反馈至乡镇卫生院(社区卫生服务中心),最终由乡镇卫生院(社区卫生服务中心)归入儿童眼健康档案。

儿童视力的筛查流程见图9-9。

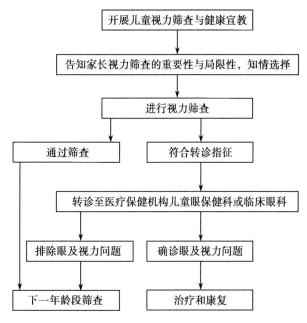

图9-9　儿童视力的筛查流程

（童梅玲）

参考文献

1. 童梅玲.儿童视力筛查.临床儿科杂志.2016,34(2):159-160。

2. 中华医学会眼科学分会斜视与小儿眼科学组,中国医师协会眼科医师分会斜视与小儿眼科学组.中国儿童弱视防治专家共识(2021年).中华眼科杂志,2021,57(5):336-340.

3. 黎海芪.实用儿童保健学.北京:人民卫生出版社,2016.

4. 葛坚,王宁利. 眼科学. 3 版. 北京:人民卫生出版社,2019.

第七节　婴幼儿营养咨询与喂养指导诊疗常规

一、儿童营养评估

儿童营养状态反映了营养素摄入与需求间的平衡以及失平衡后所致后果。营养评估是医师评价儿童营养状态以维持正常生长和健康的工具,包括评价疾病的危险因素及早期发现和治疗营养缺乏或过剩。

对于群体儿童和个体儿童,评价营养的方法、目的并不完全相同。群体儿童营养状况(<3 岁)的评价主要是通过体格生长水平调查进行横断面描述。调查结果与该地区或国家的经济、文化状况有关,可为政府决策提供数据,但不涉及任何病因。而个体儿童营养状况评价主要是了解儿童的营养状况、是否存在营养不良以及程度、可能的病因等,以采取相应的干预措施。

个体儿童营养评估具体措施包括人体测量、膳食调查(包括饮食史等)、临床表现,必要时还应进行某些特定实验室检查;同时,将获得的个体资料与已建立的参考值比较,以得出客观的推荐意见及作出临床营养治疗评价。

(一)人体测量及评价指标

人体测量学是通过获得不同年龄阶段可比较的测量数据,运用统计学方法,对人体特征进行数量分析的研究方法,广泛应用于评价儿童生长及健康状态。通过与同性别、同年龄的参照值进行比较后,帮助判断生长和发育过程中的可能由营养缺乏或过剩导致的异常情况。

对于体格生长的准确评价需要恰当的生长参照值、精确的测量、准确的年龄计算,以及对结果的合理解释。临床上对个体儿童的生长与营养评价,建议选择我国根据 2015 年九省市儿童体格发育调查数据制定的中国儿童生长标准。对于群体儿童的营养评价,尤其是 5 岁以下儿童，为了进行各个国家间的比较，也可采用 2006 年世界卫生组织（WHO）儿童体格生长指标标准。

人体测量指标常用不同的统计学方法及标准进行描述和评价，包括百分位数法、标准差离差法（Z 评分）、中位数法。对于生长评价，单次测量仅用于筛查具有营养风险的儿童及决定是否需要进行更深入的评估；而连续生长监测更为重要，可以获得个体生长轨迹，多数儿童体格发育各测量值水平相近，如某一测量值明显偏离其他指标测量值百分位数值，提示可能存在异常，但需注意在比较不同时间获得的测量值时，可能会因方法及设备问题造成评价错误。详细介绍人体测量及生长评价的方法见第九章第一节"儿童体格生长监测技术规范"及第二节"儿童体格生长的评价"。

由于身高与体重的个体差异较大，单用以上指标可能并不能全面反映儿童的营养状况，尤其是在对疾病状态下的儿童进行营养评估时，因此临床上可采用体重改变作为替代方法，用公式表示：体重改变（%）＝［日常体重（kg）－实测体重（kg）］/日常体重（kg）× 100%。

同时还应将体重变化的幅度与速度结合起来考虑，其评价标准见表 9-18。

表 9-18 体重变化的评定标准

时间	中度体重丧失	重度体重丧失
1 周	1%~2%	>2%
1 个月	5%	>5%
3 个月	7.5%	>7.5%
6 个月	10%	>10%

（二）膳食评价

膳食摄入不足或过量是造成营养低下和营养过剩的常见原因，可导致体格生长受到影响，或是出现临床缺乏或过量表现、生化指标的改变等。虽然目前对于营养评估及治疗有较多成熟的技术，但病史采集，尤其是与营养及喂养相关的病史，仍然是营养评估中最重要的组成部分。食物摄入的量和质量、各种营养素水平可以通过多种方法评估。此外，母孕期营养情况、婴儿喂养方式、进食技能的发展、进食习惯、进食环境、喂养问题、活动水平、经济文化水平、家庭社会地位及与营养相关的健康问题均应进行描述。然而，病史多数来源于儿童的父母或带养人，其内容的有效性及可靠性可因其受教育程度和文化背景不同而有很大不同。因此，除病史采集外，在临床实践中常通过膳食调查方法，包括 24 小时膳食回顾或 3~7 天饮食记录，即通过儿童的带养人提供的信息，尽可能获得儿童食物摄入资料，以进行营养评价。

通过膳食摄入（喂养）量和种类的详细调查，经食物成分表或营养软件运算和分析，同相应性别、年龄组的每天膳食能量和营养素参考摄入量（dietary reference intakes，DRIs）进行比较，评定被调查者的膳食是否平衡以及需要纠正的问题。

当然，每种膳食调查方法都有不足和局限，并且很难真正对食入量及质量进行准确评价。通常，正常体重儿童可能给出更准确的记录；而低体重儿童的膳食摄入常被高估、高体重者却常低估其实际食物消耗量。同样，在评价长期饮食摄入时结果易被高估；相反，短期者易被低估。由于调查时所用测量方法不同、儿童每天摄入量的变化、不同照顾者处获得信息的差异、年幼儿童难以精确估计摄入量等均会造成营养素摄入评价存在很大的差异。因此，在某些情况下，应结合几种方法（24 小时回顾和 3~7 天饮食记录）以提供更全面和准确的膳食评价。重点应强调仔细询问和准确详细的摄入记录。常用的膳食调查方法的优劣及适用对象见表 9-19。

（三）临床评价

严重的营养缺乏通常易于发现，然而，更多提示轻度、慢性或亚急性营养素缺乏的临床征象常无特异性，容易被忽视。详细的病史及对提示某种营养素缺乏或过剩的表现、体征应被尽量详细地记录并由人体测量、膳食调查及生化检测结果证实。因而临床医师必须非常熟悉每种营养素的参考摄入量及由于缺乏或过剩所致的临床征象。WHO 专家委员会建议特别注意下列 13 个方面，即头发、面色、眼、

表 9-19 膳食调查方法的总结

方法	优点	缺点	适用对象
传统膳食调查方法			
24 小时回顾调查	省时、易行	不够准确 有随意性 取决于记忆 摄入量的估计不可靠	学龄期或青春期儿童
日常饮食调查	简便易行	不准确 取决于记忆	幼儿期至青春期
3~7 天回顾调查	准确 适合规律性的 日常饮食调查	需要良好的合作人员及培训	所有的年龄组儿童
食物频次调查	适合较长时期膳食调查	比较费时 不适宜调查特殊的营养素 容易过度估计摄入量	学龄期或青春期儿童
菜单调查	省时、易行	仅适用于团体伙食人群	所有年龄组儿童
分类计数	适合不同年龄组各种特殊要求的膳食调查需要确认		

唇、舌、齿、龈、面(水肿)、皮肤、指甲、心血管系统、消化系统和神经系统等。部分营养不足造成的临床表现见表 9-20。

应注意在体检中发现的许多体征的病因并不唯一。例如,维生素 C 缺乏并非皮下出血的唯一原因,凡可影响毛细血管脆性的疾病均可造成这种表现;再如水肿可能是蛋白质、维生素 B_1 缺乏,也可能是肾、肝等多种因素引起。同时,多种营养素缺乏往往同时存在,发现某一种营养素缺乏表现时,应考虑到是否伴有其他营养素缺乏的可能。

表 9-20 营养不足所致临床表现

检查部位	临床征象	可能的营养不足
全身	低体重、生长迟缓	↓能量
	水肿、活动水平下降	↓蛋白质
头发	发色改变、干枯、易断	↓蛋白质
皮肤(全身)	干燥、角化	↓维生素 A
	日光性、压力性、外伤性皮炎	↓烟酸
	水肿	↓蛋白质
	瘀斑、紫癜	↓维生素 C
	外阴、阴囊皮炎	↓核黄素
	全身性皮炎	↓锌、必需脂肪酸
皮肤(面部)	口周、肛周红疹	↓锌
	鼻唇沟脂溢性皮炎	↓核黄素
	满月脸、广泛性色素脱失	↓蛋白质
皮下组织	丰满	↓能量
	菲薄	↓能量
指甲	勺形、反甲	↓铁
眼睛	结膜干燥、角膜软化、毕脱斑	↓维生素 A
	角膜周围充血	↓核黄素
唇	口角炎	↓核黄素、铁
	口角干裂	↓B 族复合维生素
龈	肿胀、出血	↓维生素 C
	齿龈发红	↓维生素 A
牙齿	龋齿	↓氟
	着色	↓铁剂
	牙釉质斑点、凹凸不平	↓氟
	牙釉质发育不全	↓维生素 A、维生素 D

续表

检查部位	临床征象	可能的营养不足
舌	舌炎	↓烟酸、叶酸、核黄素、维生素 B_{12}
骨骼	软骨症	↓维生素 C、维生素 D
	颅骨软化、方颅、骨骺增宽	↓维生素 D
	骨压痛	↓维生素 C
肌肉	肌肉质量下降	↓蛋白质、能量
	小腿疼痛	↓维生素 B_1
神经	眼肌麻痹	↓维生素 B_1、维生素 E
	反射减弱	↓维生素 E
	共济失调、感觉丧失	↓维生素 B_{12}、维生素 E
内分泌及其他	甲状腺功能减退	↓碘
	糖不耐受	↓铬
	味觉改变	↓锌
	伤口愈合延迟	↓维生素 C、锌

(四) 实验室评价

儿科营养评估很大程度上依赖于人体测量、临床表现及膳食调查结果。在某些情况下,特定实验室生化检查可起到关键作用,如:①诊断亚临床营养素缺乏;②提供证实营养低下或过剩的临床证据;③为营养干预的监测提供基线值,尤其是在预防再喂养综合征时非常重要。

实验室检测方法有助于诊断原发性营养不良(由于喂养不当引起),但是对于继发性营养不良(各种原因引起的需要量增加或营养素丢失)的治疗和随访并无指导意义。由于营养缺乏症的各种临床症状和体征常无特异性,通常需要根据疾病和饮食史的线索确定实验室检查项目。临床工作中应该高度关注能量、蛋白质、各种营养素和免疫指标的测定。

1. 能量摄入评价　能量是维持儿童正常生长发育的重要营养素之一，因此在营养评价时应重点关注，尤其是对患有营养不良或肥胖症的儿童。能量的摄入可通过膳食调查进行估算，并与 DRIs 比较，以了解能量摄入是否满足儿童生长需要。需要指出的是，DRIs 是应用于健康人的膳食营养标准，而不是用于患有急性或慢性疾患儿的营养治疗标准，也不是为以前患过营养缺乏病的人设计的营养补充标准。

因儿童能量摄入还需满足生长发育、生理活动、吸收不良补偿及治疗后生长加速所需，故总能量需要应高于静息状态下的能量消耗（rest energy expenditure，REE）。不同年龄和性别健康儿童的 REE 计算公式（kcal/d）见表 9-21。

表 9-21　REE 计算公式

来源	公式
Harris-Benedict	男性：$66.5(13.8 \times W)+(5 \times H)-(6.8 \times A)$
	女性：$655+(9.6 \times W)+(1.8 \times H)-(4 \times A)$
	婴儿：$22.1+(31.05 \times W)+(11.6 \times H)$
WHO	男性：0~3 岁：$(60.9 \times W)-54$
	3~10 岁：$(22.7 \times W)+495$
	10~18 岁：$(17.5 \times W)+651$
	女性：0~3 岁：$(61 \times W)-51$
	3~10 岁：$(22.5 \times W)+499$
	10~18 岁：$(12.2 \times W)+746$
Schofield	男性：0~3 岁：$(0.167 \times W)+(15.174 \times H)-617.6$
	3~10 岁：$(19.59 \times W)+(1.303 \times H)+414.9$
	10~18 岁：$(16.25 \times W)+(1.372 \times H)+515.5$
	女性：0~3 岁：$(16.252 \times W)+(10.232 \times H)-413.5$
	3~10 岁：$(16.969 \times W)+(1.618 \times H)+371.2$
	10~18 岁：$(8.365 \times W)+(4.65 \times H)+200.0$

A= 年龄；H= 身高（cm）；W= 体重（kg）

2. 血清蛋白测定

（1）氮平衡：是评价氨基酸需要量的经典方法。健康成人应处于氮平衡状态；儿童或当需要增加瘦体质量者需保持正氮平衡（氮的摄入大于排出量）；负氮平衡提示必需氨基酸摄入不足。

肌酐是氮代谢后的主要产物，存在于尿及汗液中。大约 85% 的氮从尿中丢失；其他丢失途径包括大便、体表丢失（如汗、头发及指甲生长）、非蛋白氮及体液丢失（如组织液、唾液、呕吐物等）；在外伤或烧伤患者中氮从其他途径中丢失更高。由于食物蛋白质中氮的平均含量为 16%，故常用饮食中蛋白摄入量除以 6.25 代表氮摄入。

计算氮平衡的公式：氮平衡 = 氮摄入 − 氮排出 = [24 小时蛋白质摄入（g）/6.25]−24 小时 UUN−常数。

此处，UUN 为尿肌酐氮（g）；"常数"表示从其他途径丢失的氮，成人为 2~4g/d；儿童约为 10mg/（kg·d）。

正氮平衡提示能量及蛋白质摄入充足；负氮平衡可能是由于能量摄入不足，蛋白质摄入不足或瘦体质量分解所致。

（2）血清蛋白测定：是临床评价蛋白质营养状况的常用指标，其灵敏度受半衰期、代谢库的大小影响。目前，临床常用的指标有白蛋白、前白蛋白和视黄醇结合蛋白，其中白蛋白是评价蛋白营养状况的最常用生化指标，持续低白蛋白血症是判断营养不良可靠指标之一。一般而言，连续多次的蛋白质测定要比单独一次检测更能反映实际情况，检测的间隔时间应根据蛋白质的半衰期而定（表 9-22）。血清白蛋白半衰期较长，不易发现边缘性蛋白营养不良；前白蛋白和视黄醇结合蛋白的半衰期短，故对体内蛋白质储备评价的敏感性更高，在疾病稳定期或长期营养支持时则是较理想的动态观察指标。

需要注意的是，在疾病的不同时期，血清中蛋白质的功能可能发生改变（表 9-23），熟悉这些改变导致的蛋白质水平变化，对于正确解读检测的结果很重要。此外，肝脏是合成蛋白质的主要器官，当患有进行性肝脏疾病时，患儿可能由于伴有低蛋白血症而不能检测出其他指标的异常；当血液中水分和流变学发生变化时（例如，败血症或创伤时血管渗透性增加），血清中蛋白质的浓度也会出现相应改变。

表 9-22 常用反映体内蛋白质储备的血清蛋白质特点

分类	半衰期	正常值
白蛋白	18~20 天	婴儿:29.0~55.0g/L
		儿童:37.0~55.0g/L
前白蛋白	2~3 天	新生儿:70.0~390.0mg/L
		1~6 个月:80.0~340.0mg/L
		>6 个月~4 岁:20.0~360.0mg/L
		>4~6 岁:120.0~300.0mg/L
		>6~19 岁:120.0~420.0mg/L
视黄醇结合蛋白	12 小时	<9 岁:7.8~10.0mg/L
		≥9 岁:13.0~99.0mg/L

表 9-23 一些血清蛋白质在急相期的变化

急相期上升(阳性反应)	急相期下降(阴性反应)
抗胰岛素因子	白蛋白
补体 C3	前白蛋白
C 反应蛋白	视黄醇结合蛋白
铁蛋白	转铁蛋白
纤维蛋白质	甲状腺素结合蛋白

3. 其他营养素指标 对于存在营养风险的儿童,在诊断原发病的同时还应对相关的维生素和矿物质的营养状态进行评价。临床上已常规开展的其他营养素指标包括:血清总胆固醇、血前总甘油三酯(三酰甘油)、游离脂肪酸和磷脂;锌、铜、铁、硒等微量元素;维生素 B_{12}、叶酸、维生素 D_3、维生素 A、维生素 E 和 β-胡萝卜素等的测定。将测定值与相应性别、年龄组的 DRIs 进行比较即可了解是否存在营养素缺乏。

4. 简易免疫功能检测 营养与免疫间的关系已得到广泛证实。当长期蛋白质-能量营养不良时,可表现为血清免疫球蛋白(如 IgA、

IgG、IgM)和外周血总淋巴细胞计数下降、迟发性皮肤过敏试验反应低下等。

综上所述,营养评估需结合体格测量、饮食信息、临床表现及生化检查结果进行综合判断。因每一单项评价反映的可能是营养状态的不同方面,故均不能获得令人满意的敏感性和特异性。临床上确定是否存在营养相关问题及需进行的检查可参考表 9-24。

表 9-24 确定营养问题及相关检查的方法

筛查	膳食	临床	体格	生化
常规 所有患者均应进行。若有问题应进行深入评估	典型的饮食史采集(食物金字塔/食物频率),维生素、矿物质补充	病史、体检、性成熟、用药情况	体重、身长、头围、身长的体重、BMI	血红蛋白、红细胞平均体积、总胆固醇、低密度脂蛋白
详细评估 对于在筛查中发现有慢性营养风险的人群及有特殊健康护理需要的儿童	24小时膳食回顾,3~7天饮食记录,进食技能发展评价	更深入的检查(如皮肤、头发、指甲)、成年身高预测等	Z 值,皮褶厚度,上臂围	白蛋白、前白蛋白、总蛋白、淋巴细胞计数
进一步评估 存在急慢性营养不良或慢性疾病患者监测	院内观察,项目同前	骨矿化(如骨骺增大、方颅)、骨龄	身高增长速度,双能X线	特殊的维生素、矿物质、电解质水平或酶、迟发皮肤超敏反应

二、母乳喂养

母乳(human milk)是 0~6 个月婴儿最合理的食物,含所需全部的营养素、多种免疫因子、抗过敏成分,有利于婴儿的大脑发育。纯母乳喂养是指 6 个月以内的婴儿只吃母亲的乳汁,不添加任何食品(包括水在内)。遵循成功母乳喂养的原则:按需哺乳,坚持 6 个月内纯母乳喂养,每天≥8 次;不给新生儿喂糖水、牛奶、配方奶等代乳食品;不用奶瓶和橡皮奶头或安抚奶嘴以免乳头错觉。鼓励满 6 月龄的婴儿在合理添加辅食基础上，继续母乳喂养至 2 岁。母乳喂养一般可以满足 6 个月内婴儿的营养需要。但是，母亲的食欲、心理，以及家庭成员的态度都会影响母乳喂养的效果。

（一）母乳营养丰富

母乳的营养成分完全能满足婴儿生长发育的需要，有利于婴儿健康成长。母乳中各种成分的配合比较适当，含较多优质蛋白质、必需脂肪酸及乳糖，有利于婴儿大脑的迅速发育。母乳中的磷脂长链不饱和脂肪酸促进大脑细胞增殖，乳糖促进合成脑苷脂和糖蛋白、促进神经系统发育。母乳富含卵磷脂及鞘磷脂、生长调节因子（如牛磺酸）等，也可促进神经系统发育。母乳中酪蛋白与乳清蛋白比例 1:4，在胃内形成凝块小，易于消化吸收。母乳中必需氨基酸比例适当。母乳中乙型乳糖含量丰富，有利于大脑发育，有利于肠道双歧杆菌、乳酸杆菌生长，产生 B 族维生素，促进肠蠕动。母乳中钙、磷比例适当，有利于钙的吸收利用，有利于婴儿牙齿和骨骼的发育并减少肾脏负荷。母乳中含有较多的消化酶如淀粉酶、乳脂酶，利于消化。母乳中尤其是初乳中含微量元素如锌、铜、碘较多，吸收率高。母乳中的维生素等因直接喂养而不被破坏。

母乳有不可替代的免疫球蛋白，如分泌型免疫球蛋白，尤其是初乳中含有丰富的 sIgA 和少量的 IgA、IgG、IgE 和 IgM，有抗感染和抗过敏作用。母乳中含有大量的免疫活性细胞，以巨噬细胞为多，还有 B 淋巴细胞和 T 淋巴细胞、中性粒细胞。免疫活性细胞能释放多种免疫因子发挥免疫调节作用。此外，母乳中含乳铁蛋白较多，能螯合铁，有抑制细菌生长、抗病毒、调理细胞因子的作用。母乳中含有溶菌酶，能破坏革兰氏阳性球菌的细胞壁达到杀菌的作用。母乳中含有利于婴儿肠道菌群建立、发育所需的益生菌，促进肠道健康。

此外，母乳的成分能随着发育的需要相应地发生变化。母亲在分娩后 4~5 天内的初乳色黄质稀，含有较多的蛋白质和固体成分，还有轻泻作用，利于新生儿排出胎粪。母亲在分娩后 5~14 天的乳汁为过渡乳，14 天以后的乳汁为成熟乳。随着新生儿生长和发育，母乳逐渐变浓,量也增多,以满足婴儿需要。母乳的缓冲力小,对胃酸中和作用小,有助于消化吸收。

(二)母乳喂养的优点

1. 免疫保护　母乳中抗体丰富,具有较强的保护作用,降低了母乳喂养婴幼儿的患病率。坚持母乳喂养 4 个月以上,可以减少下呼吸道感染、中耳炎、胃肠道感染、坏死性小肠结肠炎、过敏性疾病、肥胖、糖尿病、白血病和淋巴瘤、婴儿猝死综合征的患病率,减少婴儿死亡率。

2. 有利于母子之间的感情交流、婴儿的情感发育　母乳喂养增加母子间的感情,通过抚摸、拥抱、目光注视使婴儿获得满足感和安全感,促进婴儿正常心理发育,有利于成年后建立良好的母子关系,也有利于儿童情商的发展。母乳喂养的儿童神经发育水平也较人工喂养者高。

3. 促进产后母体恢复和避孕　母乳喂养促进母亲的子宫复原,减少产后出血及并发症的概率,促进产后体重下降,推迟月经复潮,能有效地避孕。母乳喂养持续 12~23 个月,母亲高血压、高血脂、心血管疾病、糖尿病发生率下降,累计 12 个月以上的母乳喂养可以减少母亲乳腺癌和卵巢癌的发生率。

4. 降低成年期代谢性疾病发生的风险　早期母乳喂养的儿童较配方喂养可明显减少成年期患心血管疾病、糖尿病、湿疹和哮喘的发生率,并且母乳喂养的时间与其预防儿童肥胖的作用呈正相关。

5. 经济方便　母乳喂养经济(仅 1/5 配方乳喂养的费用)、方便、温度适宜,直接哺乳可减少婴儿食物被污染的机会。

(三)母乳喂养方法

1. 时间与次数　正常新生儿(包括剖宫产)在出生 1 小时内应尽早开始母乳喂养。鼓励母亲和新生儿在床上尽早进行皮肤接触。当孩子吃奶时,母亲应注视和抚摸孩子,并保持房间温暖和新生儿正常体温。

初乳一定要喂养新生儿,因为初乳有高浓度的免疫球蛋白和免疫活性细胞。非乳状液体不能喂养新生儿。母亲乳腺分泌乳汁称为射乳反射,通过神经内分泌进行调节,通过婴儿反复吸吮,刺激传到母亲的大脑神经垂体,可反射性地使乳母血中催乳素保持较高水平,使泌乳细胞周围的肌细胞收缩,将乳汁挤至乳腺导管及乳晕下的乳头并排出。因此,新生儿出生后应尽早吸吮,促进母亲乳汁分泌并减少新生儿低血糖的发生。由于新生儿刚出生,射乳反射还没有建立好,母亲乳汁分泌量少,应频繁吸吮,刺激乳房(2~3 小时一次)。只要坚持按需母乳喂养,会逐渐促进母亲乳汁分泌。

在新生儿出生的第 1、2 个月,应遵循"按需喂养",应以婴儿吃饱为准,每次哺乳时间 15~20 分钟。只有在一些特殊情况下的新生儿需要定期喂养,如体重很轻的小婴儿患低血糖时,或有些新生儿在出生后最初几天不能进行母乳喂养者。定期喂养只能在医嘱下执行。

2 个月以上婴儿可根据睡眠规律,逐渐延长哺乳时间。6 个月内的婴儿应纯母乳喂养,不需要喂养其他食物。中等量的母乳喂养能够提供 6 个月内的婴儿所需的能量和蛋白质。

2. **方法** 每次哺乳时应尽量排空乳房,刺激乳汁分泌。如乳汁残留在乳房内,可促使母亲乳汁中产生抑制因子抑制泌乳细胞作用,减少乳汁分泌。为了使乳房尽量排空,每次哺乳时应尽量吸空一侧乳房,再吸另一侧乳房。下次哺乳时从未吸空的一侧乳房开始,从而使每侧乳房轮流吸空。哺乳前先给婴儿换尿布,清洗双手,清洁乳头、乳晕。哺乳时母亲应取舒适姿势,一般宜采用坐位,斜抱婴儿,婴儿要贴近妈妈的身体,脸要贴近妈妈的乳房,鼻子要贴近乳头。母亲用示指、中指轻夹乳晕两旁,将乳头和大部分乳晕送入婴儿口中,让婴儿含住大部分乳晕及乳头,母亲乳晕下方几乎全部含入婴儿口中,乳晕上方可暴露稍多,使婴儿舌头从下向上裹住母亲乳头和乳晕,吸吮时舌头由前向后运动,与硬腭相对挤压拉长乳头,将乳晕下乳窦中乳汁挤入口中咽下。

另一种姿势为婴儿含住母亲乳晕上方及乳头吸吮,乳晕下方可暴露稍多。

婴儿含接姿势正确,可防止母亲乳头皲裂,使喂养容易成功。当新生儿出现下述动作时应及时喂养容易成功:吸吮动作或发出吸吮发声、手碰嘴、快速眨眼、发出轻微的"咕咕"声或其他声音等。哺乳结束后,母亲将婴儿轻轻竖抱,头靠母亲肩部,轻拍背部,排出吸乳时吞入胃中的空气,以防发生溢乳。婴儿哺乳后尽量侧卧,防止溢乳后吸入。

医务人员应尽量帮助每一位母亲,尤其是初产妇,包括纠正母亲的喂养姿势和解决母亲的一些问题,如乳房肿胀、乳头裂、母奶延迟等。

(四) 转乳期的安排(断母乳的正确方法)

断母乳的时间可根据母亲和婴儿的健康状况决定,因人而异,鼓励母乳喂养到 2 岁,6 个月后在母乳喂养基础上添加辅食。

断母乳是孩子在生理、心理上逐步适应的过程,需一段时间过渡,母亲要更多陪伴孩子,关爱孩子。在逐渐添加辅食的过程中逐步减少母乳喂养的次数,白天可安排 2 次辅食,母乳不足时可添加配方奶,直至完全断母乳。

断母乳后,应首选配方奶粉代之在断母奶的同时让孩子习惯吃配方奶,1~2 岁儿童可以用鲜牛奶喂养。补充困难甚至拒食者,应适当延长断母乳过程。断奶期间或断奶之后,及时用奶瓶或杯子喂奶等方法逐渐增加配方奶粉至年龄适宜的量。

(五) 母乳的保存

母乳挤出存放至已消毒的容器或特备的"储奶袋",保存条件和保存时间见表 9-25。自然解冻,不重复加热。

表 9-25　不同温度下母乳的保存时间

保存条件	最长保存时间
室温(25~37℃)	4 小时
室温(15~25℃)	8 小时
冰箱冷藏室(2~4℃)	24 小时
冰箱冷冻室(-18℃以下)	6 个月

(六) 特殊情况下的母乳喂养

参见第二章第一节"母乳喂养常见问题及处理"。

(七) 维生素 D 及钙的补充

母乳中维生素 D 含量低,母乳喂养儿不能通过母乳获得足量的维生素 D。阳光照射不是 6 月龄内婴儿获得足够维生素 D 的最方便途径。每天 10μg(400IU) 的维生素 D 可基本满足婴儿在完全不接触日光照射情况下维生素 D 的需要。钙摄入量充足的母亲,纯母乳喂养能满足婴儿骨骼生长对钙的需求,可不需额外补钙。

三、人工喂养

由于婴儿患病、乳母患传染性或精神性疾病、乳汁分泌不足或无乳汁分泌等原因,不能用纯母乳喂养婴儿时,建议首选适合于 6 月龄内婴儿的配方奶喂养,不宜直接用普通液态奶、成人奶粉、蛋白粉、豆奶粉等喂养婴儿。任何婴儿配方奶都不能与母乳相媲美,只能作为纯母乳喂养失败后的选择,或者 6 月龄后对母乳的补充。

(一) 喂养次数

3 个月内可不定时喂养。3 个月后婴儿可建立自己的进食规律,此时应开始定时喂养,每 3~4 小时一次,每天约 6 次。允许奶量有波动,避免刻板要求婴儿摄入固定的奶量。

(二) 喂养方法

婴儿清醒状态下,采用正确的姿势喂哺,喂哺时奶瓶的位置与婴儿下颌成 45°,母婴需互动交流。注意选用适宜的奶嘴,奶瓶和奶嘴应清洁消毒,奶温应适当,接近皮肤温度,即冲即食,不用微波炉热奶,避免受热不均或过烫。

(三) 奶粉调配

应严格按照产品说明的方法进行奶粉调配,避免过稀、过浓或额外加糖。

(四) 奶量估计

配方喂养的婴儿配方粉是其 6 月龄内的主要营养来源。实际工作中为了正确指导家长或评价婴儿的营养状况,常常需要估计婴儿配方的摄入量。婴儿的体重、RNIs 以及配方制品规格是估计婴儿奶量的必备资料。一般市售婴儿配方 100g 供能约 500kcal,婴儿能量需要量为 90kcal/(kg·d),故需婴儿配方约 18g/(kg·d) 或 140ml/(kg·d)。按规定调配的配方蛋白质与矿物质浓度接近人乳,只要乳量适当,总液量亦可满足需要。

(五) 治疗性配方奶选择

某些疾病情况下,一些特殊的治疗性配方奶对婴儿既有营养作用又有治疗作用。

1. 低敏配方 对确诊为牛乳蛋白过敏的婴儿,应坚持母乳喂养,可继续母乳喂养至 2 岁,但建议母亲限制奶制品、鸡蛋清、海产品及其他易过敏食物的摄入。如不能母乳喂养时需要用低敏配方奶替代。低敏配方包括深度水解配方和完全水解的氨基酸配方,需按规范使用。

2. 无乳糖配方 对有乳糖不耐受的婴儿应使用无或低乳糖配方奶。

3. 低苯丙氨酸配方 确诊苯丙酮尿症的婴儿应使用低苯丙氨酸配方奶。

四、辅助食品添加

随着婴儿的消化系统发育逐渐成熟和生长发育的需要,纯乳类(母乳或配方乳、兽乳)喂养已不能满足婴儿全部能量及营养素的需要,婴儿的食物需向成人固体食物转换,这个过程从婴儿满 6 月龄开始,到 24 月龄时完成。其中半固体食物(泥状食物)是人类生态学发展中不可逾越的食物形态。它不仅提供营养素,满足营养需要,还对儿童功能发育和能力获得有着重要促进作用。母乳喂养、部分母乳喂养和人工喂养婴儿都需要逐渐引入其他食物。

WHO 的婴幼儿喂养全球策略中认为,辅食的添加原则是及时、适宜安全、适宜喂养。辅食添加因从少到多:每餐由 1~2 勺过渡至 1 碗;从一种到多种:习惯一种后,再添加另一种;从稀到稠:从液体到固体食物过渡;从细到粗:从糊状到末状、丁块状或指状等软食。循序渐进,逐步达到食物多样化。

(一) 辅食添加的时间

要根据婴儿营养需要和乳类摄入量来确定添加时间,理想的食物添加时间仍应以婴幼儿生理发育成熟度为依据。给婴儿引入食物的时间应适合婴儿的接受能力,保证食物的结构、口味等能够被婴儿接受。

引入其他食物的年龄没有严格规定,应根据婴儿发育成熟状况决定。目前,各个国家建议引入固体食物喂养的年龄多为足 4~6 个月。此时婴幼儿的消化系统发育已相对成熟,胰淀粉酶开始分泌,脂肪酶、蛋白酶分泌逐渐增加,可适应其他食物引入的需要;另外,婴幼儿的口腔和咽解剖结构发生改变,包括颊脂体的吸收、腭体的下降增加了口腔容积,舌体上抬,乳牙萌出,婴儿先天的吸吮反射逐渐被自主的吸吮运动取代,咀嚼与吞咽能力的发育;以及心理、认知和行为能力也已准备好接受新食物。当 6 月龄婴儿有竖颈、手到口动作等动作发育,可控制头在需要时转向食物(勺)或吃饱后把头转开,日间定时进食,平均婴儿配方奶量达到 800~900ml,或体格生长速度正常(提示人乳量足),均提示可添加辅食。

6 个月是人类吞咽固体食物功能发展的关键期,婴儿出现将固体食物向后送达咽部的功能,加之婴儿开始出牙,消化系统能分泌较多消化酶,肾功能逐渐成熟,这时,应适时给予婴儿固体食物,如果 6 个月迟迟不喂固体食物,这一能力在关键期得不到发展,婴儿吞咽固体食物的功能会下降。

婴儿对不同味觉和气味的物质的反应期不同,7~8 个月婴儿嗅觉较灵敏,及时添加辅食有助于神经系统发育,刺激味觉、嗅觉、触觉和视觉的发育。无论是母乳喂养还是人工喂养,生后足 4~6 个月就应当添加泥糊状食物以增加营养,而且还能促进咀嚼功能和语言功能的发育。

过早添加辅食不利于婴儿的生长发育。4 个月前添加辅食,虽然补充了一些母乳外的能量和营养素,但母乳摄入量的降低,反而使能量和营养素摄入明显减少;淀粉类在体内代谢中演变为糖,会影响奶的摄入,甚至会导致过早断奶;过早引入母乳外的食物还可能增加过敏性疾病的发生概率。

辅食添加过晚,会影响婴幼儿的体格发育,味觉、吞咽功能的发育。如果婴儿到 8 个月时未添加需要咀嚼的食物,此后再添加这些食物则易使婴儿发生拒食或偏食的行为,从而增加营养不良的危险性。过晚添加辅食可导致婴幼儿生长发育迟缓,对于营养不良的乳母来说,没有足够的母乳满足孩子需要时更易导致婴幼儿发育障碍。

早产/低出生体重儿引入其他食物的年龄有个体差异,与其发育成熟水平有关。胎龄小的早产/低出生体重儿引入时间相对较晚,一般为校正月龄 4~6 个月龄。

(二) 辅食添加的种类

辅食也称过渡期食物或断乳食物,是除人乳或配方奶(兽乳)外,所添加的富含能量和各种营养素的固体、半固体、液体食物和商业化食物,以适于婴儿营养需求和进食技能发育的其他食物。辅食添加的种类与婴幼儿生长发育和营养状况的关系极为密切。

婴儿第一阶段食物(6~8 月龄)是半固体食物,为特别制作的婴儿产品或家庭自制的泥状食物,多为植物性食物,包括强化铁的米粉、水果泥、根茎类或瓜豆类的蔬菜泥。如:稀粥、米糊、蔬菜泥(深色蔬菜叶、胡萝卜、番茄、土豆等)、水果泥(苹果、香蕉、柑橘、橙子、草莓、猕猴桃、葡萄、桃子等)、蛋黄泥、鱼肉泥、蒸蛋羹、肝泥、豆腐、烂豆泥等。特别要注意 6 个月后婴儿体内的铁无法满足其生长发育需要,应及时添加富含优质铁营养的食物,如动物肝脏、动物血、瘦肉等,预防贫血。

婴儿第二阶段食物(9~12 月龄)为固体食物,食物的品种接近成人食物,提供婴儿营养素需求;食物的硬度或大小应适度增加,适应婴儿咀嚼、吞咽功能的发育,如末状、碎状、指状或条状软食,包括水果、蔬菜、鱼肉类、蛋类。例如:软饭、烂面、馒头片、菜末、碎菜、水果片/块、肉末、碎肉(如肉丸子)等。同时应注意此期乳类仍为婴儿营养的主要来源,应继续母乳喂养,或配方奶喂养每天 700~800ml。

每种新食品的尝试通常要 2~3 天逐渐接受后再添加另一种新食物,辅食添加的时间应灵活掌握,避免对母乳喂养的影响。自然形成一餐代替一顿奶,引入的食物不应影响总的奶量。用勺喂,训练婴儿的口腔协调动作及吞咽能力。需慢慢练习,积极鼓励,反复尝试。提倡顺应喂养,及时感知婴幼儿的饥饿或饱足信号,尊重婴幼儿的意愿,鼓励但不强迫进食。如出现发热、呕吐、腹泻、皮疹等现象,可暂缓添加。每天应添加七类食物中的至少四类:谷薯、豆类和坚果、奶、动物性食物、蛋、蔬菜和水果(含维生素 A/其他)。

1~3 岁是儿童生长发育的重要阶段,摄入的食物种类和膳食结构已开始接近成人,是饮食行为和生活方式形成的关键时期。应保证奶量,适量饮水,正确选择零食,平衡膳食,进食安排见表 9-26。

表 9-26　婴幼儿每天建议食物量及安排

年龄	6~9 月龄	10~12 月龄	1~2 岁	2~3 岁
餐次安排	母乳 4~6 次 辅食 1~2 次	母乳 4 次 辅食 2~3 次	3 餐两点	3 餐两点
食物状态	泥状、末状	碎状、丁块状、指状食物	丁块、丝状	接近成人饮食
食物种类	强化铁米粉、粥或烂面、蛋黄、鱼泥、肉末、肝泥、菜泥、果泥	软饭、烂面、全蛋、碎肉、鱼肉、碎菜、水果丁	谷类、奶蛋鱼畜禽类和蔬菜水果	谷类、奶蛋鱼畜禽类和蔬菜水果
母乳及其他乳类	600~800ml	600ml 左右	500ml	350~500ml
蛋类	逐渐达到至少 1 个蛋黄	1 个	1 个	1 个
鱼畜禽类	25g	50~75g	50~75g	50~75g
谷物类	不低于 20g	20~75g	20~75g	50~100g
蔬菜类	25~100g	25~100g	25~100g	100~200g
水果类	25~100g	25~100g	25~100g	100~200g
烹调油	≤10g	≤10g	5~15g	10~20g

(三) 辅食添加注意事项

1. 早产儿 (<32 周) 添加辅食时间相对较晚,一般不宜早于矫正胎龄 4 个月,不迟于矫正胎龄 6 个月。

2. 婴儿的辅食制作应单独制作,保持食物原味,少糖无盐,不加调味食品。

3. 1 岁内限制鲜牛奶或非配方奶粉,因其中的能量、蛋白质及其他营养素均不能满足婴儿生长发育的需要。

4. 烹调应采用蒸、煮、炖、煨等烹调方式,不宜采用油炸、油煎、烤等方式。经过腌、熏、卤制,重油、甜腻及辛辣刺激的高盐、高糖、刺激性的重口味食物均不适合婴幼儿。

5. 婴幼儿进餐时应固定位置,需有成人看护,并注意进餐场所的安全。

6. 婴幼儿注意力持续的时间较短,一次进餐时间宜控制在 20 分钟以内。

7. 进食技能培养　婴儿的进食技能发育水平与幼儿的进食习惯培养及生长发育有关。如婴儿 4~6 个月龄时学习从勺中取食;7~9 个月龄时训练用杯喝水;10~12 个月龄训练用手抓食,指状食物可帮助婴儿进食、增加进食兴趣,有利于眼手动作协调和培养独立进食能力。

8. 家长应有适宜的喂养行为

(1) 回应式的喂食 (即直接给婴儿喂食和帮助年龄较大的儿童进食。要耐心地慢慢喂食,鼓励儿童而不是强迫儿童进食,对孩子说话,并保持目光接触);在婴儿喂养时,要注意细心观察婴幼儿的食欲和饱感,在婴幼儿最佳时间段进行喂食。当婴儿不愿意吃某种新食品时,可改变方式,常会收到良好的效果。

(2) 要为婴儿创造良好的进餐环境,避免婴儿分心,多与婴儿进行眼神、语言交流,帮其养成专心进食的好习惯。尝试调整食物种类、搭配、性状、花色、口味,以提高婴儿的进食兴趣。避免发生强行喂食、诱哄、逼迫、惩罚等一系列错误喂养行为,导致小儿偏食、拒食、挑食等进食行为偏差,引发营养不良。

9. 整粒坚果、葡萄、果冻等食物不适合给婴幼儿食用,以免窒息。

10. 养成良好的卫生习惯并正确处理食物,合理营养的实现应以卫生安全为基础。

11. 家庭成员的进食行为和对食物的反应会影响孩子,父母要以身作则给孩子做榜样。应注意良好摄食(饮食)行为的培养,规避不合理、不科学的行为。小于 3 岁或学龄前儿童(无肥胖史),不应限制脂肪或胆固醇的摄入。

12. 定期监测婴幼儿的体格指标,促进健康生长。

五、饮食行为

儿童饮食行为是心理发育的组成部分,饮食行为的内涵包括喂养行为、进食行为、食物选择和进食氛围等。合适的儿童喂养方式是确保儿童健康和父母-儿童之间良好关系的基础。进食障碍是儿童和青少年易患的最复杂的生物心理社会疾病之一,存在各种形式,每一种都具有复杂的生物和心理原因,不易发现,很难治疗。

国内外报道显示,约有 25%~45% 发育正常的儿童和 80% 以上发育迟缓的儿童有不同程度的饮食行为问题。我国近年在全国 22 个城市对 1~3 岁儿童饮食行为问题的流行病学调查结果显示:34.7% 的儿童有至少一种饮食行为问题,其中 19.0% 强烈偏爱某种食物;32.6% 的家长允许儿童随意选择食物,6.3% 的家长通过强迫或惩罚使儿童多进食。

与喂养相关的行为和能力发育:喂养婴幼儿是一种行为事件。喂养时间占婴儿生活的大部分,除了生长的营养消耗,喂食的时间代表婴儿体验新的社会交往的最早机会。喂养过程在塑造儿童的情绪和社会发展中具有重要意义。孩子、家长和环境之间的相互作用开始于胎儿期,在出生后立即加速。母亲和照顾者的气质、性格特征具有重要作用(表 9-27)。

表 9-27　与喂养相关的行为和能力发育

年龄	行为发展的能力
新生儿~2 个月	原始反射(觅食、吸吮和吞咽反射)可促进进食,并能很快形成一个整体进食行为模式;饥饿时的哭吵与进食能相互作用;进食时会有眼神、语音和身体的活动
2~4 个月	进食时更警觉和有更多的互动;通过咳嗽保护自己避免误吸;开始形成等待进食的能力;将进食与母亲的气味、声音和摇动联系起来;把手放入口中的行为可以使婴儿安静下来,并增加对口腔活动的兴趣
4~6 个月	更喜欢进食固体食物;能够控制头部及躯干活动;伸手抓物;从手至口的动作更熟练;舌部厌新反射消失;在探索食物时可能会有目的地吐出部分食物;对固体食物的适应可能受婴儿气质的影响
6~8 个月	坐着进食时可以独坐并保持头部稳定;咀嚼运动开始发育;可抱着奶瓶;在大人准备食物时发出对食物渴望的声音;进食时有更多活动
8~10 个月	喜欢指状食物;能对指(初级的钳取);能抓勺但不能灵活地运用;可自己吃饼干等;喜欢新的食物质地及味道;独立性开始出现
10~12 个月	开始有目的地自己进食;较灵巧地钳抓物体;把食物从高的椅子扔向地面来观察落到哪里;自己握住杯子但经常溢出;进食时有更多言语及动作
12~15 个月	要求自己进食而不要帮助;食欲及营养需求减少;用杯子的能力增强(可用双手握杯);可用勺,不将其装满,将食物送进口中;在手能及的范围内用勺子;进食时把周围环境弄得很乱
15~18 个月	吃饭很快;对进食的兴趣减低;活动更多(以致来不及进食);能够很好地运用勺子和杯;等待进食的能力提高;边进食边玩耍来吸引父母的回应
18~24 个月	能联合使用餐具及手指自己进食;能说"吃完了";能自己要食物;消极情绪出现;当被强迫进食时能说"不";希望自己能控制进食的局面
2~3 岁	能用叉子;吃饭时惯例的、重复的动作;一下把一个食物全吃完;吃饭时浪费时间;喜欢帮助摆桌子和收拾桌子;可能开始自己开冰箱拿东西

续表

年龄	行为发展的能力
3~4 岁	很少洒落;能很好地使用餐具;仅需要极少的帮助就能自己洗手;喜欢准备食物;当外出吃饭时有较好的餐桌礼仪
4~5 岁	为自己端食物;开始挑剔食物;特别喜欢某些质地的食物;开始要求一些在电视广告上看到的食物(特别是"垃圾食物");制定菜单建议;喜欢帮着洗碗;帮着准备食物
5~6 岁	开始用刀;坚持要准备和包装自己的午餐;能够摆放及清理桌子上的食物;能够帮助年幼的弟妹拿食物及饮料
6~8 岁	能够独立且愿意用餐具;对购买"垃圾食物"的欲望增加;对日常菜单感兴趣,经常评价和与家长谈判;可以管理用于买午餐的钱
8~10 岁	喜欢计划和准备简单的家庭进餐;外出时希望能有零花钱买小吃;对尝试新食物更加保守;能参与处理厨房的杂务,不喜欢厨房的零碎工作

(余晓丹　彭咏梅)

第八节　儿童食物过敏的诊断方法与流程

随着疾病谱的转变,过敏性疾病已成为 21 世纪常见疾病之一,影响了全球约 25% 的人群,对患者的生活质量带来严重影响,并给社会带来沉重的经济负担。其中食物过敏多见于婴幼儿,症状可累及多器官系统,如皮肤、消化道、呼吸道及眼、鼻等,需要多个临床科室的协作诊治。

近 20 年来,我国食物过敏的发生率呈现先快速上升,后上升减慢逐渐趋于平稳的过程,临床医生对食物过敏的研究和关注已大为提高。虽然食物过敏的发生机制并不完全清楚,但已明确慢性过敏性炎症与接触食物过敏原有关。因此,通过恰当的方法,判断诱发过敏性炎症的食物过敏原是诊断和有效治疗食物过敏的关键。临床上常用的过敏原检测方法包括临床病史、皮肤测试、血清特异性 IgE 检测及激发试验。此外,过敏原组分检测、嗜碱粒细胞活化试验、类胰蛋白酶的测定、淋巴细胞功能检查等可能对诊断过敏性炎症有帮助。

一、常用诊断方法

(一)临床病史

病史采集是过敏科医生的基本技能,对于食物过敏诊断非常重要。然而,由于食物过敏的临床症状常缺乏特异性,如消化道过敏症状可表现为恶心、呕吐、腹痛、腹泻等;皮肤过敏症状主要表现为荨麻疹、特应性皮炎、特应性湿疹和血管性水肿等;呼吸道过敏症状常见流涕、鼻痒、打喷嚏等。因此,询问发生症状的频率及持续时间(反复发作、持续时间久)、主要症状(如流清水样涕伴鼻痒和眼部症状)及排除其他器质性疾病后,应高度怀疑过敏的可能。

过敏性疾病病史询问最重要的价值在于推测可疑过敏原,但病史的价值依赖家长对儿童症状回忆的准确度,通过询问饮食史或饮食日记(至少2周)可以帮助寻找可疑致敏食物。病史采集包括过敏性疾病家庭史、既往特应性疾病史、喂养史及体格生长情况、目前症状表现及既往治疗效果(药物或饮食干预)(表9-28)。当发现症状与进食有关时,需重点记录:①诱发症状的可疑食物;②摄入食物量与出现症状的关系;③摄入食物至出现症状时间、症状消失时间;④进食相同食物与出现相同症状关系;⑤最后一次发病的时间;⑥症状出现频

表 9-28 病史采集要点

家族史	可疑食物过敏原及摄入量	主要症状
父母或兄弟姐妹有特应性疾病史(如特应性皮炎、哮喘、过敏性鼻炎或食物过敏)	母乳喂养(过敏原可通过乳汁到婴儿体内,微量)	累及器官系统
	配方奶喂养:常见牛奶、羊奶	首次发作年龄
	固体食物引入:食物与症状间的关系	摄入到出现症状时间
		持续时间、严重程度及频率
		反复暴露再现性
		常规治疗效果
		其他诱发因素:如运动

率;⑦与其他因素关系,如运动;⑧与食物污染的关系等。近年来,牛奶相关症状评分量表(Cow's Milk-related Symptom Score,CoMiSS)被用于筛查 6 月龄内过敏患儿(表 9-29),并有研究采用口服食物激发试验进行验证。部分研究发现,当 CoMiSS 评分 >12 时,其阳性预报正确率可达 80%~100%;在回避饮食后,CoMiSS 评分下降 >50% 者预示后续食物激发试验为阳性。尽管 CoMiSS 评分在筛查和诊断食物过敏中的价值还有待进一步研究,但却可作为非 IgE 介导食物过敏的筛查工具;虽然不能替代食物激发试验,但在临床评估食物回避的效果方面具有一定价值。

表 9-29　牛奶相关症状评分(CoMiSS)

症状	评分	依据
哭闹(持续 1 周及以上)	0	≤1h/d
	1	1~1.5h/d
	2	1.5~2h/d
	3	2~2.5h/d
	4	2.5~3h/d
	5	3~4h/d
	6	≥5h/d
反流	0	0~2 次/d
	1	≥3 且≤5 次/d
	2	>5 次/d,每次 1 勺
	3	>5 次,伴或不伴一半的餐次中溢出 1/2 的量
	4	进餐后 30 分钟内持续少量溢奶
	5	至少一半的餐次中溢出≥1/2 的量
	6	每次进餐量全部溢出

症状	评分	依据		
大便(布鲁斯托图)	0	3、4型(正常)		
	2	5型(软便)		
	4	6型(稀便)		
	4	1、2型(硬)		
	6	7型(水样便)		
皮肤	0~6	过敏性湿疹	头-颈-躯干	手臂-手-腿-足
		无	0	0
		轻	1	1
		中	2	2
		重	3	3
荨麻疹	0~6	是		否
		6		0
呼吸系统症状	0	无呼吸道症状		
	1	轻度呼吸道症状		
	2	中度呼吸道症状		
	3	重度呼吸道症状		

　　食物过敏无典型与特殊的体征,体格检查应在累及器官系统,如皮肤、呼吸、消化系统等进行。医生应具备区分由食物过敏与其他食物不良反应的能力(表9-30)。

　　此外,通过病史询问了解过敏性疾病家族史是诊断过敏性疾病的重要环节。目前普遍认为,阳性过敏性疾病家族史是发生过敏性疾病的高危因素。因此,临床中常常将父母一方或同胞曾患过敏性疾病者作为过敏性疾病的高危儿进行过敏预防管理。需要注意的是,临床上确定是否存在过敏性疾病家族史并不容易,欧洲的报道显示,大约45%的过敏疾病患者并未得到诊断;在我国,很多家长或基层医生对于过敏性疾病缺乏了解,故家长不去就诊或未得到正确的诊断而被

表 9-30　常见食物不良反应

食物不耐受	乳糖不耐受(乳糖酶缺乏) 咖啡因(神经衰弱) 久置奶酪中的酪胺(偏头痛)
食物中毒	细菌性食物中毒(金黄色葡萄球菌、沙门氏菌属、肉毒杆菌等) 鲭鱼中毒(腐败的鱼肉产生组胺,类似过敏)
食物过敏 (免疫反应)	IgE 介导 非 IgE 介导 IgE 和非 IgE 共同介导(嗜酸粒细胞性胃肠疾病、特应性皮炎)
神经源性或 精神心理疾 病	耳颞综合征(皮肤潮红、流涎) 味觉反射引起的鼻炎(进食辛辣食物后引发水样涕) 神经性厌食症

误判断为过敏性疾病家族史阴性。因此,采用询问过敏性疾病家族史的方法可靠性和有效性值得商榷,阳性者要高度怀疑过敏可能,但阴性者不能完全排除。

在病史询问中,不同临床病史对过敏原种类提示性强弱不一;同时家长汇报的病史也可能并不可靠,这可能与询问病史时采用诱导性语言有关。因此,除详细询问病史,进一步结合其他诊断手段十分必要。

(二) 皮肤试验

自 Charles Blackley 医生在 1867 年首次提出皮肤试验以来,目前皮肤试验已经发展为可靠的具有成本效益的诊断 IgE 介导疾病的重要方法。其原理是将少量变应原的活性提取物注入皮下或皮内,诱导机体产生 IgE,后者能与皮肤或黏膜下的肥大细胞表面的 IgE 受体结合,致使肥大细胞脱颗粒,释放大量组胺、慢反应物质等血管活性物质(过敏介质),导致局部血管扩张、渗出,表现为风团和红晕。临床根据风团和红晕反应的大小确定导致患者致敏的变应原。

与直接检测血清中的总 IgE 或游离的变应原特异性 IgE 不同,皮肤试验检测的是结合在肥大细胞上的特异性 IgE 水平。然而,皮肤试验及 IgE 检测结果阳性均不意味着临床过敏,仅能反映机体的致敏状态,确诊临床过敏仍需激发试验证实。在大多数情况下,皮肤试验是临床筛查 IgE 介导的超敏反应最有用的方法。

【皮肤点刺试验】

1. 目的　皮肤点刺试验(prick test)现已广泛应用于确定由各种自然物质引起的临床致敏,例如吸入及食入致敏原;也有助于诊断某些药物和化学物质引起的过敏(例如铂盐、酸酸酐、聚异氰酸酯、磺氯胺和琥珀酰胆碱类似物)。皮肤点刺试验还常常作为参考标准,用以评估体外检测特异性 IgE 方法的特异性和敏感性,且在欧洲国家还可以用来确定过敏原提取物的生物等效性等。

2. 操作前准备

(1) 点刺针:许多锋利的工具,如皮下注射针、固体孔针、有或没有分叉的柳叶刀、多头设备等,都曾被用于点刺实验。常用的工具为一次性皮肤点刺针(针尖约 0.9~1mm,以防止刺入过深)。近年来,多头点刺针设备也应运而生,以便同时操作多个皮肤检测。

(2) 过敏原提取物:用于皮肤试验的理想过敏原提取物应明确知晓其成分和效力;同时,过敏原提取物的稳定性也非常重要。由于过敏原提取物会随着时间的推移变质,稀释和高温会加速这种变质,故提取物通常会保存在 50% 的甘油中;同时,所有的提取物应保存在 2~8℃的环境中以确保其稳定性。目前,临床多采用经生物等效性(组胺当量点刺单位)评估后的商业标准化过敏原提取物;而非标准化、商业化的提取物其成分在不同商家有差别的,导致结果不一致。

需要注意的是,水果和蔬菜的商业化提取物会在相对较短的时间内失去效力,故在测试这些潜在的过敏原时,应使用新鲜制作的食物提取物或者是使用点刺-点刺的方法,即操作者先点刺新鲜食物,再点刺受试者皮肤。这种方法尤其适用于具有不同品种、株系的变应原,如苹果。然而,由于缺少标准化及安全性问题限制其在临床的广泛应用。

近年来,基因重组的过敏原在体内的生物活性已得到评估,虽然具有高度特异性且相对安全,然而,单一的重组过敏原的敏感性通常低于天然过敏原提取物,因此,重组过敏原作为体内诊断工具的确切作用还有待确定。

(3) 阳性和阴性对照液:经典的阳性对照液为磷酸组胺(2.7mg/ml的磷酸组胺等价于1.0mg/ml的组胺),相应的风团直径范围为2~7mm。目前,10mg/ml的脱氯组胺也可用于阳性对照,并且可能是点刺试验的更好选择。阴性对照为生理盐水或甘油化的50%人血清白蛋白-生理盐水。

(4) 急救药品:因皮肤点刺试验为体内实验,即使很罕见,也存在诱发严重过敏反应的风险。因此,在测试前应常规准备急救药品,包括肾上腺素、地塞米松、抗组胺药等;同时应保证急救转运流程畅通。

3. 操作方法 操作前应评估儿童的临床状况并询问近期有无服用会影响检测结果的药物。点刺试验可以在上背部或前臂的掌侧操作。在实施点刺试验时,首先常规消毒皮肤,然后将一滴过敏原提取物或对照液滴于测试部位,使用一次性点刺针以45°~60°的方向通过测试液刺入皮肤(也可以90°角直刺入皮肤),停留1秒钟,过敏原液即可通过表皮的缺口进入皮肤。15~20分钟后记录风团和红斑直径,并与阳性和阴性对照相对比;若患者有迟发反应,24小时后可来院进行再次判读。为了避免点刺液间的交叉污染或继发于轴突反射而产生红晕的假阳性反应,建议每种过敏原之间留有足够空间(约2.0~2.5cm);因肘窝部位皮肤反应较强,而腕关节部位反应较弱,故测试部位应该在距离手腕5cm外和肘窝前3cm外区域。此外,应严格穿刺过深引发出血,造成假阳性结果并增加严重过敏反应的风险。

所有测试技术人员均应在适当的防护措施下进行操作,避免被针意外刺伤。为了保证不同技术人员间的操作质量,皮肤测试应该在方案和程序上尽量保持一致(表9-31)。

点刺试验结束后应留观至少30分钟,一旦出现点刺部位外任何症状、体征应及时对症处理。

表 9-31　皮肤点刺试验有效性和质量保证方法

应用皮肤点刺工具,在受试者背部或前臂掌侧进行,同时设置阳性(组胺1.0mg/ml)和阴性对照(生理盐水)
点刺后第 8 分钟,通过描记风团边缘记录组胺结果并转化到一张透明白纸上
点刺后第 15 分钟,通过描记风团边缘记录生理盐水结果并转化到一张透明胶带上
计算平均直径:D+d/2,其中 D 代表风团的最大直径,d 表示在风团最宽处与 D 垂直的距离
组胺:计算每个风团平均直径的均值和标准差(SD),计算有效性的变异度(CV)=SD/均值;质量标准应是 $CV<30\%$
生理盐水:所有阴性对照结果应风团 <3mm 且红晕 <10mm

4. 结果判读　尽管较多文献强调风团的重要性,但风团和红斑大小都应该进行详细记录,并与阳性和阴性对照相比较。因为风团的面积被认为具有更大的诊断价值,故理想的结果记录应是测量风团面积,例如采用手持扫描仪联合适当的电脑软件和形态测量法等,但这种方法不仅价格较贵且较费时,故临床推广受到限制。

目前,临床常以 mm 为单位记录风团平均直径(D+d)/2,其中 D 代表风团的最大直径,d 表示在风团最宽处与 D 垂直的距离作为过敏反应结果。当阳性对照疹团平均直径 >3mm 且阴性对照 <3mm 时,食物提取物风团平均直径比阴性对照大 3mm 者为阳性。世界过敏组织不推荐临床使用定性评分(0 到 4+)表示测试结果,因为不同医生间计分和解释具有较大的可变性。国内亦采用皮肤指数(skin index,SI)评价系统,即通过计算点刺液风团平均直径与组胺对照风团平均直径的比值,将 SPT 反应强度分为 4 个等级(+:0.3≤SI<0.5;++:0.5≤SI<1.0;+++:1.0≤SI<2.0;++++:SI≥2.0)。

5. 诊断价值　SPT 能客观、可靠地证实机体存在过敏原致敏,但其诊断过敏性疾病的价值主要取决于与病史和暴露相关的临床症状比较,常用于评估个案和人群的过敏。SPT 的敏感性和特异性可以通过随机双盲器官激发试验证实。

SPT 结果解读与后续过敏原规避及是否选择免疫治疗密切相关。SPT 结果阳性不能确诊为临床过敏,约 8%~30% 的 SPT 阳性者无临床症状;同样,对于结果阴性的小婴儿,如果病史比较明确仍应进行器官激发试验。

研究显示,SPT 结果在短期内(1 年左右)具有高度可重复性,而对于吸入性过敏原甚至可以达 2~3 年,因此建议临床上不宜频繁进行复查。

6. 注意事项

(1)年龄:通常点刺试验具有年龄、性别、种族独立性,但是特定年龄和种族可能会影响其结果的解释。点刺试验最早可在满月后进行。多数报道显示,小于 2 岁的婴幼儿和大于 65 岁的老人阳性反应比成年人弱,因此结果判断时应参考阳性对照反应;而非洲裔美国儿童更易出现阳性反应,不管其有或没有哮喘,可能与户外的吸入型过敏原有关。

(2)药物影响:药物可能会影响点刺试验的有效性。抗组胺药对风团及红斑应答抑制能力有很大的差别(表 9-32,表 9-33)。一般原则为:H_1 抗组胺药一般停用 4~5 天,最好停用 7 天;H_2 抗组胺药停用 24 小时;H_1 抗组胺活性的抗抑郁药停用 1 周;外用强效糖皮质激素需在点刺部位停用 3 周。

表 9-32　药物对速发型皮肤试验的抑制效应

药物	药物通用名	抑制时间(天)
第一代 H_1 抗组胺药	氯苯那敏	2~6
	氯马斯汀	5~10
	赛庚啶	9~11
	右氯苯那敏	4
	苯海拉明	2~5
	羟嗪	5~8
	异丙嗪	3~5
	曲吡那敏	3~7

续表

药物	药物通用名	抑制时间（天）
第二代 H_1 抗组胺药	氮䓬斯汀（鼻用）	3~10
	伊巴斯汀	3~10
	（左）西替利嗪	3~10
	非索非那定	2
	氯雷他定	7~10
	地氯雷他定	3~10
	比拉斯汀	4~5
	左卡巴斯汀（鼻、眼用）	不抑制
	卢帕他定	3~7
三环类抗抑郁药和镇静药	地西帕明	2
	丙咪嗪	>10
	多塞平	6~11
	外用多塞平	11
组胺 H_2 受体拮抗剂	雷尼替丁	1
抗 IgE 单克隆抗剂	奥马珠单抗	SPT 可在 6 周后进行，但假阴性结果可长达 1 年
白三烯拮抗剂	孟鲁司特/扎鲁司特	不抑制
短期口服糖皮质激素	泼尼松 30mg/d，持续 1 周	不抑制
长期相对高剂量糖皮质激素	>20mg/d	可能抑制
强效外用糖皮质激素	>3 周	抑制外用部位
局部麻醉剂	利丙双卡因乳膏	1 小时（仅抑制红晕）

表 9-33 儿童 SPT 前需停用的药物及停用时间

停用时间(d)	药品种类	药品名称
7	口服第 2 代抗组胺类药物	西替利嗪、氯雷他定等
7	皮肤局部糖皮质激素霜或软膏	糠酸莫米松、地奈德、倍氯米松等
3	口服第 1 代抗组胺类药物	马来酸氯苯那敏、盐酸苯丙烯啶、异丙嗪、苯海拉明等
3	含第 1 代抗组胺类药物的药品	酚麻美敏混悬液、双扑伪麻分散片、复方氨酚甲麻口服液、小儿氨酚黄那敏颗粒、复方氨酚美沙糖浆、愈酚甲麻那敏颗粒、复方锌布颗粒、复方福尔可定口服溶液、盐酸异丙嗪注射液等

(3) 肤色影响:组胺的风团在暗肤色者中明显大于亮肤色者,故设置组胺对照非常重要。一项对学龄期儿童的调查显示,不同肤色的孩子对组胺反应性明显不同,其中,意大利 > 波兰 > 利比亚。短期的紫外线照射也会使风团反应强度减弱 50%。

(4) 迟发相反应:在不同的刺激导致速发相反应后,部分受试者可能出现迟发相反应,表现为速发相反应的部位出现红斑、硬结、水肿和触痛。研究显示,约有 36% 疑诊过敏的儿童在进行皮肤试验时,虽然速发相反应阴性,但却发生迟发相反应,多见于吸入性致敏原,如蟑螂和各种霉菌孢子。因此,还应在 6~12 小时(通常在 6~8 小时之间)读取结果,以硬结或红斑的平均直径和/面积表示,然而阳性结果的硬结或红斑的最小直径尚未标准化。

7. 禁忌证

(1) 临床中病史和症状体征不支持由 IgE 介导的过敏性疾病时,不推荐进行 SPT:食物不耐受、慢性荨麻疹(非 IgE 介导)、食物诱发的非特异性症状(如防腐剂/添加剂/色素等)、评估过敏原免疫治疗有效性、由刺激物引起的非特异性呼吸道症状(如香烟、香水、洗涤剂、消毒剂及其他化学制品等)、缺乏 IgE 介导机制的慢性皮肤病(如慢性湿疹、慢性皮炎、接触性皮炎等)、偏头痛或慢性疲劳综合征、无临床症状的筛查性检查(如仅有过敏性疾病家族史)、其他由非 IgE 机制介导的疾病。

(2) 不宜进行 SPT 的情形或 SPT 相对禁忌证:曾发生过过敏性休克或严重过敏反应者、重度哮喘急性发作期或第 1 秒用力呼气/用力肺活量 < 预计值 70% 者、泛发性荨麻疹或湿疹皮损区、感染性疾病可引入假阴性结果患者(如麻风)、皮肤划痕症阳性者、正在使用 β 受体拮抗剂和血管紧张素转化酶抑制剂(ACEI)类药物者。

8. 局限性 皮肤点刺试验的准确性及可靠性取决于操作者的技术、试剂的效力和稳定性、设备、被测者肤色、测试当天皮肤的反应性等。在培训操作者时,应鼓励其熟练掌握操作方法,以评估皮肤测试的准确性和重复性。

对于部分 IgE 介导的过敏反应,皮内测试的诊断准确性优于点刺试验(如青霉素、肌松药和毒素超敏反应),具体原因尚不明确。但在最近几年有报道称,对膜翅目昆虫,即使皮内测试为阴性的患者仍会出现过敏反应。

此外,少数点刺试验和皮内测试结果均为阴性时,仍有报道称出现了终末器官的过敏反应,尽管提出了替代途径如局部分泌的 IgE、非 IgE 介导、非免疫性刺激等,仍然不能很好的解释这种现象。对于食物来说,若点刺试验结果为阴性,可能是测试试剂中并未完全提取出引发过敏的蛋白,或是相关蛋白被提取后已迅速丧失过敏原性。

9. 安全性 虽然为体内试验,但点刺试验很少引起危及生命的全身严重过敏反应。有报道指出,皮肤点刺试验后,儿童发生全身反应的可能性约为 521/100 000。然而,仍有少量文献报道点刺试验可能造成受试者死亡,当受试者存在阳性过敏性疾病家族史、严重活动性湿疹、持续性哮喘、在进行多种过敏原测试(尤其是新鲜食物点刺)可能发生致死性反应。

10. 并发症及其处理 由皮肤点刺试验诱发的最常见症状为皮肤反应,呼吸道及消化道症状少见,很少发生全身严重过敏反应。SPT 不良反应处理流程如图 9-10。

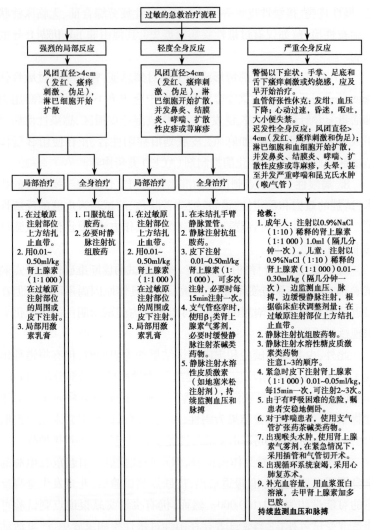

图 9-10　SPT 严重不良反应的急救流程及药物

【斑贴试验】

1. 目的　斑贴试验（patch test）主要用于检测Ⅳ型变态反应，是确诊接触性过敏原的金标准。特应性斑贴试验（atopic patch test，APT）对于由吸入性和食物引起的特应性皮炎和嗜酸细胞性食管炎具有一定的诊断价值。

2. 操作方法 将浸透过敏原提取物的 0.5~1cm 纱布贴于皮肤上 48 小时,在 24~72 小时内评估产生的皮肤反应,对于诊断非 IgE 介导的过敏性疾病可能有帮助。目前临床最常见的斑贴试验是 Finn Chamber(国际标准芬兰小室)和被美国 FDA 批准为筛查接触性过敏原方法的薄层快速使用皮肤试验。

3. 结果判读 通常在斑帖试验进行后 48~72 小时后判读结果,出现红肿即为阳性。对于某些低致敏性物质,斑贴试验后 7 天判读结果可能会更可靠。研究显示,约有 30% 的相关过敏原在 48 小时的结果为阴性,而在 96 小时的结果转为阳性,故 96 小时的观察阅读结果是必要的。斑帖实验结果受口服糖皮质激素的影响,而不受抗组胺药的影响。

4. 临床意义 目前由于缺少标准 APT 方法,需要进一步研究以建立评估测试结果与临床相关性的可靠系统。对于特异性皮炎患者,APT 具有较高的特异性(64%~91%),而皮肤点刺试验为 50%~85%,特异性 IgE 测试为 52%~85%。因此,除了皮肤点刺试验和特异性 IgE 测试,APT 作为诊断特应性皮炎患者可能的吸入或食入致敏原具有较大潜力,尤其是非速发性或延迟性反应及小于 6 岁的患者。然而,只有当解决了 APT 标准化和重复性问题后,其临床应用才可能得到推广。

APT 在诊断过敏性疾病中的价值可通过与金标准(器官激发试验)比较而确定。虽然 APT 并不是诊断食物过敏的常规方法,但对于病史疑诊为食物过敏诱发的特应性皮炎,而皮肤点刺试验或血清特异性 IgE 检测阴性时,采用斑帖试验能够增加诊断的准确性。目前推荐 APT 用于:①sIgE 检测阴性的以特应性皮炎为主要表现的可疑食物过敏儿童;②找不到诱因的严重或持续特应性皮炎者;③多种 sIgE 阳性但无法证实其与临床相关性的特应性皮炎患儿。研究显示,APT 对牛奶过敏的阳性预期值达到 95%,结合阳性 sIgE,阳性预期值为 100%;APT 对鸡蛋过敏的阳性预期值达到 94%,结合阳性 sIgE 结果,阳性预期值并不增加。对于牛奶和鸡蛋过敏联合使用 APT 和 sIgE

检测可有效进行诊断,而无须进行食物激发试验。

5. 局限性　与其他试验比较,斑贴试验重复性较差,假阳性率和假阴性率均较高;同时因缺少标准试剂和统一的结果判断标准是 APT 诊断食物及药物过敏的主要局限。因为高过敏风险的蛋白或单一化学物质可能经皮吸收,尤其是既往有过严重过敏反应的患者,因此,尽管 APT 诱发的是非速发性反应,但仍需考虑全身过敏反应可能。

(三) 血清 IgE 检测

在对过敏性疾病机制研究发现,一种特殊的免疫球蛋白在其中发挥重要作用,WHO 将这种免疫球蛋白命名为 IgE。目前,血清 IgE 检测已被广泛用于筛查过敏性疾病。

血清 IgE 检测包括血清总 IgE 和血清特异性 IgE 检测,前者是测定血清中 IgE 的总含量;而后者主要指针对某种过敏原所产生的特异性 IgE 抗体,用于检测某人对某一过敏原是否致敏。需要注意的是,血清 IgE 检测阳性,仅代表致敏状态而不一定出现过敏的临床表现。

【血清总 IgE 检测】

正常情况下人体血清 IgE 含量极低,其浓度常以国际单位(IU)或纳克每毫升(IU/ml 或 ng/ml)表示,等效于 kU/L。1IU=2.42ng,相当于 WHO 标准冻干血清制剂 0.009 28mg 内所含的 IgE 量。正常人群 IgE 水平受环境、种族、遗传、年龄、检测方法及取样标准等因素的影响,以致各家报道的正常值相差甚远。不同国家、地区及实验室有不同的血清总 IgE 参考值。通常婴儿脐带血 IgE 水平最低(<4.8μg/L),出生后随年龄增长 IgE 水平逐渐升高,15 岁时逐渐升高,后又呈下降趋势。

1. 检测方法　血清总 IgE 检测主要有 3 种方法,放射过敏原吸附试验(radio allergen sorbent test,RAST)、酶联免疫吸附试验(enzyme linked immunosorbent assay,ELISA)和间接血凝试验。由于 RAST 和 ELISA 检测方法精确度更高,因此在临床广泛应用。

2. 临床意义　测量血清总 IgE 浓度在筛查过敏性疾病和预测风险时有一定的临床意义,但是正常的 IgE 浓度也并不能排除临床过敏。血清总 IgE 在个体之间存在广泛差异,提示总 IgE 浓度仅能为预测个体过敏性疾病提供粗略的信息。在寄生虫中可以观察到非常高的 IgE 水平。此外,高 IgE 综合征、湿疹性皮炎、反复化脓感染患者血清 IgE 浓度明显升高,并且是这种疾病的诊断标准之一;先天性免疫缺陷患者,血清 IgE 浓度多异常;在 WAS 综合征、共济失调毛细血管扩张、先天性胸腺发育不全、家族性网状内皮细胞增生症伴嗜酸性粒细胞增多症等疾病中,亦可见 IgE 水平非特异性升高。因此,应结合临床病史和 sIgE 检测结果具体解读总 IgE 水平。

【血清特异性 IgE 检测】

1. 目的 血清特异性 IgE(specific IgE,sIgE)测定是体外检测变应原的重要手段。主要用于筛查 I 型超敏反应,具有较高的灵敏度和特异性,特别是对花粉、螨类、宠物皮屑、牛奶、鸡蛋、坚果等变应原。根据 sIgE 含量可确定患者变应原种类,评价患者致敏状态,脱敏治疗的疗效,对过敏性疾病的诊断和鉴别诊断有重要意义。

2. 检测方法 sIgE 测定人血清或血浆中过敏原的 sIgE。识别过敏原抗原表位,可以通过两种方法进行测量:通过使用单一试剂(单项检测),此检测是基于单一的、特别或指定的过敏原;使用预先确定的多个可同时测试的组分构成的包被测试板(多价检测)来实现,此检测是基于过敏原阵列,在免疫固相表面点状附着 100 多个过敏原,同时进行检测。临床上对于婴幼儿食物过敏诊断常采用单项检测。随着 sIgE 测定技术的完善,已开发出各种检测系统,如 CAP 过敏原检测系统、Master 过敏原检测系统、Px 过敏原检测系统等,这些测定系统包括仪器、试剂、计算机软件处理系统等。目前,定量 CAP 荧光酶联免疫法(CAP-FEIA)被认为是检测 sIgE 的金标准。研究发现,对于某些食物,用定量 CAP 荧光酶联免疫法(CAP-FEIA)测定血清中食物 sIgE 水平,当结果≥0.35KU/L 时,具有很高的阳性和阴性预报率。

3. 临床意义 食物过敏的风险随着血清中 IgE 数量的增多而增加,即血清 sIgE 水平越高,患者对相应过敏原发生过敏反应的可能性越大。值得注意的是,因存在少量假阴性反应,故当临床高度怀疑存在食物过敏,即使 sIgE 结果阴性,仍应进行食物激发试验。

定量的 sIgE 检测结果与临床症状间存在关系,与单纯的获得定性与半定量结果的 SPT 比较，sIgE 检测能为临床医师提供更多的信息。由于 sIgE 检测与皮肤点刺试验有相似的灵敏度及特异性，因而多数情况下，经一种检测后无须重复另一种方法进行验证。但两种方法仍存在一定差别（表 9-34）。临床上，因 sIgE 检测为体外实验，安全易行，故常用于：①皮试结果与病史不相关或无法进行，需提供进一步的诊断证据者；②不适宜做皮试或激发试验者，例如老年、幼儿、妊娠妇女、患有皮肤病（如严重的皮肤划痕症、鱼鳞病、广泛的特异性皮炎患者）、对变应原有严重过敏史或不能戒除抗组胺药物者；③观察脱敏治疗效果或研究变态反应机制。

表 9-34　SPT 和血清 sIgE 的优缺点比较

方法	优点	缺点
SPT	简单、无痛	需要配合，较难应用于年幼儿童
	快速提供结果（几十分钟）	
	几乎可以应用于任何过敏原	
	较体外试验更敏感（假阴性率较低）	
血清 sIgE	可由任何实验室技术人员执行	结果需要几个小时
	不会给患者接触有潜在危险的过敏原	试验中过敏原的数量受成本限制
	不依赖于操作人员的经验	对于特定的 IgE，似乎并不存在金标准
	结果不受抗组按药物的影响	难以区别低亲和力免疫反应与高亲和力免疫反应
	更具特异性（假阳性率低），更加量化	不能满足药物过敏检测的需要

　　SPT 或 sIgE 阳性仅仅提示食物特异性 IgE 抗体的存在，即为致敏，而致敏并不等同于过敏。风团直径越大、IgE 抗体浓度越高，则临床过敏的可能性也越大。在数量有限的对婴幼儿进行的某些食物过敏的研究中，确定了具有较高预测价值的反应阈值（≥95%），虽然尚未得到公认，但对临床有一定指导价值（表 9-35）。

表 9-35　部分食物 SPT、slgE 95% 阳性预测值

食物	slgE(kU/L)	SPT 风团(mm)
鸡蛋(>2 岁)	7	13
鸡蛋(<2 岁)	2	6
鸡蛋	17.5(从未接触过者)	5
牛奶(>2 岁)	15	8
牛奶(<2 岁)	5	6
花生	15	8

(四) 口服食物激发试验

1. 目的　口服食物激发试验(oral food challenge test,OFC)是 IgE 或非 IgE 介导食物过敏的确诊试验,尤其是在病史阳性而皮肤和/或特异性 IgE 试验结果阴性的情况下,激发试验能协助或确诊临床过敏,且可获得引起临床过敏反应症状所需的食物的最低量。此外,激发试验同样用于明确是否产生耐受或评估药物、免疫治疗效果。

2. 种类及选择　OFC 是在医疗监测下逐渐增加可疑食物的剂量观察症状是否发生,为目前诊断食物过敏最有效的方法,包括开放式(open food challenge)、单盲(single-blind placebo-controlled food challenge,SBPCFC)和双盲安慰剂对照的(double-blind placebo-controlled food challenge,DBPCFC)食物激发试验。开放式食物激发试验结果容易实施,但易受偏倚因素如年龄、性格等影响;DBPCFC 实施较难,但偏倚最小。通常婴幼儿很少出现心理或精神上的主观症状,多选择开放性 OFC;年长儿若在开放性 OFC 过程中出现主观、精神等症状,如口腔瘙痒、恶心、头晕、拒食等,与食物过敏不易区分,需再进行 DBPCFC 以去除主观因素干扰。

3. 激发试验前准备　由于 OFC 时患者可能再次接触过敏食物,有出现严重过敏反应的风险,因此开始 OFC 前应进行充分准备。首先,应对患者进行评估,明确其是否适合进行激发试验。其次,与儿童及监护人充分沟通 OFC 的必要性及可能存在的风险并签署知情同意书。再次,因一些药物会影响免疫系统,掩盖食物过敏,故进行 OFC 前应停止抗组胺药至少 5 个半衰期。最后,因 OFC 为体内试验,有

诱发严重过敏反应风险,在测试前应常规准备急救药品,包括肾上腺素、地塞米松、抗组胺药等;心电监护、消化道症状者尽量建立静脉通道(住院激发)。肾上腺素(1/1 000)注射液可以根据体重提前预抽,即体重 <30kg 准备 0.15mg 注射液;体重 30~60kg 准备 0.30mg 注射液;体重 >60kg 准备 0.50mg 注射液;也可以按照顾 0.01mg/kg 准备。

　　4. 操作方法　OFC 为体内试验,只能具有医疗监测条件的环境下进行,需备好复苏工具以应对危及生命的全身性过敏反应或严重的喘息症状。

　　(1)食物回避:回避所有可疑致敏食物(若疑为 IgE 介导速发反应,回避 SPT 或 sIgE 结果阳性食物;若疑为非 IgE 介导者,根据病史选择回避食物);若考虑多食物过敏,可采用低敏食物结构。疑诊速发反应者回避至少 2 周;迟发反应者回避至少 4 周。回避牛奶及其制品期间以氨基酸配方粉进行替代;回避其他食物时,若为一种食物回避,不需替代,若为多种食物回避,因饮食回避时间较长,可选择同类食物或要素饮食进行替代。

　　(2)食物激发过程:开放性食物激发试验进行时,可疑致敏食物以普通形式从不能引起症状的小量加入普通饮食中,逐渐增量至常量(表 9-36)。增量间隔时间应根据病史或怀疑的免疫类型

表 9-36　常见食物激发剂量

序号	蛋白质含量(g)	煮鸡蛋(g)	新鲜牛奶(g)	花生粉(g)	小麦面筋(g)
1	0.003	0.023	0.1	0.006	0.004
2	0.01	0.078	0.3	0.02	0.014
3	0.03	0.23	1	0.06	0.04
4	0.1	0.78	3	0.2	0.14
5	0.3	2.3	10	0.6	0.4
6	1	7.8	30	2	1.4
7	3	23.4	100	6	4
累计剂量	4.4	35	144	9	6

确定,多数为每间隔 30 分钟至 2 小时加量一次。在激发过程中,应密切监测受试者的生命体征,记录激发量及症状改变。通常,因存在迟发反应可能,试验结束后受试者就留院观察 2 小时,若无特殊反应,可回家继续观察,家长仔细记录症状并报告医生。对于非 IgE 介导的食物过敏(如食物蛋白诱导的肠病),用于激发的食物蛋白量通常为 0.3g/kg(0.06~0.6g/kg)(累计最大量 3g 蛋白、10g 食物、100ml 牛奶),将其等分成 3 份,每隔 30 分钟给予一次,至少观察 4~6 小时。因 FPIAP 为轻症非 IgE 介导食物过敏,通常可以在家中进行 OFC。

当病史中儿童对于症状的描述具有主观性,为排除受试者心理因素干扰可采用单盲食物激发试验。通常,根据受试者年龄不同将可疑致敏食物隐藏在一些常见的食品中,仅有医生一方知道受试者所食用的哪种是可疑致敏食物、哪种是安慰剂。若单盲食物激发试验结果阴性,应在观察下再进行开放性食物激发试验,以排除少见的假阴性结果。

DBPCFC 是诊断食物过敏的"金标准"。在试验过程中,儿童进行安慰剂或食物抗原激发试验的次序是由不参加该试验的营养师随机指定的,两者之间的间隔时间至少 1 周。由于本试验可完全排除受试者及医生双方的心理因素影响,因此结果客观可靠。在进行 DBPCFC 之前应考虑的问题见表 9-37。食物抗原根据研究目的不同可采用不同的载体包装,常用载体包括胶囊、婴儿配方食品、汉堡包和苹果馅饼等。因脱脂食物提取物与作为安慰剂的双糖或葡萄糖均易装入不透明胶囊中,能保证盲法,故胶囊为最常用的载体。给药的初始量为不能引起症状的量,一般 10mg 开始。当不能引起症状时,每隔 15~60 分钟将剂量加倍(间隔时间依赖于病史中提供的摄食与出现症状之间的时间间隔),直到增至 8~10g,若无症状出现,则可排除该食物过敏。双盲试验因为排除了患者和医生的心理因素影响,并控制了急慢性疾病(如慢性荨麻疹、过敏性皮肤病)的可能,所以客观性强。但仍可有少数为假阴性,故食物过敏的诊断应结合病史,临床表现及其他实验室诊断措施以明确诊断。

表 9-37　DBPCFC 前注意事项

回避可疑食物 7~14 天;
停止用抗组胺药物,减少其他药物用量;
空腹诱导激发;
安慰剂与抗原剂量应相同,使用安慰剂或食物抗原的先后由不参与试验的医生随机指定;
食物抗原应是脱脂的;
最大剂量 10g;初始剂量 <500mg;
采用标准评分系统;
食物激发后观察时间由反应类型决定;
有治疗严重过敏反应的急救措施

5. 终止试验　当食物诱发出症状,无论轻重,应立即终止试验,并进行相应的治疗或急救。患者不能耐受试验食物或者拒食时,即使不是食物过敏也需要终止试验。此外,试验过程中患者出现发热等感染征象,或出现无法判断是否与食物过敏有关的症状时需终止试验。

6. 结果判断　对所有的激发试验采用标准的评价表,包括记录各系统的症状等。激发试验观察时间的长短由可疑反应的类型决定,如疑为 IgE 介导的食物过敏需观察 2 小时,而疑为非 IgE 介导的食物过敏时则需观察 4~8 小时等。阳性的判断主要基于症状,开始可能只是主观症状,如痒,继续加量过程中客观症状可能出现,如皮肤红斑、荨麻疹等。常见主观、客观症状见表 9-38。当出现客观症状,应立即停止激发;当怀疑症状与激发相关时,可以延长间隔时间观察,或使用同一剂量再激发一次。2 小时未激发出症状者可离院回家继续观察 2 周,必要时 4 周,每天继续摄入食物,食物量为试验的最后一个剂量。如果在观察期内出现症状,则可判断为迟发阳性。OFC 结果应根据医生和家长记录的资料进行综合评价。

表 9-38　常见激发试验主观症状与客观症状

部位	主观症状	客观症状
皮肤	痒	脸红、红斑、血管性水肿
口腔黏膜	痒	水疱、红、肿
胃肠道	恶心、疼、痉挛	呕吐、腹泻
鼻	痒	阻塞、抽鼻、流涕
眼	痒	红、结膜水肿
肺	胸闷、胸痛、呼吸困难	喘息、肺功能下降
喉	咽喉发紧	干咳、声音刺耳、声嘶
心血管或神经系统	头晕、眼花、虚弱	心动过速、血压下降、失去意识

7. OFC 的禁忌证　主要包括：①1 周内出现过敏严重过敏反应；②生命体征不稳定；③哮喘未控制；④花粉症发作期；⑤湿疹、特应性皮炎、荨麻疹的急性发作期，或病情不稳定期；⑥2 周内曾接种疫苗；⑦中重度营养不良；⑧感染性疾病发病期；⑨患有慢性基础疾病，如慢性消化系统疾病、先天性心脏病、慢性肺疾病、重要器官畸形等；⑩患有遗传代谢病、精神疾病等。

（五）其他检测方法

1. 过敏原组分检测　sIgE 检测多数是基于过敏原提取物，其结果不能表示单一过敏分子信息，而纯化的单一过敏原或重组过敏原的出现，可以定量检测针对单个过敏原组分的 IgE 抗体，使精准诊断成为可能。每个过敏原大多含有很多种不同的蛋白质，过敏原组分即是过敏原中可引起免疫应答的具体蛋白质成分。1999 年，Valenta 等正式提出了变应原组分诊断（component-resolved diagnostics，CRD）这一概念。CRD 可以用来区分真正过敏还是交叉过敏，判断疾病的严重程度及发生严重过敏反应的风险，预测免疫治疗疗效，对多重过敏患者尤其适用（表 9-39）。此外，过敏原组分诊断也有助于更好地了解致敏过程。比如，如果儿童早期对花生第二组过敏原（Ara h2）致敏，预示其花生过敏症状更严重；但如果儿童花生致敏开始较晚，且对 Ara h8 致敏,其症状通常不是全身性的严重过敏。有文献提示,CRD 还可用于优化 OFC,避免不必要的或高危的激发试验,减少患者的风险,提高临床诊治的效率及安全性。

表 9-39 常见过敏食物及其组分

食物	组分蛋白	临床价值
牛奶	Bos d8(酪蛋白)	酪蛋白水平增加提示对加热牛奶发生反应的可能增加
鸡蛋	Gal d1(卵黏蛋白)	卵黏蛋白水平增加提示对煮熟鸡蛋发生反应的可能增加
花生	Ara h1	与系统反应有关
	Ara h2	与系统反应有关
	Ara h3	与系统反应有关
	Ara h6	与系统反应有关
	Ara h8	与 Bet v1(桦树花粉)交叉过敏;若为主要组分,提示临床耐受或轻度口腔过敏症状
	Ara h9	与系统反应有关(地中海人群)

2. 嗜碱性粒细胞活化试验(basophil activation test,BAT) 嗜碱性粒细胞在外周血中虽然含量甚微,但它受多种刺激剂(重水、高渗甘露醇、补体裂解产物等)刺激后会释放组胺等重要过敏介质和多种细胞因子,其中白细胞介素 4(IL 4)不但可促使 IgE 产生,还与过敏性炎症阶梯反应中的关键细胞——辅助性 T 淋巴细胞第 2 亚型(Th2)的分化成熟有关,因此被认为是过敏性炎症的启动细胞。当受到特定变应原刺激后,嗜碱性粒细胞活化,其表面标志物发生变化,可通过流式细胞学检测嗜碱性粒细胞表面标志物的表达情况来评估其活化程度。理论上,BAT 不仅可以用于过敏性疾病诊断、特异性免疫治疗疗效评价,还可以用于抗 IgE 治疗患者的筛选和疗效的评价等。由于 BAT 检查方法基于流式细胞技术,对技术要求较高,同时对于结果的解读缺乏统一的标准,因此临床应用并不广泛。

二、诊断流程

经典的诊断策略是"自上而下"(top-down)的方法,即首先进行临床评估和检查,包括过敏相关病史(症状、鉴别诊断)及临床检查;然后进行过敏原提取物的致敏试验,如 SPT、IgE 试验,提供关于过敏性致敏的信息,即"过敏风险";其次应用过敏原 sIgE 试验,包括单项和多价检测;最后识别过敏原是否与病史和临床相关,可以选择性进行激发试验来确定过敏原,确认最终诊断后再对患者进行治疗。近年来,关于食物过敏的临床建议及专家共识中已绘制诊疗流程图,可供临床医生参考(图 9-11~图 9-13)。需要注意的是,SPT 及 OFC 均为体内试验,有诱发严重过敏反应风险,故应在有抢救设施的医院相关专业人员监测下进行,对于可能发生急性严重过敏反应的儿童不建议进行任何形式的体内试验。

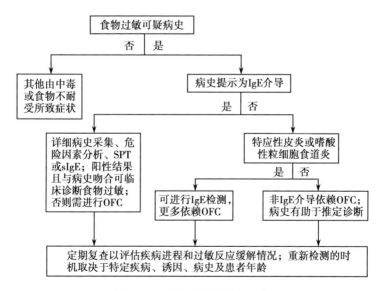

图 9-11 食物过敏的诊断思路

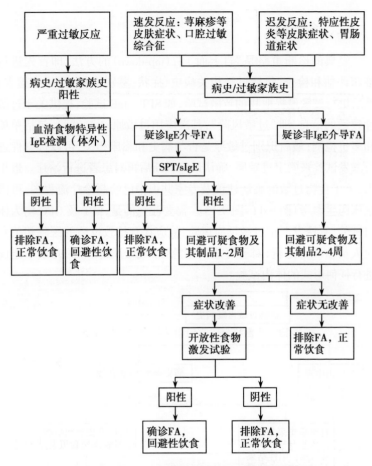

图 9-12 食物过敏的诊断流程

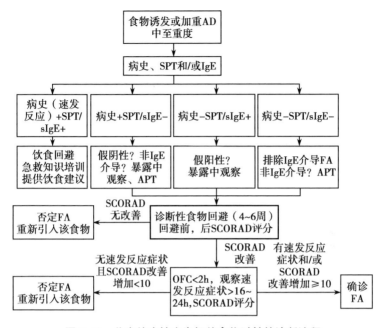

图 9-13　儿童特应性皮炎相关食物过敏的诊断流程

（胡　燕）

参考文献

1. 薛凤霞,张长皓,向莉,等.世界过敏组织关于 IgE 介导过敏反应的诊断及过敏反应其他相关检测方法立场文件解读（一）——体外检测.中华实用儿科临床杂志,2021,36(6):438-442.

2. 张长皓,刘婷婷,向莉,等.世界过敏组织关于 IgE 介导过敏反应的诊断及过敏反应其他相关检测方法立场文件解读（二）——体外检测.中华实用儿科临床杂志,2021,36(6):443-446.

3. 郑轶武.过敏原及过敏性疾病研究进展.海口:南方出版社,2020.

4. 王洪田,马琳,王成硕,等.过敏原皮肤点刺试验的专家共识.北京医学,2020,42(10):966-985.

5. 中华预防医学会过敏疾病预防与控制专业委员会预防食物药物过敏学

组. 口服食物激发试验标准化流程专家共识. 中国全科医学,2018.

6. ANSOTEGUI IJ,MELIOL G,CANONICA GW,et al.IgE allergy diagnostics and other relevant tests in allergy,a World Allergy Organization position paper.WAO J,2020,13:100080.

7. VENTER C,BROWN T,MEYER R,et al.Better recognition,diagnosis and management of non-IgE-mediated cow's milk allergy in infantcy:iMAP-an international interpretation of the MAP(Milk Allergy in Primary Care)guideline. Clin Transl Allergy,2017,7:26.

8. 中华医学会儿科学分会儿童保健学组等. 中国婴幼儿牛奶蛋白过敏诊治循证建议. 中华儿科杂志,2013,51(3):183-186.

9. 中国医师协会皮肤科医师分会儿童皮肤病专业委员会等. 儿童特应性皮炎相关食物过敏诊断与管理专家共识. 中华皮肤科杂志,2019,52(10):711-716.

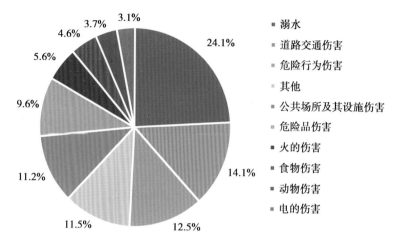

彩图 7-2　2015 年我国 0~18 岁儿童意外伤害类型分布